现代医院十维管理理论与实践

下 册

Theory and Practice of Ten-Dimensional Management of Modern Hospital

戴　夫　主编

中国科学技术大学出版社

编写委员会

主　编　戴　夫

副主编　周业金　文　刚　于卫华　李春林　李博文　李　玲
　　　　　宁仁德　张　青　周　婕

编　委

| 科学的管理体系篇 | 张　云　陈永倩 |

高效的运营机制篇	周　婕　张锦鲜　朱　波　王　琨　杨　倩
	付莎莎　陈雨婷　王克贵　李　彤　邱硕红
	支　腾　黄　辰　徐　晗　王　盛　杨艺魁
	刘中龙　丁筱茜　张　艳　杨　昀　秦　侃
	昂　伟　郝　峰　徐冬梅　赵　辉　黄芳梅
	余　淼

明确的目标管理篇　陶文娟　完颜小青

全面的绩效考核篇　陈　明　徐丙发　黄竞竞

先进的医疗技术篇　刘尚全　李海文　倪　琴　胡景春　江　江
　　　　　　　　　刘　帅　张馨月　吴　雯　汤　健　陈　政

智慧的信息平台篇　魏　伟　张以锦　郎广东　许　俊　张　赛
　　　　　　　　　丁海波　高寅巳

优质的医院服务篇　潘爱红　丁海波　王　珹　刘　荆　朱以敏
　　　　　　　　　陈　霞　李从圣　范贤淑　徐世国

有力的保障系统篇　钱　捷　陈　泽

严控的危机管理篇　程国蓉　王相林

厚植的医院文化篇　王昌义　王　兰

秘　书　周　婕　张　云　陈永倩

编写指导委员会

李建中　吴冬雷　蔡晓明　朱　红　阚　明　牛　伶

目　　录

下　　册

第六篇　智慧的信息平台

第七篇　优质的医院服务

第八篇 有力的保障系统

第九篇　严控的危机管理

第十篇　厚植的医院文化

第六篇

智慧的信息平台

第二十三章　信息化概述

第一节　信息化发展历程

  信息技术是以电子计算机、现代通信为主要手段实现信息的获取、存储、加工、传递和利用等功能的技术总和。信息化涉及多个方面，包括计算机硬件和软件、网络和通信技术、应用软件开发工具、多媒体技术等，多年来在工业、农业、商业、医疗、军事、交通等各领域得到十分广泛的应用。

  在第二次世界大战中，第一台通用计算机投入使用，自此计算机便证明了其在多种应用中的计算能力，它实现了机械流程的自动化，成为人类在各项工作领域中的重要助手。1956 年夏，麦卡锡、明斯基等科学家在美国达特茅斯学院开会研讨"如何用机器模拟人的智能"，首次提出"人工智能"（Artificial Intelligence，简称 AI）这一概念，这标志着人工智能学科的诞生。人工智能概念提出后不久，一批令人瞩目的研究成果相继涌现，其突破性进展大大提升了人们对人工智能的期望，人们开始尝试更具挑战性的任务。然而，接二连三的失败和预期目标的落空使人工智能的发展陷入低谷。20 世纪 70 年代出现的专家系统可以模拟人类专家的知识和经验解决特定领域的问题，人工智能从理论研究走向实际应用，专家系统在医疗、化学、地质等领域取得成功，推动人工智能走入应用发展的新高潮。20 世纪 80 年代，随着个人计算机的大规模普及，信息技术开始在众多领域得到广泛应用，尤其是数字化办公和计算机信息管理系统。20 世纪 90 年代中期，通信业的快速、爆发性发展，极大地促进了互联网与计算机的高效连接，各种机构利用互联网促进彼此间的信息交流与异地协作，实现业务流程和资源配置的优化，大幅提高工作效率和产品质量。

  进入 21 世纪，随着科技创新氛围的持续优化、科技支撑能力的不断提升，重大科技成果竞相涌现,新兴产业蓬勃发展,全球信息化发展进入了新阶段。以移动互联、万物互联、人工智能、大数据、超级计算等为核心的新一代信息技术诞生,深刻改变了人们的生产、生活、学习方式,推动人类社会迎来人机协同、跨界融合、共创分享的智能时代。信息技术及其在经济社会发展方方面面的应用,推动数据成为继物质、能源之后的又一种重要战略资源。

第二节　医院信息化

一、医院信息化概念

医院信息化即医疗服务的数字化、网络化,是指通过计算机科学、现代网络通信技术和数据库技术,为各医院之间以及医院所属各部门之间提供患者信息和管理信息的收集、存储、处理、提取和数据交换,并满足所有授权用户的功能需求。对整个医疗过程中的信息进行采集、保存、传输和处理,并加以管理、数据挖掘,从而形成临床判断与决策支持,包括临床诊疗过程数字化、医院业务管理数字化、医疗设备数字化、医院建筑智能化以及公共数字化服务平台,涉及医疗机构放射科、检验科、病理科、麻醉科等众多科室。与之相适应的应用主要包括医院信息管理系统(HIS)、科室管理信息系统(CIS)、电子病历(EMR)、电子健康档案(HER)、区域医疗卫生服务系统(GMIS)、远程医疗以及"云处理"在医疗信息领域的应用等。

二、医院信息化发展沿革

医院信息化建设始于 20 世纪六七十年代,其核心是围绕享受医疗服务的人,将整个社会的医疗资源和服务,如医院、专家、社会保险、社区医疗、药品供应厂商等整合起来,同时将医学影像系统和医疗信息系统等全部临床作业过程纳入数字化网络之中,向患者提供咨询、就医、诊疗、康复等服务功能。按照国家国民经济信息化进程的总体部署,1995 年,我国正式启动"金卫工程"建设。"金卫工程"的实施促进了医疗信息化建设的快速发展,解决了卫生信息标准化问题,制定了行业的具体技术规范,改善了诊疗条件,提高了诊疗质量,为党委、政府科学决策提供了强有力的技术支撑,为加快推进医疗卫生事业改革和"健康中国"建设奠定了坚实的基础。

21世纪以来,随着信息技术的迅猛发展和我国医疗卫生健康事业改革的进一步深化。受新政策、新技术的驱动,我国医疗行业的信息化建设进入了突飞猛进的发展阶段,依托"互联网+",进一步优化传统医疗健康业务流程,创新医疗健康服务,推进医疗健康供给侧改革,强化了顶层设计,打破了信息化碎片式发展模式,消除了信息孤岛,建成了业务系统一体化、体系化、标准化、互联互通、信息共享的现代化医疗管理体系,实现了从单纯的业务支撑上升到借助信息技术创新医疗健康服务,从数字化建设上升到智慧医院建设的新跨越。

三、智慧医院建设

改革开放以来,随着经济的快速发展,卫生健康事业发展取得了历史性成就,人民健康水平不断提升,与此同时,人口老龄化、生态环境及生活方式变化等因素给维护和促进人民健康带来一系列挑战。不平衡、不充分的健康服务供给与人民群众健康需求之间的矛盾依然突出,医疗卫生服务模式亟待由治疗为中心向以健康为中心转变,医院新老运行机制交替、医院建设的高速发展与管理服务体系建设不协调等制约医疗技术发展的瓶颈不断出现,患者"就医难"问题、医患矛盾等仍困扰着医院的决策者。党的十八大提出了"人民至上,生命至上"的崇高理念,党中央、国务院坚持把人民健康放在优先发展的战略地位,高度重视利用现代信息技术提高医疗服务水平。习近平总书记指出,要推进"互联网+教育""互联网+医疗"等,让百姓少跑腿、数据多跑路,不断提升公共服务均等化、普惠化、便捷化水平。科技创新引领、催生着互联网、云计算、大数据和人工智能等信息技术与医疗融合步伐的进一步加快,"智慧医院"建设进入新阶段。国务院先后印发了《促进智慧城市健康发展的指导意见》《国务院办公厅关于促进"互联网+医疗健康"发展的意见》,国家卫生健康委员会办公厅印发了《关于进一步完善预约诊疗制度加强智慧医院建设的通知》《基于电子病历的医院信息平台建设技术解决方案(1.0版)》,提出要推进智慧医院、远程医疗建设,普及电子健康档案和电子病历的应用,进一步完善预约诊疗制度。

（一）强化顶层设计

医院应以习近平新时代中国特色社会主义思想和关于健康中国建设重要论述为指导，顺应广大人民群众新期待，积极发展"互联网＋医疗健康"，推进智慧医院标准化建设，推进诊疗技术标准化，提高精准度，推动智慧医疗系统更优化、更完善、更精准、更规范，有效解决"看病难、看病贵、看病慢"问题，努力让广大患者就医更便捷、诊疗更高效，不断增进人民群众获得感。

（二）制定战略方针

医院应以信息技术为手段，突破医院现有服务范畴，加快改革步伐，集聚、整合基础研发、临床研究、成果转化、疾病防控、医疗质量、公共卫生、内部控制、绩效考核和医院文化等医疗管理要素，着力营造创新环境，优化医院资源配置，构建以患者为中心的医疗服务新生态体系。

（三）明确目标任务

医院应紧盯 5G、云计算、大数据、物联网、移动互联网等新兴技术发展趋势，加快推进其在医疗行业中的融合应用，稳步实现智慧医院建设的三个阶段目标，即：实现院内的智慧管理、智慧服务和智慧医疗，不断提升院内医疗服务的质量、体验和效率；在院内智慧化升级的基础上，实现院间、区域间甚至省级的系统联动和数据共享，实现外延式的智慧医院构建，真正实现上下级医院协同的分级诊疗；实现药店、保险、药企以及健康管理等第三方医疗健康机构深度参与和联动的患者全生命周期健康管理，打造终极版智慧医院生态。

第二十四章　智慧的信息平台体系

随着互联网、云计算、大数据和人工智能等信息技术与医疗融合步伐加快,医院信息化建设进入新阶段。建立智慧化的医院信息平台,即建立智慧医院,是实现以患者为中心,不断提升公共医疗服务均等化、普惠化、便捷化水平的重要途径。多年来,合肥市第一人民医院(以下简称简"集团医院")领导班子解放思想、转变观念,紧紧把握信息技术发展趋势,作前瞻性思考,超前谋划,实施信息化与医疗服务深度融合战略,首次提出具有实践性的、较全面的"智慧医院"建设规划,坚持"顶层设计、统筹规划、重点突破、资源共享、分步推进、政策保障"的建设原则,在系统开发、网络建设、临床信息系统应用、移动医疗等方面做出了诸多有益探索,取得了显著的成效,助推医疗传统服务向医疗智慧服务转型,为大规模实施"智慧医院"建设夯实了基础。

第一节　智慧医院总体框架

一、总体建设目标

对标《医院智慧服务分级评估标准体系(试行)》《电子病历系统应用水平分级评价标准(试行)》《医院信息互联互通标准化成熟度测评方案》,依托互联网、大数据、人工智能、区块链、5G 等新兴信息技术,整合医院各类系统资源,全面完成智慧门诊、智慧医疗、智慧护理、智慧病区、智慧养老、信息集成平台、智慧远程医疗、智慧管理、人工智能、智管中心等十大模块建设,实现公共卫生、医疗服务、医疗保障、药品供应、综合管理等业务应用系统的互联互通、资源共享、业务协同,为患者提供全生命周期、精准化的智慧医疗健康服务。

二、支撑条件

建设智慧医院需要多点发力,共同支撑。

(一)要对照标准化体系统筹规划

国家卫健委发布了《关于加强全民健康信息标准化体系建设的意见》,明确了全民健康信息标准化体系建设是卫生健康行业科学发展的重要基础,对于深化医药卫生体制改革、推动实施健康中国战略具有重要意义。智慧医院建设应对标现行各项医疗信息化标准,充分结合相关政策和医院业务实际,制定合理、精细、具有前瞻性的建设规划。

(二)要明确智慧医院建设原则

遵循"统一领导、分级管理,统一规划、分步实施,统一规范、资源共享,统一平台、集成建设,安全可靠、务求实效"的发展原则,发挥信息技术优势,改进医疗管理方法,优化医疗业务流程,提高医疗服务质量。

(三)要推进基础设施优化

强化网络覆盖、设备升级、机房管理、基础系统优化,融合机器人、人工智能、大数据、物联网等技术,提高装备保障能力。

(四)要加强信息安全体系建设

严格落实国家、省、市关于网络信息安全规划和数据保密规定,按照国家网络安全等级保护制度要求,加强安全防护、监测和预警,提升网络安全、数据安全及防护能力。

(五)要提高智慧医院建设认识

围绕提高思想认识,积极营造全院智慧医院建设氛围,加大对智慧医院建设的宣传、应用和推广的力度,让全院干部职工知晓、主动参与智慧医院建设。

三、设计思路和总体架构

通过建立信息集成平台，在统一的协议、数据标准、交互框架、安全认证的基础上实现数据集成、应用集成，基于集成平台和人工智能技术建设各项业务应用内容，包括智慧门诊、智慧医疗、智慧护理、智慧病区、智慧养老、互联网医院＋智慧远程医疗、智慧管理、智慧综合监管指挥中心（智管中心），从而构建信息安全管理体系、技术体系、运维体系，为智慧医院建设提供安全保障。

图 24-1 为智慧医院总体架构。

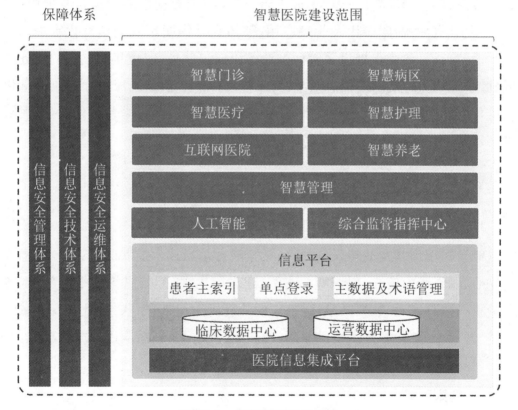

图 24-1　智慧医院总体架构

第二节 智慧医院各模块概述

一、信息集成平台

信息集成平台可使全院信息系统实现信息共享、互联互通,是建设智慧医院的基石。在建设理念上,以患者为中心,以临床为核心,以数据应用为特色;在建设内容上,建设院内信息集成平台,搭建临床数据中心及运营数据中心,满足基于平台的临床应用及管理应用,整体提升集团医院的信息化水平。对集团医院来说,要稳步推进多院区的业务协同与共享,实现集团层面的业务协同和统一监管、跨院区的信息共享。在建设标准上,依据国家医疗健康信息化标准化成熟度测评五级乙等要求,扎实推进集团医院信息平台的建设,最大限度实现基于稳健智慧平台的智慧医院构建。

(一)建设目标

1. 总体目标

结合医院现状及战略发展目标,紧紧把握信息技术发展的新趋势,以患者为中心、以临床为核心、以医嘱为主线,建设院内、院际信息集成平台,实现各医疗机构信息流通、数据共享;以临床电子病历为纽带,串联集团医院、区域医联体,开展业务协同,提供便民业务、公共服务及行业创新应用等服务功能,实现医院从数字化向智能化的跨越。

2. 具体目标

(1)实现全院级应用系统互联互通。加快医院信息系统应用整合步伐,重点解决各应用系统异构集成、数据共享和数据交换传输标准等关键性技术问题,促进各应用系统与医院信息平台互联,实现相互之间的数据交换和应用服务的调用。

(2)建成全院级患者主索引。针对目前医院各个应用系统患者基本信息、基本数据标准不统一、维护方式不统一的现象,重点建设院级统一的患者主索引(EMPI),按照电子病历规范要求,确定患者临床医疗活动统一、规范的基本信息、基本数据,并以此为基础实现医院全局数据的整合,包括电子病历的数据整合以及医院业务和管理数据的整合。

(3) 建立全院统一的主数据管理。对照主术语的国际标准(如 ICD10)、国家标准(如患者的部分基本信息)、行业标准(卫健委定义的相关值域)、院内标准,建立主数据管理系统。通过 EMPI 和主数据管理系统,建立系统交互的语义标准。

(4) 建立全院级电子病历。通过整合分散在 HIS、CIS、NIS、EMR、LIS、RIS、PACS 等各应用系统的患者医疗数据和医院管理数据,建成全院级电子病历信息系统,促进医院医疗水平提高并降低医疗风险。

(二) 总体要求

按照国家卫健委《电子病历系统功能应用水平分级评价方法及标准》《基于电子病历的医院信息平台建设技术解决方案(1.0 版)》《国务院办公厅关于促进"互联网+医疗健康"发展的意见》等标准的要求进行项目的整体规划和建设工作。

整体设计方案须具有先进的体系架构、合理的数据模型、成熟的产品和解决方案,要结合医院的实际情况,充分考虑未来需求的变化。

采用基于企业服务总线(ESB)的体系架构,满足集团医院院内和院间的近期信息集成和未来的服务集成的需要。

通过建立信息集成平台、临床文档库中心、数据仓库等多级数据存储空间,满足各分院的各业务系统间的数据交换、数据综合利用、数据共享及调阅等需求。

产品和系统的文档共享和交换标准,应遵循国际上已有的成熟文档架构标准 ISO/HL7 CDA R2,采用原卫生部颁布的《电子病历共享文档规范》。

(三) 建设原则

根据医院发展目标,遵循顶层设计、统筹规划、分步实施、重点突破的总原则,以满足临床、管理和科研业务中的重点应用需求为建设方向,为医院医教研全面发展以及集团化医院建设提供信息支撑。为保证项目实施的质量,在进行系统设计、开发、部署和运行管理规划时将遵循如下原则:

1. 总体规划、分步实施

信息系统的建设不可能一蹴而就,医院信息平台是一个庞大的、复杂的、长期的系统工程,要坚持规划先行,通过规划引导,在战略层面明确建设目标、建设方向,在战术层面制定建设任务、实现功能和保障措施。紧盯电子信息发展的前沿技术,坚持前瞻性谋划,分步骤实施,保证系统建设的安全性、可行性和可控性。

2. 顶层设计、持续发展

按照医院发展目标,细化信息技术支撑医院发展目标的内容,规划设计医院总体 IT 框架。结合医院现状,重点在业务流程与协作、管理与服务等方面加强需求调研,同时,大力推进医院集成平台制度化、标准化建设,夯实医院集成平台的"四梁八柱",为医院信息化可持续发展奠定坚实基础。

3. 努力发挥存量资源效益

医院新建信息集成平台和数据中心不应忽视已建系统,要尽可能利用原有系统,避免造成既往投资的浪费。对已建或在建的信息应用系统通过技术改造、升级、整合等手段,实现与新增信息系统的资源共享、互联互通,让增量、存量资源利用发挥出最大的价值。

4. 先进性原则

在技术选型时需要适度超前,严格按照软件工程的标准和面向服务(SOA)的理念进行设计,选择既有技术领先的优势又有成熟的应用、注重参考行业最佳实践、在国内外已有成功案例的技术方案,以保证全院信息集成平台和数据中心在一定时期内具有技术上的优势。采用的软件产品也应是原厂商最新最成熟的商用版本。

5. 成熟性和实用性

建设的系统应成熟和实用,符合一体化协同业务服务平台的建设思路,满足医院当前和今后一段时间的总体应用需求,性能稳定,界面直观,具有易理解、易调试、易维护、易扩展、易复用的特点,最大限度地满足医院当前业务、信息化建设需要和未来发展的需求。

6. 开放性与扩展性

采用开放性设计,在数据通信协议、数据标准、数据库系统、应用界面开发、接口设计等方面采用开放性设计，支持 XML、SOAP、WebServices、LDAP 等当前受到普遍支持的开放标准。系统平台应能方便地扩展，可随着业务需求的变化而扩充，系统的配置也能相应地改变和延展，以支持有价值的新兴应用。

7. 标准化原则

在系统建设过程中，应遵循国际、国内、行业、院内相关标准，系统建设选用的标准必须满足业务功能的实现。需要与其他系统进行数据交换的数据必须符合国家和地方行政部门正式颁布的数据交换要求。应通过集成平台的建设，逐渐为医院梳理出一整套 IT 项目建设规范。

数据的定义、描述、编码以及数据交换协议，要符合国家、国际、行业标准和规范，符合 HL7 数据交换标准，ICD-9、ICD-10、DICOM 等国际信息交换标准及软件工程方面的标准和规范，没有标准的要自行设立标准并编写成册。

8. 安全可靠和隐私保护

医院集成平台和数据中心的建设应强调安全性和稳定性，确保系统不被非授权用户侵入，数据不丢失。采用多种可靠度高、可用性高技术以使系统能够保证高可靠性，尤其是保证关键业务的连续不间断运作和对非正常情况的可靠处理。数据中心建设还应注意患者信息的安全性，保护利益相关方的隐私权。

在非窗口业务软件中，可使用软件提示程序运行的状态和进度。系统对海量业务明细数据的操作（存储、处理、传输、备份、迁移、利用等），要有可靠、高效、安全的设计。

9. 易用性与可管理性原则

系统应具有一致的、友好的客户化界面，易于使用、管理、维护和推广，并具有实际可操作性，使用户能够快速地掌握系统的使用方法。

10. 数据一致性与完整性原则

数据应用必须准确、可信、可用、完整、规范及安全可靠，数据之间无歧义。数据库应包含医院全部资源的信息，便于快速查询，数据共享。

二、智慧门诊

引入互联网、物联网、大数据等先进技术,在现有信息化建设的基础之上,利用信息化手段优化诊疗服务流程,体现以"患者为中心"的原则,方便患者就诊,缓解居民的"看病贵、看病难、看病烦"问题,同时依靠切实的便民措施、发挥诊疗的地理优势吸引患者到就近的医院诊疗。

智慧门诊分为智慧门诊便民服务及智慧门诊管理两大体系,其中门诊便民服务包括诊前服务、诊中服务、诊后服务、全程服务、体检服务五大分类共 21 个子项目。门诊管理包括运营分析、管理监控、设备管理三大分类共 7 类子项目。

三、智慧医疗

医护人员作为医院的一线工作者,如何提升他们的工作效率从而为患者提供更加全面、优质的服务成为医院运行需要考虑的重要问题。智慧医疗应分别从医、护、技、管四个角色出发,分为智慧临床、智慧医技及智慧医务三块内容,实现以下效果:

(一)智慧临床服务体系

升级医生工作站、结构化电子病历,对临床科室常用的功能进行智能化提升。

(二)智慧医技服务体系

完善并优化医技科室信息化建设,实现医技科室与医生工作站实现互联互通。

(三)智慧医务管理体系

构建医务部工作站,完善临床质控平台建设及院感管理系统;构建移动医务管理工作站,实现电子化审批,提升智慧医务管理水平。

四、智慧护理

由护理病历、智能护理辅助、移动护理、病区管理等应用构成日常护理支持、护理管理、质量控制的各项信息系统,将信息技术与临床实践融合,优化护理服务流程,提高护理服务效率,改善患者护理服务体验,实现科学护理管理。

五、智慧病区

引入物联网、人工智能等先进技术,在医院现有信息化建设的基础上,为患者提供连续、全程的护理服务。坚持"把时间还给护士,把护士还给患者"的原则,为患者提供更及时、安全、周到的优质护理服务。通过智慧病区建设,实现医护患床旁信息交互及物联网应用拓展功能,提高医院护理工作及服务的信息化水平,建立创新型主动式医疗服务模式。

六、智慧养老

从"医养结合"服务体系出发,融合互联网、物联网、人工智能、智能语音等创新技术,打造"智慧养老"服务模式。

(一)整合"医-养-护-康"多位一体的服务内容

信息化建设覆盖以老年人为核心的诊疗、养老、护理、康复等服务内容,从老年人多样化的需求出发,实现各项服务全面覆盖、相互融合,满足老年人在院诊疗、心灵慰藉、营养膳食、文化娱乐、康复理疗、临终关怀等多层次的服务需求。

(二)整合"居家-机构-医院"服务体系

针对医院不同养老模式下的老人建设居家养老、社区养老、机构养老、医院护理等养老模式下的服务体系,且实现各种服务模式的有机整合,保证养老服务顺畅衔接。以医养护一体化平台为桥梁,连接线上线下服务,提供面向各层次老人的差异性解决方案,满足老龄化新时代下的养老市场需求。打破现有的信息壁垒,由平台实现资源整合与数据共享,服务机构只需专注自身的服务提供、各种养老服务模式紧密配合、高效联动。

(三)提升养老应急保障能力

在传统养老服务模式中,空巢老人、失能失智老人给机构管理带来了很大挑战,这类老人一旦发生意外很难被发现,从而极易错失最佳抢救时间。特别是机构养老,容易激发家属与机构之间的矛盾,存在巨大安全隐患。通过智慧养老应用,以智能设备为信息采集渠道,能够及时发现老人跌倒、走失、健康状况异常等紧急情况,快速通过信息平台呼叫医院展开救治,为老人提供最快捷的紧急救治,撑起生命的保护伞。

(四)提升养老服务满意度

通过互联网手段使老人家属广泛接入,让家属即使不在老人身边也能够及时了解老人健康及消费状况,提供沟通亲情的渠道,促进家庭和谐。在解决老人基本诉求的同时,注重老人精神健康,通过平台接入社工和志愿者,为人文关怀服务的开展建立个案管理流程,打造"爱老""敬老"服务模式。通过建设投诉中心,及时听取老人意见与建议,形成良性反馈循环,全面提升老年人服务满意度。

(五)提升机构综合管理水平

利用业务系统沉积的大量业务数据,通过数据挖掘及分析,开展面向科室管理人员的管理服务,智能分析关键服务指标并进行趋势预测;开展面向老人健康的数据挖掘,提升综合管理水平。

七、智慧管理

建立各项医院运营管理信息系统,主要包括办公协同、医保管理、人力资源管理、绩效管理、财务管理、SPD 物流、智慧药学管理、病案管理等。

八、智慧远程医疗

智慧远程医疗是指利用计算机多媒体，采用通信技术，结合远程手段，为患者提供全面的、远距离的医疗服务活动，是信息技术和远程医疗服务的有机结合。从广义上来说，它涵盖了远程医学培训、远程医学资料提供、远程影像诊断、远程心电诊断、远程B超诊断、远程病理诊断、远程监测、远程会议、远程护理、在线诊断等，是为患者提供远程治疗及保健、为基层医生提供远程诊断的综合性医学学科。从狭义上来说，远程医疗单指实际操作的远程医疗活动，如远程手术、远程诊断以及远程康复理疗等项目。智慧远程医疗作为一种新兴的医疗服务模式，可以成为传统医疗手段的一个重要补充。

智慧远程医疗的不断完善和有效推广，将帮助众多患者解决"看病难"的大问题，在基层医疗机构缺乏影像、B超、心电诊断医生的情况下，帮助基层医疗机构医生进行远程医技诊断，并协助其完成疑难病例讨论。例如，远程医疗中的专家在线诊断、系统实时监护等服务，能够让患者实现足不出户，只要利用网络技术就能够在自己家中接受异地高等医院专家团队的全程治疗与护理指导，重病患者还可以在当地医院，利用远程医疗服务接受远程会诊。远程医疗服务平台可提供协同助医、智能监管、决策分析、惠民利民等标准互联互通应用服务。远程医疗在为患者节约时间的同时，也对医院门诊进行有效的分流，节省了医生的精力，加强了医院之间的交流与沟通，提升了医生的医疗服务水平和医疗服务质量，让优质的医疗资源得到最科学的配置，真正实现提升全民医疗体验。

九、人工智能

将人工智能技术应用于门诊、临床、护理、医技、医养结合、药学等多个领域，辅助提升患者导引、疾病诊断、医疗决策、护理等各项工作效率，优化患者就医体验，全面提升医疗服务水平。

十、智管中心

智管中心结合智慧医院信息平台的资源共享和集成应用,实现对全院各信息化系统综合监控,提供智慧医院所有建设模块的整体化视图,进行统一的科学控制和管理。

对于突发公共卫生事件,需要应急指挥和处理平台结合社会各方面的资源,加强对突发公共卫生事件的监测和预警;当有突发公共卫生事件发生时,可以按照应急预案及其启动程序的要求应对各种突发公共卫生事件,保证突发公共卫生事件应急处理工作有力、有效、有序地进行,维护正常的社会秩序和生活秩序。

应急指挥中心针对突发公共卫生事件的现场应急指挥,可采用高清视频和语音对讲,将故障现场的视频发送到指挥中心,使应急人员能够清晰、准确地判断险情,以便做出更好的应急决策,真正做到统一平台、统一通信、统一部署、统一指挥、统一调度。

第三节　集团医院主要做法

集团医院全院上下秉承"互联网＋医疗健康"理念,在全省率先启动"智慧医院"建设并成功入选全市重点项目计划,把"患者就医更加便捷、诊疗更加精准规范、医务人员负担更加减轻、科研教学更加高效"作为建设目标,先试先行,不断探索智慧医院建设模式。

一、强化顶层设计,坚持规划统筹

集团医院出台了《"智慧医院"建设规划和项目名录》,细化了智慧医疗、智慧护理、智慧门诊、智慧病区、智慧养老、互联网医院、智慧管理、信息集成平台、智管中心和人工智能等建设内容,作为智慧医院建设纲要。

二、建立了规范、高效的推进工作机制

集团医院成立了智慧医院建设领导小组和攻关组,明确了工作职责。全院上下对建设智慧医院认识高度统一,积极主动,配合意识十分强烈;建立了工作规则和畅通协调机制,指定专人负责对接,不留死角;对建设项目立档建卡,完善项目建设记录,做到历史可查询、源头可追溯。

三、打通壁垒畅通渠道,不断提高互联互通水平

针对医院的复杂环境、不同群体及场景进行分类,坚持以患者为中心、以临床为核心、以电子病历为主线,在安全体系基础上建设统一信息平台,集成各类信息系统,通过数据标准化整合,对业务系统提供的各项服务进行解耦,接入医院信息平台,实现系统间信息的有效传输,打破传统医院信息壁垒,实现互联互通、资源共享。平台建设过程是医院信息架构重建、业务流程再造的过程,同时也是提高数据质量、提升医疗数据应用价值的过程。只有把集成平台建设规划、系统改造等具体工作逐步落实,才能真正做好平台项目的建设,达到预期效果。在集成平台建设过程中,需要细化各项工作,在管理方面要重视项目实施规划和过程管理,在技术方面要重视系统高可用保障,在制度方面要建立完备的平台运行监管和应急处置规定。集成平台是医院信息系统架构的基础,应基于医院业务系统产生的基础数据建立数据中心,拓展智能化应用,实现临床信息调阅,患者全景医疗,临床、门诊监控等功能,为业务运营和管理提供决策支持。

四、紧紧把握新一代电子信息技术发展趋势

利用独特的国家级人工智能产业示范基地优势,将人工智能技术应用于门诊、临床、护理、医技、医养结合、药学等多个领域,通过智能语音辅助分诊、人工智能影像辅助诊疗、语音电子病历、移动 AI 医护工作站等功能,提升患者导引、疾病诊断、医疗决策、护理等各项工作效率,优化患者就医体验。

第四节 集团医院取得的成效

经过不懈努力,集团医院完成了以"智慧医疗"为核心内容的十大工程建设,以突出提高患者就医体验为核心的"智慧服务",以科学、规范和精细化管理为目标的"智慧管理"建设同步展开,并取得阶段性成效,初步形成了智慧医疗、智慧服务和智慧管理"三足鼎立"格局,进一步夯实了"智慧医院"基础,赢得了各级领导和社会各界的高度赞赏。

集团医院先后建成了 HIS 系统、CIS 系统、NIS 系统、RIS 系统、LIS 系统、PACS 系统、居民电子健康码、信息平台等项目,将过去线下的医疗流程(包括挂号、分诊、候诊、付款、检验检查报告、治疗、手术管理等)平移到了线上,系统高效、平稳、安全运行,为患者提供预约诊疗、候诊提醒、院内导航、检查检验结果查询、划价缴费、健康教育等服务,减少了患者往返医院次数、院内重复排队和门诊全程候诊时间,同时让医院管理更高效。医护人员可使用移动查房、移动医嘱、移动护理设备和智能化、动态无线监控设备,减少了医疗服务的空间限制。在诊疗过程中使用语音输入病历、综合预警提醒、智能化诊疗决策支持等,极大地提高了服务效率。

集团医院通过了电子病历应用水平分级评价标准四级测评,"智慧医院"项目参加"全国医院擂台赛"并获"优秀案例"称号。2020 年 6 月,合肥市滨湖医院互联网医院挂牌成立,为医院集团插上了智慧的翅膀,树立了新形象。

一、促进患者就医流程方便快捷

经过多年的信息化建设,集团医院已实现为患者提供预约诊疗、智能导医分诊、候诊提醒、检验检查结果查询、诊间结算、移动支付等线上服务功能和方便快捷的智慧就医新模式,实现了患者往返医院次数、重复排队、门诊全程候诊时间、平均住院日"四个减少"。

二、促进医疗服务水平提升高效

集团医院较早在医务人员中广泛使用移动护理设备，开展移动查房、移动医嘱，减少了医疗服务的空间限制。在诊疗过程中使用语音输入病历、综合预警提醒、智能化诊疗决策支持，实现数字化沟通、数字化诊断、数字化管理及数字化记录，极大提高了服务效率。

三、促进医院管理科学、规范和精细

集团医院通过建立办公协同、医保管理、绩效管理、财务管理等综合管理系统，初步形成了信息应用由条线分割向大规模一体化开放式发展，由单个医院向区域医疗协同发展，由单纯的数据采集存储向基于数据挖掘的智能化方向发展的格局。

第二十五章　智慧医院探索实践

　　合肥市第一人民集团医院(以下简称"集团医院")以智慧医院建设规划为统领,坚持不懈把顶层设计作为智慧医院建设的方向标,分步建设智慧系统,夯实基础框架;坚持不懈把急用先建作为智慧医院建设的突破口,从满足患者方便就医、精准治疗和强化管理出发,结合内外部改造,提高患者满意度;坚持不懈贯彻"互联网＋"和"健康中国"的总要求,落实分级诊疗和医疗资源下沉,探索建设"互联网＋"的模式,做强做实医联体,打造区域协同的智慧医疗平台;坚持不懈构建医疗新生态,实现医院之间、医生之间、医患之间的互动。本章将从集成平台建设、各项业务应用、信息安全、保障制度等方面,阐述集团医院进行以患者为中心的智慧医院建设探索实践。

第一节　信息集成平台

一、建设内容

　　信息集成平台包括但不限于下列主要组件,具体建设内容遵循原卫生部《基于电子病历的医院信息平台建设技术解决方案(1.0版)》要求,结合医院实际需求为准。表25-1为信息平台建设内容。

表 25-1 信息平台建设内容

类别	系统模块
集成平台	1. 医院服务总线(ESB) 2. 主数据管理 3. 术语管理 4. 单点登录及身份认证 5. 统一服务管理及监控
临床数据中心	6. 患者主索引 EMPI 7. 临床数据中心(CDR) 8. 数据质量监管系统 9. 互联互通标准化系统 10. 患者 360 视图 11. 闭环展示
医院智能应用(BI)	12. 运营数据中心 13. 数据分析引擎 14. 系统设置 15. 运营决策支持系统 16. 质量指标管理系统 17. 门诊运行监管中心 18. 全院指标监控大屏
临床决策支持系统	19. 临床辅助决策系统

二、医院信息平台总体设计

在功能上,医院信息平台软件架构由 4 个层面组成,从下往上依次是医院基础应用层、医院集成平台层、医院信息平台服务层、医院信息平台应用层,如图 25-1 所示。

(一)基础应用层

基础应用层由医院业务应用系统组成,是集成平台持续建设的基础条件。基础应用层包括三大类信息系统:临床服务系统、医疗管理系统、运营管理系统。

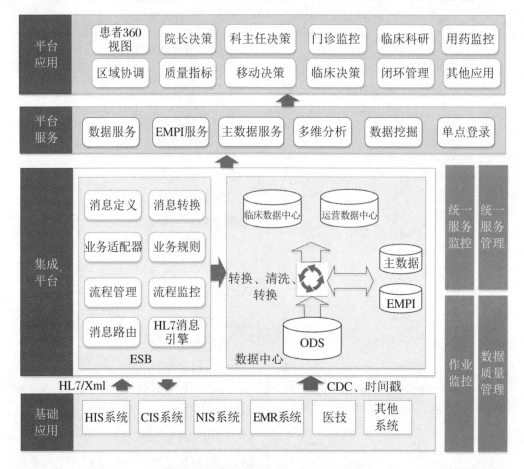

图 25-1 医院信息平台总体架构

1. 临床服务系统

临床服务系统包括门急诊挂号系统、门诊医生工作站、住院出入转系统、住院医生工作站、医学影像系统、临床检验系统等。

2. 医疗管理系统

医疗管理系统包括门急诊收费系统、住院收费系统、护理管理系统、医务管理系统。

3. 运营管理系统

运营管理系统包括人力资源管理系统、药品管理系统等。

（二）集成平台层

集成平台包含企业服务总线（ESB）及数据中心两大模块。

ESB将满足临床信息、医疗服务信息和医院管理信息的数据交互需求,提供标准接口服务,减少接口重复开发,并降低系统间的耦合性。ESB主要功能包含消息定义、消息转换、消息路由、业务适配器、业务规则、业务流程管理、业务流程监控、HL7消息引擎等,可满足各类业务系统交互需求。

数据中心主要通过ETL方式整合分布在各个业务系统中的临床数据、运营数据,并进行标准化处理,集中存储。数据中心主要由以下模块组成:

(1) 数据资源中心（ODS）。通过变更数据捕获（CDC）或时间戳方式抽取分布在各业务系统的数据,为了保证抽取效率及减少对业务系统影响,ODS数据基本与业务系统数据结构一致,ODS为数据中心基础模块。

(2) 临床数据中心（CDR）。临床数据中心实现患者诊疗信息的整合及共享,能调取并查看患者在医疗机构内任意一家医院的就诊资料信息,保障医院医生能获取患者在不同医院内完整的诊疗信息,保障诊疗信息的连续性。

(3) 运营数据中心（ODR）。运营数据中心集成医院管理运营相关数据,并按照数据仓库模型进行建模,为多维分析、数据挖掘、BI应用提供基础数据支撑。

（三）平台服务层

平台服务层的主要任务是为集成平台提供各种服务,包括EMPI注册服务、患者主索引、术语字典、统一登录认证、数据共享等各类公共服务。

（四）平台应用层

平台应用层基于集成平台,通过对基础业务系统数据的交换、共享和整合,结合医院实际业务和管理需要,建立扩展应用。平台应用层主要包括临床数据整合应用、运管决策分析、科研及其他相关应用系统。

三、临床数据中心及应用

临床数据中心实现患者诊疗信息的整合及共享,能调取并查看患者在医疗机构内任意一家医院的就诊资料信息,保障医院医生能获取患者在不同医院内完整的诊疗信息,保障诊疗信息的连续性。

临床数据中心须支持 HL7 CDA 临床文档架构(CDA)格式。异构系统之间能够在语义层进行文档交换和共享,文档架构规范了文档的最基本的通用结构和语义。交换的文档包括各类临床文档,所交换的信息主要包括实验室检验报告、住院单首页、出院小结、医学影像报告、居民健康档案以及手术麻醉等内容。

临床数据中心在可扩充性上需要满足医院未来对临床数据的存储及数据利用的要求,临床数据中心在性能及效率上应确保在正确的时间为正确的人员提供正确的数据格式。

(一)互联互通

1. 互联互通标准化工具

表 25-2 为互联互通标准化工具内容。

表 25-2 互联互通标准化工具内容

功能列表		功能要求
数据清洗	规则知识库	系统内置互联互通标准规则知识库,并能通过可视化界面完成规则的维护。同时,平台数据、数据集和 CDA 数据之间的规则保持一致性,同一字段只需一次维护,即可通用
	数据标准化	数据在清洗过程中与主数据一体化操作,完成数据从院标到国标的标准化转换
	数据质控	数据质控包括对结构化数据质控、数据集质控和 CDA 文档质控;质控结果提供可视化界面,满足业务系统和用户对互联互通数据质量情况的查看需求。质控类别包括完整性验证、值域验证、数据类型验证和 CDA 节点验证
数据集管理	数据集组装	根据国家标准,内置数据集模板,自动实现数据集的生成
	数据集调阅	提供数据集内容的界面浏览功能

续表

功能列表		功能要求
CDA 文档管理	CDA 组装	根据国家标准，内置 CDA 模板，自动实现数据集的生成
	CDA 调阅	提供 CDA 文档浏览、检索和调阅功能，实现跨系统间调阅、浏览
	CDA 脱敏	实现 CDA 文档中患者敏感信息的脱敏功能
	CDA 区域交互	实现患者在外院生成的 CDA 文档的上传、导入和查看功能，并且可以下载指定 CDA 文档供患者在其他医院治疗使用

互联互通标准化工具在遵循国家互联互通标准、基于平台数据的基础上，可辅助医院完成互联互通建设。

2. 标准数据集范围

标准化数据集包含以下内容：患者基本信息、患者基本健康信息、卫生事件摘要、医疗费用记录、门急诊病历、西药处方、中药处方、检查记录、检验记录、治疗记录、一般手术记录、麻醉术前访视记录、麻醉记录、麻醉术后访视记录、输血记录、阴道分娩记录、一般护理记录、病危（重）护理记录、手术护理记录、生命体征测量记录、出入量记录、高值耗材使用记录、入院评估记录、护理计划记录、出院评估与指导记录、手术同意书、麻醉知情同意书、输血治疗同意书、特殊检查及特殊治疗同意书、病危（重）通知书、其他知情同意书、住院病案首页、中医住院病案首页、入院记录、24 h 内入出院记录、24 h 内入院死亡记录、首次病程记录、日常病程记录、上级医师查房记录、疑难病例讨论、交接班记录、转科记录、阶段小结、抢救记录、会诊记录、术前小结、术前讨论、术后首次病程记录、出院记录、死亡记录、死亡病例讨论记录、住院医嘱、出院小结、转诊（院）记录、医疗机构信息。

3. CDA 共享文档范围

根据互联互通要求应对以下共享文档进行标准化处理：

——第 1 部分：病历摘要；

——第 2 部分：门（急）诊病历；

——第 3 部分：急诊留观病历；

——第 4 部分:西药处方;

——第 5 部分:中药处方;

——第 6 部分:检查报告;

——第 7 部分:检验报告;

——第 8 部分:治疗记录;

——第 9 部分:一般手术记录;

——第 10 部分:麻醉术前访视记录;

——第 11 部分:麻醉记录;

——第 12 部分:麻醉术后访视记录;

——第 13 部分:输血记录;

......

——第 17 部分:一般护理记录;

——第 18 部分:病重(病危)护理记录;

——第 19 部分:手术护理记录;

——第 20 部分:生命体征测量记录;

——第 21 部分:出入量记录;

——第 22 部分:高值耗材使用记录;

——第 23 部分:入院评估;

——第 24 部分:护理计划;

——第 25 部分:出院评估与指导;

——第 26 部分:手术同意书;

——第 27 部分:麻醉知情同意书;

——第 28 部分:输血治疗同意书;

——第 29 部分:特殊检查及特殊治疗同意书;

——第 30 部分:病危(重)通知书;

——第 31 部分:其他知情告知同意书;

——第 32 部分:住院病案首页;

——第 33 部分:中医住院病案首页;

——第 34 部分:入院记录;

——第 35 部分:24 h 内入出院;

——第 36 部分:24 h 内入院死亡记录;

——第 37 部分：住院病程记录　　首次病程记录；

——第 38 部分：住院病程记录　　日常病程记录；

——第 39 部分：住院病程记录　　上级医师查房记录；

——第 40 部分：住院病程记录　　疑难病例讨论记录；

——第 41 部分：住院病程记录　　交接班记录；

——第 42 部分：住院病程记录　　转科记录；

——第 43 部分：住院病程记录　　阶段小结；

——第 44 部分：住院病程记录　　抢救记录；

——第 45 部分：住院病程记录　　会诊记录；

——第 46 部分：住院病程记录　　术前小结；

——第 47 部分：住院病程记录　　术前讨论；

——第 48 部分：住院病程记录　　术后首次病程记录；

——第 49 部分：住院病程记录　　出院记录；

——第 50 部分：住院病程记录　　死亡记录；

——第 51 部分：住院病程记录　　死亡病例讨论记录；

——第 52 部分：住院医嘱；

——第 53 部分：出院小结。

（二）患者 360 视图

患者 360 视图基于 EMPI 实现患者历次诊疗信息的整合展示，可调阅患者在医疗机构内任意一家医院的就诊资料信息，保障医院医生能获取患者在不同医院内完整的诊疗信息，保障诊疗信息的连续性，实现医疗机构内患者诊疗信息共享调阅。其功能如下：

1. 就诊时间轴

（1）功能描述：患者历次就诊时间轴展示患者历次门诊、住院就诊情况，并通过概览形式展示患者历次就诊资料情况，点击对应资料类可进入详细临床资料查看界面。

（2）场景描述：主要用于门诊、住院医生整体了解患者历次诊疗及处置情况，并对异常提醒能快速定位并跟踪，得到急需关注的临床信息。

2. 多维浏览

实现就诊时间维度和临床资料维度的切换查看。就诊时间维度方便医生从就诊时间维度了解患者的历次就诊病情详细信息;临床资料维度方便医生了解某一类临床资料在时间维度上的详细信息。

3. 全景视图

(1) 功能描述:将患者就诊的临床资料按诊疗时间轴显示,并将患者就诊资料进行分类索引,将患者的体征及出入量变化与用药、检查检验、手术等信息放在同一时间轴进行展示,可查看相应检查报告、检验报告、病历资料等详细内容。

(2) 场景描述:主要用于门诊、住院医生了解患者每次就诊时生命体征、出入量与用药处理的变化趋势,同时展示对患者处置情况,辅助临床医生快速了解病情的发展变化并及时调整患者的用药及治疗方法,如图 25-2 所示。

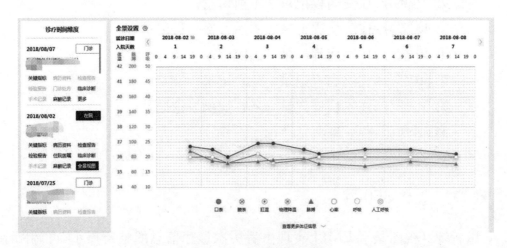

图 25-2 患者全景视图

4. 关键指标

(1) 功能描述:支持定义关键检验指标分组,并支持指标组中检验指标维护,医生可以根据疾病、病情进行分组,如糖尿病组重点关注血糖变化,可以对关键指标进行整体浏览,并支持原始报告、趋势查看;同时支持关键指标组的科室内分享(图 25-3),支持引用其他医生分享的相关组内容。

(2) 场景描述:用于医生对部分疾病(如一些慢性病)的诊疗过程,主要关注患者检查检验的部分指标结果,可快速浏览相应指标的异常及变化趋势,方便医生快速掌握患者的病情变化。

5. 检查、检验报告

(1) 功能描述:按照时间轴对患者历次检查、检验报告进行展示,并支持按报告类别进行筛选,除实现查看报告文字结论外,还可查看 CT、MR、X 线等检查图像,以图文并茂的形式展示患者检查报告信息,如图 25-4 所示。支持查看检查报告的临床意义。

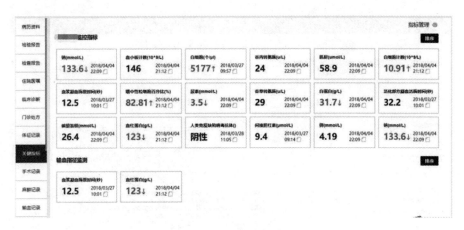

图 25-3　患者关键指标

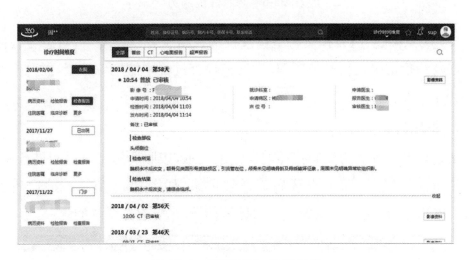

图 25-4　患者检验、检查报告

(2) 场景描述:主要用于门诊医生、住院医生,特别是外科医生的诊疗过程,能及时获取手术患者的术前术后检查报告图像,并根据情况对患者进行手术及术后治疗康复安排。

6. 病历资料

(1) 功能描述:实现患者门诊(主要包括初诊、复诊病历记录信息等)、住院病历资料(主要包括入院小结、病程记录、手术记录、出院小结等)、护理病历资料按照病历产生时间进行展示,点击一份病历记录,即可查看病历详细记录,如图 25-5 所示。住院病历以段数据的形式拼接展示,同时病历展示支持 PDF、JPG 等格式展示,护理病历以 PDF、JPG 等非结构化形式展示,以保持病历格式与业务系统的统一。

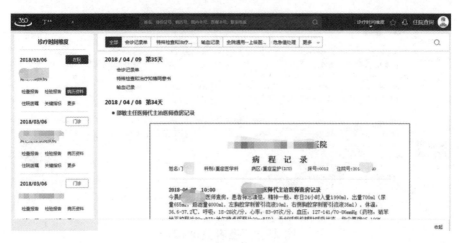

图 25-5　患者住院病历

（2）场景描述:医技检查科室检查技师在给患者检查前,可对患者整体病情发展及治疗情况进行整体了解,以便在检查过程中能定位检查,提升检查的效率。

7. 护理病历

实现患者护理病历资料按照就诊记录展示,按照病历产生时间进行展示,点击一份病历记录,即可查看病历详细记录,如图 25-6 所示。护理病历以 PDF、JPG 等非结构化形式展示,以保持病历格式与业务系统的统一。

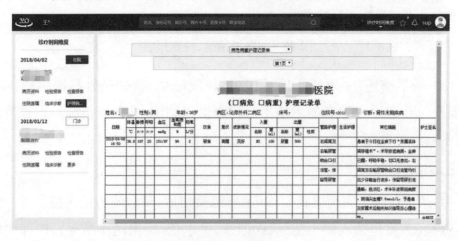

图 25-6　护理记录

8．住院医嘱

（1）功能描述：展示患者历次诊疗的医嘱处理信息，并支持医嘱信息按长期医嘱、临时医嘱、药品医嘱、项目医嘱进行筛选，并支持按照日期过滤患者就诊信息的功能。可以与知识库对接查看用药适应证、使用方法等信息；支持按项目或药品名称快速搜索定位。

（2）场景描述：门诊医生在就诊处置过程中，能通过此功能快速了解患者过去的用药情况，并能对用药的处理进行对应调整。

9．门诊处方

（1）功能描述：展示患者历次诊疗的门诊就诊处方（用药、治疗、检查、检验等）处理信息，支持按照日期过滤患者就诊信息的功能，如图25-7所示。可以与知识库对接查看用药适应证、使用方法等信息；支持按项目或药品名称快速搜索定位。

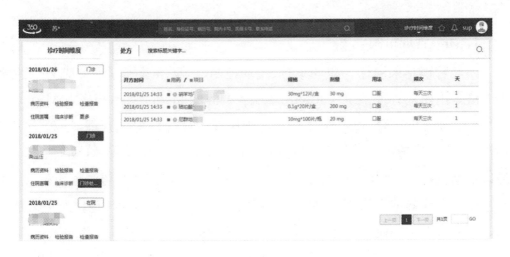

图 25-7　患者门诊处方

（2）场景描述：住院医生在就诊处置过程中，能通过此功能快速了解患者在门诊就诊用药情况，并能对用药的处理进行对应调整。

10．检查索引

实现患者历次检查报告图像的数据集中展示和按照报告类别进行筛选的功能，如图25-8所示。

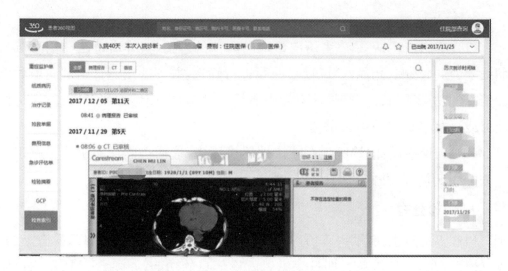

图 25-8　患者检查索引

（三）医嘱闭环管理

1. 闭环管理机制

闭环管理是采用综合闭环系统、闭环控制、信息系统等原理形成的一种管理方法。由闭环管理系统（Closed－Loop Management System，C-LMS）实施医疗护理业务的闭环管理（图 25-9），实现医疗过程的信息化管理，是对"过程"的控制，使医疗护理业务过程中的每个环节都变得准确、方便和易于掌控，一旦出现问题，易于查找原因所在，对薄弱环节加强监控，对提高医疗质量、改进医疗工作有较好的促进作用，同时也能为医护人员的绩效考核提供基础数据。

要实现医疗的闭环管理，除了依赖传统的医生站、护士站、药房管理等信息系统外，还必须结合自动识别、移动医疗、自动化等技术，才能取得更好的成效。

图 25-9 所示的闭环各阶段与医院传统各系统之间的关系是分离的，HIS系统只能得到其他系统的执行结果，而不能得到其他系统的执行过程。通过加入闭环医嘱过程监控，将医院各系统的执行过程信息记录汇总在一起，将有助于医务人员实时掌握医嘱在执行过程中的具体发生情况，方便分析治疗效果偏差产生原因。为了实现医嘱闭环流程控制，必须在医院 HIS 系统的基础上对 EMR、LIS、RIS、PACS 等系统进行整合。

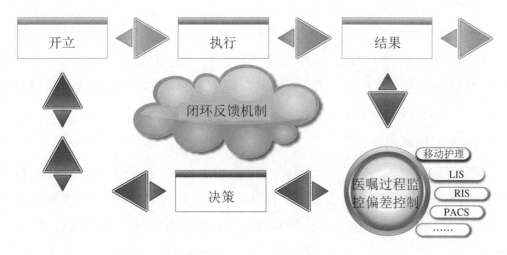

图 25-9　闭环管理机制

2. 闭环管理技术实现流程

各业务系统根据提供的闭环节点,在相应的系统功能点上进行改造,调用平台提供的 Restful API,将相应功能点上的数据存储到 CDR 中,进行闭环管理,从而为进一步实现事前预防、事中提醒、事后分析等安全管理提供数据基础,如图 25-10 所示。

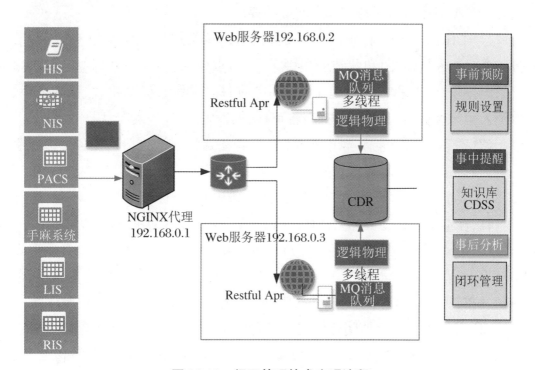

图 25-10　闭环管理技术实现流程

以药物治疗为例,药物治疗是临床常用的一种治疗手段,药物治疗通常有口服、静脉注射(静注)、肌肉注射(肌注)和皮下注射(皮下)等几种给药途径。药物医嘱闭环管理的过程实质就是电子给药管理的过程,将医嘱录入、处方审核及护士给药作为流程的关键步骤,对医嘱是否及时执行、由谁执行、执行结果如何等进行实时监控管理。

3. 医嘱闭环内容

医嘱即在医疗活动中由医师详细采集病史,认真进行体格检查和进行必要的影像、实验室检查,记录病程,书写病历,作出初步诊断后下达的医学指令,其内容一般包括:护理常规、护理级别、饮食种类、体位、各种检查和治疗、药物名称、剂量和用法。从医院信息化角度分析,医嘱是医生对患者进行药物治疗、护理、检查、检验、手术、输血等各项医疗行为的起源,是护士等各类医务人员执行各种处理的依据,是系统海量医疗数据的来源。医嘱闭环是指医嘱在其生命周期内的各个执行环节上的监控与信息反馈。通过对医嘱全过程跟踪可以及时得到医嘱从生成到执行过程中的各类相关信息,控制执行结果与目标之间的偏差,显著提高医嘱执行的及时性、准确性,减少医疗差错。医嘱闭环管理是信息化建设助力医院提升医疗质量、保障患者安全的重要载体,国内外的各类测评对闭环管理都有明确的要求。

(1) 门诊常规检验标本闭环。支持患者门诊常规检验标本在各个医疗服务点上对于人员、时间和状态的集中采集,节点包含:检验申请开立、缴费、试管条码打印、标本采集、标本运送、标本签收、标本撤销、标本拒收、标本入库、取消入库、上机检测、初始报告、报告审核、报告撤销、报告发布。

(2) 住院常规检验标本闭环。支持患者住院常规检验标本在各个医疗服务点上对于人员、时间和状态的集中采集,节点包含:检验申请开立、检验申请撤回、医嘱审核、医嘱作废、医嘱执行、试管条码打印、标本采集、标本运送、标本签收、标本入库、上机检测、初始报告、报告审核、报告撤销、报告发布。

(3) 门诊检验危急值闭环。支持患者门诊检验危急值在各个医疗服务点上对于人员、时间和状态的集中采集,节点包含:危急值生成、危急值复核、危急值发布、医生接收、医生处理危急值、危急值处理反馈、危急值医技确认。

(4) 住院检验危急值闭环。支持患者住院检验危急值在各个医疗服务点上对于人员、时间和状态的集中采集,节点包含:危急值生成、危急值复核、危急值发布、护士接收、通知医生、医生接收、医生处理危急值、危急值处理反馈、危急值超时通知、危急值医技确认。

（5）门诊检查危急值闭环。支持患者门诊检查危急值在各个医疗服务点上对于人员、时间和状态的集中采集，节点包含：危急值生成、危急值复核、危急值发布、医生接收、医生处理危急值、危急值处理反馈、危急值医技确认。

（6）住院检查危急值闭环。支持患者住院检查危急值在各个医疗服务点上对于人员、时间和状态的集中采集，节点包含：危急值生成、危急值复核、危急值发布、护士接收、通知医生、医生接收、医生处理危急值、危急值处理反馈、危急值超时通知、危急值医技确认。

（7）门诊放射检查闭环。支持患者门诊放射检查在各个医疗服务点上对于人员、时间和状态的集中采集，节点包含：检查申请单开立、缴费、检查预约、登记签到、分诊叫号、检查开始、检查结束、诊断报告、诊断审核、报告发布、报告撤销。

（8）门诊超声检查闭环。支持患者门诊超声检查在各个医疗服务点上对于人员、时间和状态的集中采集，节点包含：检查申请单开立、缴费、检查预约、登记签到、分诊叫号、检查开始、检查结束、诊断报告、诊断审核、报告发布、报告撤销。

（9）住院放射检查闭环。支持患者住院放射在各个医疗服务点上对于人员、时间和状态的集中采集，节点包含：电子申请、检查申请撤回、医嘱审核、医嘱作废、医嘱执行、检查预约、护工调度、登记签到、分诊叫号、检查开始、检查结束、诊断报告、诊断审核、报告发布、报告撤销。

（10）住院超声检查闭环。支持患者住院超声检查在各个医疗服务点上对于人员、时间和状态的集中采集，节点包含：电子申请、检查申请撤回、医嘱审核、医嘱作废、医嘱执行、检查预约、护工调度、登记签到、分诊叫号、检查开始、检查结束、诊断报告、诊断审核、报告发布、报告撤销。

（11）门诊心电检查闭环。支持患者门诊心电检查在各个医疗服务点上对于人员、时间和状态的集中采集，节点包含：检查申请单开立、缴费、检查预约、登记签到、分诊叫号、检查开始、检查结束、诊断报告、诊断审核、报告发布、报告撤销。

（12）住院心电检查闭环。支持患者住院心电检查在各个医疗服务点上对于人员、时间和状态的集中采集，节点包含：电子申请、检查申请撤回、医嘱审核、医嘱作废、医嘱执行、检查预约、护工调度、登记签到、分诊叫号、检查开始、检查结束、诊断报告、诊断审核、报告发布、报告撤销。

（13）住院病理检查闭环。支持患者住院病理检查在各个医疗服务点上对于人员、时间和状态的集中采集，节点包含：病理申请、医嘱审核、医嘱执行、条码打印、标本打包、护工标本接收、标本签收、入库、登记、取材、脱水、包埋、切片、诊断。

（14）手术医嘱（主流程）闭环。支持患者手术医嘱（主流程）在各个医疗服务点上对于人员、时间和状态的集中采集，节点包含：术前同意、术前同意取消、手术申请、手术医嘱撤回、手术医嘱作废、手术医嘱审核、手术审核、手术安排、患者出区、入手术室、麻醉前核查、麻醉开始、手术前核查、手术开始、手术结束、器械登记、患者出手术室、患者回病区。

（15）住院治疗流程闭环。支持患者住院治疗流程在各个医疗服务点上对于人员、时间和状态的集中采集，节点包含：电子申请、医嘱审核、医嘱作废、医嘱执行、停止医嘱、停止审核、住院治疗计划、住院治疗预约、出病区治疗、治疗登记、入治疗室、治疗开始、治疗结束、出治疗室、治疗完成回病区。

（16）门诊治疗流程闭环。支持患者门诊治疗流程在各个医疗服务点上对于人员、时间和状态的集中采集。

（17）住院口服药医嘱闭环。支持患者口服药医嘱在各个医疗服务点上对于人员、时间和状态的集中采集，节点包含：医嘱下达、医嘱撤回、医嘱审核、医嘱作废（DC）、医嘱执行、药师审核自动审核通过、药师审核人工审核通过、药师审核不通过、住院药房发药、自助机包药、住院药房摆药、配送装箱、配送转运、配送签收、服药执行、停止医嘱、停止审核。

（18）输液医嘱闭环。支持患者输液医嘱在各个医疗服务点上对于人员、时间和状态的集中采集，节点包含：医嘱下达、医嘱撤回、医嘱审核、医嘱作废（DC）、医嘱执行、药师审核自动审核通过、药师审核人工审核通过、药师审核不通过、住院药房发药、配送装箱、配送转运、配送签收、皮试开始、皮试结束、输液执行、输液巡视、输液停止、输液执行完毕、停止医嘱、停止审核、护士上报输液不良反应、职能部门处理、归档。

四、运营数据中心及应用

(一)医院数据仓库(HDW)

数据仓库是面向主题设计的,数据仓库中存储的一般是历史数据,在设计时应有意引入冗余,采用反范式的方式来设计。数据仓库将分散于各处的源数据进行 ETL(抽取、清洗、转换、加载)等,使数据仓库中的数据具有集成性。ETL 作为构建数据仓库的一个环节,负责将分布的、异构数据源中的数据如关系数据、平面数据文件等抽取到临时中间层后进行清洗、转换、集成,最后加载到数据仓库或数据集市中,成为联机分析处理、数据挖掘的基础。ETL 现在越来越多地应用于一般信息系统数据的迁移、交换和同步。数据抽取直接面对各种分散、异构的数据源,如何保证稳定、高效地从这些数据源中提取正确的数据,是 ETL 设计和实施过程中需要考虑的关键问题之一。

HDW 数据来源于在线业务系统的实时映像,为了减少对业务系统影响,提高抽取效率,HDW 的数据结构基本与业务数据库保持一致,在抽取过程中进行初步的数据清洗转换。利用 HDW,我们既可以允许历史数据在保存周期中进行更新,又可以随时对现有监测数据进行分析,满足各种数据分析及利用的需求。数据从业务库抽取出来装载到 HDW 后,在 HDW 中根据主题模型进行数据清洗和转换,从而完成建设运营数据中心等准备工作。

对数据进行 ETL 的目的是保证数据的质量,进而根据不同业务分析需求将历史数据按照不同的分析维度进行汇总,以便为业务决策提供某个维度的信息支持。ETL 的过程就是数据流动的过程,包括数据的抽取、清洗、转换和装载等过程。

要想实现 ETL,首先要实现 ETL 转换的过程,它可以集中地体现在以下几个方面:

(1)空值处理:可捕获字段空值,进行加载或替换为其他含义数据,并可根据字段空值实现分流加载到不同目标库。

(2)规范化数据格式:可实现字段格式约束定义,对于数据源中时间、数值、字符等数据,可自定义加载格式。

(3)拆分数据:依据业务需求对字段可进行分解。

（4）验证数据正确性：可利用标准化流程进行数据验证。

（5）数据替换：对于业务因素导致的无效数据、缺失数据实现替换。

ETL 过程存在主外键约束，对无依赖性的非法数据，可替换或导出到错误数据文件中，保证主键唯一记录的加载。

提取（Extraction）就是从数据源中获取数据（无论是何种格式）的过程。这个过程有两种方式，即全量抽取和增量抽取。

全量抽取类似于数据迁移或数据复制，它将数据源中的表或视图的数据原封不动地从数据库中抽取出来，并转换成自己的 ETL 工具可以识别的格式。全量抽取比较简单。

增量抽取是指抽取自上次抽取以来数据库中要抽取的表中新增、修改、删除的数据。要实现增量抽取，关键是如何准确快速地捕获变化的数据。优秀的增量抽取机制要求 ETL 能够将业务系统中的变化数据按一定的频率准确地捕获到，同时不能对业务系统造成太大的压力，影响现有业务。相对全量抽取而言，增量抽取的设计更复杂，增量数据抽取中常用的捕获变化数据的方法有时间戳、触发器、全表删除插入、全表比对、日志分析等方法。

通过对各种增量抽取机制的对比分析，我们发现，没有一种机制具有绝对的优势，不同机制在各种因素下的表现大体上都是相对平衡的。如何捕获变化的数据是增量抽取的关键，目前常用的捕获变化数据的方法有：

（1）时间戳：它是一种基于递增数据比较的增量数据捕获方式，在源表上增加一个时间戳字段，系统更新修改表数据的时候，同时修改时间戳字段的值。当进行数据抽取时，通过比较系统时间与时间戳字段的值来决定抽取哪些数据。

（2）日志对比：通过分析数据库自身的日志来判断变化的数据，主要采用微软 CDC 数据变更捕获机制，对变化日志进行分析以获取增量数据。

医院数据仓库集成的数据范围包括：

（1）医院 HIS 系统产生的业务数据，主要包括患者信息、门急诊挂号信息、门急诊划价收费、入院信息、出院信息、住院收费信息、处方信息、医嘱信息、床位信息等。

（2）HIS 系统扩展模块：药房信息、发药配药信息（门诊、住院）、排队叫号信息、预约信息、手术信息、医保信息。

（3）医院 CIS 系统数据，包括抗菌药管理信息、临床路径信息、手术信息等。

（4）医院 NIS 系统数据，包括护理记录、导管数据、压疮信息、跌倒坠床信息、并发症记录等信息。

（5）医院病案数据，包括病案首页信息、手术信息、诊断信息、科室病区信息等。

（6）医院手术麻醉数据，包括手术记录信息、用药信息、输血信息、诊断信息、麻醉信息、收费信息等。

（7）医院血库数据，包括输血不良反应信息、检验标本信息、血型检测信息等。

（二）运营数据中心（ODR）

ODR 是医院 BI 商业智能产品的数据基础，它整合了各类运营数据，形成完整的数据链，为建设各种 BI 子系统提供数据支撑。其功能包括但不限于以下几点：

运营决策主题数据仓库、服务运营决策和科主任决策系统等 BI 子系统、科主任主题数据仓库和质量指标主题数据仓库。

1. 应用模型

ODR 以实时或近实时的方式，对原始数据进行抽取、清洗、转换处理后集中存储，所产生的元数据可以满足灵活的查询利用需求。

ODR 的存储结构模型根据医院的业务管理域进行设计，按标准化格式存储。ODR 包括但不限于以下几个管理域：

（1）基础模型：业务模型、收入模型、医保模型、药品模型、手术模型。

（2）扩展模型：门诊流量 ARIMA 模型、病历分型 XGBoost 模型、检查检验项目 Apriori 关联规则模型。

（3）医疗质量指标模型：麻醉模型、重点疾病模型、重点手术模型、感染控制模型、患者安全模型、单病种等模型。

总体上，ODR 以运营管理和医疗质量管理为主线，通过维度设计和场景管理设计，为不同的目标人群分别构建数据分析模型，形成数据仓库，供多维度数据分析时使用。

ODR 须内置服务于医院运营管理和医疗质量管理的 KPI 监管指标，至少包括业务量、收入、工作效率、感染、合理用药等管理主题的管理指标。

ODR 须具有数据校验机制,以保障数据的准确性,保障前台展示的数据、业务系统的数据以及相关外挂报表数据口径的一致性。

2. 数据挖掘模型案例

此外,运营数据中心支持基于数据挖掘算法运算的模型存储,包括时间序列模型、XGBoost 分类模型等。

时间序列预测技术是通过对预测目标自身时间序列的处理,来研究其变化趋势。一个时间序列往往是几类变化形式的叠加或耦合。常见的时间序列模型包括 ARMA 模型、指数平滑法模型等。

XGBoost 是一种集成算法。XGBoost 最大的特点在于,它能够自动利用 CPU 的多线程进行并行,同时在算法上加以改进,提高了精度。GBDT 和 XGBoost 在竞赛和工业界的使用都非常频繁,能有效地应用于分类、回归、排序问题。其中 GBDT 是以决策树(CART)为基学习器的 GB 算法,XGBoost 扩展和改进了 GDBT。

关联规则模型反映一个事物与其他事物之间的相互依存关系和关联性。如果一个事物与其他事物有关联关系,那么这个事物可以通过其他事物预测到。目前运营数据中心可以存储基于 Apriori 关联分析关联模型,用于前台可视化展示。

(三) 数据分析引擎

数据分析引擎包括自定义报表和在线分析两个功能模块,前者将实现可视化报表的自助设计,后者将实现医院各类报表的制作。

1. 自定义报表

自定义报表可以快速生成,可生成各种排版页面、图例(如折线、柱形、饼图、雷达图、卡片、组合图、仪表盘等 30 种),更加丰富、灵活地展现指标数据。

2. 在线分析

(1) 在线常规分析。常规分析满足用户对指标多维分析、交叉分析的需求。该模块包括规则设置、行列互换以及表格格式的调整等功能。用户可以通过选择指标、设置分析维度等界面按钮轻松制作一个复杂的表格。此外,当表格规则设置之后,可发现表格中数据匹配规则后颜色会自动发生变化。

(2) 预警功能。可以设置指标的预警规则,如图 25-11 所示,值域中能选择本期、同期、同比、占比，对比的类型可以选择单区间和双区间，如指标的值域本期大于同期，且设置一个字体颜色，那么表格中符合这个规则的信息显示设定字体颜色。

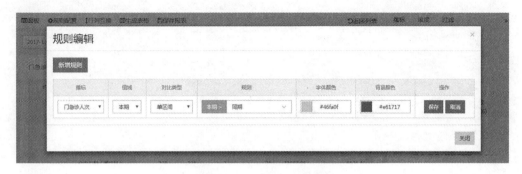

图 25-11　预警规则编辑

（四）运营决策支持系统

运营决策支持系统包括医疗业务、常用报表和专题分析三种应用。其中医疗业务包括全院主题、地域分析主题、门诊分析主题、住院分析主题、药品分析主题、医保分析主题、治疗质量主题、手术分析主题、医技主题、自助机分析等功能模块；常用报表是对生成医院公共报表的支撑，主要原则是指标口径一致；专题分析模块针对医院具体的管理问题给出有针对性的解决方案。目前系统包括诊前化验、预约和药品监管三个方面的应用。

1. 全院实时数据监控

实时监控医院重点关注指标，如门急诊人次、出院人次、入院人次、在院人数、挂号人次分布等，如图 25-12 所示。

全院实时数据监控对重点指标进行汇总分析，并进行科室比较，亦可分析全院收入、门急诊收入、住院收入等指标。

2. 患者来源分析

分析门急诊人次及住院人次的患者来源分布。

3. 门诊分析

通过门诊人次、急诊人次等指标来监控医院门诊的运行情况，包括门诊业务、预约、处方及收入情况等。

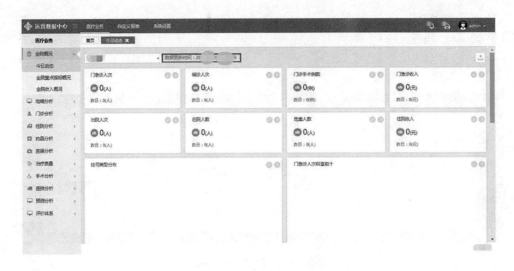

图 25-12　全院实时就诊数据

4. 住院分析

通过入院人次、出院人次等指标来监控医院住院情况，包括住院业务、床位分析、住院收入情况分析。

5. 药品分析

通过药品费用占比、基药占比、抗菌药物使用率，了解医院用药是否有滥用药情况，或者用药不合理情况。

6. 医保分析

通过医保人次及医保费用情况，分析目前医保的使用情况，以及全年医保计划完成情况监控，使医保业务得到合理开展、费用得到合理应用，及时控制超标使其运营在合理、可控的范围内。

7. 治疗质量

通过治愈率、好转率、入出院诊断符合率等指标，来分析医院的诊疗过程的合理性，找出影响医疗质量的关键环节，不断提高诊疗质量，促进医院的良性运转。

8. 手术分析

通过门诊手术例数、住院手术例数等指标，来了解医院的住院工作效率；通过手术例数的增长率来了解医院手术发展情况，不断提高住院工作效率。

9. 医技分析

对医院检查、检验情况进行详细分析,指标包括检查检验人次、检查检验费用等。

(五)质量指标管理系统

医院运营概览通过对工作负荷指标、工作效率指标、患者负担指标、资源配置指标、科研成果指标、资产运营指标、治疗质量指标七大类指标进行监控,实现医院运行质量的动态监控,并给出每个监控指标的运行状况(良好、警戒、异常)。

医院运营涉及工作负荷指标、工作效率指标、患者负担指标、资源配置指标、科研成果指标、资产运营指标、治疗质量多个方面的质量指标,具体指标如下:

1. 资源配置

(1)实际开放床位、重症医学科实际开放床位、急诊留观实际开放床位。

(2)全院员工总数、卫生技术人员数(医师数、护理人员数、医技人数)。

(3)医院医用建筑面积。

2. 工作负荷

(1)年门诊人次、健康体检人次、年急诊人次、留观人次。

(2)年住院患者入院、出院例数,出院患者实际占用总床日。

(3)年住院手术例数、年门诊手术例数。

3. 治疗质量

(1)手术冰冻切片与石蜡切片病理诊断符合例数。

(2)恶性肿瘤手术前诊断与术后病理诊断符合例数。

(3)住院患者死亡与自动出院例数。

(4)住院手术例数、死亡例数。

(5)住院危重抢救例数、死亡例数。

(6)急诊科危重抢救例数、死亡例数。

(7)新生儿患者住院死亡率。

4. 工作效率

项目及数据引自医院财务报表。

(1) 出院患者平均住院日。

(2) 平均每张床位工作日。

(3) 床位使用率。

(4) 床位周转次数。

5．患者负担

项目及数据引自医院财务报表。

(1) 每门诊人次费用,其中药物费用。

(2) 每住院人次费用,其中药物费用。

6．资产运营

项目及数据引自医院财务报表。

(1) 流动比率、速动比率。

(2) 医疗收入/百元固定资产。

(3) 业务支出/百元业务收入。

(4) 资产负债率。

(5) 固定资产总值。

(6) 医疗收入中药品收入、医用材料收入比率。

（六）医院运营全景

1．门诊运营全景

门诊运营全景服务于门诊部,是结合了监控大屏与管理系统一体化的监管平台。它依托实时数据实现对所关心数据的可视化监控,帮助优化门诊的各项资源配置,提升门诊管理的总体水平和患者满意度。系统开发采用视图层、服务层、实体层的技术架构,主要包括门诊指标监控、流量监控以及医生工作量监控三个功能模块,依托现有的数据中心,对门诊运营管理的数据进行采集,实现当日实时的动态管理和及时的应急调度,有效地提高了门诊运营管理的工作效率和服务质量。

系统功能包括实时监控当前门急诊就候诊人次、均次费、均次药费以及均次检查费的情况;根据各个科室就候诊的人次对候诊时长进行预测并及时告警;监控当前医院内部各个检查项目的已预约及可预约人次;分析当天时间段内的已就诊和候诊人次;实时监控各个窗口药房当前排队等候的人数;统计窗口与自助机各自的挂号人次及收费情况;分析统计各个病种的就诊人次;实时监控当天时间段门诊和急诊的挂号人次;图形化显示全院药占比、检占比等其他的收费占比及总费用。

门诊运行监控中心的页面如图 25-13 所示。

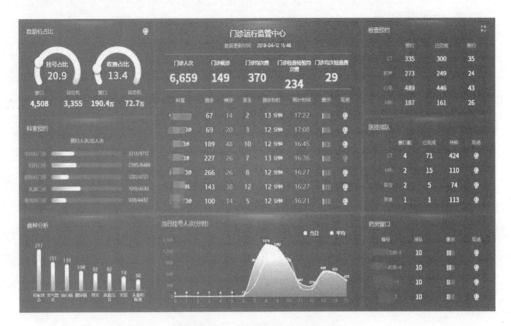

图 25-13　门诊运行监控中心

门诊医生工作量统计页面如图 25-14 所示。

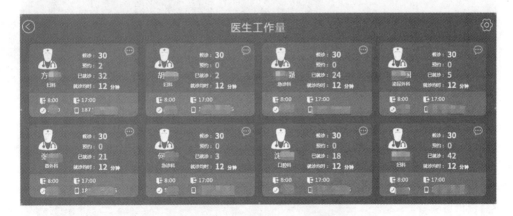

图 25-14　门诊医生工作量统计

2. 住院运营全景

住院运营全景服务于医务等职能部门,是结合了监控大屏与管理系统一体化的监管平台。它依托实时数据实现对所关心数据的可视化监控,帮助医务等部门优化住院的各项资源配置,提升住院管理的总体水平和患者满意度。系统开发采用视图层、服务层、实体层的技术架构,依托运营数据中心,对住院运营管理的数据进行采集,实现当日实时的动态管理和及时的应急调度,有效地提高了住院运营管理的工作效率和服务质量。

3. 综合运营全景

综合运营全景服务于院长、分管院长,用于对全院综合运营情况进行监管。它依托实时数据实现对院领导所关心数据及重要指标的可视化监控,帮助院领导监控门诊运营情况、住院运营情况及全院综合情况。类似门诊监控大屏,系统开发采用视图层、服务层、实体层的技术架构,依托运营数据中心,对全院相关运营管理的数据进行采集,有效辅助院领导对医院进行综合管理。

全院综合运营全景实时监控全院的门急诊总人次、急诊人次、门诊人次等门诊相关重要指标,在院人次、入院人次等住院相关指标以及三、四级手术等指标;监控药品耗材占比、手术分布、空床情况等住院情况;监控挂号人次、挂号分布、挂号预约分布等情况;监控医院患者来源的分布等。全院诊疗指标监控大屏可实现对医院管理的重要领域,如门诊、住院、药品、手术、床位等情况的全面掌控,如图 25-15 所示。

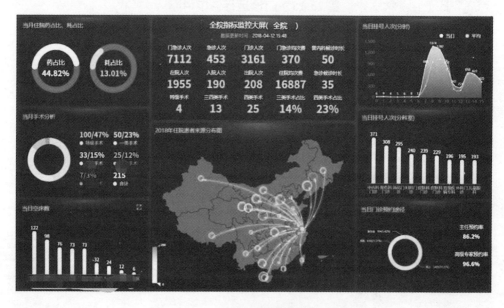

图 25-15 全院诊疗指标监控大屏

第二节   智慧医院业务应用

一、智慧门诊

（一）总体框架

智慧门诊总体框架如图 25-16 所示。

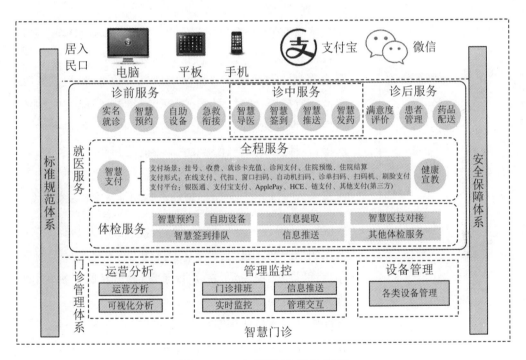

图 25-16   智慧门诊总体框架

（二）智慧门诊便民服务

智慧门诊便民服务相关内容如表 25-3 所示。

表 25-3　智慧门诊便民服务

便民服务	模　块	功　能
诊前服务	实名就诊	(1) 支持通过身份证、社保卡、居民健康卡、就诊卡、银行卡、电子就诊卡、户口簿、军官证、港澳居民来往内地通行证、台湾居民来往大陆通行证、护照、外国人居留证等多种类型的身份认证信息方式进行实名建档登记。 (2) 实现经人工窗口、自助机、移动设备等多种方式建档。 (3) 卡内信息和余额自动转入新卡
	智慧预约	(1) 为患者提供网站、电话、移动终端（APP、微信、支付宝）、自助设备、诊间预约等多种预约渠道,支持预约门诊就诊、检查、检验、日间手术、住院。 (2) 实现精确到 1 h 内的分时段预约,全院号源池实现统一管理,预约成功或资源变化时能及时通知患者。 (3) 整合医技、治疗、手术等科室的信息预约平台,根据医嘱自动完成检查、治疗、手术的"打包"预约,智能优化预约顺序,根据资源生成最优化省时的预约方案,提供预约导诊单,包括各项检查、治疗、手术等的时间和注意事项。 (4) 系统根据患者检查、治疗的情况,自动为患者提供预约安排参考,同时提供预约情况辅助医师和科室安排工作计划
	自助设备	(1) 提供分诊、导诊、建档、发卡、预约、挂号、缴费、医保结算、费用明细查询、报告打印、发票打印、影像胶片及报告打印、自助导航、室内定位、自助点餐、货币真假识别、满意度调查等自助服务。 (2) 自助机缴费支持使用银行卡、支付宝、微信直接支付。 (3) 在自助机上通过输入住院号或扫描二代居民身份证、电子健康码的方式,定位须充值住院预交金的患者
	急救衔接	(1) 通过短信、APP 消息等方式将急救消息及时通知到医院应急值守人员。 (2) 实现与院前急救系统的数据对接,医院可将特殊急救能力及项目信息上传至区域急救平台。 (3) 支持救护车与医院的远程交流,医院可获取救护车中采集的患者信息,根据患者病情动态提供急救安排建议和准备计划等

便民服务	模　块	功　　能
诊中服务	智能导医	(1) 通过智能导诊机器人、手机 APP、微信公众号、小程序等方式,实现智能导诊知识库、智能科室推荐、智能分时排序、专家推荐等功能,提供人体图、症状列表供患者进行疾病自测。 (2) 为患者提供医院范围内的智能导航,获取患者相关科室的医嘱、诊疗活动安排、车位定位、地图导航、科室分布导航,为患者规划最佳的诊疗路径,提供地点标注、线路图标注、目的地导航、信息提醒、预计步行时间、支持室内3D 和室外地图、最优路径算法和提示、室内室外定位功能切换、室内 3D 图像处理、语音导航等服务。 (3) 可根据患者等候队列的实时变化,提示并引导患者就诊
	智慧签到和排队	(1) 在候诊、检验、检查、取药、输液、门诊治疗等多个门诊就诊场景提供智慧签到排队与叫号服务,患者可经自助机、移动终端、人工方式等签到。根据预约时间段和报到时间,智能排序,提供语音播报、屏幕显示服务。 (2) 患者可随时通过移动设备、自助设备查询排队人数、预计时长等信息
	信息推送	(1) 患者可通过网站、移动客户端等方式,实时查询专家出诊信息、预约号源、检查检验结果、就诊记录、费用明细、停车位等信息。 (2) 患者能够在移动端实时查询自己或家属的预约、缴费、候诊、检查、治疗等就诊状态信息以及电子病历、检查影像资料。 (3) 对出诊信息变更、检查检验结果、缴费通知、取药提示、用药说明、危急值等数据自动进行移动端推送,患者可自行设定通知分类推送和屏蔽规则
	智慧药房发药	药房配有智能存取自动发药机、分包机和智能药柜。在患者扣费后,电子医嘱信息自动反馈到自助发药机,辅助药师审方,并实现药品分包、自动发药
	电子病历	(1) 医师根据科室实际定制门诊电子病历模板,诊疗时书写结构化电子病历,可通过语音辅助功能进行病历书写。 (2) 患者可在自助设备打印门诊电子病历

便民服务	模　块	功　能
诊后服务	满意度评价	(1) 根据患者就诊记录,推送满意度调查问卷,患者可使用自有移动设备及 PC 设备完成满意度评价。 (2) 系统将患者的评价、投诉等信息分类,多渠道通知医院管理部门
	患者管理	(1) 获得患者院内外的诊疗情况,形成患者诊疗活动列表,自动完成患者随访记录。 (2) 可根据患者病情记录,动态调整康复计划。 (3) 经患者授权后,利用物联网技术,通过与可穿戴设备数据对接,自动生成患者健康档案
全程服务	智慧支付	(1) 支持窗口扫码、自助机扫码、诊间扫码、诊间处方单扫码、医生工作站扫码等多种支付形式。 (2) 在所有医嘱执行点设置支付功能,默认差额支付。支持银行卡、微信、支付宝等多种支付方式,实现诊间结算、医保实时结算、原路径自助退款
	医疗保障	(1) 商保理赔:经患者授权后通过多方服务终端发起理赔申请,调阅医院 HIS 系统理赔数据,24 h 之内审核后并将理赔款项赔付至患者账户。 (2) 刷脸支付:支持支付宝在自助机、支付宝客户端的刷脸支付。 (3) 支持医保脱卡支付
	健康宣教	(1) 患者可使用自有移动设备、PC 设备、导诊机器人、院内电子展示大屏等设备查看医学知识。 (2) 针对多种慢性病提供健康宣教功能
	便利服务	患者可使用自助机、手机 APP、微信公众号、小程序等使用餐饮预订、轮椅租赁、手机充电等便利服务,并随时查询预约的服务状态

续表

便民服务	模　块	功　　能
体检服务	智慧预约	(1) 为体检者提供网站、电话、移动终端(APP、微信、支付宝)、自助设备等多种预约服务,建立分时段预约机制。 (2) 提供检查预约明细,包含各项检查的时间、地点和注意事项。 (3) 所有预约形式统一管理,预约成功或者变更有通知服务
	自助设备	(1) 提供预约、缴费、费用明细查询、报告打印、发票打印、影像胶片打印等自助服务设备。 (2) 自助机缴费支持使用银行卡、支付宝、微信直接支付
	智慧签到排队	综合提供检查签到、智能安排排队与叫号、屏幕显示服务
	信息提取	(1) 支持个人体检登记、个人体检账单管理、人员关键信息维护、单位体检管理、体检人员管理、总检审核。 (2) 支持工作量统计及财务统计分析、单位体检情况统计查询。 (3) 单位体检疾病分析
	信息推送	(1) 心电图、胸片、心脏彩超等所有检查结果均可通过电子信息传输至体检系统。 (2) 通过网站、移动客户端等方式,实时查询体检报告结果。 (3) 向医师推送信息,包括危急值信息;重要异常结果需要定期复查者,按照医生建议时间发送提醒信息
	智慧医技对接	智慧医技服务体系:完善优化医技科室信息化建设,实现医技科室、HIS 系统与体检系统互联互通
	其他体检服务	(1) 系统可以自动筛选体检者空腹项目是否完成,领取早餐时实行扫描检查。 (2) 卫生间设置电子屏幕,动态演示如何正确留取尿标本。 (3) 选择体检项目前可在终端或 APP 上进行体检问卷调查,根据调查结果为体检者提供个性化体检项目。 (4) 体检结束,进行线上满意度调查

（三）智慧门诊管理体系

智慧门诊管理体系相关内容如表 25-4 所示。

表 25-4　智慧门诊管理体系

管理体系	模　块	功　能
运营分析	运营分析	提供时间、科室、医生、患者、病种、费用、预约量、门诊量、出诊人次等要素的数据统计分析功能
	可视化	提供可触控的大屏操作，方便门诊主任进行管理
管理监测	门诊排班	实现包括停诊、补诊的流程管理和统一号源管理
	实时监测	（1）记录出诊医生、护士报到和离开时间；实时查询迟到、早退情况；实时统计科室出诊医生人数和平均接诊时长，监测患者候诊时间；实时监测门诊人流量、挂号人次、就诊人次、候诊人次；各项检查预约人数和可利用资源量，实现资源调配。 （2）提供可触控的大屏操作，方便门诊主任进行管理。 （3）监控倒号、连续爽约等失信行为及伤医行为，进行黑名单管理
	信息推送	向医师推送危急值信息、诊前预约患者数量信、诊后工作量等信息
	管理交互	门诊主任可通过交互大屏发送警告信息至医生工作站
设备管理	设备管理	所有设备包括自助设备、电子显示屏、电脑实行统一监控，自动开关机。针对软、硬件故障等突发情况，提供短信、移动端等方式的报警功能

二、智慧医疗

（一）总体框架

智慧医疗总体框架如图 25-17 所示。

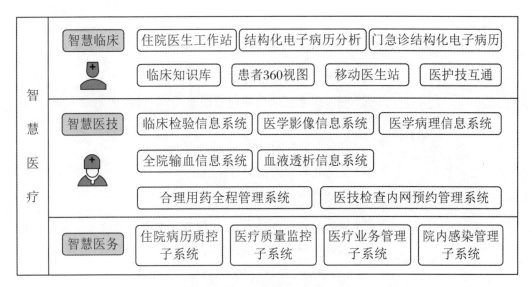

图 25-17　智慧医疗总体框架

（二）智慧临床服务体系

智慧临床服务体系如表 25-5 所示。

表 25-5　智慧临床服务体系

智慧临床	模　块	功　　能
住院医生工作站	住院医生站基本框架	（1）综合预览：支持界面综合展示病历问题提示、新闻通知、病历时限提示、待审阅病历（7 天内）、医技报告、院感信息、危急值提示。多维度选择展示患者。 （2）床位卡：自定义床位卡图像及显示内容；支持重点患者维护；支持显示危重患者、病危患者、病重患者标识，重点提醒医生；支持床位卡直接显示护理级别、路径信息、手术信息、病历超时信息、过敏信息；支持调用住院病历、查看病案首页、出院预约、医嘱打印、指定患者加入或移除关注患者、编辑患者入院评估报告、死亡上报、传染病上报、平台数据调阅等

智慧临床	模　块	功　能
住院医生工作站	过敏管理	(1) 提供过敏药品信息查看功能。 (2) 提供医生补录药品过敏信息功能；提供医生录入特殊用药，如造影剂过敏信息功能；提供医生编辑其他过敏信息功能，如食物过敏、花粉过敏、螨虫过敏。 (3) 支持查看患者历史过敏信息。 (4) 患者皮试流程管理
	患者基本信息管理	(1) 支持修改患者基本信息，修改主索引患者信息。 (2) 提供查看患者其他信息功能，如当前费用信息、药占比信息、预交金信息、担保信息等。 (3) 支持查看患者转科信息、床位信息、手术信息。 (4) 支持查看患者基本信息修改记录
	电子医嘱	(1) 代替手工录入医嘱，通过医嘱套餐等功能，帮助医生快速和准确录入符合标准规范和能被计算机识别的医嘱，实现对医嘱执行全过程的管理。 (2) 结合患者基础信息、诊疗记录、临床路径、临床诊疗知识库和临床决策支持系统，对医嘱录入提供信息支持。 (3) 在系统中上报对医嘱药物的不良反应处理
	申请单和报告	(1) 电子申请单包括检验电子申请单、检查电子申请单、治疗申请单、用血申请及审核、报告单管理等模块。 (2) 结合患者基础信息、诊疗记录、临床路径、过往检验/检查申请、临床诊疗知识库、临床决策支持系统为医生提供申请信息支持，自动列出所需申请项目。 (3) 检验报告中支持展示历史检验结果趋势图。 (4) 检查报告根据患者基础信息、诊疗记录对结果进行判断
	住院临床路径	针对某一疾病建立一套标准化治疗模式与治疗程序，以循证医学证据和指南为指导来促进治疗组织和疾病管理，包括：① 路径准入评估；② 路径完成/退出；③ 路径执行与变异；④ 路径评估管理；⑤ 路径统计分析；⑥ 路径定义
	报告卡管理	对卫健委所提供的报告卡标准进行整合，提供统一的报告卡填报、审核的入口并对上报信息进行查询统计管理

续表

智慧临床	模　块	功　能
住院医生工作站	手术分级管理	（1）手术分级权限基础设置。 （2）手术分级权限管理。 （3）择期手术多级审核流程管理。 （4）急诊手术审核流程管理。 （5）手术分级查询统计
	危急值管理	在医生站的消息提醒模块中，能够接收并识别医技系统发送过来的危急值数据，及时提醒医生，提醒数据包括危急值患者信息、就诊序号、床号、姓名、报告日期、报告结果及危急值标志
	围手术期	实现对围手术期患者的术前管理及术后管理
	电子签名	医院综合使用数字证书、电子签章和时间戳产品，有效保证电子病历的合法、有效和安全。医疗记录电子签名、验签流程：利用密钥,对各类医疗记录通过加密算法进行加密,采用硬件加密技术对电子签名数据实时加密,对原数据、签名结果数据进行保存,以供下次验签
	交接班	（1）支持早交班、晚交班、全交班。 （2）支持按病区、按科室交班。 （3）支持按照患者分类进行交班。 （4）支持交班单据打印。 （5）支持配置交接班时间。 （6）支持确认交班信息
住院结构化电子病历	住院电子病历	供住院医生使用,完成不同类型病历文书的书写、打印、数据引用、自定义模板和病历查询功能,实现病历多级权限管理与病历质控管理等,包括：① 病历模板与字典配置管理；② 病历授权管理；③ 病历书写；④ 病历打印；⑤ 电子病案首页；⑥ 电子病历质量管理
	会诊管理	通过该模块,实现针对部分病情较为复杂的患者的会诊需求管理,包括：① 会诊规则定义；② 会诊执行管理；③ 会诊排班管理；④ 会诊监控

续表

智慧临床	模　块	功　能
门诊医生工作站	门诊结构化电子病历	门诊结构化电子病历集成于门诊医生站,病历录入模式采用结构化并结合自由文本的录入模式,病历模板支持按需定制,病历症状模板、处方与申请单信息嵌入在病历结构化节点,实现一体调用
	电子处方	(1) 针对患者诊断、性别、历史处方、过敏史等进行合理用药、配伍禁忌、给药途径等综合自动检查并提示医师。 (2) 对高危药品实时提示。 (3) 将处方点评结果推送至对应开方医师。 (4) 支持上报对药物不良反应的处理措施
临床知识库管理	临床知识库管理	(1) 建设和更新药品知识库、疾病知识库、检查检验知识库、诊疗知识库、医保知识库。 (2) 通过接口引擎搜索患者既往就诊信息,系统自动利用知识库信息在电子病历系统中进行辅助诊断、辅助决策等
患者 360 视图	患者 360 视图	患者历次门诊、住院就诊的所有临床数据,例如检查、检验、病历、护理、医嘱(处方)、诊断、手术、麻醉、费用等,实现门诊、住院患者信息相互关联,临床资料信息全院共享
移动医生站	移动查房	利用可随身携带的移动设备(PAD)接入医院信息系统,将医生查房时需要关注的所有信息进行合理集成和排版,实时准确地呈现在移动终端
	抗菌药物审批	(1) 支持抗菌药物审批。 (2) 支持抗菌药物审批进度查看
	病历撤销归档审批	(1) 支持病历撤销归档审批。 (2) 支持病历撤销归档审批进度查看
	查房便笺	(1) 支持以文字、拍照、录音方式记录查房事项。 (2) 可对查房便笺进行修改与删除
	便笺一览	支持按日期查询查房过程中录入的便笺

智慧临床	模　块	功　能
临床营养诊疗系统	营养门诊管理	门诊患者营养筛查、营养评估、营养配餐、运动方案、中医食疗、营养监测、营养宣教、综合报告打印、营养教学、营养计算、营养素组合查询、集体营养管理
	临床营养管理	(1) 住院患者营养筛查、营养评估、营养配餐、营养诊断、营养支持、营养会诊、营养随诊、营养监测、营养宣教、营养病历。 (2) 营养科核对住院患者膳食医嘱,同步数据至餐饮系统以备配送
医技护互通	医技护互通	(1) 业务系统按照临床场景需要,模块化嵌入患者360视图,满足精准化调阅患者资料的要求。 (2) 医师可实时查看医嘱执行全过程。 (3) 支持实时查询完整的检验/检查进程、状态、结果、报告,形成完整检验/检查闭环

（三）智慧医技服务体系

智慧医技服务体系相关内容如表25-6所示。

表25-6　智慧医技服务体系

智慧医技	模　块	功　能
合理用药全程管理系统	合理用药检测	在医嘱录入过程中,提供医嘱录入的合理性、规范性校验,对违规行为在事前做提醒或控制,减少医疗差错,规范临床诊疗行为
	抗菌药物管理	直观展现当前抗菌药物控制情况,包括:① 抗菌药物规则设置;② 抗菌药物三级管控;③ 围手术期预防性抗菌药物管理;④ 抗菌药物联合用药控制;⑤ 抗菌药物统计分析

续表

智慧医技	模 块	功 能
临床检验 信息系统	条码管理	(1) 根据检验项目属性,对样本类型、容器类型、检验样本送检地点等进行项目的合并和拆分管理。 (2) 根据项目属性决定条码打印的数量,并可以根据业务要求灵活排版。 (3) 条码支持打印或预制,在检验项目和试管匹配时完成项目和试管条码的对照操作
	标本管理	检验样本在流转过程中,存在多种类型人员操作、多个时间点操作、多地点操作的情况,样本从采集开始,就要进入到系统的实时监控管理范围。检验知识库自动进行标本类型、患者用药、生理周期、检验项目、采集要求等信息的核对
	全过程 闭环监控	在样本整个流转周期过程中支持对检验项目医嘱开立、标本采集、条码绑定、费用确认、打印回执单、检验样本送检、检验样本接收及入库、不合格样本退回、标本上机检测、检验报告审核、报告打印等全节点的完整记录
	设备数据采集	(1) 支持自动记录来自检验分析仪的所有结果,并将结果自动归到相应患者的资料档案中。 (2) 可将来自多台分析仪的同一样本的检验结果显示在同一屏幕上,并以设备编码加以区分
	常规检验	支持对实验室临检常规测试、生化测试等一般业务流程的管理分析,自动识别样本条形码上的患者信息、检验项目。自动记录来自检验分析仪的所有结果,并将结果自动归到相应患者的资料档案中。对于需要计算比值的检验结果,系统可自动计算。可以设定不同年龄、不同性别限量的参考范围,系统根据参考范围对每一项检验结果自动进行比较、标注,并对超标结果发出不同色彩的警示,包括数值异常和百分比异常。将本次结果与最近五次检验结果进行对比,并允许设定变量值,当对比结果超出变量值时,系统自动以不同色彩显示报警,包括数值的异常和百分比异常。方便调出门诊或住院患者某检验项目的历史记录结果曲线图

智慧医技	模 块	功 能
临床检验信息系统	微生物检验	支持自动多角度智能化审核数据,详细记录并管理微生物的培养、初鉴、鉴定、药敏、报告全过程,实现微生物实验过程的无纸化。支持 WHONET 数据接口,对日常的微生物检测数据进行专业的统计分析。具备在培养和初鉴时候发布危机值报告和药敏最终报告的三级报告流程。支持设置重点细菌警示(如超级细菌、全耐药菌等),引入危急值流程,具备微生物质控、院感分析、药敏百分比以及超级细菌统计等功能。具有高级查询模式,可以任意地组合查询条件
	诊断报告书写	(1) 查看和编辑诊断性报告文书。 (2) 对于图文报告类检验,提供图像采集功能,可以直接从设备端获取图像,也可以获取图像文件。 (3) 对于送检样本检验过程中的项目结果填写、细胞计数、特征信息填写、诊断信息填写等提供录入界面。 (4) 可以及时打印相关的实验结论、图像显示、诊断报告内容等,提供临床查看等功能
	诊断报告审核	基于完成的检验报告内容、历史检验结果,提供报告多级审核、自动分析功能,并向临床提供查看数据的功能
	质控管理	可完成检验设备、试剂等质控对象的基本信息、有效时间、批次等内容的基本管理操作。支持提供质控月度报告、失控管理报告、月度工作总结等
	危急值管理	支持危急值设定与维护。当出现危急值、艾滋病类、多重耐药类数据时,可以通过应用程序、短信平台、消息平台等方式发出提醒,告知操作人及时处理,并提供完善的日志记录操作过程

智慧医技	模 块	功 能
临床检验信息系统	试剂管理	(1) 支持维护试剂厂家信息、维护试剂基本信息、对照试剂等。通过基础信息处理工作,可以开展相关统计、分析管理工作。 (2) 支持试剂条码入库、出库等快捷操作,可以根据检验科室的日常业务工作量和试剂采购周期,进行试剂采购预测,自动形成采购申请单。可以与物资管理系统对接,数据共享。 (3) 支持对试剂有效期、库存情况进行提醒,可以对试剂消耗情况进行统计分析,完成各类与试剂相关的查询统计工作
	仪器设备运行管理	(1) 对检验设备、培养仪器、离心机、水浴箱等设备的日常数据进行记录,完成科室内设备档案记录管理。 (2) 对设备运行情况、运行时长、测试数量进行记录。 (3) 对检验设备定期的保养操作进行记录。 (4) 当设备发生故障时,对维修人员进行故障排查、问题处理、零件更换、报废所花的费用进行记录
	不合格样本管理	样本接收、核收时如发现不合格样本,可以对不合格样本进行记录,并说明原因和处理办法,可在系统中反馈给标本采集部门
	结果分析处理	(1) 支持对于需要计算比值的检验结果自动计算分析。 (2) 支持对多次检验结果进行对比,并允许设定变量值。 (3) 支持显示即时列表,并显示未完成的检验。
	统计查询	支持开展项目分析及查询,在任意时间范围,迅速查询患者历次的检验结果趋势分析、超值分析等。实现工作量、财务的统计,按检验项目、送检单位、患者类别、检验仪器、开单医生、检验人员等条件统计一段时间内所开展的项目数量和收入情况

续表

智慧医技	模　块	功　　能
医学影像信息系统	检查预约、登记	(1) 支持对影像检查类患者进行诊间预约,集中进行预约管理,一站式影像检查登记、预约并告知患者检查的注意事项。 (2) 通过磁卡、IC卡、条码输入、手工输入等形式获取患者的相关信息,进行检查的确认、取消和改变
	影像采集	提供影像检查设备接入功能,进行影像信息采集,无需做任何患者信息输入工作,并自动在医学影像系统中获取患者历史影像,以便对照诊断使用
	数据存储与归档	提供影像信息保存和数据迁移归档,支持影像数据在线保存、近线保存及离线归档存储与管理
	影像阅片、诊断	信息查询管理功能与影像诊断工作站集成在一起,供医生查询患者信息、诊断
	诊断报告管理	(1) 提供诊断报告模板,并且模板与检查部位关联,支持查询和引用临床信息,方便医生快速根据患者的典型诊断特征调用相关的报告模板,快速生成诊断报告,具有电子签名功能。 (2) 检查全过程完整记录,支持数据追踪。自动校验患者信息、检查数据、检查图像对应一致性,根据知识库对检查测量值进行提示
	诊断报告打印	(1) 提供诊断报告统一打印功能。 (2) 支持胶片和报告的自助一站式领取
	质控管理	提供围绕影像检查的全流程质控管理。对技师操作、拍片,患者的摆位以及胶片排版情况进行质控。诊断医生对患者检查超时未诊断、报告书写的规范程度予以质控,通过贯穿影像检查、诊断全流程的质控来确保影像检查、诊断的质量
	查询统计	(1) 完成对患者信息、疾病病种、检查部位及阳性率统计,对医技影像科室医生及技师的工作量统计。 (2) 统计并可打印一个科室一天检查的清单,包括患者信息、检查情况、收费情况等。准确、定时上报科室主任。支持多种条件查询、统计

续表

智慧医技	模　块	功　能
医学病理 信息系统	签收登记 工作站	用于在接收标本的同时进行病理检查申请单登记工作,通过与 HIS 系统无缝集成,可以直接提取 HIS 系统中患者基本信息、项目信息、费用信息、申请单信息等
	病理取材 工作站	用于拍摄大体标本照片、记录肉眼所见和取材明细、标记和测量大体标本照片等工作,并可将取材明细打印成取材工作表,用于技术制片流程中的对照及确认
	组织学 工作站	用于技师的常规组织包埋、切片、制片等信息的记录。供技术员在技术处理时进行核对和确认。相关信息可用于技术员工作量的统计
	细胞学 工作站	用于技师对细胞学组织分离、涂片、固定等信息的记录。供技术员在技术处理时进行核对和确认。相关信息可用于技术员工作量的统计
	分子学 工作站	用于技师对分子学组织处理、切片、提取、测浓度等信息的记录。供技术员在技术处理时进行核对和确认。相关信息可用于技术员工作量的统计
	影像采 集管理	用于大体标本摄像图和显微镜镜下图像采集,便于病理样本流转过程中的图像数字化存储及阅片。取材模块支持与专业大体摄像头进行对接,可将采集下来的大体图像进行数字化管理,系统同时支持对采集的图像进行进一步处理,如标注、测量、放大、裁剪等,并对做过处理的进行图像保存,和患者绑定
	综合报告 工作站	用于病理医生各自日常病例管理;书写常规病理、冰冻病理、TCT 及分子病理诊断报告;病例查询、统计及报告查看、修改与审核。同时可在病理报告管理中对于有收藏价值的病例进行个人收藏管理;对典型病例可归纳到教学科研工作中;对需要随访的患者进行随访管理;对需要会诊的病例可发出科室内部会诊等请求
	科室管理	包括高级病例查询管理,高级绩效考核统计管理,安全管理,人员、文档、考核管理,用户权限控制管理,费用控制管理等

智慧医技	模　块	功　　能
全院输血 信息系统	血袋出入 库管理	(1) 支持血袋出入库的信息化管理及库存量临床提醒。 (2) 支持对血库库存血袋使用有效期限和血库血袋库存量预警提示,可以与血站数据联动
	血型检查 鉴定及审 核管理	(1) 对患者验血后的血型鉴定和输血前检查结果的报告处理。 (2) 支持从 CIS 系统直接下载患者的信息,支持开展条码流程管理,支持报告双人审核流程,支持血型报告打印
	患者输 血及发 血管理	根据库存、血型档案对血样标本进行备血、发血管理,支持发血单打印、预览,支持自动计费管理,在血型检查时自动收取血型检查相关费用,在发血、配血时自动收取血袋费、配血费、辐射滤白灭活等费用,支持患者进行退费操作时自动退掉与此血袋的相关费用
	输血免 疫报告	提供产前免疫、抗体鉴定、血小板抗体、新生儿、IGg 抗 A 抗 B 等报告
	包裹袋 管理	对于已经使用过的血袋须有处理血袋的记录,包括处理的时间、处理人员等
	血袋库 位管理	根据库位设置,对入库的血袋存放进行库位划分,配血发血时能快速查找血袋的存放位置
	查询/统计	(1) 支持单病种用血临床诊断统计管理。 (2) 支持临床发血、科室用血、血液报废、血袋出入库、库存,科室费用等各种综合查询、统计分析功能,并以表格和图形等形式展现。 (3) 支持血库入库查询,血库库存查询,血库存汇总,输血量统计,输血前后检测比例统计分析,不合理输血比例统计分析,不同输血目的的用血比例统计分析,科室、医师、病种用血统计,交叉配血统计,血库交班管理,包装袋处理汇总

智慧医技	模　块	功　　能
血液透析信息系统	接诊管理	患者登记、预约排床、预约签到、知情同意书管理
	医生工作站	开展医生控制台、病历首页、透析处方、血管通路、长期用药、查房、临时医嘱、病程记录、阶段小结、交接班管理
	护士工作站	提供护士控制台、透前准备、参数核对、医嘱执行、护理记录、治疗单管理、患者联系人等信息
	消息提醒服务	(1) 支持对排床冲突情况进行校验提醒。 (2) 支持对病历文书完成情况进行提醒。 (3) 支持对患者定期检验、检查项目进行提醒。 (4) 支持对录入数据进行危急值提醒。 (5) 支持对临时医嘱、护士反馈、医生通知等信息进行提醒
	耗材管理	(1) 支持对耗材代码、供应商、存储位置、价格等基本信息进行维护和管理。 (2) 支持对耗材的出库、入库、使用明细、库存量等信息进行详细记录和管理。 (3) 支持对耗材有效期、库存量进行预警提醒
	设备管理	(1) 支持对各类透析机、水处理机等设备信息进行详细记录和管理。 (2) 支持对设备维修情况、维修原因、维修人员、维修时间等信息进行详细记录和管理。 (3) 支持对水处理设备维护信息进行记录和管理。 (4) 支持对水处理设备消毒情况进行记录和管理。 (5) 支持记录前处理机、反渗机日常参数。 (6) 支持将所有设备维护信息导出形成规范表格

续表

智慧医技	模　块	功　能
血液透析信息系统	费用管理	(1) 支持根据患者治疗项目和治疗次数进行收费开单并打印单据。 (2) 支持根据患者缴费发票确认收费信息。 (3) 支持患者上机时自动扣除剩余透析次数。 (4) 支持通过接口与 HIS 系统对接,实时联动患者各项诊疗费用。 (5) 支持对患者缴费信息、余额信息进行查询。 (6) 支持对转归情况发生改变的患者进行退费管理。 (7) 支持对欠费项目进行统一结算管理
	药品管理	(1) 支持对患者自带药品进行详细记录和管理。 (2) 支持对患者自带药品进行出入库和使用明细管理
	CRRT 治疗管理	(1) 支持根据医院血透科实际需求进行 CRRT 治疗专项管理。 (2) 支持 CRRT 治疗与普通治疗方式自如切换
	统计分析	(1) 支持对透析例次、患者类型、传染病、原发病、转归情况、血管通路、医护工作量、患者检验检查指标、用药情况、医嘱、患者透前体征等信息进行统计分析。 (2) 支持依据患者透前、透后检验报告生成透析充分性评估。 (3) 支持对科室内患者血红蛋白、血磷、血钙等指标进行统计。 (4) 支持根据患者钙磷代谢、血常规等检验信息生成季度报表,直观查看患者病情发展趋势和治疗情况。 (5) 统计报表应支持列表、图表等多种展现形式。 (6) 统计报表中的列表、图表应支持导出为不同格式文件。 (7) 统计报表中的指标应能根据医院实际需求进行更改
	移动医生站	(1) 提供医生移动查房管理功能,医生可在移动客户端上直观查看患者近期治疗记录、体重曲线、血压曲线、用药情况、月度小结等信息。 (2) 支持医生使用移动客户端开设临时医嘱。 (3) 支持医生使用移动客户端直观查看患者上下机时间、透析次数、透析方案等信息

续表

智慧医技	模　块	功　能
血液透析信息系统	移动护士站	(1) 支持护士使用移动客户端核对患者透析参数。 (2) 支持护士使用移动客户端记录患者透析情况和体征监测信息。 (3) 支持护士使用移动客户端开立护理医嘱,执行、核查医生下达的临时医嘱。 (4) 支持护士使用移动客户端进行上、下机等透析操作。 (5) 支持护士使用移动客户端查看患者历史治疗记录单
	质控上报	支持与国家、省级血透质控平台进行对接,实现患者透析治疗数据的便捷上报,减轻医护人员工作量
医技检查内网预约管理系统	门诊检查预约管理	(1) 根据患者名称、患者号、卡号信息等信息查询患者,支持模糊查询,查询后可下载患者信息,显示可预约的时间表,进行实时预约。 (2) 提供预约项目预约单补打功能。 (3) 根据预约号、项目名称、患者姓名等查询条件,查询患者预约项目,填写预约取消说明后,可取消预约项目
	住院检查预约管理	(1) 根据病区、住院号、患者名称、患者号、卡号信息等信息查询患者,支持模糊查询,查询后下载患者信息和未执行医嘱项目,显示可预约的时间表,进行实时预约。 (2) 提供住院部根据床号、病区、姓名等条件查询患者预约项目信息,并打印预约单功能。 (3) 住院部根据预约号、项目名称、患者姓名等查询条件,查询患者预约项目,填写预约取消说明后,可取消预约项目。 (4) 根据一定条件,汇总住院部预约项目情况。 (5) 提供查询住院部患者已打印申请单的相关信息。 (6) 查询预约科室可预约项目的时间排班情况

续表

智慧医技	模　块	功　　能
医技检查内网预约管理系统	检查预约排班规则管理	(1) 预约中心系统支持智能预约规则,系统能够对不同的检查类型进行检查耗时区分,不同的检查耗时在完成预约时所占用的检查资源能够清晰地反馈到检查排班表上,支持精细化排班。 (2) 系统支持根据排班时间段的颗粒度,采用占用和禁用两种预约规则。 (3) 系统支持对检查项目当日可预约数进行管理。 (4) 系统可根据患者在全院的检查、治疗安排和排班规则自动提供默认预约时间
	检查预约冲突规则管理	预约中心系统支持常用检查的规则冲突提醒功能,预约规则分为两类:一类为检查排序规则,即用于排定检查项目顺序;另一类为验证规则,用于冲突验证性提示。支持对跨院区、跨部门的检查、治疗、手术安排等时间冲突校验,进行预警提示
	查询统计报表	支持对患者预约项目查询、预约项目汇总统计、预约中心工作量统计、预约项目数量统计、后勤人员工作量统计
	电子申请单信息接收	系统支持与 HIS 系统对接,通过刷卡的方式自动获取患者的检查项目信息
	后勤中心预约管理	根据预约号、项目名称、患者姓名等查询条件,查询出需要安排人员护送的项目,选择人员护送

(四) 智慧医务管理体系

智慧医务管理体系的相关内容如表 25-7 所示。

表 25-7 智慧医务管理体系

智慧医务管理	模 块	功 能
住院病历质控子系统	医务病历质控	(1) 提供医务科病历质控功能。 (2) 支持对危重、手术、大费用等重点质控患者的搜索。 (3) 提供运行病历质控、终末病历质控功能。 (4) 自动质控项目在质控时形成自动评分结果
	科室病历质控	(1) 提供科室级病历质控功能。 (2) 支持对危重、手术、大费用等重点质控患者的搜索。 (3) 提供运行病历质控、终末病历质控功能。 (4) 自动质控项目在质控时形成自动评分结果
	治疗组病历质控	(1) 提供科室级病历质控功能。 (2) 支持对危重、手术、大费用等重点质控患者的搜索。 (3) 提供运行病历质控、终末病历质控功能。 (4) 自动质控项目在质控时形成自动评分结果
	质控问题整改	(1) 提供将质控结果转化为整改单功能。 (2) 提供临床科填写整改措施功能。 (3) 提供医务科对整改结果的追踪功能
	病历锁定管理	(1) 支持对出院患者病历超期自动锁定。 (2) 支持医生对锁定病历申请解锁功能，并由科主任审批。 (3) 支持医务科对解锁申请审批后的解除病历锁定
	病历完整性检查	(1) 支持病历完整性检查结果录入。 (2) 支持病历完整性整改结果记录
	病历质控规则	(1) 支持按国家病历书写规范维护病历质控规则。 (2) 支持时序类自动质控项目设置。 (3) 支持内容类自动质控项目设置
	病历借阅管理	(1) 提供病历借阅申请功能，并由科主任审批。 (2) 支持医务科对借阅申请审批后开放病历查阅权限。 (3) 支持申请到期后自动收回病历查阅权限。 (4) 支持对病历借阅记录查询与统计

续表

智慧医务管理	模　块	功　能
医疗业务管理子系统	手术分级授权	(1) 支持对手术资料的维护或导入。 (2) 提供临床医生手术权限申请功能。 (3) 提供科主任以及医务科对临床手术权限的审核功能。 (4) 提供查看手术权限申请者执照资质功能。 (5) 提供查看手术权限申请者已执行手术历史功能。 (6) 提供医生站手术权限控制信息接口,形成业务系统自动化授权。 (7) 提供手术申请单审核功能
	输血质量管理	(1) 支持科室用血计划管理。 (2) 支持输血审批流程管理
	医生排班	(1) 支持值班人员资质验证,满足排班工作的规范性要求。 (2) 提供排班复制等便捷性功能。 (3) 提供排班审核与导出功能。 (4) 提供值班人员工作量一键统计与导出功能
	IC 积分卡	(1) 支持对医院积分规则进行维护与管理。 (2) 支持医生进入新考核周期积分自动初始化。 (3) 支持医生积分扣除、申诉、审核等流程管理。 (4) 提供医生积分查询、统计、导出功能
	新技术	(1) 申报流程自动化,对项目立项申报与评审、项目日常应用管理、成果申报与评审、建档等一系列流程进行数字化过程管理,实现对评审流程的自动控制。 (2) 项目应用管理的电子化,新技术项目的日常应用数据管理的电子化,并可以做到实时监控。 (3) 档案电子化,对新技术立项评审、新技术成果评审及日常应用过程中产生的资料进行数字化管理,实现资料存档、数据利用等

续表

智慧医务管理	模　块	功　　能
医疗业务管理子系统	投诉纠纷	(1) 对发生的医疗纠纷形成标准化管理流程。 (2) 支持开展投诉受理、意见管理、案件处理等。 (3) 与临床患者信息互通，方便处理人员调阅详细信息。 (4) 记录医疗纠纷处理的过程信息，形成完整的医疗纠纷档案。 (5) 形成医疗纠纷的电子档案库，便于以后查阅与统计分析
医疗质量监控子系统	质量情况概况	包括今日概况、代办任务、提醒信息、缺陷趋势
	患者诊疗信息查询	(1) 支持对在院、出院患者进行检索，可查询患者的临床诊疗信息。 (2) 支持将病区在院患者选择为重点关注患者，将重点关注患者与系统操作人员对应。 (3) 对临床科室重点患者情况能够进行集中浏览，并且点击不同的患者，可查看具体的医嘱、病历、医技报告等详细信息
	住院电子病历相关质控统计分析	(1) 提供对病历时限完成情况进行多维度统计分析功能。 (2) 提供对病历评分情况进行多维度统计分析功能，支持按手术科室、非手术科室分类进行统计分析。 (3) 支持对病历问题进行多维度统计分析。 (4) 编制病历时限质控相关报表。 (5) 编制病历评分相关报表。 (6) 编制病历问题相关报表
	住院临床路径相关质控统计分析	质控员可以实时获得临床路径管理的相应指标，相关数据能够自动生成报表，并以图形化展示，方便进行对比，点击统计数据，可以下载查看详细路径执行信息

续表

智慧医务管理	模　块	功　能
医疗质量监控子系统	抗菌药物相关质控统计分析	（1）提供原卫生部要求的标准查询统计分析报表，根据实际查询需求定制查询格式，输出统计数据。 （2）按照各科室各项个性化抗菌药物指标进行统计分析，可以提供使用合理性分析报告并进行整改成效展示
	输血管理相关质控统计分析	（1）支持对临床科室进行输血分析：临床科室输血统计、临床用血情况、临床血型血品种输血分析、输血患者明细。 （2）支持对临床输血进行费用分析。 （3）支持对临床输血文书的完整性进行记录：输血申请记录、输血知情同意书、输血记录、输血反应记录。 （4）支持对大量输血的管理：大量用血申请统计
	围手术期管理相关质控统计分析	（1）支持对手术患者的手术病历质量情况进行统计。 （2）支持对手术质量与安全指标进行统计：非计划再次手术监测、手术并发症监测、住院重点手术总例数、住院重点手术死亡例数、手术后感染例监测。 （3）支持对本条目第（2）条统计各数据进行分析，提供整改报告及改进成效展示。 （4）支持对手术分级申请与审批监测：常规手术审批、特殊手术审批、重大手术审批、急诊手术审批
	医务不良事件相关质控统计分析	（1）支持对医疗不良事件按科室查询、统计。 （2）支持对医疗不良事件按事件类型查询、统计。 （3）支持对于发生不良事件未报的科室进行重点监控。 （4）支持对于不良事件上报情况不佳的科室进行成效改进分析
	报告卡质控统计分析	（1）支持对不同类型的报告及上报情况进行查询、统计。 （2）支持对于患者统计漏报率进行统计。 （3）支持对于未报的科室执行限制措施。 （4）支持对于上报情况不佳的科室进行成效改进分析

续表

智慧医务管理	模　块	功　能
医疗质量监控子系统	住院会诊管理相关质控统计分析	(1) 支持对医生站进行科间、院内及院外会诊统计,包括发起的会诊邀请、接受的会诊邀请情况,会诊答复情况,会诊反馈情况等。 (2) 支持对平会诊、普通会诊、特殊会诊的完成情况与时限情况进行统计。 (3) 支持对医生站进行的会诊相关文书的完成情况与时限进行统计。 (4) 支持对已完成的会诊的质量进行统计,包括满意度、出勤率、时效性等。 (5) 支持对会诊文书的完成情况与质量进行统计,包括文书完成的完整性、时效性等
	危急值管理相关质控统计分析	(1) 支持对一段时间内全院各科出现"危急值"的患者进行列表,统计医技、临床处理情况。 (2) 支持对处理不及时、处理程序不完整、文书不完整的出现"危急值"的患者进行统计。 (3) 支持对在门诊或住院病历中出现的相关情况及其处置情况进行统计
	住院单病种管理相关质控统计分析	(1) 单病种例数。 (2) 诊断质量指标:出入院诊断符合率、手术前后诊断符合率、临床与病理诊断符合率。 (3) 治疗质量指标:治愈率、好转率、未愈率、并发症发生率、抗生素使用率、病死率。 (4) 效率指标:平均住院日、术前平均住院日。 (5) 经济指标:平均住院费用、手术费用、药品费用、耗材费用
院感系统	院感预警	(1) 院感爆发监控(预警、排查、上报)。 (2) 院感疑似病例监控(筛查、排查、填报)。 (3) 预警辅助判别。 (4) 形成预警知识库。 (5) 院感高危因素预警

智慧医务管理	模 块	功 能
院感系统	院感防控	(1) 今日感控。 (2) 感染指标监测。 (3) 现患调查。 (4) 院感干预反馈。 (5) 院感数据上报
	院感统计分析	(1) 医院感染管理质量控制指标。 (2) 感染统计及趋势分析。 (3) 现患统计及趋势分析
	感控重要节点	(1) 抗菌药物耐药数据上报。 (2) 抗菌药物耐药监控(监测、筛查、排查)。 (3) 细菌耐药性数据上报。 (4) 细菌耐药性监控(监测、筛查、排查)。 (5) 三管监测及上报。 (6) 手术监测及上报。 (7) ICU 监测及危险评分。 (8) NICU 监测及危险评分
	感控患者	(1) 感控患者 360 全景。 (2) 感控患者追踪
	感控技能	(1) 防控督导。 (2) 环卫监测录入及发布。 (3) 环卫监测样本采集申请及结果查询。 (4) 手卫生调查及用品领用。 (5) 手卫生自查及结果查询。 (6) 职业防护填报及统计。 (7) 职业防护申报、审批及提醒

续表

智慧医务 管理	模　块	功　能
院感系统	移动院感	(1)移动年度现患率调查。 (2)移动职业暴露报告及提醒。 (3)院感三基考试。 (4)移动手卫生调查。 (5)移动督导执行

三、智慧护理

（一）总体框架

智慧护理总体框架如图 25-18 所示。

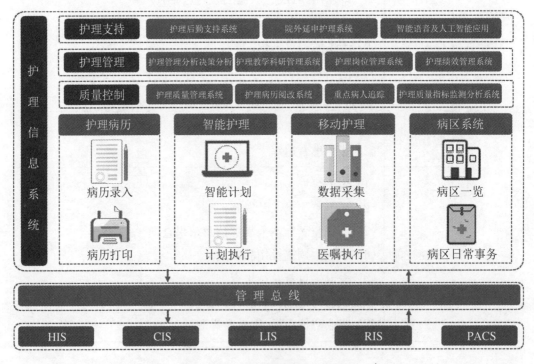

图 25-18　智慧护理总体框架

（二）智慧护理服务体系

智慧护理服务体系如表 25-8 所示。

表 25-8 智慧护理服务体系

智慧护理	模 块	功 能
一体化护理工作平台	病区床位卡	（1）提供病区的患者总数、新患者数、手术患者数、病重患者数、医保患者数等信息。 （2）提供物理床位卡功能。能够完全模拟病区的物理床位布局，并实现对患者床位的空间上的管理
	护理电子病历	（1）提供以患者为中心的护理病历一体化录入界面，可以方便护士录入、修改护理病历。 （2）护理记录的录入页面具有编辑器功能，提供模板库和元素库支持，使病历书写更为简便快捷
	智能护理任务推送	（1）护理任务由医嘱、异常检验结果、风险评估的高危评分、异常生命体征值等作为引擎自动触发并生成标准化工作项。 （2）护士执行后，所录入的记录和数据同步写入相应护理表单，自动生成护理记录
	集中工作	（1）对标准时间点的患者的生命体征采集实行批量采集、录入方式。 （2）根据不同类型患者，如新入院、高热、手术患者的体征采集时间规则进行设置，在相应测量时间点以表格形式自动展示需测量的患者信息。 （3）根据数据自动生成趋势图
	医嘱执行闭环管理	（1）医嘱执行是临床护理工作关键环节，医生开出医嘱后，从医嘱审核、医嘱拆分、执行提醒到扫码执行形成一个全流程的闭环管理。 （2）支持可逆追溯。 （3）通过执行扫码对输液患者的执行、巡视、暂停、结束全过程跟踪，并记录输液滴速、剩余量等信息。 （4）可自动统计指定日期的医嘱执行率、未执行率、扫码率、准点率等病区医嘱执行综合情况，并生成指标对应的趋势图

智慧护理	模　块	功　能
一体化护理工作平台	病区日常工作处理	(1) 提供患者的出入区、转科、医嘱审核、材料记账、退发药等系统功能。 (2) 提供危急值报告、待办事项等智能提醒、消息发送接收功能,方便护理系统内部的信息交流
结构化护理病历	体温单	实现根据自动采集体征数据或手工录入信息以自动形成体温单
	入院护理评估单	患者入院后 4 h 内必须完成初次护理评估,通过对患者的全面、系统的评估,护士可以掌握和了解患者疾病的第一手资料,并为护理问题的提出和护理计划的制订提供依据
	护理计划单	对于患者存在或潜在的健康问题制定有针对性的解决措施
	护理记录单	(1) 开展患者病情变化动态记录,医生各项治疗方案执行的观察记录,护理措施的实施记录与效果观察,患者住院诊疗护理过程记录。 (2) 提供通用的内、外科护理记录单。 (3) 提供专科护理记录单,如 ICU、产科、儿科、眼科
	医嘱表单	开展医嘱执行记录,包括医嘱的审核与执行时间、审核者与执行者签名
	围手术期护理记录	包括术前护理评估单、手术护理记录单和术后护理评估单,完整再现手术前、手术过程中和手术后护理工作的内容和患者在围手术期阶段病情概况
	健康教育单	护士对患者住院期间进行健康教育的全过程记录

续表

智慧护理	模块	功能
结构化护理病历	出院准备计划单	(1) 记录重点是通过对患者住院期间诊疗护理进行总结,并对即将出院的患者进行再次评估和教育,评估患者出院后的延续照护需求,为社区护理和居家护理机构提供中长期医疗照护的依据。 (2) 护士对出院患者再次进行全面系统评估,评估患者意识、活动、排泄状况、照护特质、照护资源以及照护需求,为出院后的延续护理提供照护依据
	护理记录附件	包括患者转科交接记录单、血糖监测记录单、有创护理操作告知书、护理会诊单、护患沟通记录单和各类核查安全核查记录单等
	医养结合护理记录单	(1) 老年人入住老年科或护理院,就地进行"医""养"转换,住院治疗期间使用对应的住院患者护理记录表单。 (2) 老年人病情稳定办理出院转为托护养老,托老阶段的护理记录表单是护理人员对老年人进行日常生活与医疗照护的文字记载
智能护理计划	今日护理	(1) 对于患者医嘱、病情或状态等信息触发护理预设规则引出的工作项,护理人员可以通过护理任务列表查看,对相应的患者执行相关护理任务。 (2) 护理任务完成后,标记该护理项目已完成,对执行过程中的相关数据进行记录,并存储到设置的护理表单中
	智能护理集中采集	(1) 按照工作项频次和工作项两个维度执行护理工作项,每一个工作项的某个频次都可能对应多个患者,在某个时间点对多个患者执行同一护理项进行记录。 (2) 护理人员可以对相同时间点的不同的护理频次进行频次多选,实现多重频次录入
	智能护理任务全览	全览实现单患者工作项集中录入

续表

智慧护理	模　块	功　能
护理会诊系统	会诊建议配置	(1) 实现会诊建议的结构化录入,降低护理人员重复录入会诊反馈的工作量。 (2) 会诊建议须根据护理部提供的会诊建议指标进行相应的配置,以确保信息的准确性与具有指导意义。 (3) 提供统计功能,展示每条项目的实际调用次数,对一些常用的会诊建议进行保留
	会诊专业组配置	根据会诊专业组指标,维护会诊专业组分类和对应的组员信息
	会诊申请	(1) 填写会诊申请时,患者基本信息可从临床系统自动获取,以提高填报的准确性和及时性。 (2) 展示以往的会诊申请记录信息,提供一定时间范围内的申请单据列表查询功能。 (3) 可以选择性地展开某条记录查看该申请单据的详细信息
	护理部安排	(1) 对已提交的会诊申请单进行查阅、审核。若通过审核,则可以同意会诊并在系统中录入会诊安排信息并进行提交。 (2) 会诊审核通过,同意会诊并安排会诊信息提交。 (3) 会诊安排未通过,进行会诊驳回操作,对会诊申请不合理信息进行记录
	会诊接收	(1) 会诊科室对"已安排"的会诊进行接收处理。 (2) 会诊科室可以调整参加会诊人员或者会诊时间。 (3) 提供一定时间范围内的申请单据列表查询功能,并可以选择性地展开某条记录查看该申请单据的详细信息
	会诊反馈和会诊意见落实	(1) 填写会诊反馈,可以调用模板和自定义会诊建议。 (2) 会诊科室对会诊建议的落实情况逐一进行评价,如未落实须注明原因
	患者转归追踪	申请科室对已经落实会诊意见的患者在出区时填写患者转归情况

续表

智慧护理	模　块	功　　能
移动护理	病区功能	(1) 添加患者标记,护士负责的患者可添加关注,添加关注后可只查看所关注患者的信息或只接收所关注患者的预警。 (2) 内部呼叫,可进行类似微信的语音录入,完成后病区护士都可接收到,也可在个人呼叫界面点对点呼叫护士。 (3) 病区统计,患者列表界面可查看病区统计信息,如在院患者、空床数、特级护理人数等
	护理病历书写	(1) 对护理病历内容进行编辑、浏览、修改、删除。 (2) 可通过药品、检验、检查、膳食、治疗、其他筛选医嘱选项实现出入量的插入和统计功能
	医嘱执行	(1) 以扫描条码方式执行医嘱,智能提醒患者与医嘱信息是否匹配。 (2) 输液类医嘱执行后可进行巡视,巡视分为正在输液、暂停、结束几个流程,严谨地记录输液从开始到结束的每一个环节,紧密跟踪输液执行情况。 (3) 提供离线医嘱模式,保证无线网络异常或网络信号较差的时候医嘱能正常执行,并在网络恢复后将最新数据上传到服务器
	输液管理	(1) 扫描患者腕带条码及输液袋上医嘱条码进行输液巡视,并进行多输液通道管理。 (2) 根据护士输液巡视时录入的剩余量、滴速,智能计算输液剩余的百分比及时间,进行输液监控。 (3) 患者暂停输液时,可输入剩余量并选择原因,恢复输液时可记录恢复输液时间并再次进入巡视管理。 (4) 若输液完成或因其他特殊原因需要终止输液,提醒护士未执行医嘱信息
	生命体征录入和趋势图浏览	(1) 在相应时间点筛选出需要测量生命体征的患者,进行体征录入。 (2) 根据录入体征值,生成生命体征趋势图供查看。 (3) 根据体征数据自动完成设定的护理评估

续表

智慧护理	模　块	功　能
移动护理	今日护理	（1）将护士日常工作结构化，清晰地罗列出护士的每日护理工作。 （2）支持维护预定义的护理任务知识库，生成智能护理工作指引列表，帮助医院提供"同质化护理"服务
	输血管理	包含采血核对、领血核对、输血核对三个主要流程
	标本扫描	移动端与检验系统相结合，检验系统提供检验数据，移动端进行安全核对并同步核对数据，实现临床检验信息化
	病区交班	（1）可进行当前病区患者总数、新患者数、出院患者数、手术患者数、危重患者数、转入转出患者数、死亡患者数、分娩人数等信息查询。 （2）可实现本病区单个患者或多个患者的交接以及病区物品的交接
	电子巡房	（1）用于记录护士巡视情况以及巡视的患者的状况，并根据患者的护理级别及上一次巡视时间，提醒护士是否超时未巡视。 （2）已巡视记录以时间点图标显示。 （3）查看历史记录，选择患者，查看该患者的护士巡房记录
	过敏药物信息管理	（1）采集药物信息并记录患者的过敏药史，为临床护理用药提供安全的依据。 （2）通过移动端采集数据，最终同步到 HIS 系统
	药品核对	（1）验证药品的有效性以及是否属于该病区所用药品，保证用药安全。 （2）采用扫描药品条码核对方式，进行智能核对并在失败时进行语音提醒，核对成功时展示药品信息
	补记账	提供移动端补记账功能，将一些医用耗材录入系统
	备忘录	备忘录主要包含提醒、文字、图片、录音、关联患者等功能

续表

智慧护理	模　块	功　　能
移动护理	医嘱质控	(1) 对医嘱执行质量进行监控,可随便调阅查看病区医嘱执行情况。 (2) 对医嘱执行情况、病区患者、护士执行情况进行统计分析
	新生儿沐浴	(1) 自动列出当天需要沐浴的婴儿列表,婴儿进入沐浴室时先要参照婴儿列表进行身份核对。 (2) 沐浴过程中记录每个婴儿的体征记录(如体重、有无黄疸、血糖等)
护士交班	普通交班	针对普通患者提供表格式普通交班功能
	SBAR 交班	(1) 根据北美规则,提供 SBAR 交班功能。 (2) 支持模板式填写。 (3) 支持导入护理病历、医嘱、住院病历、医技等数据
健康教育	健康教育	(1) 提供 PC 端和移动平板两种方式结合的宣教,可以根据病种,对患者进行健康宣教,系统支持建设包含图片、视频等多种格式的宣教知识库。 (2) 以不同字体显示不同的健康教育状态(未宣教、已宣教、未评价)
护理质量管理系统	护理管理设置	(1) 质控组织结构。 (2) 质控大类设置及质控项目设置。 (3) 质控扣分原因设置。 (4) 质控检查表单设置。 (5) 质控目标的设定
	质控计划	根据所制定的质控目标,制订具体的质控计划
	质控任务	(1) 自动根据质控计划生成相应的质控任务,展示质控组织结构质控任务。 (2) 在移动端进行检查评分
	整改计划	根据质控任务的检查结果,针对扣分原因制订整改计划
	责任护士整改	整改责任人查看须整改的问题,包括整改的时间、问题内容、整改单位等

智慧护理	模 块	功 能
护理质量管理系统	质控整改计划跟踪	(1) 跟踪整改计划的开展过程以及整改的进度。 (2) 可实现专项检查功能。 (3) 根据专项检查结果设置整改计划完成情况:整改完成、继续整改、重新整改。 (4) 可查看每个整改计划的整体流程
	质控统计分析	(1) 提供鱼骨图,并实现质控根因分析功能。 (2) 质控目标完成情况统计。 (3) 质控任务完成情况统计。 (4) 质控扣分原因分析统计。 (5) 质控整改完成情况统计
	质控结果分析	(1) 对相应的质控组织结构的质控检查结果进行汇总展示。 (2) 可以根据时间、科室、统计项目筛选查询质控结果。 (3) 汇总展示各组织结构的平均分和合格率。 (4) 查询的结果可以导入 Excel 进行留存、打印。 (5) 可进行阶段成效分析,找出薄弱环节和突出问题并持续改进
护理病历阅改系统	病历阅改	(1) 为护理部主任、科护士长、病区护士提供长病历阅改功能。 (2) 为护理部主任、科护士长、病区护士长提供医嘱、住院病历、医技报告等信息,可辅助进行病历阅改
	阅改痕迹	显示修改前、修改后内容和修改者具体信息,病区护理人员可查看病历修改内容,但不能对已修改的内容再进行更改
	阅改提醒	根据医院阅改规则在需要进行阅改的时间内进行提醒
护理质量指标监测分析系统	护理质量指标监测分析系统	(1) 自动获取各类指标数据。 (2) 数据的标准化统计分析。 (3) 对于敏感指标,直接和上级卫生行政机构的上报系统实现互通。 (4) 实现对指标的动态监测,实现护理质量的精准化分析和管理

智慧护理	模　块	功　　能
护理岗位管理系统	护理人员档案	(1) 维护、管理护理部门的组织结构及护理人员基础库。 (2) 展现护理人员的成长记录,以时间轴方式展现。 (3) 展现护理人员能级的增长,如岗位任职时间,以图表方式展现
	护士排班管理	(1) 由护士长安排每周的工作。 (2) 根据一定的智能规则,自动生成排班数据。 (3) 在排班时根据床护比、护士能级信息,对排班的不合理情况进行提醒。 (4) 提供相关的统计分析功能,帮助护士长、护理部改进病区的排班工作
	护士考核管理	(1) 实现管理层对医护人员的年度考核和能级晋级考核的流程管理。 (2) 制定不同层级人员的考核标准,发布统一的考核活动,医护人员按考核标准提交相关资料,并查看每个阶段的考核结果。 (3) 查看考核的统计数据
	护士岗位管理	进行岗位管理流程设计,包括设岗、岗位人员配置、岗位准入、岗位聘用、岗位职责、岗位能力提升、绩效考核、统计分析等流程
	护士端管理	(1) 为管理者提供对护士岗位管理及护理人力资源的数据分析功能。 (2) 提供护士登记及提交自己的各类证书更新、继续教育学分登记、外出进修登记、外出授课登记、自学读书报告登记、科研论文信息登记等功能。 (3) 提供护士查看本人排班、年度个人工作记录以及进行准入晋级的申请、自评等流程管理功能
	智能岗位分析	自动获取各科护士岗位管理数据和目标值并进行分析比较,找出偏差及时预警

续表

智慧护理	模　块	功　　能
护理教学科研管理系统	培训管理	(1) 制订护理部或科室的年度培训计划。 (2) 管理参与培训人员的签到信息,统计培训活动的到课率。 (3) 记录护理人员的培训总课时数,按时间顺序展现培训日程表,提醒人员按时参加培训活动。 (4) 记录并统计培训老师的讲课课时
	实习进修生管理系统	(1) 对各个学校来院实习的学生进行统一管理,维护实习生个人信息(包括编号、姓名、性别、学校、联系电话、学历、进岗考试成绩、来源类型等)。 (2) 分批次快速生成实习生的轮岗日期和轮岗时间,并自动生成各个科室的实习生人数统计表,实现科室实习生的合理分配。 (3) 统计每个科室具体带教工作量,以及开展实习生实习成绩管理
	专科护士管理	完成对专科护士基本信息(包括姓名、专科、专科级别、证书获得日期、颁发机构等)、岗位信息、科研信息(包括科研论文、著作、科研成果、专利等)、带教信息的统计,定期维护,动态更新有关信息
	学科建设管理	(1) 对各临床科室的护理专科建设成果指标(包括人才培养、新项目新技术、科研与论文、基地建设、周期评价、患者结局、获得各项奖励等)进行统计、分析、提醒、评价等。 (2) 对重点基地进行各种层次的统计分析,查看和评价基地建设的完成度
	科研申报管理	为护理人员提供科研项目的申报、进度管理、成果管理功能
	护士在线考试系统	(1) 进行考试题库的管理,考试活动的发布。对于理论考试,要求支持医护人员在线答题,答题后系统自动阅卷并给出考试分数。 (2) 理论考试可以安排人员分多个批次进行考试,实践考试进行现场评分

续表

智慧护理	模 块	功 能
重点病人追踪	自动获取待上报患者	根据规则自动获取符合追踪条件的患者并列入待上报目录
	护士上报	(1) 自动获取患者一般信息,支持护士进行编辑。 (2) 对于压疮支持以人形图上报
	病区护士长审核	审核或驳回护士上报的单据
	科护士长或护理部主任审核	(1) 病区护士长审核或驳回单据。 (2) 科护士长对上报单进行追踪和评价。 (3) 提供对上报数据的统计分析功能
护理绩效管理系统	护理单元绩效考核	提供对护理单元的护理质量、效率分析、工作量、技术风险、满意度等多个维度的考核
	护理人员绩效考核	根据考核工具自动生成考核结果,提供对护理人员的技能等级、岗位班次、工作量、护理质量、患者满意度等多个维度的考核
	护理绩效考核应用	(1) 查看全院各个绩效单元的奖金发放情况,支持查看本月全院护理总奖金、护理总人数、护理人均奖与上月的比较。 (2) 查看截至不同账期的每个账期的全院奖金发放情况,不同绩效单元的奖金发放情况和人均奖金的发放情况 (3) 支持选择绩效并下载查看该绩效单元下每个护士的奖金发放情况以及排名情况,方便后期进行整改
护士长日常管理系统	护士长手册配置	根据医院使用的护士长手册决定启用哪些功能,可用功能包括:护理查房、护士考核记录、科研论文、工作讨论、人员动态、晨间提问、主管查阅
	护理管理单据录入	(1) 提供护士长手册中各种单据的录入功能。 (2) 提供录入、删除、修改功能

智慧护理	模 块	功 能
护士长日常管理系统	护士管理单据审核	提供上级对护士长手册中各种单据录入的内容进行审核的功能
	护理管理单据查询	提供查询护士长手册中各种单据的结果的功能
不良事件上报系统	护理不良事件上报	(1) 完成不良事件上报。 (2) 对已上报的事件进行后续流程处理,如审核、驳回、作废、转发、转送、回复、跟踪、归档操作。 (3) 查询统计功能,可进行事件查询、事件统计分析。 (4) 对周期内发生不良事件进行持续质量改进及成效评价
	重大事件通知	上报的重大不良事件可通过院内平台、短信、微信等及时通知相关责任人及管理者,便于及时采取相关处理措施,最大限度降低损失,保障患者安全
	智能分享平台	(1) 支持匿名上报,为报告者营造一个安全的、免于惩罚而又能保证报告真实的患者安全管理环境,帮助报告者克服羞愧、恐惧或尴尬的心理。 (2) 对典型不良事件和安全隐患,开展案例分享和警示教育,减少同类事件的发生率
护理管理分析决策系统	护理部工作站	提供专用界面查询和调阅全院护理业务系统及管理系统数据的功能
	数据分析	对质量管理、人员管理、成本管理中的运行数据进行归类、统计和分析
	智能决策	对护理信息进行查询和分析、数据挖掘,对管理者的决策过程提供数据支持

续表

智慧护理	模　块	功　　能
门诊护理管理系统	门诊诊疗信息总调度办公支持系统	实时调度和全面掌握门诊各楼层就诊量等相关动态信息,并随时获取门诊诊疗信息画面及其数据
	门诊各楼层健康教育电教系统播放功能	(1) 调取相关疾病健康教育知识录像。 (2) 提供由门诊护士录制的相关具有针对性的就诊知识录像资料
护理后勤支持系统	查看医嘱	(1) 确认患者及标本运送结果。 (2) 查看全院所有辅助检查医嘱,生成预约清单。 (3) 查询某一患者所有检查医嘱及医嘱类别。 (4) 根据病情安排人员或车辆
	预约录入系统	提供预约在系统中录入及打印清单的功能
	工作量录入	(1) 每日流水账记录。 (2) 个人工作量查询。 (3) 开单科室工作量查询、检查点科室工作量查询。 (4) 全月工作量汇总查询。 (5) 医院财务结算
	加床配送管理系统	(1) 开展各病区加床数添加管理。 (2) 提供入院患者入区后床位分配提示
	布类物品洗涤统计及成本核算	(1) 医院布类物品洗涤统计管理。 (2) 每月汇总洗涤总数量和各科室洗涤量,纳入成本核算中心进行成本核算。 (3) 床单、被套、枕套报废金额按床位周转率纳入各科室成本核算

续表

智慧护理	模 块	功 能
护理后勤支持系统	手机 APP 调度	(1) 随时查看工作任务状况和任务报表。 (2) 合理分配运送人员，节约人力成本，减少重复劳动。 (3) 实时掌握运送人员位置和工作状态。 (4) 实现多维数据指标统计报表
院外延伸护理系统	患者管理模块	(1) 提供住院患者扫码进入 APP 填写延续护理需求的功能。 (2) 完善患者信息，包括身份证号码、手机号码、姓名、性别、年龄、疾病、地址等信息，添加相关图片、出院小结等，以及患者选择需要延续护理的内容。 (3) 在患者端嵌入知情同意书，包括各项操作的风险确认。 (4) 护士上门服务，评估患者告知患者相关风险，确认后再进行操作。 (5) 患者对治疗内容进行确认，支付费用。 (6) 提供满意度评价功能
	延续护理端	(1) 护理部对患者延续服务进行评估，护士接单，系统评价，提供服务管理。 (2) 服务人员进行卫星定位，方便定位护士工作区间及范围，并提供一键紧急呼救服务。 (3) 推送康复宣教、自评工具等相关内容至患者端
	护理质量管理模块	(1) 提供完整的康复宣教内容资源及相关评估，可以对患者进行全面而又细致的护理宣教及健康评估。 (2) 提供服务满意度测评

续表

智慧护理	模　块	功　能
特殊专科	门诊护理管理系统	(1) 提供门诊诊疗信息总调度办公支持功能：可实时调度和全面掌握门诊各楼层就诊量等相关动态信息，并随时获取门诊诊疗信息画面及其数据，协助做好门诊终端管理及相关信息资料统计和数据处理。 (2) 门诊各楼层健康教育电教系统播放：调取相关疾病健康教育知识录像，同时根据门诊患者相关需求，提供由门诊护士录制的相关具有针对性的就诊知识录像资料，实现分诊护士可控性操作，供专享显示屏实时循环播放。 (3) 捆绑患者手机，适时为患者提示功能检查动态信息。 (4) 设置门诊专家信息介绍电子屏，把门诊专家信息介绍实时在挂号大厅循环播放，同时，在挂号窗口合适位置对当天专家出诊情况进行动态提示。 (5) 开展门诊手术预约管理：根据患者需求和门诊情况择期开展小手术，保持门诊医生与手术室护士对手术预约信息的沟通。 (6) 健全门诊手术、门诊治疗信息的统计和查询系统，包括手术/治疗费用、类别、数量等统计数据。 (7) 建立门诊二级库出、入库统计系统和门诊固定资产动态管理系统
	急诊护理管理系统	(1) 急诊预检分级。 (2) 抢救护理评估及记录。 (3) 护理病历，其他单据，如转运交接单、健康教育实施单等。 (4) 医嘱处理。 (5) 抢救会诊。 (6) 抢救时限管理。 (7) 人力资源管理(考勤、工作量管理)。 (8) 统计分析等

续表

智慧护理	模 块	功 能
特殊专科	内镜管理系统	(1) 内镜分诊管理,分诊护士录入就诊卡号,电脑自动显示患者信息、主诉、查体、诊断及检查项目并打印号票。 (2) 内镜中心电子叫号屏同时显示该患者的编号、姓名及检查类型;系统根据不同检查类型进行分栏显示,自动叫号,省去人工分诊和叫号的繁琐。 (3) 内镜室库存物品管理,包括消毒医疗用品、普通医疗用品和高值医疗用品。 (4) 标本追溯管理,内镜与病理科无缝对接,自动生成一个条码号,并通过接口服务提供给病理系统以调用查看患者基本信息及活检信息。 (5) 支持护理人员电子排班系统,完善人力资源调配。 (6) 支持内镜诊疗护理记录、护理访视单记录等。 (7) 提供内镜护士继续教育培训模块。 (8) 提供目标指标等的审核、发布及打印功能
	重症监护系统	(1) 实现生命体征自动传输:生命体征及呼吸机参数可以直接从监护仪、呼吸机上直接导入到 ICU 患者护理记录单、体温单中。 (2) 建立管道管理模块:在人体模拟图上标注管道,看图就知道患者身上有什么管道,管道在什么部位,是否通畅。 (3) 观察重点屏保:对应床位患者的观察重点,如生命体征的要求、家属的要求、特殊用药的观察等会在屏保上显示(由护士手动录入),相当于护嘱。 (4) 护士站显示屏:包括 CVC 置管总人数、PICC 置管总人数、呼吸机使用总人数、多重耐药菌患者总人数,MORSE 评分>25 分患者的总人数、管道评分>12 分患者的总人数并显示具体的床位,显示 VAP 发生率、CRBSI 发生率及 CAUTT 发生率等

智慧护理	模　块	功　　能
特殊专科	血液透析管理系统	(1) 透析前准备:支持护士依据各班次当前排床情况,对净化器、抗凝剂、导管、穿刺针等耗材进行统计,并生成统计表和各床位明细表。 (2) 护士控制台:护士控制台能够保障护士长或值班护士直观查看当前病区内所有在透患者基本治疗情况。护士控制台将自动为所有已签到患者生成电子床头卡,直观展示患者透析方案、使用净化器型号、透析液浓度、累计透析次数、当前透析进度等信息。针对重点关注的患者,可进行相关标记,提高患者床头卡醒目度。 (3) 参数核对:支持运用手持平板电脑等移动设备先行核对透析机上的预设参数以及患者治疗信息是否与透析方案一致,确认无误后即可点击执行。 (4) 医嘱执行:执行长期医嘱和临时医嘱,开展医嘱核查。 (5) 护理记录:支持护士手持平板电脑对照透析机数据填写患者监测信息及相关治疗信息。护士可对每一位患者治疗过程进行总结,并评估本次治疗整体情况,同时可将治疗单打印留存或交于患者。 (6) 处方特殊处理:对于因特定原因需要指定透析器的患者进行处方特殊处理,方便医院对特殊患者进行集中管理。 (7) 患者联系人:对科室内所有透析患者的第一联系人、第二联系人等进行统一管理,方便医护人员进行查询和修改。 (8) 快速创建处方:针对有些患者处方中的净化方式、处方名称、净化器型号相同的处方批量创建一套处方模板,以快速让医生创建处方。 (9) 治疗单管理,支持对患者入科以来历次治疗信息进行详细记录。 (10) 交接班管理,提供批量交班、交班验证、交班小结功能,降低护士交接班沟通成本,提升交接班效率

续表

智慧护理	模　块	功　能
特殊专科	手术管理系统	(1) 智能更衣签到签退,可进行每周/每月手术医生出勤的时间的汇总,提供物品添加的提醒功能。 (2) 实现手术室各种耗材的信息化管理,建立物资设备信息库。 (3) 门户指引大屏提示手术医生所在手术间及手术进展情况,显示院内通知。 (4) 手术室家属等待区显示屏实时更新手术进展并对等候人员进行医疗手术相关内容宣传。 (5) 病理标本管理:手术标本离体后由巡回护士打印条码,再由巡回护士和手术医生在手术间内与患者家属进行远程视频谈话及查看手术标本,对于术前医生病理单信息填写不全的病理申请单自动拒绝提交和打印病理条码,录入标本时间信息,将快速病理结果直接发送给麻醉工作站手术医生阅读,实现标本的全程信息追踪
	医院消毒供应中心追溯管理系统	(1) 建立消毒供应物品回收、清洗、包装、消毒灭菌、发放、接收、使用追踪全流程管理闭环。 (2) 建立和物流中心数据互通的外来器械管理模块。 (3) 一次性无菌物品的发放追踪,可显示科室接收到的物品批次批号。 (4) 建立消毒供应中心及和各院区/科室的成本核算系统。 (5) 设置物品时效的提醒,保证近效期物品优先使用。 (6) 知识库建立:提供新进器械器具物品的说明书、所有设备的参数及维修保养记录供调阅。采集并保存供应厂商的物品质检报告及登记完整信息。 (7) 工作人员排班,工作量统计,绩效考核

续表

智慧护理	模　块	功　能
智能语音及人工智能应用	智能语音护理病历	(1) 支持 PDA 设备,采用语音输入,记录患者的检查情况,形成电子病历。 (2) 支持对语音记录内容的查看、修改和删除
	语音指令	支持"语音指令"等功能辅助护理信息化应用,使智能语音系统和 NIS 系统实现深度融合
	智能培训系统	支持将语音实时转成文字,形成培训讲义

四、智慧病区

（一）智慧病区总体框架

智慧病区总体框架如图 25-19 所示。

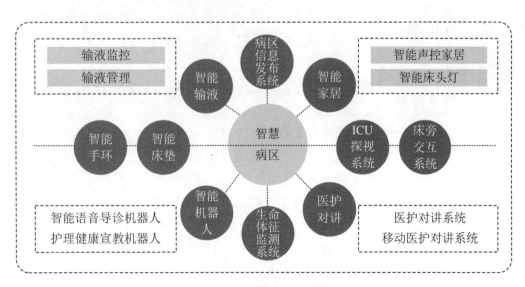

图 25-19　智慧病区总体框架

（二）智慧病区服务

智慧病区服务体系相关内容如表 25-9 所示。

表 25-9 智慧病区服务体系

智慧病区服务	模 块	功 能
病区信息发布	病区信息发布系统	(1) 提供病区日常信息和患者信息展示功能,可展示病区日常信息,包括出入院患者、手术患者、危重患者、医保信息、护理责任制分组等。 (2) 可切换屏展示以责任护士为视角的所分管患者的状态和需要完成的工作任务,以及以患者状态和工作任务为视角展示当前病区符合条件的患者情况。 (3) 数据自动提取,完全无需人工干预。 (4) 提供信息数据钻取功能,患者诊断、体征数据信息,NIS 系统交班信息,病情,医嘱执行等情况,都可在系统上呈现
	危急值管理	危急值预警提示功能,当病区中某位患者的某项检验检查结果达到危急值标准时,该项危急值不仅在 CIS 系统和 NIS 系统预警,还在本系统的显示屏进行弹框提醒
	医嘱执行管理	医嘱执行情况可在病区信息发布系统中查看、监控、提醒
床旁交互	床旁交互系统	(1) 支持与 HIS、LIS、PACS 等相关系统进行应用集成与数据交互,并实现信息自动发布、床头信息采集及监控。 (2) 提供电子床位卡功能。 (3) 支持医护定位显示。 (4) 支持医生刷卡查看患者相关数据信息。 (5) 支持与护士站主机全双工高清可视对讲。 (6) 支持查询治疗记录、消费明细、医嘱信息、检验和检查、术前术后注意事项等信息。 (7) 通过对接医院支付平台,患者和家属可在床旁完成二维码扫描付款

续表

智慧病区服务	模　块	功　　能
智能输液管控	输液监控	提供输液进程提醒、实时输液监控、语音护士提醒等功能
	输液管理	(1) 支持输液全过程监控，支持通过中央屏或护士移动设备查看输液过程并进行报警提醒。 (2) 支持对输液相关护理工作进行记录及开展相应的质量管理
智能手环	智能手环	(1) 支持患者离开病区大门的实时报警。 (2) 支持精准定位，可查询患者在院区内的精准位置。 (3) 提供密闭空间超时报警功能
智能床垫	智能床垫	(1) 能监测在床者心率、呼吸率、离床状态及体动、睡眠质量等。 (2) 提供患者离床感应报警、潮湿感应报警等预警功能
生命体征监测	生命体征监测系统	通过患者身上佩戴的终端，实现患者体温、呼吸、脉搏、血压、心电、血氧等体征的实时监测，并可实现远程遥测监护
智能声控家居	智能声控家居	(1) 支持语音操控。 (2) 支持互联网信息查询
	智能床头灯	支持定时开关灯，自动切换模式
智能机器人	智能语音导诊机器人	提供咨询，导诊，分诊，介绍医院就医环境、门诊就诊流程和医疗保健知识等服务
	护理健康宣教机器人	支持以多种形式开展健康宣教，如开展简单的知识问答，播放健康知识视频，签署知情同意书，主动进行视频监控，进行语音聊天等
空气监测	室内空气质量监测系统	支持病房内空气质量监测

续表

智慧病区服务	模　块	功　　能
探视系统	探视系统	(1) 支持医护人员授权后与特殊、重症患者建立连接，进行音视频对讲，并实现护士站可插话、切断。 (2) 支持接入互联网，实现远程探视、会诊功能。 (3) 支持探视过程全程监视监听，并进行录制储存。 (4) 通过自定义探视时长，实现自动结束探视。

五、智慧养老

（一）智慧养老总体设计

智慧养老总体框架如图 25-20 所示。

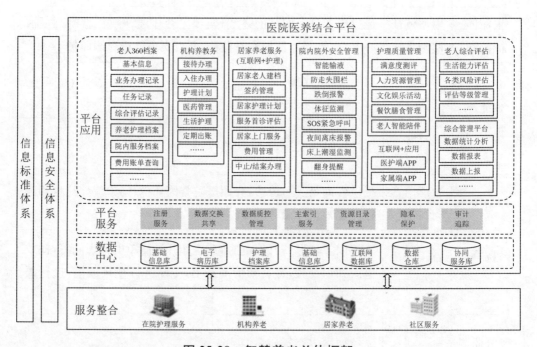

图 25-20　智慧养老总体框架

智慧养老框架总体上概括为"平台驱动，四元联动"。建设医院医养结合服务平台，通过互联网与专网两种形式与医院、养老机构、社区服务机构、居家老人进行互联,并与卫健委实现信息化连接。平台整合多类养老服务方式,通过数据共享与资源共享的方式提供有序、流程标准的医养结合服务。

平台端建设统一的数据中心,支撑八大业务应用:

1. 老人 360 档案管理

以老人为核心建立 360 档案,汇总老人机构养老、社区居家养老时产生的各类服务数据,以时间轴的形式进行展示。从老人视角建立个人视图,支持各个时间段、各类服务历史记录的调阅与查询,做到全程服务可追溯。养老 360 视图采用浏览器/服务器(B/S)架构,既可以供院内服务人员调阅查询,又可以通过门户网站的形式对老人展示,保证养老服务公开、透明。

2. 机构养老服务

支持医院院内养老科为老人提供全程服务,包括老人咨询接待、家属探访接待、入住办理、居住全程管理、养老护理等。通过信息化手段支持院内养老服务运营,有效提升院内医护人员工作效率,减轻工作压力。

3. 居家养老服务

以 2019 年 2 月国家出台的"互联网＋护理"政策为指导,以居家养老服务为依托,建设居家养老服务系统,提供全程居家养老服务管理。引入互联网应用,做到核心专业服务与院外便捷服务相结合。结合人脸识别技术和一系列智能硬件设备,做好居家养老服务监管,避免可能产生的服务风险和纠纷。

4. 院内院外安全管理

结合一系列智能硬件前端设备,实现对老人安全与健康的实时监管,包括老人防走失、防跌倒、体征监测等。数据实时上传至物联网监控大屏,对异常信息进行紧急报警,第一时间关联院内救助。

5. 护理质量管理

以提升护理质量为核心,为老人提供一系列主动关怀服务,包括老人餐饮膳食、文化娱乐活动、健康宣教等服务项目,全面提升养老服务水平。建立双向互动的渠道,支持老人对院内服务进行点评,为科室及院内管理人员提供参考。

6. 老人综合评估服务

依据院内统一的评估模板为在院、居家老人提供综合评估服务。在院评估分为入住评估、试住评估、即时评估、周期性评估等;居家评估分为个案评估、慢病评估、风险评估等。系统自动计算老人评估得分并以此为依据为老人划分护理等级,匹配对应的护理服务。

7. 互联网服务

通过多种互联网手段连接老人家属,让家属即使不在老人身边也能够及时了解老人健康及消费状况,提供专门沟通亲情的渠道,促进家庭和谐。

8. 综合管理平台

依托大数据分析技术,对平台产生的业务数据进行综合分析:一是生成业务报表进行数据上报,二是为管理人员提供决策支持。

(二) 建设内容

1. 老人 360 档案

医院面向老人的服务形式众多,包括医院院内护理、居家服务等,且服务形式多样,服务过程中会产生各类服务数据。目前院内各类数据没有实现完全互通,老人数据难交互共享。零散分散的数据处理方式也导致无法建立老人全周期信息档案,在调阅每位老人档案过程中无法查看老人完整的历史服务信息,更无法实现基于老人档案的数据挖掘分析。

信息化建设将基于统一的医养数据中心建设老人 360 档案,护理人员可以通过清晰、友好的统一视图对老人的诊疗与护理服务信息进行查阅,从而优化服务人员的操作流程,在短时间内对老人全周期情况有整体了解,为老人提供高效、快捷、准确的医疗与护理服务。在数据整合方面,医养数据中心将老人医疗服务记录整合进老人电子病历库,将老人居家养老、在院护理服务数据整合进老人护理档案库,共同构成老人 360 档案源数据库,如表25-10 所示。

表 25-10　老人 360 视图

	模　块	功　能
老人 360 档案	老人基本资料	基本信息、联系人信息、既往病史、过敏史、工作经历等个人基本档案
	个人健康摘要	签约医生为老人制定健康摘要，统一汇总老人重要健康信息（包括慢病情况、饮食建议、评估等级等），供护理人员参考，方便护理人员第一时间查看老人核心健康状况，为护理服务提供重要参考
	接待登记	预约信息、接待信息、探访信息的全程记录
	入住申请	入住申请、出区申请、转区申请的记录
	合同信息	老人在院签订的合同、知情同意书的信息记录
	住房记录	老人订房信息记录、入住办理信息记录、床位调整记录、携带物品记录、包房记录
	评估信息	住前评估记录、入住评估记录、日常评估记录
	护理方案	常规护理方案、专业护理方案、个案总结记录
	照护记录	老人护理记录、问题反馈记录
	活动记录	老人在院内参加的文化娱乐活动记录
	居家养老签约	居家老人的签约信息、签约医生、知情同意书信息记录
	居家养老服务信息	居家老人护理服务档案、服务记录信息
	老人满意度	老人参与的院内服务满意度调查情况
	费用详情	历史已出账单、未出账单

　　老人 360 档案可以与居家养老、机构养老、互联网 APP、物联网平台等子系统实现全面互联互通，老人数据全部汇总至个人档案中，建立以老人为核心的"全息"档案，保障老人服务信息的完整性。

2. 机构养老服务

以院内养老服务为核心建立机构养老服务系统，为老人在院的养老服务提供信息化支撑。系统覆盖老人入住前、居住中、离退住等业务办理，辅助院内各项业务开展，如表 25-11 所示。

表 25-11 机构养老服务

机构养老服务	模 块	功 能
业务办理电子化	接待管理	实现接待服务电子化管理，方便管理人员统计信息并进行进一步跟踪回访
	探访登记	电子化登记民政部门、社会团体来院访问考察的团队或信息，以及居住者的亲属、朋友等人员来院探访的信息，加强院内人员管理
	入住办理	填写入住申请，审核老人体检报告并进行入住前评估后，老人方可办理入院。针对办理入院的老人，根据评估等级与需求分配至对应的护理等级，开展个性化养老护理服务
	房态图	维护院内病科房态图，展示楼层、房型、床位数目，根据床位类型不同配置收费标准。通过房态图实时展示床位占用情况，可一键为入区老人分配床位。支持床位个性化管理，如老人包房的收费标准等
	老人请销假管理	系统能够实现对老人请假的管理，请假期间自动暂停老人服务项目和膳食，销假后重新开始服务和送餐。老人销假后系统自动按照院内收费要求和标准核算老人请假期间费用并退费
	老人退住管理	出院老人办理退住，经护理人员审核后，退还老人相关费用，为老人清点物品，为老人办理出院

机构养老服务	模　块	功　能
护理服务智能化	护理服务计划	根据评估结果和院内各等级护理标准为老人制订护理服务计划，包括服务项目、频率，为各个项目建立对应的服务规范
	护理方案闭环管理	通过标准化、规范化流程实现老人护理方案闭环管理。闭环管理流程参考国际先进的 PDCA 循环方式，与老人共同制定护理方案目标，在执行过程中进行评估和修正，直至目标达成。在方案管理模式中，系统提供常规护理方案与专业护理方案两种管理方式，能够满足老人日常护理需求和专业医疗护理需求。方案执行过程中，护理院书写个案小结并对护理方案进行及时修正，为老人提供闭环服务
	护理任务智能推送	系统根据老人护理规范内容，智能生成医护人员每日待办工作任务，按照人员排班情况和床位绑定情况进行服务任务智能推送
	移动化服务开展	医护服务人员可通过手机 APP 或 PAD 查看当日待办服务事项，登记老人服务内容及服务情况，重点项目可通过手机拍摄照片或视频进行保存，照片或视频内容自动导入老人相册
健康管理个性化	日常体征监测	日常体征测量是监测老人慢性病情况的重要途径，医护人员通过蓝牙式体温计、血压计、心电仪等设备采集老人体征数据，设备与医护人员 APP 智能连接，数据自动导入老人服务档案中
	健康状况阈值报警	老人在体征测量过程中，若测量值超过阈值范围会产生报警信息，报警信息可传送至护理控制台，由相应医护人员根据实际状况采取解决措施
	智能化服药管理	根据医嘱为老人制订服药计划、登记老人药品信息（也可登记自带药），自动生成老人服药列表，供护理人员配药查阅。护理人员每日为老人进行摆药、喂药登记

机构养老服务	模　块	功　能
费用管理精细化	费用定期核算	老人个人费用通过缴预交金的形式进行管理,定期生成缴费账单,出账并进行费用结算,对于费用不足的情况自动提醒
	费用核算清晰准确	养老系统完整记录了老人居住和护理的时间及项目,能够根据院内费用管理规定自动生成并记录老人费用信息,大大减轻了费用合算的压力与难度,为财务部门管理老人费用提供了重要参考依据
	老人费用统一结算	对护理费用、膳食费用、水电费等通过养老管理系统进行统一管理与结算,保证收费管理的完整性
医养转诊便捷化	养转医申请	老人由于身体状况变化需要由"养"转"医"时,在线为老人办理转诊申请,填写转诊申请单(包括主诉、护理情况、转诊原因、转入科室等),发送到对应的诊疗科室
	接诊办理	医生站收到转诊申请单,审核转诊申请信息,为可以转诊的老人办理接诊,老人可转入对应科室治疗
	医转养申请	老人身体状况好转,需要由"医"转"养"时,在线填写转诊申请单(包括治疗经过,转归建议、用药建议等),老人可转回养老状态

3. 居家养老服务

基于我国"9073"的养老模式,2019 年 2 月,国家卫健委正式发布《关于开展"互联网＋护理服务"试点工作的通知》,从服务对象、服务主体、服务项目、服务规范等 9 个角度对互联网＋护理服务提出建设性指导意见。医院应以国家政策为参考,结合医院居家养老服务的实际情况,探索建设以互联网＋技术为支撑的居家养老服务平台,如表 25-12 所示。

表 25-12　居家养老服务

居家养老服务	模 块	功 能
出院延续护理	对象管理	导入医院出院老人诊疗信息,也可直接添加外来老人信息。支持按照老人姓名、数据来源对老人信息进行查询
	收案评估	对导入的老年对象进行收案评估,综合评估出院老人的照护问题及需求、家庭因素、经济状况,为符合条件的老人办理转介
	个案评估	对收案管理的老人进行进一步评估,包括身体状况综合评估和照护意愿评估。为老人建立个案评估管理表,进而为老人分配团队照护服务的内容
	慢病管理	建立以健康宣教为核心的慢病管理服务流程,根据评估情况为老人进行健康宣教,完成宣教的指导计划并记录
上门护理服务	任务管理	接收各类居家养老服务任务,加载工作人员日常工作的待办任务信息,智能生成服务任务列表
	服务对象管理	建立服务对象列表,按照"延续护理登记""签约分配""院外自主申请"等标注老人来源
	护理首诊	对院外申请的老人进行护理首诊,即健康评估工作,确认老人是否满足上门护理服务要求,对符合条件的老人审批通过,接受服务任务
	服务预约	对于已经确认的服务订单,进行服务预约。列表展示已预约、待预约和是否出诊的订单信息。预约服务时间,并在系统登记,生成服务任务
	服务登记	列表展示服务未登记和已登记的订单,护理人员上门服务完成后进行服务登记,支持服务的拍照或视频登记。
	缴费管理	老人通过门诊缴费或在 APP 端完成缴费后,自动生成电子发票。系统支持定期出账、对账

续表

居家养老服务	模　块	功　能
配套硬件设备	护理人员定位设备	为护理人员配置定位装备（包括定位手表、手环、胸卡），主要功能包括定位服务和一键报警，为护理服务人员的安全提供保障
	护理工作记录仪	为保障护理工作全程可追溯，为后续服务纠纷提供依据，为护理人员配备护理工作记录仪，集数据摄像、数码照相、对讲功能于一体，可视情况拍摄护理执行过程
	移动随诊包	移动随诊包集血压计、血氧仪、心电仪、身份证读卡器等设备于一体，便于携带，能够保障服务人员在上门的过程中便捷地采集服务对象健康数据，并将数据导入信息系统，实现体征数据"边采集，边记录"

4. 院内院外安全管理

失能、失智等重点护理老人是走失和突发意外的高发群体，一旦走失或发生意外无法及时进行自救。智能硬件等新一代信息技术产品，能够通过先进的智能化数据采集方式，实时采集老人定位信息、健康数据等，及时发现老人潜在风险，能够有效地推动健康养老服务智慧化升级，提升健康养老服务质量效率水平，主要应用如表25-13所示。

表25-13　院内院外安全管理

院内院外安全管理	模　块	功　能
物联网监管平台	报警管理	智能硬件发出的报警信息上传至平台端，平台解析出报警信息中服务对象 ID，在监管大屏上动态呈现并配合报警声音，同时将消息定点推送给相关的负责人（责任护理员）
	地图管理	通过地图实时显示院内护理人员的位置信息
	电子围栏	在地图上显示电子围栏功能模块设置，区域的形状可为多边形或圆形

续表

院内院外安全管理	模　块	功　　能
物联网监管平台	设备管理	院内各类设备在平台端进行统一注册(包括设备名称、类别、ID 等),支持设备与老人的绑定。平台端可以对智能穿戴设备进行统一管理,包含连接状态、用户绑定、电量情况、地理位置分布等
	综合查询	对设备绑定数量、报警情况等进行分类查询
院内安全管理	智能腕表	(1) 精准定位功能(GPS + A - GPS + WiFi + LBS):采取卫星与基站双模式定位,快速、准确。室外采用 GPS 定位,室内采用基站与 WiFi 结合定位,可快速获取老人位置信息,全面、精准。 (2) 一键呼叫:老人发生紧急状况时,按下 SOS 键自动拨打设定好的电话号码,锁定救助人接听位置,确保老人第一时间得到救援。 (3) 双向通话:能够实现短信收发、电话接打功能。 (4) 运动管理:能够记录老年人每天运动步数、运动时间、历程、消耗卡路里等数据,协助老人进行科学、合理的锻炼,并可将数据上传至业务系统并生成老人运动报告分享给老人家属。 (5) 健康监测:能够采集老人心率、体温数据,将测量结果上传至业务系统,生成老人运动报告分享给老人家属。老人健康出现异常时,会自动报警。 (6) 跌倒报警:手表能够根据传感技术智能识别老人跌倒,老人跌倒时会发出报警信息

院内院外安全管理	模　块	功　能
院内安全管理	睡眠监测	(1) 睡眠监测:床垫通过传感设备自动识别老人睡眠状态,生成老人睡眠报告。 (2) 潮湿监测:床垫可以监测床上潮湿情况,老人夜间尿床时会发出警报,护理人员会第一时间发现并处理。 (3) 夜间离床:老人夜间离床超过一定时限时,可以通过床垫监测并发出报警信息,以防无人发现老人离床时夜间发生跌倒等意外。 (4) 生命体征监测:对老人活体特征进行监测,保证老人突发意外时能及时被发现
	智能输液	(1) 智能输液监控设备由智能输液监控站、智能输液监控无线网络终端、智能输液监控器、智能移动终端等几部分组成。 (2) 智能输液设备能监控、调节输液滴速;实时监控老人输液总量和余量;出现余量不足、输液结束、管路不通、输液移位时以语音播报提示;显示每日本病区输液量及每位老人输液总量等。提高治疗依从性,监测老人治疗过程
院外安全管理	腕表/ 呼叫器	(1) SOS 紧急呼叫:老人通过腕表/呼叫器等设备发出紧急SOS求救信号,平台端收到报警会第一时间联系老人及家属,提供紧急救援服务。 (2) 生命体征监测:为防止独居老人发生意外,终端设备可以实时监测老人体征,若体征数据异常则产生报警,平台端跟踪处理。 (3) 轨迹查询:通过地图上综合查询图层,输入服务对象身份证号、开始时间、结束时间,在地图中显示服务对象在时间段内上报的 GPS 数据,并以直线连接
	门窗感应器	为部分重点老人家中安装门窗感应报警器,若发生失窃等意外情况会发出报警信息
	烟雾报警器	为部分重点老人家中安装烟雾报警器,若发生失火等意外情况会发出报警信息

5. 护理质量管理

为全面提升护理服务质量,围绕老人开展文化娱乐活动,提供个性化餐饮膳食等一系列人性化服务,提升为老助老水平,如表 25-14 所示。

表 25-14　护理质量管理

护理质量管理	模　块	功　能
社工/志愿者服务	社工服务（个案管理）	社工服务是帮助老人快速适应环境,为老人提供日常心理慰藉与人文关怀的重要途径。在个案服务开展过程中,应建立标准化服务流程,通过标准的评估、收案、转介等社工服务流程开展工作。通过社工工作周期管理,以智能提醒方式进行服务流程与服务频率的科学化管理
	文化娱乐活动管理	为保证良好利用资源,使老人精神生活需求得到充分满足,应建立活动管理系统实现电子化活动管理。通过完整记录活动策划、组织、人员参加的全过程,为老人创建"小家",加强老人之间的情感交流。同时,将老人活动记录导入老人个人档案,实现老人档案的完整记录与管理
	志愿者服务	通过电子化手段完整记录社工、志愿者工作内容与服务流程,加强对社工和志愿者的人员管理,强化人员考核制度,辅助人事管理人员建立更完善的考核渠道
人员管理	人员注册	线上注册院内医务人员,包括人员基本信息、职称、所在科室、在岗时间等
	培训考核	登记院内人员培训、考核情况
	职称评定	登记人员职称评定情况,作为人才管理与绩效分配的依据
	排班管理	系统支持排班规范化管理,可将医护人员分成班组,按照主班、辅班、中班、夜班等不同班次进行排班。根据各休养区管理制度的不同进行排班,一般排班周期为一个月
	调班管理	为有效管理医护人员调班,建立完善的调班流程,通过调班申请、调班审核生成新的排班列表。工作人员的工作任务、手机端服务提醒会随着排班情况的变化自动更新

续表

护理质量管理	模 块	功 能
人员管理	值班记录	电子化登记当班班次值班人员值班情况,能够实现同一休养护理小组内不同班次之间值班记录信息共享,保证老人接受的服务情况能够得到持续跟踪和关注
	交接班管理	实现交接班电子化管理,通过 PC 端、手机 APP 登记交接班情况,支持及时反馈老人健康问题、生活问题、情绪状况并登记,生成新的护理任务并执行
餐饮膳食管理	老人自助点餐	通过手持平板电脑为老人提供点餐服务,老人可根据个人口味选择餐食,系统将统计老人点餐信息,传送至膳食科,供送餐参考
	食谱管理	系统支持为老人制定食谱,根据食谱生成老人餐饮膳食标准。营养员制订订餐计划,支持自动导入食谱(如"糖尿病推荐菜谱")。系统自动根据菜价生成老人餐饮费用
	备餐、送餐管理	系统自动汇总老人点餐情况,生成备餐、送餐任务
满意度管理	满意度调查	机构工作人员可以自主制定相关问卷模板,发起满意度调查问卷,相关的问卷调查内容会推送到家属端 APP 中,家属填写完成的问卷,在电脑端可以统一查看
	反馈管理	老人或者家属在家属端 APP 中填写的相关反馈问题,机构的负责人可以在电脑端统一查看,安排处理问题,并对处理的结果进行评价
智能陪伴	智能陪伴机器人	(1) 智能聊天:智能机器人能够陪伴老人聊天,可以讲笑话,还可以播放广播给老人听,成为老人的精神寄托。 (2) 主动提醒:智能提醒老人服药、测量血压等,防止老人忘记。 (3) 智能家居:智能机器人可以关联家里的其他智能设备,如窗帘、垃圾桶、电视机、电灯等,老人可以通过口述的方式"命令"机器人开关窗帘、电灯、电视机等,方便老人生活

6. 老人综合评估

依据院内的标准模板为老人开展多样化评估服务,包括接诊首次评估、各种风险评估、失能失智评估等。系统能够根据问卷填写情况自动计算评估得分,划分对应等级,如表 25-15 所示。

表 25-15 老人综合评估

老人综合评估	模块	功能
首次接诊评估	首次接诊评估	责任护士在老人入院后 24 h 内完成住院老人首次护理评估,对老人的基本情况进行评估,有计划、有目的、有系统地收集老人的资料,为护理活动提供依据。评估老人的基础生命体征情况,精神情感状况,生殖系统情况,感觉状况,运动神经状况,营养状况,排泄状况,水、电解质平衡状况,循环状况,舒适和休息状况等
各种风险评估	Braden 评估	这是预测压力性损伤发生的一种评估方法。针对高危老人,采取有效措施导入 Braden 评估,按照分值,指导给予相应的护理措施;按流程及时、规范上报,统计数据等。对于压力性损伤高危老人,相关数据将触发智慧护理床管理系统,自动给予定时翻身
	Autar 深静脉血栓形成风险评估	导入 Autar 深静脉血栓形成风险评估表,根据评分和提示给予护理指引(由高风险老人床头智能提示系统给予提示)
	Morse 跌倒坠床评估	导入 Morse 跌倒坠床评估表,动态评估,由高风险老人床头智能提示系统给予提示。将老人跌倒、坠床防范管理纳入护理风险管理范畴,严格执行老人跌倒、坠床的应急预案及处理程序,提高护士防范意识,预防老人发生跌倒坠床
	管道滑脱危险因素动态评估	导入管道滑脱危险因素动态评估表,动态评估,对于高危老人重点防护,导出相应措施;指导老人执行导管滑脱的应急预案及处理程序。评估老人是否存在危险因素,及时落实相应措施,保护老人安全,预防导管滑脱;严格执行导管滑脱的应急预案及处理流程,提高护士防范意识

续表

老人综合评估	模　块	功　　能
各种风险评估	NRS2002营养风险筛查	导入NRS2002营养风险筛查评估表,动态评估,根据评分结果导出营养计划,指导护理。确定老人是否存在营养问题,是否存在营养不足或营养不足的危险,通过筛查营养风险,制订营养计划
	RASS镇静程度评估	导入RASS镇静程度评估表,动态评估,指导给予相应的护理措施,指导药物的应用
	疼痛评估	导入数字评分法(NRS)、面部表情疼痛量表、疼痛行为列表(BPS)、重症监护疼痛观察工具(CPOT)等,根据老人具体情况选择适合的评分表,根据评分指导给予相应的护理措施及药物应用
	MEWS病情风险评分	导入MEWS病情风险评分表,根据评分给予生命体征监测、输液管控、风险提示、巡视提醒等
智能失智评估	失能失智评估	导入画钟测验(CDT)、简易智力状态检查(MMSE)、长谷川痴呆量表(HDS)、Blessed常识-记忆-注意测验(IMCT)、蒙特利尔认知量表(MoCA)等,给予相应的护理措施及药物应用指导,对于高危老人设置触发离床预警、GPS定位等。有助于建立痴呆的诊断;有助于确定痴呆的严重程度,给予数量化指标,便于交流和比较;有助于在临床诊断中鉴别VD和AD;有助于检测痴呆的附加症状,如情感障碍、人格障碍和行为障碍等;有助于与假性痴呆鉴别,如抑郁量表可有助于排除"抑郁性假性痴呆"
综合评估	综合评估	综合评估包括一般状况、心理状况、家庭支持、知识掌握情况、各项风险评估等。对老人进行综合评估,全面了解老人健康状况

7. 互联网＋养老服务

信息系统在养老服务中的优势是显而易见的,然而 PC 机位置固定的特点导致服务人员工作开展受到限制。因此,移动端应用应运而生,能够很好地满足移动化服务开展的需求。互联网＋养老服务应用如表 25-16 所示。

表 25-16　互联网＋养老服务

互联网服务	模　块	功　能
家属端 APP	家属端 APP	(1) 及时查看老人状况,增强家属信任感:将老人日常护理信息、参加活动信息、健康数据与家属共享,家属可通过 APP 调阅老人的各项数据与消费信息,增强家属对老人的了解程度,建立家属与老人间的亲情沟通桥梁。 (2) 家属意见反馈,提升家属参与感:家属可通过 APP 反馈意见或提出建议,并可以与院内服务人员进行在线沟通,院内服务人员可做出回复,提高服务与管理水平,提升家属参与感。 (3) 远程办理缴费等业务,提升便捷性:家属在院外可以收到欠费提醒,通过微信/支付宝可以远程缴费,大大提升便捷程度
医护端 APP（院内护理人员使用）	医护端 APP（院内护理人员使用）	(1) 个人工作任务在线查看:医护人员在手机端即可查看当日待办服务内容、值班信息、老人服药情况、老人特殊需求等,并且能够查看紧急提醒的信息(如老人体征异常会在对应的医护人员手机端进行实时提醒),保证医护人员能够及时提供服务。 (2) 床旁服务便捷登记:服务人员为老人开展日常护理服务时,可在手机端登记服务项目,并支持拍照和视频记录。为老人测量体征时,老人体征数据可通过蓝牙连接医护人员 APP,实现数据自动导入系统,大大减轻医护人员手工记录数据的工作压力。 (3) 移动端与 PC 端同数据库:移动端与 PC 端同数据库,保证服务数据一致性和及时性,系统数据不会出现偏差

互联网服务	模　块	功　　能
医护端 APP （居家上门 人员使用）	医护端 APP （居家上门 人员使用）	(1) 工作任务：按时间列表形式展示待完成的出诊任务，支持按照区域、服务对象姓名、性别进行筛选和查找。对于具体服务任务，支持查看任务详情，包括服务内容、服务对象详细信息等。 (2) 服务管理：支持查看服务预约情况，对未预约的任务进行预约，已预约的任务生成待办清单。支持服务登记，记录具体的服务时间、地址、人员、项目，生成服务费用。支持服务确认，对已执行的服务内容进行确认执行操作。 (3) 定位服务：以手机自带 GPS 技术为支撑，对上门护理人员进行定位跟踪和管理。支持实时定位医护人员位置、查询历时轨迹信息。 (4) 个人信息：支持医护人员在 APP 上配置自己的个人信息，包括个人基本信息、服务信息等。支持工作人员在线查看自己的工作量统计情况。 (5) 人脸识别：引入人脸识别技术，护理人员服务开展前通过人脸识别进行身份验证，确认身份无误后即可登录展开服务，有利于确保服务人员身份的唯一性

8. 综合管理平台

医养结合平台积淀了老人年医疗、护理各类服务数据，医院应利用先进的数据分析技术对业务数据进行统计分析，发挥数据价值，辅助医院领导开展精细化管理，优化资源配置，全面提升管理效果，建立创新管理路径与方案，如表25-17 所示。

表 25-17　综合管理平台

综合管理平台	模　块	功　能
综合管理平台	数据统计分析	对关键指标进行数据统计分析,包括来院人员流向、评估等级分布、护理服务及时率、健康管理效果、护理人员绩效考核等指标
	数据上报	结合院内管理标准与数据计算公式,智能生成数据报表用于数据上报
	综合监管大屏	将核心指标放入综合监管大屏进行数据的集中展示,有利于管理人员一目了然了解服务核心情况

六、智慧管理

(一) 智慧办公协同管理

1. 建设目标

(1) 流程规范:通过 OA 的流程建设,使医院管理更加规范,通过对业务流程的控制,降低营运风险。树立应用标杆,加强各科室之间的互动与交流。

(2) 业务流程整合:打通内外网,安全、高效地与第三方系统互联互通。打通医院各系统,真正实现让"流程"跑腿,提高医院的服务满意度;通过严格、规范的流程审批,有效控制营运成本。

(3) 深化临床科室应用:深化广大临床科室、医技科室、半职能科室等部门的 OA 应用,增加用户黏性,增强 OA 生命力。通过各科室的个性化门户页面,全院职工可以方便地了解各科室的最新动态。通过手机移动 APP,实现移动办公,进一步提高办公效率,使 OA 真正成为核心平台之一。

2. 应用框架

办公协同框架如图 25-21 所示。

3. 应用内容

办公协同相关内容如表 25-18 所示。

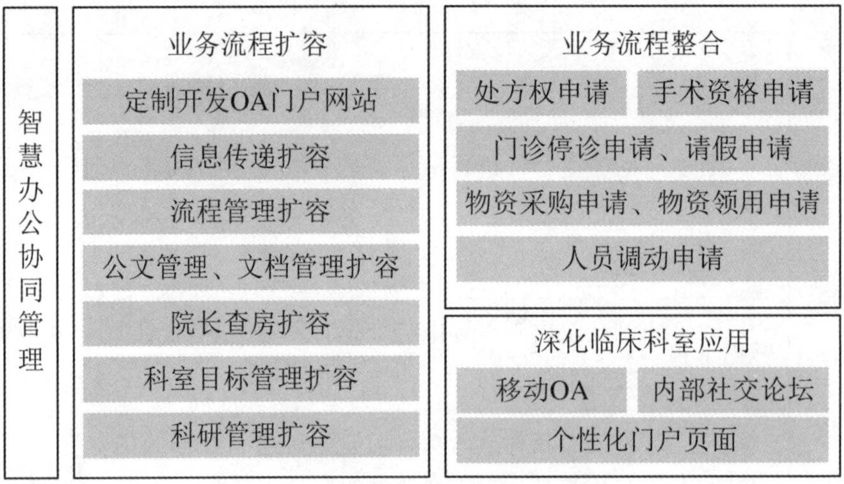

图 25-21　办公协同框架

表 25-18　办公协同

办公协同	模　块	功　　能
业务流程扩容	定制开发OA门户网站	无需登录即可查看通知公告、新闻动态、院务公开
	信息传递扩容	完善文件传阅、即时消息、在线对话、手机短信、人员去向各项功能
	流程管理扩容	完善流程设计：发起申请、流程审批、流程监控、流程重定位、流程催办
	公文管理、文档管理扩容	扩容收文管理、发文管理、催办管理、呈文信息、公文查询、套红模板、稿纸模板。完善单位文档、科室文档、文档搜索、文档收藏管理
	院长查房扩容	完善检查标准设置、检查结果管理
	科室目标管理扩容	完善科室目标设置、年度考评管理

办公协同	模　块	功　　能
业务流程扩容	科研管理扩容	完善课题管理、论文管理、学术著作管理、成果鉴定管理、获奖管理、成果转化管理、专利管理、奖励金管理、科研绩效管理、学术会议管理、期刊库管理、专家库管理
业务流程整合	处方权申请	支持医生的"处方权申请"业务在 OA 系统上进行申请及审批,审批通过后,通过接口程序更新 HIS、EMR 系统
	手术资格申请	支持医生的"手术资格申请"业务在 OA 系统上进行申请及审批,审批通过后,通过接口程序更新 HIS、EMR 系统
	门诊停诊申请、请假申请	支持门诊医生或专家门诊的停诊申请、请假申请,通过 OA 系统进行申请及审批,审批通过后,通过接口程序自动更新挂号系统或门诊排班系统,还可以进一步通过手机短信,由挂号系统自动通知已预约挂号的患者
	物资采购申请、物资领用申请	OA 系统可以通过接口程序,读取 H-ERP 中的"物资申购单""物资申领单"的内容,在 OA 系统上完成相关审批环节,审批通过后,通过接口程序通知 H-ERP 进行后续处理
	人员调动申请	通过 OA 系统进行人员调动的申请、审批,审批通过后,通过接口程序自动更新 HIS、EMR、H-ERP 等相关系统,确保人员信息在众多信息系统中完全一致,还可以进一步自动调整 HIS、EMR、H-ERP 等系统中的用户权限
深化应用	个性化门户页面	通过各科室的个性化门户页面,各科室可自行发布通知、公告、新闻、科室动态等信息,可以上传各种共享文档。可以将 BI、H-ERP 系统中"各科室决策支持"中不敏感、可以公开的数据,都"推送"到 OA 系统中各科室的"门户首页"上去,让各科室在自己的"门户首页"上可一目了然地掌握相关数据。通过各科室的个性化门户页面,全院职工可以方便地了解各科室的最新动态

办公协同	模　块	功　能
深化应用	移动 OA 系统	因为临床科室人员众多,但电脑有限,通过移动 OA 系统可使广大临床一线人员更积极地使用 OA 系统,从而使 OA 系统真正成为核心平台之一
	内部社交论坛	设置职工社交互动分享窗口,OA 系统用户可以通过电脑、手机等多种终端接入,支持文字、图片、短视频等多媒体形式,实现信息的即时分享、传播互动

（二）智慧医保

1. 建设目标

（1）基础控费:实时监控医保费用,提高医保数据质量。基于医保政策,为医生开药提供智能化提醒。

（2）指标系统:智能化分解医保指标,实时监控医保相关指标运营情况

（3）报告系统:根据配置自动产生医院医保运行质量报告。

（4）在线申诉系统:打通医院和医保中心通道,提供违规数据下载、下发,申诉数据采集、上报、下载的一体化方案。

（5）医保小助手:打通医保科和临床科室病区的通道,可以进行医保协作、医保政策下发学习等。

（6）病种控费:为医院落实按病种支付方式提供智能化过程管控,对病种结算数据进行各个维度的统计分析。

（7）门诊特殊病限额管控:建设门诊特殊病病种限额管理下的诊疗项目和用药指南,设置特病处方权限,实施便民服务,统一配送药品。

（8）医保类别设置:区分医保类别,正确而充分享受医保待遇。

2. 应用框架

医保管理框架如图 25-22 所示。

3. 应用内容

医保管理相关应用内容如表 25-19 所示。

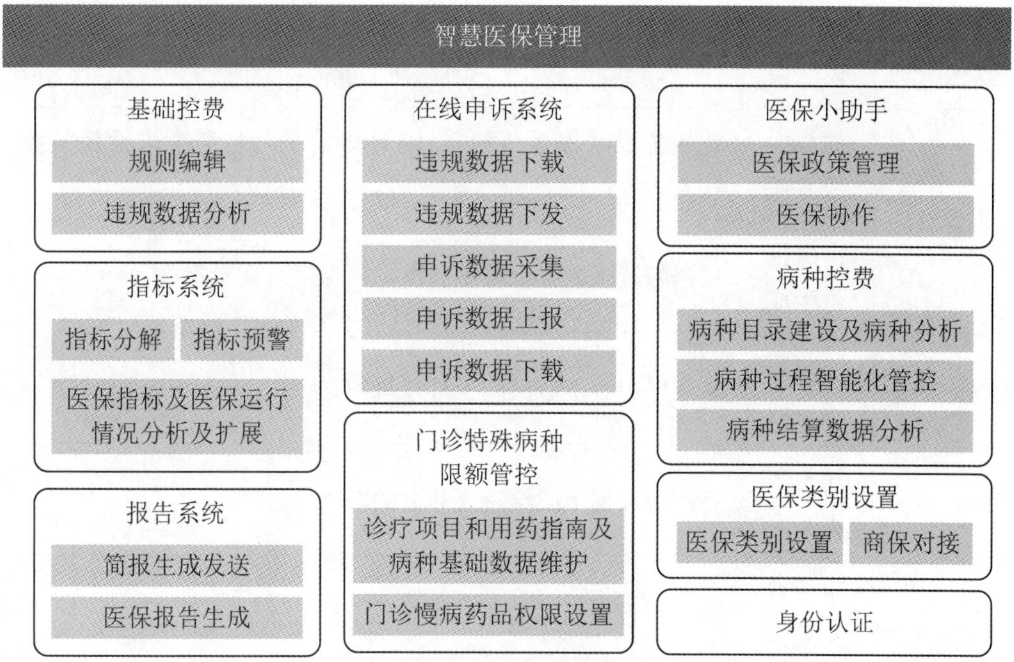

智慧医保管理

基础控费	在线申诉系统	医保小助手
规则编辑	违规数据下载	医保政策管理
违规数据分析	违规数据下发	医保协作

申诉数据采集

申诉数据上报

申诉数据下载

病种控费

病种目录建设及病种分析

病种过程智能化管控

病种结算数据分析

指标系统

指标分解　指标预警

医保指标及医保运行
情况分析及扩展

门诊特殊病种
限额管控

诊疗项目和用药指南及
病种基础数据维护

门诊慢病药品权限设置

医保类别设置

医保类别设置　商保对接

报告系统

简报生成发送

医保报告生成

身份认证

图 25-22　医保管理框架

表 25-19　医保管理

医保管理	模　块	功　　能
基础控费	规则编辑	可视化规则一览配置,提供规则的增加、修改和停用功能
	违规数据分析	对疑似违规的数据进行统计分析
指标系统	指标分解	对医保相关指标进行时间维度或科室维度的分解并下发
	指标预警	根据分解后的医保指标,实时监控医院医保相关指标数据,对于超标的进行提醒或干预
	医保指标及医保运行情况分析及扩展	医保医师处方权限设置,限制性药品的提醒与判断

医保管理	模　块	功　能
报告系统	简报生成发送	智能生成医保运行简报,通过短信平台自动推送给相关责任人
	医保报告生成	根据配置生成各个科室和医院医保运行质量报告
在线申诉系统	违规数据下载	从医保中心下载医院上月违规数据
	违规数据下发	把违规数据下发给违规开方的医生
	申诉数据采集	医生对自己违规数据进行原因上报
	申诉数据上报	医保中心汇总医生申诉的数据,进行上报
	申诉结果下载	下载申诉的结果,对下载的申诉结果进行分析统计
医保小助手	医保政策管理	医保政策的编辑、下发、学习等
	医保协作	医保消息互动,医保相关信息采集、下发
病种控费	病种目录建设及病种分析	配置病种类型、病种目录、治疗方式等基础数据
	病种过程智能化管控	患者在院期间,为患者提供疑似病种、病种变异、病种治疗金额等相关提醒和数据分析
	病种结算数据分析	对按照病种结算的数据进行多维度的分析

续表

医保管理	模　块	功　能
门诊特殊病种限额管控	诊疗项目和用药指南及病种基础数据维护	配置病种类型、病种目录、治疗方式、限额等基础数据,实现病种过程智能化管控
	门诊慢病药品权限设置	事中监控分析,事后违规分析
医保类别设置	医保类别设置	绑定社保卡,关联身份识别系统,提供一站式即时结报服务
	商保对接	通过链接医疗机构及商保公司建设商保电子化理赔服务平台
身份认证	身份认证	门诊自助绑定社保卡(含电子社保卡),上线人脸识别系统(门诊特病和医保住院患者)

（三）智慧病案管理

1. 建设目标

通过现代信息技术的应用,结合国家对三级公立医院绩效考核管理的相关要求、DRGs 付费及医院发展,建立以患者、医务、服务、质量和效能为主要要素的新型智慧病案模式,并通过病案相关管理系统,规范工作流程、优化组织结构和科室协作,提高医院整体管理、服务水平及患者满意度。

2. 应用框架

智慧病案管理框架如图 25-23 所示。

3. 应用内容

病案管理相关应用内容如表 25-20 所示。

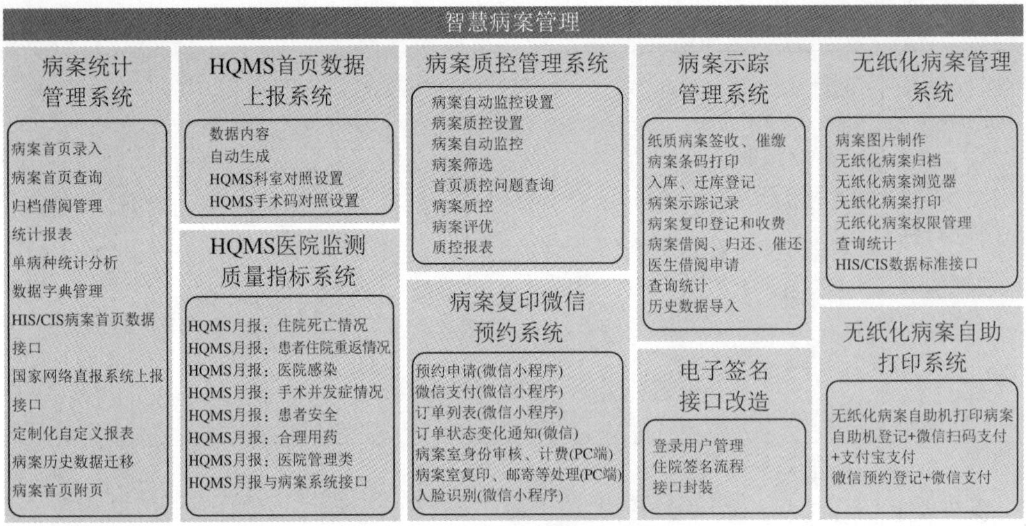

图 25-23　智慧病案管理框架

表 25-20　病案管理

智慧病案管理	模　块	功　能
病案统计管理系统	病案首页录入	提供病案首页信息的录入、修改、删除和管理功能
	病案首页查询	（1）提供按病案号、出院日期、录入时间、出院科室、手术诊断、手术医生、住院医生、主要诊断和次要诊断等条件查询患者信息的功能。 （2）支持多条件组合和模糊查询
	归档借阅管理	提供病案借阅登记、归还登记功能
	统计报表	（1）提供病案管理所需的报表生成、打印和导出功能；报表类型包括"月、季、年、非正式报表""增减表""院内用表""台账""一览表"。 （2）标准报表包括住院工作报表、疾病分类报表、住院医生工作量统计报表、出院患者手术分类统计报表和疾病排位统计报表等
	单病种统计分析	能按疾病分类编码和手术分类编码组合成病种，并进行查询和统计
	数据字典管理	标准字典查询，科室、诊断、手术、麻醉方式等字典维护

智慧病案管理	模 块	功 能
病案统计管理系统	HIS/CIS病案首页数据接口	提供标准接口方式,能从业务系统导入病案首页信息
	国家网络直报系统上报接口	提供上报国家网络直报系统——卫统4表(dbf)的功能,生成网络直报数据前系统自动核查数据的正确性
	定制化自定义报表	根据医院要求生成医院需要的个性化报表(从病案首页已有内容中产出)
	病案历史数据迁移	历史病案首页数据导入
	病案首页附页	根据医院要求修改病案首页或新增附页,修改内容为医院要求使用的首页样式和省里要求的首页样式不同之处
HQMS首页数据上报系统	数据内容	通过从病案系统中获取住院病案首页,生成满足HQMS上报格式要求的文件
	自动生成	每天定时自动生成,可以指定上传的时间
	HQMS科室对照设置	用于医院完成院内科室和HQMS标准科室对照设置
	HQMS手术码对照设置	名称相同可自动对照,医院能快速完成院内手术码和HQMS手术码对照设置
HQMS医院监测质量指标系统	HQMS月报:住院死亡情况	从病案系统中获取住院死亡数据
	HQMS月报:患者住院重返情况	从病案系统中获取患者住院重返数据
	HQMS月报:医院感染	从病案系统中获取医院感染数据
	HQMS月报:手术并发症情况	从病案系统中获取手术并发症数据

续表

智慧病案管理	模　块	功　能
HQMS 医院监测质量指标系统	HQMS 月报：患者安全	从病案系统中获取患者安全数据
	HQMS 月报：合理用药	从病案系统中获取合理用药数据
	HQMS 月报：医院管理类	从病案系统中获取医院管理类数据
	HQMS 月报与病案系统接口	从病案系统中获取数据
病案示踪管理系统	纸质病案签收、催缴	提供病案室签收功能，并能对护士未及时签出的病案进行催缴
	病案条码打印	提供条码打印功能或者使用已有条码，后续所有环节可以使用唯一条码定位一份病案并进行快速操作
	入库、迁库登记	指定病案存放位置完成病案的入库操作，用户也可通过修改库房的位置完成病案的迁库操作
	病案示踪记录	提供病案示踪时间轴展示功能，能够查看到当前病案在何位置，处于何种状态，什么时间哪位操作人员对这份出院病案做了何种操作
	病案复印登记和收费	登记复印人基本信息，并可打印申请单，记录收费金额信息
	病案借阅、归还、催还	提供医生借阅申请、借阅审核、病案借出确认、病案归还的操作功能，对于逾期未归还病案提供催还功能
	医生借阅申请	提供医生借阅申请功能
	查询统计	提供病案归档率统计、借阅归还情况统计、病案各状态统计、病案复印工作量统计等统计功能
	历史数据导入	支持导入历史数据

智慧病案管理	模　块	功　能
病案质控管理系统	病案自动监控设置	设置病案首页自动验证规则,设置执行频率等
	病案质控设置	提供人工质控问题的模板设置功能
	病案自动监控	系统通过病案出院时间,根据执行频率建立自动监控提醒,记录自动质控问题列表,或通过标准接口接入病案首页数据进行实时质控
	病案筛选	根据病案查询条件,筛选出记录中需要质控的病案用于后续抽查
	首页质控问题查询	包括病案的自动质控问题查询、人工质控问题查询等
	病案质控	对已筛选的病案或全部病案进行人工质控,登记质控中发现的问题
	病案评优	根据评分排序查询病案的评分情况,选择合适的病案进行评优点评
	质控报表	包括病案的自动质控问题查询、人工质控问题查询等
无纸化病案管理系统	病案图片制作	通过条码扫描,对纸质病案进行快速翻拍或扫描,生成图片后加密保存
	无纸化病案归档	提供无纸化病案归档功能,通过系统接口对分布在各个系统中的病案数据统一采用 PDF 格式使用 CA 加密保存,部分纸质病案通过"病案图片制作"生成图片加密保存,所有出院病案信息无需再次打印,自动完成添加页码,直接通过文件方式统一集中存储
	无纸化病案浏览器	提供浏览器通用模块,可以通过其他功能和其他系统查询出病案,调用该模块进行浏览

续表

智慧病案管理	模　块	功　能
无纸化病案管理系统	无纸化病案打印	提供打印人登记的基本信息,并可打印申请单,记录收费金额信息。无需查找原始纸质病案,申请完成后便可直接按照模板进行打印
	无纸化病案权限管理	提供用户菜单权限管理、用户浏览访问权限配置、显示字段控制、病案分类模板设置、浏览审批人员设置等功能
	查询统计	提供系统日志查询、浏览历史查询、病案浏览申请记录查询、病案打印查询等查询功能,以及科室浏览统计、病案分类浏览统计、病案打印工作量统计等统计功能
	HIS/CIS 系统数据标准接口	标准接口与各业务系统进行对接,包括文件接口、归档接口、反归档接口、封存接口等
无纸化病案自助机打印系统	无纸化病案自助机打印病案	读取患者身份证信息,在自助机上打印出申请登记的病案内容(需要提前在人工窗口或者微信端申请打印)
	自助机登记＋微信扫码支付＋支付宝扫码支付	在自助机上完成打印申请登记并缴费,无需到人工窗口操作
	微信预约登记＋微信支付	患者或家属在微信端进行打印申请登记
病案复印微信预约系统	预约申请(微信小程序)	通过上传身份信息、选择住院信息、选择复印内容和获取方式进行预约
	微信支付(微信小程序)	在病案室审核和计费后,患者通过微信进行支付
	订单列表(微信小程序)	对已申请的订单进行查询和完成后续的操作

智慧病案管理	模　块	功　能
病案复印微信预约系统	订单状态变化通知（微信）	对于复印申请成功、审核通过、支付成功、快递发出等状态的变化进行消息提醒
	病案室身份审核、计费（PC 端）	病案室对预约申请的信息进行审核，并输入页码进行计费
	病案室复印、邮寄等处理（PC 端）	病案室完成复印确认和邮寄确认等操作
	人脸识别（微信小程序）	对于有需要的医院接入第三方人脸识别平台，实时完成人脸识别

（四）智慧人力资源管理

1. 建设目标

通过建设人事管理信息系统平台，将人员信息由分散管理转变为集中管理。信息系统涵盖组织机构、人员信息及相关的统计、分析、各类报表的实时取数及上报等，规范信息标准和统计口径，精细化管理各类人员。各科室、部门按分工进行相应的业务应用，各自维护分管信息，保持信息动态更新、增量积累，完整记录职工职业生涯全部信息，实现对人员信息全面、准确、动态的管理。

院领导、职能部门和职工都能从该平台获取需要的相关信息，通过对人事工作中查询、统计、花名册制作和登记表登记的自动化应用，最大限度地提高人事业务的处理效率和质量，降低出错率。全院职工都能参与到医院人事管理中来，极大减轻人事部门事务性工作的压力，同时提高全院职工及各级领导的满意度。

2. 应用框架

人力资源管理框架如图 25-24 所示。

3. 应用内容

人力资源管理相关应用内容如表 25-21 所示。

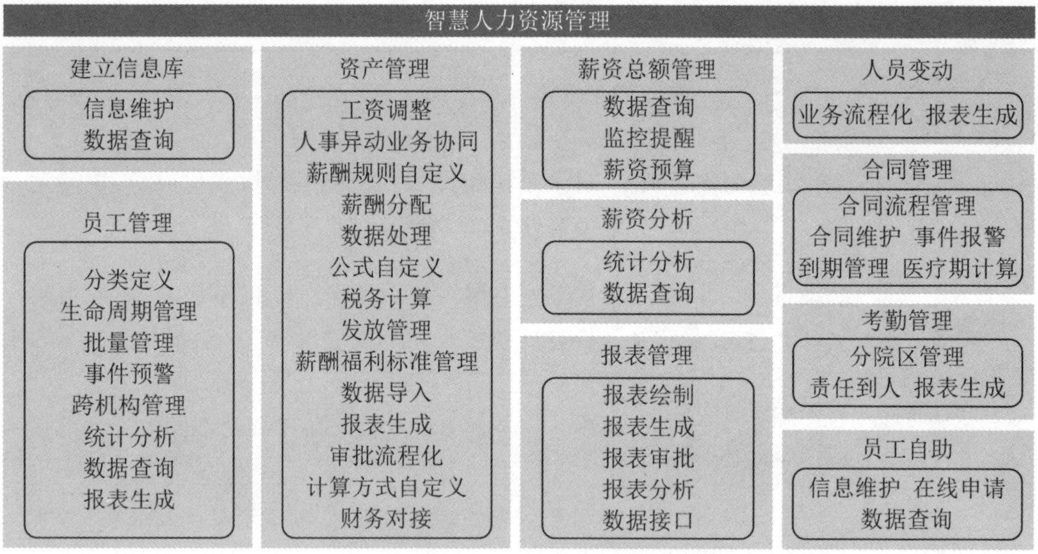

图 25-24 智慧人力资源管理框架

表 25-21 人力资源管理

人力资源管理	模 块	功 能
建立信息库	信息维护	信息库应包含人员基础信息、附属信息等员工个人详细信息，做好数据采集工作。完成后能做到人员信息及相关的统计、分析、各类报表的实时取数及上报等
	数据查询	院领导、职能部门和职工都能获取需要的相关信息，实现人事工作中查询、统计、花名册制作和登记表登记的自动化应用
员工管理	分类定义	根据不同需要，可灵活定义不同的人员分类
	生命周期管理	支持灵活定义人员信息指标项，记录员工从入职到离职全生命周期的信息，包括学历及学位、履历、任职情况、奖惩情况、教育培训、考核考察、专业技术职务、合同信息、薪资变动、薪资发放等，可以对历史数据进行查询、统计、分析，实现对人员信息全面、准确的管理
	批量管理	支持批量导入、批量删除、批量计算以及批量修改等功能
	事件预警	可以自定义预警，灵活设定预警提前时间、预警接收用户及接收方式。可实现员工生日、实习期、转正、合同到期、聘用期、处分期、离职退休、证书到期等自动提醒

续表

人力资源管理	模　块	功　　能
员工管理	跨机构管理	支持借调、兼职、轮转等特殊人员的管理,两个机构可以分权维护同一个员工的不同信息
	统计分析	具备查询和统计分析功能,支持对在职、解聘、离退等各类员工进行年龄、专业、岗位序列、学历结构等统计分析,并可对员工基本情况、员工变动、考核、履历等记录进行自定义的统计分析;统计结果支持柱状、饼状、折线图等显示,图例支持数据挖掘功能,为人力资源优化配置提供决策依据
	数据查询	能够灵活设置不同的信息查询权限,提供快速查询、简单查询、通用查询以及复杂查询等工具,并可实现模糊查询、历史记录查询功能,查询条件可以保存,方便下次查询。查询结果支持按照片列表方式显示,较为直观
	报表生成	可灵活定义各种员工登记表和花名册,实现输出形式的个性化和多样化,并且生成的表格可以导出成 MSOffice、WPSOffice、PDF 文件格式
工资管理	工资调整	当员工入职、转正、转岗、升职时,系统可自动完成工资调整业务,支持流程审批和电子签单功能,并自动记录员工的工资变动情况,提供工资补发补扣自动处理机制,历次变动情况可以归档备查
	人事异动业务协同	支持与人事异动业务协同处理,提高业务处理效率
	薪酬规则自定义	满足不同地域、不同员工类别的管理要求,其中包括不同薪酬体系的自定义、薪酬项目的自定义、薪酬级别的自定义、薪酬项目计算公式的自定义等,根据医院的需要对薪酬进行有效的定制和管理
	薪酬分配	支持多种薪酬分配方案,并且能够对不同分组员工实现不同的薪酬分配方案;薪资结构可以允许用户增加新的收入项,或者在医院政策变动时,可以方便地变更收入计算公式;薪资发放支持多种形式:年薪制、月薪制及一月多次发放

人力资源管理	模　块	功　　能
工资管理	数据处理	提供薪资项目导入公式、累计公式的灵活定义，提供薪资项目批处理功能（批量修改、计算）等，以及批量导入导出功能；薪资公式定义易学易用，业务人员经过简短培训就可以掌握
	公式自定义	提供中、英文函数，使得稍有计算机知识的用户都可以方便自如地定义各种复杂的计算公式
	税务计算	支持员工当月所有薪酬分为多次发放，支持合并计税分次扣缴规则；计税方法满足地域差异，内置工资薪金、劳务报酬以及全年一次性奖金计税方法，提供正算和倒算税规则
	发放管理	支持医院的薪资计算和发放，以及上级单位对下级单位薪酬总额的计算、分配、发放和监督；薪资发放支持审批流程，审核规则可自定义，保证发放的数据准确
	薪酬福利标准管理	薪资模块支持与保险管理、考勤管理、人事管理和绩效管理等业务模块的数据接口进行无缝连接。在计算薪酬时，要将引入的绩效考核结果、员工考勤信息等作为工资项目进行计算。薪酬标准设计方面，可与人力资源系统中的岗位、职务、职位、职级体系相结合，制定并执行不同的薪酬标准和福利标准
	数据导入	支持数据导入、输入及导出功能。针对薪资方面的一些原始数据，能提供多种数据获取的方式，将 Excel 文件导入或通过数据采集的方式获取等
	报表生成	(1) 支持建立多种薪资报表，以及政府部门规定格式的报表，并提供多套工资类别工资表。可以按照实际需要，自由设定多个薪资报表的模板；可以自由设定员工工资单的项目，实现打印工资单、E-mail 发送、员工网上查询工资单三种方式。 (2) 支持各种工资条、银行报盘和薪资报表的自动生成与输出

续表

人力资源管理	模 块	功 能
工资管理	审批流程化	提供工资变动和工资发放审批机制,规范业务流程
	计算方式自定义	支持提成工资和计件工资的计算方式
	财务对接	实现与财务系统接口(SAP、NC5)对接工资数据
薪资总额管理	数据查询	薪资管理员可以按单位或部门、按指定工资项目进行薪资总额预算设定,随时查看薪资总额发放进度明细
	监控提醒	提供薪资预算和计划监控功能,可根据每年每月的薪酬预算,可以控制各级各项薪酬发放,并在系统中给出提醒,进行人工成本控制
	薪资预算	提供强大的薪资预算功能,为薪资总额的制定提供可靠的依据
薪资分析	统计分析	(1) 提供强大的薪资查询和汇总分析统计功能。能对各机构的人工成本情况进行跟踪、统计、分析、预警,提供当年、历年的人工成本的统计分析功能。 (2) 支持机构或部门能查询薪资总额的环比情况、同比,员工可查询当月薪资和历史薪资情况。 (3) 支持对各层级薪酬进行分类汇总,对不同类别的薪酬进行汇总分析。 (4) 支持薪资分析统计功能,可以得到医院不同时期的不同汇总数据
	数据查询	支持对数据根据不同条件进行分类查询、组合查询、筛选、以表格形式输出
报表管理	报表绘制	提供简单易学的报表绘制工具,预置了国家法定报表和行业报表,用户可以自定义本单位报表
	报表生成	可实现报表的自动生成,也可实现在线填报。提供反查和校验功能,提高报表排错效率

续表

人力资源管理	模　块	功　　能
报表管理	报表审批	提供报表的上报和汇总功能,上级单位随时可以在网上监控下级单位填报情况,也可以在网上审批、驳回
	报表分析	(1) 提供按月、季、半年、年或不定期开展的报表的归档功能,并对报表历史数据进行纵向分析。 (2) 提供综合汇总功能,可由基层报表派生出各类综合分析报表,便于领导分析决策,实现报表的横向分析
	数据接口	支持多种报表软件的接口
人员变动	业务流程化	(1) 支持人员调入、转正、岗位变动、离职(解聘、辞职、退休、离休)、借调、离岗(休假、脱产进修、待岗)等人事异动业务;提供了走审批和不走审批两种操作模式。 (2) 可灵活定义人事审批的业务类型和绘制业务审批表单。 (3) 支持员工发起转正、离职等业务申请。 (4) 提供图形化业务流程的定义功能;在流程每个审批环节提供指标读写权限控制。提供业务流程监控功能,查询浏览业务进展情况,包括待批业务、已批业务等信息,同时也可以提前终止业务,或将待办任务重新指派。 (5) 审批业务支持电子签章功能。 (6) 审批业务支持与邮箱和短信的无缝对接。待办任务能及时提醒。 (7) 支持正常流程下的报备功能。 (8) 对不同的业务能灵活授权
	报表生成	可以打印输出各种审批表格和名册,并且生成的表格可以导出成 MSOffice、WPSOffice、PDF 文件格式
合同管理	合同流程管理	支持合同签订、续订、终止、解除等业务流程,并且可以与人事异动入职、岗位调整、离职等业务关联
	合同维护	支持手工维护合同相关信息,可灵活设计和打印各类合同花名册、台账;提供签订的合同类型、终止原因等统计分析功能

人力资源管理	模　块	功　能
合同管理	事件报警	可灵活设置合同管理中的报警条件,如合同到期、试用到期等
	到期管理	系统可自动列出符合条件的人员,批量打印合同续签(或解除)通知书
	医疗期计算	可以定义计算公式实现医疗期自动计算。
考勤管理	分院区管理	可以实现各院区分别统计考勤
	责任到人	一个科室可设置 4 个考勤员,考勤员可选取本科室名单内任意院区的人员进行考勤
	报表生成	缺勤情况可以根据不同需求自动生成报表
员工自助	信息维护	经过授权,员工可查询、修改个人信息
	在线申请	支持员工进行转正、离职、考核申诉等各类业务在线申请
	数据查询	(1) 在线浏览各类规章制度、公告栏,并可浏览、下载办事流程及常用表格。 (2) 员工通过自助账户能查阅个人薪资、福利以及个税缴纳情况,表现形式多样,可呈现历史明细,用户自己可按设定显示时间范围进行汇总

（五）智慧绩效考核管理

1. 建设目标

通过现代信息技术的应用,结合国家对公立医院绩效考核管理的相关要求以及医院发展实际,建立以患者、服务、质量和效能为主要评价要素的新型智慧绩效管理模式,并通过绩效调控合理计薪,规范工作流程,优化组织结构和科室协作,提高医院整体管理及服务水平,促进医院公益性的有效发挥。

2. 应用框架

绩效考核管理框架如图 25-25 所示。

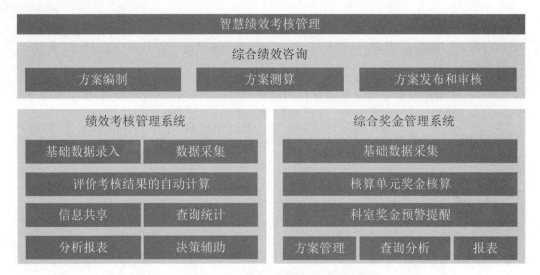

图 25-25　智慧绩效考核管理框架

3. 应用内容

绩效考核管理相关应用内容如表 25-22 所示。

表 25-22　绩效考核管理

绩效管理	模　块	功　能
综合绩效咨询	方案编制	方案调研:① 了解院内原绩效方案,了解医院绩效考核分配的特色部分。作为测算比对模型,原有绩效方案也可进入系统,作对比测算之用。② 了解 RBRVS 项目分类及内涵,确定具体实现方式和规则
	方案测算	(1) 数据采集和设置:包括绩效单元、人员等基本数据采集和设置;采集测算所需各类工作量或历史数据信息。 (2) 具体测算:包括测算模型搭建、测算调试和测算报告。 (3) 测算调整:包括测算模型调整和测算报告
	方案发布和审核	汇总测算模型,整理方案并提交审核

绩效管理	模　块	功　　能
绩效考核管理系统	基础数据录入	包括各类评价标准、评价指标、管理目标等在系统基础数据库内的维护、修改、导入和导出等
	数据采集	(1) 自动抓取：实现结构化数据系统的主动抓取（包括所需跨软件公司的结构化数据）。 (2) 相关科室数据的填报和审核（针对系统无法自动获取的数据，应有端口开放到相关职能科室进行填报、审核和上传）。 (3) 满意度调查数据采集：相关科室人员能够在线填写医院内部满意度数据，系统可在填写完成后对数据进行汇总分析，并将相关结果匹配到相应的考核指标中
	评价考核结果自动计算	(1) 针对评价标准中系统已经获取到的数据，应自动导入到相应评价条款，并能自动判断相应条款的评价值。 (2) 针对须和上一周期数据进行对比后才能赋值的指标，系统应能自动进行匹配对比，并进行赋值。 (3) 评价分值系统自动生成
	信息共享	各项绩效考核结果的数据应可以同步被绩效奖金分配系统获取
	查询统计	能够按照科室、时间、指标类型等不同维度进行绩效考核数据的查询和统计，并能够导出生成 Excel 表格
	分析报表	系统按照不同的管理目的，能自动绘制生成柱状图、雷达图、柏拉图、饼图、控制图、鱼骨图等分析图表和描述性分析文字，为管理决策提供依据
	决策辅助	(1) 科主任决策辅助：被考核科室科主任可以登录本科室账号，查看本月科室绩效考核分数及分析（与上月结果的纵向对比分析，与同类别科室的横向比较分析）；查看当月关键指标和重要指标是否达到预警值，为科室主任不断改进提供依据。 (2) 院长决策辅助：院领导可登录系统查看医院整体绩效考核情况、医疗护理质量的关键指标、重要指标达标情况及全院满意度状况，多维度比较各科室在发展过程中的问题，为医院管理决策提供依据

绩效管理	模 块	功 能
综合奖金管理系统	基础数据采集	包括录入类数据指标和接口类数据指标
	核算单元奖金核算	科室的分配、治疗组的分配、员工的分配、医护分类分配;奖金报表
	方案管理	奖金方案设置、项目设置(包括项目、点值、CMI 和 RW 值等)、RBRVS 和 DRGs 的应用、核算标准设置等
	报表	核算单元指标报表,核算单元奖金报表、员工奖金报表
	查询分析	(1) 指标数据查询和对比分析:可视化指标数据明细;不同科室间同一指标纵向和横向比;同一科室指标同比和环比。 (2) 奖金结果分析:全员奖金结果对比、科室间纵向和横向对比、科室内同比和环比。 (3) 核算单元收支数据查询和对比分析(包括不同科室间纵向和横向比,同一科室同比和环比)。 (4) 核算单元工作量查询和对比分析(包括不同科室间纵向和横向比,同一科室同比和环比)。 (5) 员工承担工作量查询和对比分析(包括不同科室间纵向和横向比,同一科室同比和环比)。 (6) 医院资源产生有效工作量查询和对比分析(包括不同科室间纵向和横向比,同一科室同比和环比)
	科室奖金预警提醒	针对科室奖金增幅出现异常的科室进行预警提示

(六) 智慧医院财务管理

1. 建设目标

将财务管理、财务核算、预算管理、合同管理、资金管理、项目管理、资产管理延伸到医院日常运营管理过程中,实现业财融合、财务信息共享,为医院高效运营提供实时、动态、可量化的数据,为医院各层级管理提供决策依据,提高医院运营管理能力,将医院智慧财务管理模式打造成医院变革的内在驱动力。

2．应用框架

财务管理框架如图 25-26 所示。

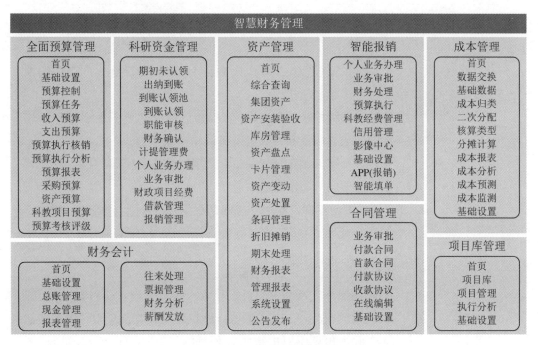

图 25-26　智慧财务管理框架

3．应用内容

财务管理相关应用内容如表 25-23 所示。

表 25-23　财务管理

财务管理	模　块	功　能
	首页	待办事项、常用图形分析、战略目标查看、工作引导
全面预 算管理	基础设置	（1）预算指标等预算相关基础资料管理。 （2）预算系统相关业务功能控制参数管理。 （3）预算系统业务数据权限设置管理。 （4）预算系统业务审批流程设置管理
	预算控制	（1）定义预算系统与业务系统预算档案关系对照。 （2）设置报销、财务会计等系统的预算控制规则

财务管理	模　块	功　能
全面预算管理	预算任务	(1) 预算指标归口设置,根据预算指标属性划分不同的归口管理。 (2) 预算模板设置,基于指标归口的划分设置不同归口的预算编制模板。 (3) 预算模板下发,将预算模板分配给各业务科室编制预算或者职能科室代各业务科室编制预算。 (4) 预算编制进度管理,基于预算指标和所属归口查看预算编制的当前状态。 (5) 预算平衡审查,基于编制完成的预算进行收支预算平衡审查。 (6) 预算下达,预算编制符合标准后,对预算进行下达,下达后预算生效
	收入预算	收入预算实现医院的科室等收入预算管理,支持按照不同的收入项、收入类别、不同收入归口管理设置预算编制模板。基于收入预算模板进行收入预算的编制、汇总、审批、批复、调整、执行进度查询等
	支出预算	支出预算实现医院的科室支出、专项支出等预算管理,支持按照不同的支出项、支出类别、不同支出归口管理设置预算编制模板。基于支出预算模板进行支出预算的编制、汇总、审批、批复、调整、执行进度查询等
	预算执行核销	预算执行数维护、执行预算来源系统设置、预算执行结果查询
	预算执行分析	提供"收入、计划、支出"模板的按照归口科室、业务科室、全院不同维度的预算执行分析报表查询
	预算报表	自定义报表模板、基于模板生成预算报表、预算报表查看
	采购预算	采购预算实现医院的物资等预算管理,支持按照不同的物资类别、物资范围、不同的支出归口管理设置预算编制模板。基于设置好的采购预算模板,职能科室统一或各业务科室分别进行预算编制、预算审批、预算执行、预算调整、预算分析等

财务管理	模　块	功　　能
全面预算管理	资产预算	资产预算实现医院的固定资产、信息系统、基建工程的采购和付款预算管理，支持按照不同的资本性支出类别、不同的支出归口管理设置预算编制模板。基于资产预算模板，职能科室统一或各业务科室分别进行预算编制、预算审批、预算执行、预算调整、预算分析等
	科教项目预算	根据不同类型的项目预算支出范围设置科教项目预算模板，提供科教项目预算的编制、审批、批复、调整、执行进度查询等功能
	预算考核评价	实现对医院全面预算管理实施过程和实施效果的考核和评价，根据医院的考核制度设置考核指标、考核方案，基于考核指标与考核方案计算出考核结果
项目库管理	首页	接收公告、待审批信息等
	项目库	(1) 发布公告。 (2) 文件下载。 (3) 提供维护项目模板。 (4) 提供项目申报入口。 (5) 开展职能审批。 (6) 项目进入备选状态。 (7) 备选项目申请进入正选库，分年度编制预算。 (8) 显示项目信息、分年度预算、到账的期初余额。 (9) 批准备选项目进入正选库。 (10) 冗余项目清理，包括正选、备选项目库
	项目管理	(1) 项目信息变更，查询历史记录。 (2) 项目中期检查，形成中检报告，随时停止项目。 (3) 项目按结题要求结题，形成验收报告。 (4) 项目做财务结账处理，结账后不能再使用该项目

财务管理	模　块	功　　能
项目库管理	执行分析	(1) 对预算、到账、执行数据进行分析。 (2) 分析项目的余额情况。 (3) 对各个明细支出进行分析。 (4) 对科研明细数据进行查询。 (5) 分年度的预算执行分析,从到账、报销中取数。 (6) 科研业务账和财务账进行对账
	基础设置	(1) 设置模块启用年月。 (2) 显示功能分类信息。 (3) 设置各种科教项目预算模板。 (4) 向课题负责人授权,先选择人,再多选项目进行授权。 (5) 课题负责人给课题组中的人授权
科研资金管理	期初未认领	期初上线时未认领到账信息维护
	出纳到账	出纳维护需要认领的经费信息
	到账认领池	需要进行到账认领的查询信息
	到账认领	课题负责人认领到账经费到项目上
	职能审核	职能科室对到账认领信息进行审批
	财务确认	财务科室对到账认领信息进行确认
	计提管理费	横向课题到账后或者结题时计提管理费
	个人业务办理	(1) 开展项目经费借款管理。 (2) 提供日常、差旅、出国、会议、培训、劳务、采购申请功能,对于财政经费进行指标总额控制。 (3) 项目借款即将到期预警提醒表
	业务审批	(1) 事项申请单据审批。 (2) 借款申请单据审批。 (3) 报销申请单据审批
	财政项目经费	(1) 财政项目经费到账,提供批量导入功能。 (2) 统计财政指标到账、支出、余额情况

续表

财务管理	模　块	功　　能
科研资金管理	借款管理	(1) 维护上线前没有还款的项目借款单。 (2) 财务事前组针对借款发起支付操作，生成出纳付款单。 (3) 查询借款数据。 (4) 财务事前组针对借款进行还款操作，生成出纳收款单。 (5) 项目借款即将到期预警提醒表
	报销管理	(1) 财务事前组发起报销支付操作，生成出纳付款单。 (2) 查询报销数据。 (3) 按月按照人员、账户属性统计外部劳务应付、个税、实付数据。 (4) 按月查询外部劳务人员应付、个税、实付、资金性质等明细数据
智能报销	个人业务办理	个人业务包含日常、差旅、会议、培训、劳务、借款、申请业务的申报；支持事前申请、员工借款、冲销借款及报销，根据申报金额进行预算管控及借款逾期预警提醒
	业务审批	提供针对员工所申报的各类型单据进行超预算预警提醒及审批处理功能
	财务处理	提供借款初始化、借款支付及查询、报销支付及查询、借款还款、借款逾期预警、劳务汇总功能
	预算执行	提供基于全院、归口科室、业务科室口径的预算执行统计功能
	科教经费管理	科教项目的经费到账管理、对账、预算执行查询、各余额表和明细账查询
	信用管理	员工的信用管理方案、信用管理和查询等
	影像中心	报销附件的集中上传、管理、查询等
	基础设置	提供标准控制、权限分配、公告管理及分摊规则配置功能
	APP（报销）	APP 客户端支持事项申请、业务审批、借款、报销业务等
	智能填单	APP 客户端，支持 OCR 票据智能识别（增值税、火车票、打车票等），自动填单，根据级别自动进行补贴以及差旅标准、会议标准、培训标准匹配等业务

财务管理	模　块	功　能
合同管理	业务审批	提供对合同草签、合同签订、合同变更等业务环节进行审批提醒及审批处理功能
	付款合同	(1) 合同草签:合同草签管理,包含正文编辑、审批工作流等。 (2) 合同签订:对固定资产采购、服务合同和维保合同进行全信息管理,包括合同的签订、审核、确认、履行、中止、作废、恢复、变更以及期初合同等。 (3) 合同履行与归档:查询出合同签订(已确认)、履行与归档状态的数据,实现合同的签订、履行、中止状态的转换功能。整合了合同归档功能,只有履行状态的合同才能修改为归档状态。合同信息单的打印。 (4) 违约索赔:合同违约索赔信息的登记。 (5) 保证金管理:保证金计划的制订及收、退款信息登记。 (6) 资产采购合同汇总及明细查询(需要与固定资产模块联用)。 (7) 应付款管理:合同付款申请单的新增、修改、审核。针对严格按照付款计划付款的合同,提供自动生成付款单的功能。 (8) 合同预警:合同履行截止日期提醒、近期应归还保证金提醒、临近保修期提醒、近期应付款提醒等预警信息查询。 (9) 用款计划:提供合同用款计划的创建、审批、打印功能
	收款合同	(1) 合同签订:对服务类合同(包括期初合同)进行全信息管理,包括合同的签订、审核、确认、履行、中止、作废、恢复、变更等。 (2) 合同履行与归档:查询出合同签订(已确认)、履行与归档状态的数据,实现合同的签订、履行、中止状态的转换功能。整合了合同归档功能,只有履行状态的合同才能修改为归档状态。合同信息单的打印。 (3) 违约索赔:合同违约索赔信息的登记。 (4) 保证金管理:保证金的收、退款信息登记。 (5) 应收款管理:合同收款申请单的新增、修改、审核。针对严格按照收款计划收款的合同,提供自动生成收款单的功能

续表

财务管理	模　块	功　能
合同管理	付款协议	提供耗材付款协议的新增、查询及协议截止日期提醒功能。支持与采购模块的招标结果联用
	收款协议	支持对外提供服务的收款协议的新增、查询及协议截止日期提醒功能
	在线编辑	支持付款合同的电子合同模板配置
	基础设置	包含合同类别、合同性质、合同项目、协议类别、启用设置、参数设置等规则配置
资产管理	首页	资产系统首页,提供固定资产管理系统重要业务节点的页面快捷入口及公告展示
	综合查询	提供全院设备档案数据及资产运营数据分析
	集团资产	(1) 提供集团闲置资产查询功能。 (2) 支持资产调拨单据新建及工作量审批功能,并在终审环节生成调拨双方的入出数据及财务凭证依据。 (3) 支持调拨资产退回业务功能,退回审批支持工作流审批。 (4) 支持集团内调拨权限设置,可设置调入方及调出方权限
	资产安装验收	(1) 提供资产安装单据新建及审批、查询功能,资产安装单推送生成资产验收单及单据打印功能,支持从合同明细导入固定资产安装数据功能。 (2) 提供资产验收单据新建及审批、查询功能,支持从合同管理导入固定资产验收数据功能

续表

财务管理	模　块	功　能
资产管理	库房管理	(1) 资产入库：提供从合同管理导入固定资产入库数据功能，以及资产入库单手工新增功能；提供入库单审批及反审功能并可从入库单推送生成资产卡片、科室领用单、资产退货单；提供入库数据查询及打印功能。 (2) 资产退货：提供资产退货单新建功能及退货单审批和反审功能；提供退货单据查询及打印功能。 (3) 科室领用：支持业务科室对已入库资产的领用业务，提供手工新增领用单据及领用单审批和反审功能，提供领用单据查询及打印功能。 (4) 科室退库：支持科室领用资产进行退回库房业务，提供手工新增退库单及退库单审核和反审功能，提供退货单查询及打印功能
	资产盘点	(1) 提供资产盘点单生成及盘点单录入功能，提供盘点单审核和反审功能，提供盘点单批量打印功能。 (2) 根据盘点单生成盘亏盘盈单据及提供盘亏盘盈单查询功能。 (3) 提供盘点清单查询及打印功能
	卡片管理	(1) 提供卡片初始账数据导入功能，并针对导入数据检查及建账。 (2) 资产卡片新增及维护功能，提供资产卡片查询及打印功能
	资产变动	(1) 提供资产转移(科室-科室/ 仓库-仓库)单据新增功能，提供转移单审核和反审功能，提供转移单查询及打印功能。 (2) 提供资产原值变动功能，可进行资产卡片的原值、累计折旧、折旧年限、工作量调整生成原值变动单据；提供变动单据审核和反审功能；提供变动单据查询和打印功能。 (3) 提供使用状态变动业务功能，可进行资产卡片使用状态变更，并支持卡片批量变更；提供使用状态变动单审核和反审功能；提供使用状态变动单据查询和打印功能

财务管理	模　块	功　能
资产管理	资产处置	提供固定资产处置单据新建及审核和反审功能,提供处置单据查询及打印功能
	条码管理	(1) 条码设置,主要实现按照固定资产分类进行条码生成内容设置。 (2) 条码生成,主要支持资产卡片生成条码内容及条码打印
	折旧摊销	(1) 提供资产计提折旧及反折旧功能。 (2) 提供无形资产计提摊销及反摊销功能。 (3) 针对工作量法折旧资产,提供工作量维护功能
	期末处理	支持固定资产期末数据结转,并为财务会计生成凭证数据
	财务报表	提供折旧账表、资产月报、资产总账、变动账表、资产入库分析账表数据
	管理报表	提供资产增减、资产分布及资产入库报表数据管理功能
	系统设置	(1) 基础字典:提供资产基础字典设置功能,包括卡片属性、资产使用状态、卡片类别、资产用途。 (2) 基础设置:提供资产卡片设置、资产验收项目设置功能。 (3) 提供本模块系统参数设置功能
	公告发布	提供公告发布功能,并在首页展示

（七）智慧后勤管理

在医院现代化发展的进程中,智慧后勤已是智慧医院不可或缺的组成部分。建设医院智慧后勤管理系统平台及一站式服务中心是实现智慧后勤的核心,在平台上对支持保障系统相关设施和业务动静态数据进行定期的采集、录入和分析,并在此基础上建立集医院保障设备电子台账、能源及动力设备监控体系、后勤业务管理与决策支持功能于一体的职能模块。

1．建设目标

规范医院后勤业务操作流程与制度、夯实后勤信息化基础,建立医院后勤服务障体系、深化后勤服务内涵、提升后勤服务满意率;全面完善院内外包单位管理,实现实时监管机制,建立医院安全管理体系,建立安全医院;全面完善医院后勤信息化平台系统,构建绿色节能型医院,打通医院后勤与医疗信息化平台。

2．应用框架

后勤管理框架如图 25-27 所示。

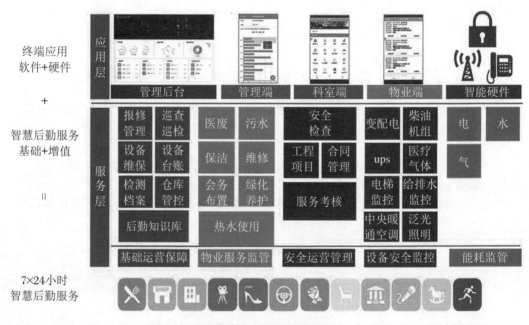

图 25-27　后勤管理框架

3．应用内容

后勤系信息化实行三步走战略:第一步,组建后勤数字化管理平台,丰富平台基础知识库,将维修管理、设备管理、巡检管理、维保管理、合同管理、工程项目管理、医废管理、服务考核管理纳入平台管理范围。规范医院后勤业务操作流程与制度,夯实后勤信息化基础,深化后勤服务内涵,提升后勤服务满意率,建设后勤一站式服务体系。第二步,添加安全检查管理、供配电监控系统、供水监控系统、中央空调监控系统、电梯运行监控系统、医用气体监控系统、医用气体视频监控系统、能耗监控系统等模块,完善医院能耗数据统计,实现保障设备设施实时监管,成立医院安全管理网络体系,构建"云端"安全医院,使后勤步入大数据应用时代。第三步,全面集成医院后勤信息化平台系统,将医院智慧后勤各个模块联动起来,利用轻量化 BIM 技术,建立医院可视化系统,最终完成后勤全面信息化、现代化改革。

后勤管理相关应用内容如表 25-24 所示。

表 25-24　后勤管理

智慧后勤	功　能
后勤知识库	通过系统高效、稳定的持续运行,可以帮助沉淀海量的业务数据,后勤管理者依托海量数据,借助于系统,可以统计分析并沉淀出海量的后勤管理知识库,比如,维修项目的标准化、维修材料的标准化、服务工时的标准化、服务价格的标准化,为后勤的全面精细化管理、全方位成本核算,以及管理潜力进一步挖掘提供了有力的管理手段
报修管理	以后勤一站式调度中心为平台,实现科室报修的电子下单、接单及维修进度和成果追踪
设备台账管理	实现医院后勤供电、供水、暖通、空调、制氧、特种设备的线上一机一档,形成含有基本信息、检测提醒、维保提醒等功能的全生命周期档案
巡检管理	形成网上巡检作业,一线员工必须到场扫码填写数据(后期可与远程监控相结合,实现远程巡检与现场特殊参数记录相结合的巡检方式),巡检过程可控,巡检记录可查
设备保养管理	与台账管理模块联动,实现维保档案云储存,维保周期电子预警
合同管理	实现合同信息、履约情况、变更情况及维保款支付情况线上存档、线上查阅
工程项目管理	实现自项目立项—执行—验收—结算全流程监督,并与合同管理模块联动

智慧后勤	功　能
供配电安全 监控管理	传统监控一体化 SCADA 子系统。 重要参数上传平台告警： （1）保护动作报警。 （2）主变超温报警。 （3）低功率因数报警。 （4）电力品质暂态报警
电梯安全 监控管理	实现详细故障编号及报警、电梯轿厢监控、引用光反射探测、LED 光探测，实时监测电梯运行状态
给排水安全 监控管理	给排水监控参数/故障： （1）高区出水压力值/异常告警。 （2）一次给水压力值/异常告警。 （3）生活水泵运行状态/异常告警。 （4）生活水箱液位/异常告警。 （5）污水池液位/异常告警。 （6）污水泵运行状态/异常告警。 （7）冷却塔补水泵运行状态/异常告警
中央空调安 全监控管理 ＋锅炉安全 监控管理	空调监控参数/故障： （1）空调主机参数/故障。 （2）空调循环泵运行参数/故障。 （3）冷却塔风机运行参数/故障。 （4）新风系统风机运行状态/故障。 （5）送排风机运行参数/故障。 （6）冷却水补流量/异常告警。 （7）冷冻水流量/异常告警。 （8）冷却水进出水温度/异常告警。 （9）冷冻水进出水温度/异常告警。 （10）锅炉运行状态/异常告警

续表

智慧后勤	功　能
医用气体监控系统＋医用气体视频监控系统	医用气体监控参数/故障： （1）氧气总管压力参数/异常告警。 （2）汇流排氧气压力参数/异常告警。 （3）液氧罐液位参数/异常告警。 （4）液氧罐压力参数/异常告警。 （5）压缩空气罐压力参数/异常告警。 （6）空压机运行故障告警。 （7）真空管负压参数/异常告警。 （8）真空泵运行故障告警。 （9）手术室/恢复室汇流排 CO_2 压力参数/异常告警
能耗安全监控管理	能耗监管子系统的建设,关键在于能耗模型的设计和采集设备的选型。 能耗模型的设计要符合医院的实际情况,低压配电的出线回路要做到分项清晰,楼层配电的各个回路(照明插座、空调用电、动力用电、特殊用电)预留要合理,不能出现回路混接的现象。 对于能耗采集设备的选型,水、电、气等能源,在设计前期要充分考虑关键节点的计量,同时计量点所选用设备需具备远传功能,便于后续的采集和分析
产品模块：BIM 系统管理	系统以 BIM 三维可视化为核心,将医院的建筑与房屋以及各类设备、管线、安全监控、消防等所有的资产、设备、管线予以三维可视化,并形成精确的空间三维数据库系统
数据接口对接	完成智慧后勤平台所有数据接口对接,决策层、业务层、技术数据支撑层交互联系

（八）SPD 智慧物流管理

1．建设目标

（1）改变传统管理模式粗放低效的运营模式。

（2）降低医院成本管控压力,运用智慧物流管理模式进一步提升医院精细化管理水平。

（3）零加成、两票制等国家医改政策的出台，对医院管理提出了新要求。

（4）满足不断扩大的数据统计分析需求。

2. 应用框架

物流管理框架如图 25-28 所示。

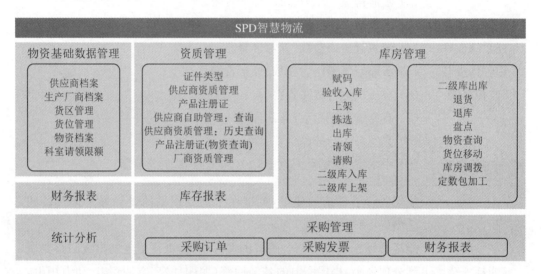

图 25-28　智慧物流管理框架

3. 应用内容

物流管理相关应用内容如表 25-25 所示。

表 25-25　物流管理

SPD智慧物流	模　块	功　能
物资基础数据管理	供应商档案	维护供应商的基本信息
	生产厂商档案	维护生产厂商的基本信息
	货区管理	库房支持多货区管理
	货位管理	支持库房库位管理，支持物资库位调整管理
	物资档案	按物资分类，维护物资品名、规格字典信息等基本资料
	科室请领限额	临床科室可以对不同材料进行请领限额设置，超过请领限额数量的材料，需要通过事先设置好的审批流程之后，才能继续进行请领。以实现医院控制成本的目标

续表

SPD智慧物流	模　块	功　　能
资质管理	证件类型	设置证件类型,证件类型分为系统类型和用户自定义类型;增加供应商、生产厂商和物资的基本证件类型,并被证件库等引用
	供应商资质管理	对供应商和生产厂商的证件进行维护、导入、导出等操作
	产品注册证	对物资进行产品注册证的维护、导入、导出等操作。提供产品注册证对应的物资信息和产品注册证扫描件等扫描信息
	供应商资质管理:查询	对当前有效的资质证件进行查询
	供应商资质管理:历史查询	已换证的历史记录
	产品注册证(物资查询)	根据物资查询相关的产品注册证信息
	厂商资质管理	对供应商和生产厂商的证件进行维护、导入、导出等操作
库房管理	赋码	扫描配送单,根据院内码规则对配送物资单元包赋码
	验收入库	扫描单元包码,系统自动校验物资信息和资质证照,合格后入库
	上架	支持扫描耗材单元包条码进行货位上架,绑定单元包码和货位码
	拣选	支持按照波次生成拣选任务,移动端获取波次任务进行扫描条码拣选,遵守先进先出规则、效期规则
	出库	波次拣选出库、打印出库单和出库复核
	请领	支持二级库紧急物资请领
	请购	支持请购特殊物资

续表

SPD智慧物流	模　块	功　能
库房管理	二级库入库	一级库拣选出库后,支持二级库扫码接收
	二级库上架	二级库货位管理,支持设置专属库位,支持物资库位调整管理,支持上架确认管理
	二级库出库	二级库使用移动手持终端进行扫描定数包标签进行消耗,支持相关查询
	退货	将不需要的物资退货给供应商
	退库	二级库将不需要的物资退库给一级库
	盘点	支持使用移动手持终端进行盘点操作
	物资查询	支持移动端进行扫描条码查询物资状态、库存状态
	货位移动	支持移动端进行物资库位调整管理
	库房调拨	支持库房之间批量物资调剂
	定数包加工	支持按照科室、商品进行加工定数包,每个定数包大小一致,并打印定数包标签。支持拆开定数包重新打包
采购管理	采购计划	汇总采购计划,根据SPD中心库的扫码消耗自动生成采购计划,支持院内采购计划领导审批
	采购订单	根据采购计划和二级库实时扫码消耗,SPD中心库自动生成采购订单,支持订单审核
	采购发票	支持供货商制作的发票单据自动同步院内物流系统,相关人员进行发票接收、发票审核
财务报表	财务报表	如进销存月报表、入库汇总月报表、科室出库汇总表、暂估统计报表、发票统计等
库存报表	库存报表	如库存现存量、库存台账、出入库流水、科室业务统计表、物资分类库存表等
统计分析	统计分析	如利润分析、出库同环比分析、出入库图标等。提供自定义查询报表功能,支持按用户需求开展多样化查询

（九）智慧药学

1．建设目标

通过引入互联网、物联网、大数据、智能移动终端等先进技术,在现有信息化建设的基础之上,建设智慧药学模式,完成现代药学模式的转变:科室定位由利润中心向成本中心转变,工作中心由药品供应向为患者服务转变,管理由以药品为中心向以患者为中心转变,业务中心由以药品调剂向临床药学转变。

2．总体框架

药学管理框架如图 25-29 所示。

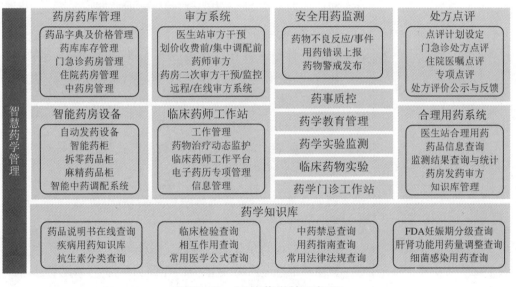

图 25-29　智慧药学管理框架

3．应用内容

药学服务相关应用内容如表 25-26 所示。

表 25-26　药学服务

智慧药学服务	模块	功能
药房药库管理	药品字典及价格管理	（1）支持对药品字典进行维护,进行增、删、改、查。 （2）支持对药品价格进行管理,包括多价格管理等

智慧药学服务	模　块	功　　能
药房药库管理	药库管理	(1) 通过完整的账务体系对药品的出、入、转、存进行集中统一管理。 (2) 智能采购计划(同比环比用药情况、物流天数,提前生成采购计划,人工审核后发出)。 (3) 实时物流追踪(包括冷链全程温控监测记录)。 (4) 实现互联网+物联网条码、射频识别、电子标签、扫码出入库。 (5) 智能货架管理系统:储位管理、库存管理、效期批号管理、自动盘点等。 (6) 智能冷库系统,对环境温度、湿度实时监测。 (7) 新进、临采药物审批系统。 (8) 各类统计报表数据自动生成并上报(基药数量、金额占比、药品使用位于前十位的数量金额,每月抗肿瘤药物使用及采购情况,每周上报"17+13"抗肿瘤药物采购使用情况、辅助用药每月使用情况等)。 (9) 电子票据系统,将各类票据以数据形式保存,可支持快速检索、分类查看
	门急诊药房管理	设立药品台账体系,结合统计期和月结、对账功能,实现药房药品账务电子化: (1) 自动发药设备系统,全自动发药、补药。 (2) 智能药柜管理系统:智能分区存储药品,批号效期管理,自动盘点,实时库存监控,滞销提醒(可根据大数据如流行病学、医保周期、值班医生等优化库存)。 (3) 拆零药品柜管理系统:为满足不同患者的用药需求,将药品完整包装单元(瓶、盒)拆分后给到患者。 (4) 智能任务分配:根据患者数量,实时优化窗口数量和分配方式(平均分配、竞争分配)。 (5) 药品信息化追溯体系:药品流通全程可追踪(药品批号、电子监管码等,避免退药纠纷等)。 (6) 麻精药品柜管理系统:适用于"五专管理",可追溯查询,可识别患者身份证并录入相关信息,为慢性疼痛患者建立档案。 (7) 患者可凭手机获取门诊处方,可预约选择取药时间和地点

智慧药学服务	模　块	功　能
药房药库管理	住院药房管理	(1) 支持和药库联网,实现请领、划拨、调价等。 (2) 支持药房之间的网上拆借。 (3) 要求医疗信息(医嘱)、药品信息(库存)、财务信息(患者台账)之间建立有机联系。 (4) 提供两套对账体系(总账和明细账,金额账和数量账)。 (5) 自动发药设备管理系统(单剂量摆药,注射/口服/外用等)。 (6) 自动药品核对管理系统,可自动核对药品,记录调剂差错,统计和分析。 (7) 智能药柜管理系统。 (8) 药品信息化追溯体系,实现每一粒、每一支药品的流通全程可追踪。 (9) 麻精药品柜
	中药房管理	(1) 设立药品台账体系,结合统计期和月结、对账功能,实现药房药品账务电子化。 (2) 智能中药调配系统
	病区/麻醉科	(1) 智能药品柜管理系统:同步医嘱信息、单剂量感应、与医嘱自动比对、取用追踪、自动请领、自动出入库、效期批号管理。 (2) 冷藏设备:温度、湿度监控记录。 (3) 麻精药品柜
智能药房设备	自动发药设备	(1) 占地小、数量足:常用药品一次加药可满足 3—7 日消耗量。 (2) 药品全覆盖:智能存取系统对于异形药及液体药智能化存取。 (3) 全自动加药:加药准确迅速,不同品规药物全自动加药。 (4) 标签打印机:可自定义在不干胶帖纸上打印相关内容。 (5) 系统异常时人工录入处方后可自动发药
	智能药柜	智能分区存储药品、批号效期管理、自动盘点、实时库存监控、滞销提醒(可根据大数据如流行病学、医保周期、值班医生等优化库存)

续表

智慧药学服务	模　块	功　　能
智能药房设备	拆零药品柜	为满足不同患者的用药需求,将药品完整包装单元(瓶、盒)拆开后给到患者
	麻精药品柜	感应卡、密码、生物半导体指纹等多级安全防护,适用于"五专管理",双摄像头监控操作环境及药品出入库情况,可追溯查询
	智能中药调配系统	全自动化中药调配饮品、颗粒剂等,中药代煎系统
合理用药系统	医生站合理用药	(1) 选药注意事项提醒。 (2) 药品选择适宜性预警与监测。 (3) 用药适宜性监测
	药品信息查询	(1) 医生站处方/医嘱说明书电子版查看。 (2) 药师审方药品说明书电子版查看
	监测结果查询与统计	(1) 问题处方明细查询。 (2) 问题处方统计分析
	药房发药审方	(1) 门诊药房发药审。 (2) 住院药房发药审方
	知识库管理	(1) 字典数据对应匹配管理。 (2) 可视化知识库管理
审方系统	医生站审方干预	(1) 医生开方分级干预。 (2) 医生站审方结果提醒。 (3) 药师意见反馈

智慧药学服务	模 块	功 能
审方系统	划价收费前/集中调配前药师审方	（1）系统自动审方。 （2）系统自动点评归类。 （3）审方方案设定。 （4）门诊待审核处方管理。 （5）药师审方干预。 （6）审方历史统计与分析。 （7）审方权限管理
	药房二次审方干预/提醒	（1）药房审方结果提醒。 （2）药房干预
	远程/在线审方系统	可在线远程协助院内药房、基层医联体、合作药房开展处方审核及其他药学服务
	药品医嘱前置审核软件	可对全院医嘱进行审核（包含实时审核和事后审核）
药学门诊工作站	药学门诊工作站	（1）预约挂号系统。 （2）收集患者信息，患者住院/门诊诊断、检验、检查、既往史、用药史等资料。 （3）进行药物治疗评估。 （4）用药干预，如处方精简、用药整合等，必要时可将信息反馈至医师工作站。 （5）提供个体化用药教育和指导，以及饮食、生活方式的调整建议。 （6）可保存患者信息，为患者建立个人档案。 （7）通过移动端向患者提供用药咨询、服药提醒、药学随访等

续表

智慧药学服务	模　块	功　　能
临床药师工作站	工作管理	(1) 可根据临床药师的工作模块,列出当前登录药师已完成的工作情况,并提醒药师待处理的工作内容。 (2) 点击药师的工作量统计数值,查阅可办的工作明细
	药物治疗动态监护	(1) 提供一个对临床药学监护情况全局的总览页面,目的是让临床药师能够快速了解当前整体情况,并快速找到需要重点监护的患者,从而及时提供药学服务。 (2) 通过四个工具实现专业的临床药学监护视角的总览,包括监护主题、监护级别、监护范围及监护项目
	临床药师工作平台	工作平台支持 PC 端和移动端互通,移动端可在查房过程中通过扫码、拍照、摄影等方式将患者信息和病情录入系统: (1) 患者管理:新入院患者管理、监护中患者管理、待出院患者管理。 (2) 药学监护360:从各个信息系统中提取临床药师工作需要的信息,并进行整合,对相关信息进行智能分析。 (3) 药物治疗评估表:针对新入院患者进行详细的药物治疗评估。 (4) 查房记录:查房日志记录填写人的身份、填写时间。可以查看该患者本次住院期间历次的查房日志。 (5) 用药建议:临床药师结合患者的监护情况和查房情况,可能会发现一些用药方案的改进方案,从而提出用药建议。 (6) 药学监护:定期填写药学监护日志。 (7) 患者教育:临床药师对患者进行用药教育,并作用药教育记录。 (8) 药物咨询:记录每次医生、护士或患者咨询的内容和药师解答的内容。 (9) 药师会诊:记录会诊时间、地点、药师的意见和结论等信息;可查看某患者本次住院期间历次药师会诊记录

智慧药学服务	模　块	功　　能
临床药师工作站	临床药师移动办公系统	临床药师可在临床床边查房并对患者进行用药服务
	电子药历专项管理	实现对患者药学监护期间的电子药历专项管理,用户可随时查阅某患者的电子药历,通过电子药历了解该患者的整个药物治疗监护过程
	信息管理	(1) 提供系统用户、用户权限等维护功能。 (2) 提供系统用户对一些个人信息的维护功能,如个人密码修改
处方点评	点评计划设定	系统提供一部分默认的抽查计划,用户可根据实际情况自定义抽查计划
	门急诊处方点评	(1) 门急诊处方自动点评。 (2) 门急诊处方点评结果复核。 (3) 门急诊病例查看。 (4) 门急诊处方点评结果导出与生成。 (5) 点评工作表
	住院医嘱点评	(1) 住院医嘱自动点评。 (2) 住院医嘱点评结果复核。 (3) 住院医嘱病例查看。 (4) 住院医嘱点评结果导出与生成。 (5) 医嘱点评工作表
	专项点评	(1) 抗菌药物专项点评。 (2) 自定义重点监测点评
	处方评价公示与反馈	(1) 处方评价结果查阅。 (2) 评价建议反馈。 (3) 反馈信息查阅

智慧药学服务	模　块	功　　能
药学知识库	药品说明书在线查询	可按照药品分类或药品关键字查找药品,选择药品可查看电子版药品说明书,包括药品的不良反应、药品的适应证、用法用量等完整内容的查看
	疾病用药知识查询	通过 ICD 诊断、过敏等信息,获取相关用药目录,并可查看这些药品的电子版药品说明书
	抗生素分类查询	通过抗菌药物分类、特殊人群的禁慎用条件等信息,获取相关抗菌药品目录,并可查看这些药品的电子版药品说明书
	临床检验查询	可检索并选择常用临床检验项目,查看其参考值和临床意义等知识内容
	相互作用查询	可选择多个药品,检索并查看这些药品之间相互作用的知识
	常用医学公式查询	提供多种常用医学公式,涉及儿科、呼吸系统、妇产科、循环系统等科目,并对常用医学公式进行分类。选择公式可以填入数值,系统根据公式计算结果
	中药禁忌查询	提供中药使用方面的相关须注意的知识内容
	用药指南查询	提供合理用药方面的科普知识,包括某些疾病的禁慎用药
	常用法律法规查询	提供与医药学相关的一些法律法规知识资料,包括《处方管理办法》《药品法》以及其他国家行政部门颁发的法规文件等
	FDA 妊娠期分级查询	可按 FDA 妊娠分级的级别查看药物目录,或者通过关键字查找药物,并查看这些药物的 FDA 妊娠分级的级别

续表

智慧药学服务	模　块	功　　能
药学知识库	肝肾功能用药量调整查询	可检索并选择药物,查看该药物在患者肝肾功能不全情况下,在用药方面的相关知识
	细菌感染用药查询	可按病症和病原菌条件,查看可应用的相关药物目录以及这些药物的首选宜选、联用用药、疗程等知识内容
药事质控	药事质控	(1) 可查看药学部各部门质控指标。 (2) 可查看病区麻醉科药品相关质控指标。 (3) 可查看各科室药品使用金额分析,支持按医院、科室、医生查看处方总金额、处方药品总金额、平均处方药品费用、人均药品费用等评价指标
药学教育管理	药学教育管理	(1) 可在线发布招生信息。 (2) 报名审核系统(系统初筛、人工审核)。 (3) 学习、工作内容点评系统。 (4) 智能考核系统(资格考核、师资考核、理论考核、临床实践考核)。 (5) 临床药师规培:包括人员档案管理、科室轮转记录、专业知识理论培训、临床实践培训、病种学习、教学药历书写、药学信息整理与用药咨询、患者用药教育、专项处方点评/住院病历点评、ADR/ADE 分析与评价、文献阅读报告记录、医嘱审核、微生物室实践记录、参加病例讨论记录、培训期间获奖及医疗差错事故记录等
药学实验监测	药学实验监测	(1) 基于 RFID 的智能试剂柜。 (2) 试剂 LED 提示/全自动检验。 (3) 检验结果实时反馈至医师工作站、患者手机终端。 (4) 危急值记录、报告。 (5) 原始资料、实验过程保存

智慧药学服务	模　块	功　能
临床药物实验	临床药物实验Ⅰ期管理系统	(1) 病房综合管理:实现病房区域管理、床位管理、设备管理、病房人员管理。 (2) 受试者管理:受试者登记、知情同意书签订、受试者体检等。 (3) 样本管理:自动生成样本采集、采样、静置、离心操作管理等。 (4) 提供项目方案配置及执行的功能。 (5) 安全监护管理:支持医院对受试者住院期间的问诊和监护进行全程管理。 (6) 提供临床试验配液管理。 (7) 提供 eCRF 数据管理。 (8) 提供日程和工作流管理。 (9) 要求实现床旁数据采集。 (10) 提供项目统计报告
	临床药物实验Ⅱ、Ⅲ、Ⅳ期管理系统	(1) 项目管理。 (2) 研究者管理。 (3) 临床研究质量控制。 (4) 项目合同和费用收支管理。 (5) 系统管理。 (6) 项目工作流程管理。 (7) 报表管理。 (8) 用户权限控制管理。 (9) 各种需要的统计信息。 (10) 机构门户
	临床试验伦理管理系统	(1) 伦理网站包括门户内容(伦理宣传、联系我们、资料下载、工作流程)、用户操作(伦理人员登录、CRA 登录、CRA 在线递交跟踪审查资料、找回用户密码)。 (2) 伦理管理:首页、伦理会议、待办事项、待快审项目、会议中心(安排会议、制定会议议程、填写会议记录、在线投票、查看既往会议历史)待下发批件项目、待年审项目、项目中心、统计查询、费用管理、组织管理、文档中心、系统配置、伦理门户等

续表

智慧药学服务	模　块	功　能
安全用药监测	药物不良反应/事件	(1) 建立基于医院 HIS 系统基础的 ADR/ADE 自动监测、报告及反馈系统。通过 HIS 和 LIS 等系统从医疗数据中筛选出相关资料,再由专业人员结合患者临床情况判断,及时给予临床反馈,调整用药和上报 ADR/ADE。 (2) 与国家药品不良反应监测系统对接,直接上报
	用药错误上报	(1) 可通过医师、护理、药师等工作站,填报用药错误表,汇总至用药错误上报系统。 (2) 与中国中心组临床安全用药监测网(INRUD)对接,直接上报
	药物警戒发布	(1) 通过内网通知形式向全院发布药物警戒信息。 (2) 近期药物警戒所涵盖的药品,可在录入医嘱、调剂药物时提醒
静脉用药集中调配	人工智能输液顺序调控系统	与 PIVAS 系统、HIS 系统对接,支持组间输液顺序调控,可灵活设置各种输液顺序排序规则(包括组间配伍禁忌、储存时限、顺序依赖性药物相互作用、辅助用药、时辰药理学等),并可在人工智能排序之后再手动调整输液顺序
	全肠外营养配置管理系统	药学部 TPN 人员对肠外营养的配置和监护进行管理

七、人工智能

(一)总体框架

人工智能应用框架如图 25-30 所示。

(二)应用内容

人工智能相关应用内容如表 25-27 所示。

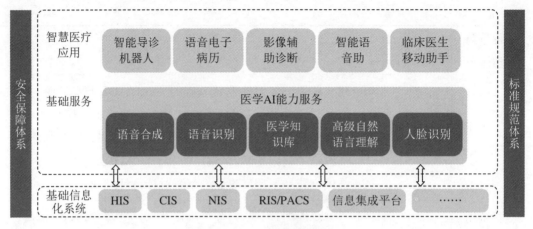

图 25-30　AI 应用框架

表 25-27　人工智能

人工智能	功　能
智慧医疗语音云平台	智慧医疗语音云平台是应用于医院及医联体内部人工智能服务的基础平台,以云服务的方式为应用终端提供语音服务,通过集成标准的SDK 控件,为最终用户提供语音识别、语音合成、声纹识别、自然语言理解、OCR、医疗影像辅助诊断算法及模型、基于认知智能的辅助诊疗算法及模型
智能辅助机器人	导诊机器人:支持语音输入输出全双工,实现语音识别、语音合成以及自然语义理解等技术的完美结合,内置上万条医学常识问答,覆盖科室导航、挂号分诊、常见问题咨询等主流业务场景,实现与患者智能问答。支持声音、图像等多种交互方式,减轻导诊人员的重复性咨询工作,实现对患者的合理分流,改善就医体验,提高医疗服务质量。陪伴机器人:借助人脸识别、穿戴设备、自然语音识别及语义理解、体感交互、室内定位等技术,向患者提供安全监护、对话、辅助移动等服务。物流机器人:基于定位、身份识别、自动充电、避障等物联网技术,可自主式导航无人驾驶、自动化搬运,支持手术室和库房之间的高值耗材、器械等配送和精准化管理,支持普通药品、耗材及器械包装和输送,支持需冷藏的药品、检验样本、医疗器械的运输。消毒机器人:基于无线网络通讯,能自动规划路径、自动充电、自动排液,在指定空间内进行可定时、定量的室内消毒防疫

续表

人工智能	功　　能
语音电子病历	使用专业级的定向麦克风主动降噪,对医患沟通、检查、处置过程全程录音,医生以口述的方式描述电子病历内容,后台经过语音识别+自然语言理解,在医生工作站实时智能展现医患交流内容、自动生成的结构化的电子病历;医生回到工作站,只需对电子病历内容进行简单修改确认,即可打印给患者,并完成电子档保存
超声科智能语音助理	软硬件一体化的人工智能超声报告辅助工具。实现全程语音交互和结构化报告输出功能,支持常用超声模板,经过语音识别和自然语言理解技术,生成结构化超声报告,医生只需要检查后在工作站进行数据核对和简单修改即可输出超声报告
临床医生移动助手	支持人脸声纹认证技术,保证数据安全性。医生通过人脸和声纹识别登录系统,即使手机丢失,其他人也无法访问患者数据,可有效保护患者的隐私。 通过语音助手按照对应模式输入语音,更加快速地定位到当前科室下的对应患者,切换到对应模块进行医嘱、备忘、病历的处理及查看操作,提升医生用户对信息数据处理效率。 通过与医院 HIS、EMR、LIS、RIS、PACS 等各业务系统对接,采集各业务应用系统的业务数据,并通过患者 360 视图的方式展示给用户。 医生在日常查房中,如果患者病情发生变化,需要及时调整治疗方案,可以直接通过语音录入,查看该患者目前的长期、短期医嘱情况,同时可通过语音下达长期、短期的关于药品、检查方面的医嘱。 医生可通过语音新建病历保存或提交,语音病历新建的过程中实时转写成文本,同时可直接引用患者的检查、检验的关联数据,让整个病历新建过程更方便省时,提升工作效率

人工智能	功　能
影像辅助诊断	预先对单病种影像进行人工智能诊断,通过对单病种影像进行体征分析,识别可能存在的病灶,识别病灶边界,识别病灶属性,生成人工智能影像辅助诊断结论。辅检系统与院内 RIS 系统实现接口集成,实现系统间互操作。RIS 报告书写后,RIS 系统将相应报告同步给辅检系统。辅检系统对 RIS 报告内容进行自然语言理解和分析,得出 RIS 报告的诊断结论。 对于可能发生的漏检,辅检系统会提醒医生进行二次确认。辅检系统与院内 RIS 系统的互操作接口对接,通知 RIS 系统打开相应病例的报告,同步启动影像辅助诊断系统,并加载该例影像,加载人工智能辅助诊断结果,标记病灶、展示病灶属性,辅助医生对病例进行复检。如确实存在漏检,医生则可以采纳复检意见,修改 RIS 报告。在报告发放之前,实现对漏诊病例的召回,避免漏诊。 辅检系统在实现报告质量辅助质检、防漏检的同时,针对医生错漏病例进行辅检提示、AI 辅助诊断下复检,可以引起医生高度、有针对性的关注,帮助影像科医生不断提高自身的专业水平

八、智管中心

(一)总体框架

综合监管指挥中心框架如图 25-31 所示。

(二)应用内容

综合监管指挥中心相关应用内容如表 25-28 所示。

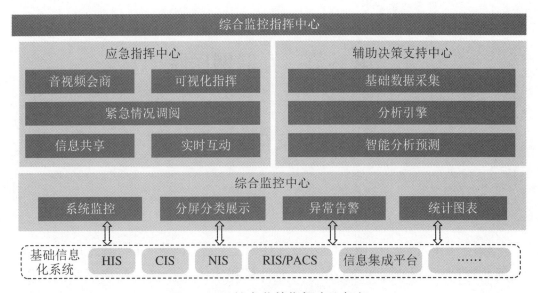

图 25-31　综合监管指挥中心框架

表 25-28　综合监管指挥中心

综合监管 指挥中心	功　能
综合监控中心	搭建拼接大屏,既能在一个管理页面上快速获取各项系统监控信息、运行状态,通过图表展示业务系统关键指标实时数据,又能分屏展示多种类信息,如手术室状态、患者出入院等。对接信息集成平台获取包含临床数据中心、运营数据中心等的多种数据。对异常情况能及时、醒目展示,支持即时发起对异常区域的告警通知
辅助决策 支持中心	基于实时动态及历史数据进行智能化分析,提供预测信息,串联门诊、住院、转诊、手术、检查检验等多种业务流程,连接不同部门科室,综合分析,辅助流程优化,合理调度,提升医院运转效能水平
应急指挥中心	配备现代化的照明、音响、录音、UPS稳压电源及大屏幕显示系统,并实现统一的科学控制和管理。配备高清视讯系统,在指挥中心大厅安装高清摄像头。高清晰视频会议室通过现有视频设备矩阵切换,实现上下级指挥中心的可视指挥及互动。通过网络传输实时接收、显示、上报紧急情况信息,支持随时调阅紧急情况的文字、图片在大屏上显示及音频播报。在非紧急状态下,也可当做会议大厅来使用

第三节 互联网医院

一、互联网医疗的发展及背景

(一)建设背景

2018年4月25日,国务院办公厅印发了《关于促进"互联网＋医疗健康"发展的意见》(国办发〔2018〕26号),允许依托实体医疗机构发展互联网医院,鼓励医疗机构应用互联网等信息技术拓展医疗服务空间和内容,构建覆盖诊前、诊中、诊后的线上线下一体化医疗服务模式,鼓励医疗卫生机构与互联网企业合作,共同构搭建互联网信息平台,开展远程医疗、健康咨询、健康管理服务,促进医院、医务人员、患者之间的有效沟通等。

(二)发展情况

2015年7月与9月,国务院接连发布两份与医疗改革密切相关的文件,即《关于积极推进"互联网＋"行动的指导意见》和《关于推进分级诊疗制度建设的指导意见》,"发展基于互联网的医疗卫生服务,充分发挥互联网、大数据等信息技术手段在分级诊疗中的作用,明确积极探索互联网延伸医嘱、电子处方等网络医疗健康服务应用。"浙江省、广东省开启了互联网医院的尝试,在第二届世界互联网大会上,互联网医院获得习近平总书记的高度评价,引起社会广泛关注。截至2017年3月31日,全国互联网医院共有68家,主要形式有两种:一是以实体医院为基础的互联网医院;二是以建线上平台为主的互联网医院,互联网医院的深度及广度正不断发展中。

互联网医院通过网络方式展现在人们面前,连接了传统医疗无法比拟的医生资源及患者数量,重构了医疗市场的价值体系,促进了优势卫生医疗资源下沉基层,加快了我国医疗体制改革,有助于缓解大众"看病难、看病贵"的问题,是一项造福社会的新型医疗服务。新事物的发展需要全社会给予更多的关注与支持,网络医院的发展与完善需要各行业不断探索,在不久的未来,让人们享受到互联网医疗行业高速发展带来的实惠。

（三）建设必要性

1. 总述

互联网医院可以更好地让广大群众享受到方便、及时的诊疗服务,弥补医院院内医疗服务受时空限制的局限性,同时提升医疗服务的效率,扩大医院服务的辐射范围,与此同时可以创新医疗服务的模式,加强医患互动,改善医患关系,提升医生价值,进而促进实体医院优势医疗资源下沉基层,推进分级诊疗体系的建设,有助于缓解大众"看病难、看病贵"的问题。

2. 患者需求

随着人们生活水平的提高和我国老年化社会的来临,人们的健康意识越来越强,健康素养越来越高,健康管理的需求越来越大,人们希望获得更加优质、高效、便捷的医疗健康服务,在互联网高度发达的今天,互联网医院的建设能满足患者多层次、多元化医疗健康需求,让医疗健康服务更加容易获得,提高居民健康服务的获得感和体验感,提升人们的健康水平。

3. 医院需求

面对日益增大的医疗群体及其对更高水平医疗服务的追求,医疗机构必须建立科学的组织架构、完善的管理制度、规范的业务流程来驱动医院的各项业务,以医院的效率为核心,以居民的需求和满意为目标,对医院的业务流程进行整合与再造,使医院的服务软环境得到提升和改善。而互联网医院的建设给医院带来了新的契机,通过先进的互联网技术来构建互联网医疗服务平台,不仅可以更加有效地整合医疗资源,而且可以将医院服务延伸到院外,让医院与居民连接在一起。要利用信息化手段,让居民获得更加优质、高效、便捷的医疗卫生服务,成为"互联网＋医疗"的受益者。推进互联网医疗服务平台的建设,有利于医疗卫生资源整合,有利于提高医疗服务的可及性和公共卫生的均等性,有利于提高医疗卫生机构的服务能力,改善服务,提高质量,合理控费。

4. 医生需求

在互联网高度发展的今天,各级别各专科的医生可以利用互联网随时随地与患者进行互动沟通,加强患者管理,改善医患关系,增强医患之间的黏性,提升医生的服务效率和品牌影响力,充分发挥自己的价值。

二、组织架构

(一)组织结构

根据相关政策文件要求,以人民群众多层次、多元化医疗健康需求为导向,医院应本着平等互信、长期连续、全面多元、协同共进、优势互补、协作共赢的合作原则,以"互联网＋医疗健康服务"为主要突破点,统筹资源、协作创新,建立互联网医院组织架构,如图 25-32 所示。

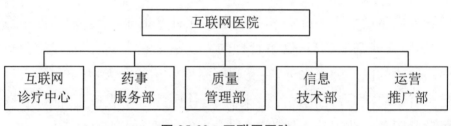

图 25-32 互联网医院

(二)互联网生态链运营监管

1. 互联网诊疗中心

由医院临床科室医生兼职在互联网医院提供图文和电话问诊服务,每日按需排班,在互联网诊疗中心坐诊,提供实时视频问诊服务。

2. 药师服务部

医院药师负责在线审核处方,确保业务时间至少有 1 名药师在岗审核处方。

3. 质量管理部

医院医务科同时负责互联网医院的医疗质量、医疗安全、电子病历、业务投诉等的管理。

4. 信息技术部

平台提供互联网医院信息平台日常维护、系统升级等技术服务,确保互联网医院系统稳定运行并满足业务不断发展的需要。

5. 运营推广部

组建互联网运营团队,提供互联网医院宣传推广、活动策划、客服中心等运营服务,促进互联网医院业务良好运转。

6. 客服体系

成立互联网医院客服小组,工作日内实时监控业务交易情况。一旦发现医生发起转诊或者会诊操作,如在 10 min 内目标医生未响应,客服小组将通过电话的方式联系目标医生,确保平台信息沟通畅通。

7. 运营体系

院方指定运营推广负责人,明确职责,借助媒体宣传的影响力,短时间内快速吸引用户注册,并鼓励用户使用产品核心功能。为更好开展运营推广工作,根据供需要求制定详细的运营推广计划,以项目组形式明确工作职责,快速推进个性化平台项目落地。建立专门运营团队,定期召开运营会议,一起探讨如何打造智慧健康云平台创新便民的典范。

8. 监管体系

医院组织医务部门人员建立互联网业务监督管理体系,制定包括人员管理、设备管理、专家管理、收费管理、病历资料管理、网络信息安全管理和患者隐私保护等方面的规章制度;制定与"互联网 + 医疗健康"服务项目相适应的服务流程、操作规程及岗位职责等。确保医疗质量和安全,维护患者合法权益和保护患者隐私,患者应当提供真实病情。

医院将当地各相关行政管理部门监督电话和医院职能科室电话在其"互联网 + 医疗健康"服务平台进行公告,接受社会监督。医院建立在线投诉受理服务平台,接受、处理患者、医疗机构的投诉、咨询、建议。为了保证互联网医院服务的质量,医务部门向社会公布服务监督投诉电话或者其他监督方式,及时受理和处置违法违规互联网诊疗服务举报。发现不符合规范的诊疗行为的,及时进行警告处分并告知医院和有关主管部门。

三、服务内容

（一）互联网＋医养结合

强化政策引导，依托人工智能、大数据和新一代互联网技术整合医院、社区、养老机构的医养护资源，通过打造医养结合、四元联动、远程协作的平台，创新医养结合服务新模式，满足老年人群多层次、多元化的健康养老需求。

1. 高效配置医疗服务资源，提升医疗资源利用率

根植"互联网＋"于医养结合体系，从关爱老年人的健康出发，重新审视医疗服务和养老的关系，认真查找医疗和养老服务中存在的供需矛盾，研判解决办法，高效合理配置医疗资源。不断扩大互联网技术在医养结合中的远程监控、远程诊疗、远程健康管理等方面的应用，为医养服务机构赋能。基于互联网技术的新型诊治模式、决策模式、线上服务模式、数据共享模式，为老年人提供专业化、持续性的低成本照护养老服务，让老人拥有更好的医疗体验成为可能。

（1）互联网＋远程医疗协同。以老年人健康为中心，通过平台为医养结合机构提供远程诊疗指导，包括失能老人长期照护指导、医疗护理指导等，全面提升医养结合服务质量和水平。

（2）互联网＋健康管理服务。支撑老年人群开展自我健康管理。结合居民日常健康管理和慢病康复治疗需要，支持院内外健康档案共享，提供个性化的健康维护和管理建议，支持家庭日常治疗计划与管理。

（3）互联网＋药事管理服务。医师可以对复诊老年人群、出院老年人群在线开具部分常见病、慢性病处方，可有效解决老年人群，尤其是受身体健康条件制约不便定期到院复诊的问题。

（4）互联网＋健康科普。建立网络科普平台，老年人群（家属）可通过协同平台查看医学资讯，达到普及医学知识、促进健康教育的目的。

2. 优化配置养老服务资源，提升康复护理专业水平

养老机构可利用"互联网＋"搭建养老信息平台，完善老年信息数据库，建立智能化＋远程探视、老年评估护理服务等系统，把线上与线下的医疗资源、养老资源相结合。线上通过远程医疗提供优秀专家会诊服务，通过移动无线互联技术开展医护监控和服务。线下有居家养老服务中心、社区卫生站、照护中心等实体机构上门服务，互联互通，提高医疗养老服务的便捷性、精准性、舒适性。

（1）互联网＋远程探视。当老年患者在各类养老机构或医养结合医院住院时，出于医疗安全管理的综合考虑，医院可能减少或不允许家属探视，平台将为患者家属提供在线视频的方式，实现远程探视功能。

（2）互联网＋老年评估护理服务。打造医院、社区、养老机构、居家综合护理评估服务体系，根据各层级的评估结果自动匹配老年人服务需求。

3. 大力推进医养人才资源高效共享体系建设，全面提升医养结合服务质量和水平

通过互联网＋医疗体系建设，盘活区域闲置或低效利用的医疗服务专业资源，依托"线上申请＋线下服务"的方式，为离院群体提供专业康复、护理服务，延伸医疗服务机构为慢病管理、疾病预防、健康管理等领域服务的能力。发挥社区在互联网＋医养结合方面的重要作用，构建预防型区域养老服务体系，加强对老年群体前期健康管理与干预，缓解区域养老压力。

互联网＋带教培训服务。采取远程教学等多种方式对各类养老机构/医养结合机构管理及服务人员进行专业培训，加强医养结合机构专业人才队伍能力建设。

（二）互联网远程会诊中心

患者在基层卫生院就诊且病情复杂时，可由基层卫生院医生向上级医院医生发起远程会诊申请，实现疑难检查病例的远程会诊支持、移动会诊支持。机构间远程会诊的请求方为基层医院的医生，被邀方为市级人民医院或者省级三甲医院的医生。

远程会诊分为三种模式，医生可根据不同的需要使用三种不同的模式：

（1）非交互式会诊：不支持音视频通信、文字聊天功能，仅对发起方提交的病例资料进行会诊。

（2）交互式会诊（普通）：支持音视频通信及文字聊天功能。

（3）交互式会诊（协同）：支持音视频通信、文字聊天、文档共享、白板注释等功能。

（三）互联网远程专家门诊

互联网专科门诊是指将三级实体医院专科门诊前移至基层，互联网医院专科门诊医生和基层医院医生利用互联网视频的方式，联合对基层医院患者进行诊疗，患者的信息在联合诊疗过程中实现可视化共享。患者在基层医院医生处进行就诊，互联网医院专科门诊医生通过视频查阅患者的资料和状态，同时指导接诊医生对患者进行体检，根据了解的病症指导接诊医生对患者进行诊断和治疗。

上下级专家根据各自的时间进行排班，平台进行智能化时间匹配，基层医院医生根据匹配时间帮助患者预约互联网专科门诊的专家资源，互联网专科门诊与医院现有门诊业务打通，线下患者与互联网专科门诊患者同时排队候诊。

（四）在线咨询

支持医务人员对复诊患者、出院患者，通过在线图文、音视频沟通的方式进行就医咨询、续方、用药指导、康复管理、健康教育。同时支持医务人员通过APP对诊疗、康复过程中的患者进行日常随访、专病随访、护理随访、家庭随访。

（五）远程影像诊断中心

1. 影像数据采集与归档

将接入互联网医技平台的各医疗机构的影像数据通过网络上传至中心平台服务器进行长期保存，中心平台服务器使用大容量、高可靠性的存储设备，可以实现海量数据存储。区域中各医疗机构的影像数据存储到中心平台数据服务器中，使得对区域性的影像数据进行分类、汇总，病案讨论，病案跟踪，个性化病案管理成为可能，为进行区域化的教学研究、相关部门制定医疗相关政策法规提供数据支持。

2. 影像数据共享与交互

建立互联网影像中心平台的影像信息交换基本服务，从而形成区域各医疗机构患者影像检查信息的统一交换服务。

3．影像数据综合监管

基于互联网影像中心平台的影像数据综合监管，用于日常业务数据的综合统计管理、业务协同费用核对以及运营监控管理。

4．影像协同业务流转

通过建设区域影像数据中心，作为中心枢纽集中存储基层上传的数据资料，同时将诊断中心的报告回传至基层医院，实现整个区域内影像信息的流转。

（六）超声远程诊断中心

1．超声数据采集与归档

将接入互联网超声中心平台的各医疗机构的超声数据通过网络上传至中心平台服务器进行长期保存，中心平台服务器使用大容量、高可靠性的存储设备，可以实现海量数据存储。区域中各医疗机构的超声数据存储到中心平台数据服务器中，使得对区域性的超声数据进行分类、汇总，病案讨论，病案跟踪，个性化病案管理成为可能，为进行区域化的教学研究、相关部门制定医疗相关政策法规提供数据支持。

2．超声数据共享与交互

建立互联网超声中心平台的超声信息交换基本服务，从而形成区域各医疗机构患者超声检查信息的统一交换服务。

3．超声数据综合监管

基于互联网超声中心平台的超声数据综合监管，用于日常业务数据的综合统计管理、业务协同费用核对以及运营监控管理。

4．超声协同业务流转

通过建设区域超声数据中心，作为中心枢纽集中存储基层上传的数据资料，同时将诊断中心的报告回传至基层医院，实现整个区域内超声信息的流转。

（七）心电远程诊断中心

1. 心电数据采集与归档

将接入互联网心脑电中心平台的各医疗机构的心脑电数据通过网络上传至中心平台服务器进行长期保存,中心平台服务器使用大容量、高可靠性的存储设备,可以实现海量数据存储。区域中各医疗机构的心脑电数据存储到中心平台数据服务器中,使得对区域性的心脑电数据进行分类、汇总,病案讨论,病案跟踪,个性化病案管理成为可能,为进行区域化的教学研究、相关部门制定医疗相关政策法规提供数据支持。

2. 心电数据共享与交互

建立互联网心脑电中心平台的信息交换基本服务,从而形成区域内各医疗机构患者心脑电检查信息的统一交换服务。

3. 心电数据综合监管

基于互联网心脑电中心平台的心脑电数据综合监管,用于日常业务数据的综合统计管理、业务协同费用核对以及运营监控管理。

4. 心电协同业务流转

通过建设区域心电数据中心,作为中心枢纽集中存储基层上传的数据资料,同时将诊断中心的报告回传至基层医院,实现整个区域内心电数据的流转。

（八）病理远程诊断中心

1. 病理数据采集与归档

把区域内分散在各医疗机构内病理系统的数据,通过采集、交换、归并与共享,按需集中到统一的区域病理数据中心,一方面将业务数据集中管理,并实现数据流转的质量控制,另一方面通过数据进行整合,以满足不同层次的应用系统的需要。以病理数据为核心,实现对检验数据的有效整合,并采用分布与集中相结合的数据存储方式,真正解决信息孤岛、信息烟囱等问题,实现区域范围内信息的互联互通。

2. 病理数据共享与交互

通过建立区域病理中心,利用网络系统把区域内各医疗机构实验室及患者就医信息链接起来,通过建立合一互联网病理中心平台,有效地统一区域内病理报告,真正意义上实现区域内的"一单通",实现医学病理结果同城互认,充分发挥区域内设备、技术、人才优势,提高检测效率,减少患者在本地区的重复检验,减轻患者的经济负担。

3. 病理数据综合监管

基于建立互联网病理中心平台的病理数据综合监管,用于日常业务数据的综合统计管理、业务协同费用核对以及运营监控管理。

(九)检验远程诊断中心

1. 检验数据采集与存储应用

区域内一级的医院实行集中模式,共享同一个服务器,这样方便数据的统一管理、方便操作、节约成本;充分发挥区域 LIS 数据交互平台的优势,方便医院站点的横向扩展和业务的纵向扩展。一方面数据集中抽取到区域 LIS 数据交互平台后,易于共享,安全性更高,也更加便于维护;另一方面数据集中抽取,开发简单,易实施、易维护;医院投入少、维护量小,减少重复投入。各社区端医院可通过由中心交互平台提供的 WEB 门户,来调阅和查看患者相关的检验报告。

2. 检验数据监管统计应用

标本流转监控实行统一管理;简化工作流程,尽量提高各分院和中心标本的流转速度,提高办公效率;资源共享,实现各种信息的整合,建立各个部门之间信息流通的途径。

3. 检验标本流转及报告回传应用

常规项目由各医疗机构自行开展,而日常标本量较少、试剂成本较高的项目,如生化、免疫等项目,由上级医疗机构进行集中检测,可大大提高设备、试剂、耗材利用率,更有利于质量控制和保证。完成的检验报告通过区域检验中心平台回传至委托医疗机构。支持实验室样本流转全流程条码,支持各类仪器通过条形码对检验标本进行自动识别、接收、分析、处理,涉及医嘱下载、条码打印、标本确认、标本签收和标本录入等。

（十）互联网＋科研教学服务中心

建立医疗健康教育培训平台，提供视频点播、会议直播、手术直播等多样化的医学在线课程和医学教育。在医联体或区域内开展在线病例讨论、大查房，鼓励医疗工作者开展疑难杂症及重大疾病病例探讨交流，提升业务素质。建立网络科普平台，利用互联网提供健康科普知识精准教育，普及健康生活方式，提高患者自我健康管理能力和健康素养。

（十一）互联网＋健康管理服务中心

支持患者开展自我健康管理，结合居民日常健康管理和慢病康复治疗需要，支持院内外疾病信息共享，提供个性化的健康维护和管理建议，支持家庭日常治疗计划与管理。基于移动医疗终端和可穿戴等设备，应用智能健康评估模型，通过院内院外数据的采集和融合，基于大数据分析，开展个性化营养学、身体健康管理、精神健康管理。为糖尿病、高血压、心脑血管疾病等慢病患者提供定制化的健康管理服务。

四、互联网服务体系

对标国家互联网医院标准，根据行业主管部门要求，明确互联网医疗服务业务的操作规范，建立服务标准、质量与安全监督体系、绩效考核方法等规范性制度，促进互联网诊疗的各项服务安全规范。

（一）服务流程及规范

（1）医院与医院、基层医疗卫生服务机构等医疗机构之间开展"互联网＋医疗健康"服务的，应签订合作协议，约定合作目的、合作条件、合作内容、合作方式、服务流程、双方权利义务、医疗损害风险和责任分担等事项。

（2）医院向患者直接开展"互联网＋医疗健康"服务的，需在患者实名制注册时提供服务协议，约定服务内容、服务流程、双方权利义务、医疗损害风险和责任分担等事项。

（3）医院可以向下列情形的患者提供"互联网＋医疗健康"服务：

① 医药健康咨询。

② 普通常见病、多发病患者。

③ 诊断明确的门、急诊患者，诊治后病情稳定，无需住院但须长期跟踪管理的患者。

④ 确诊慢性疾病的患者。

⑤ 各类手术后、危重症经规范治疗后，需康复医疗或定期复诊的患者。

（4）医院不得向下列情形的患者提供"互联网＋医疗健康"服务：

① 因触犯刑法和法律尚未自首或服刑者。

② 正在制造、提供或使用虚假信息者。

③ 患者要求超出互联网医院提供服务的范围。

④ 拒绝支付相关服务费用的患者。

⑤ 卫生健康行政部门规定的其他情形。

（5）医院可向初诊患者提供信息查询、预约挂号、咨询服务、在线支付等服务。医院可向复诊患者、出院患者提供咨询、康复指导、健康管理、随访、预约挂号、在线支付等服务。医院可向已确诊的慢性病患者提供在线处方服务。

（6）提供"互联网＋医疗健康"服务的执业医师，必须按照规范要求，严格执行医师工作职责：

① 严格执行首诊医师负责制。

② 询问病史、检查报告，做出初步判断。

③ 根据初步判断结果，建议患者进一步检查或给出治疗建议。

④ 对复诊患者、出院患者在线开具部分常见病、慢性病处方。

⑤ 进一步检查诊断未明确者，医师应请上级医师诊视、建议专科就诊或建议入院诊治。

（二）互联网医院人员资质

互联网医院需完成服务人员的配置，包括执业医师、执业护士、执业药师、运营服务人员等。

1. 执业医师

执业医师主要来自于实体医院和其协作单位医院，也可以对满足资质要求的医生进行开放。互联网执业医师的要求如下：

（1）在线提供"互联网＋医疗健康"的医师，需取得执业医师资格后，具备至少3年线下临床工作经验。

（2）在线提供"互联网＋医疗健康"的医师提供的医疗服务项目必须与本人执业范围、专业技术一致。

（3）有良好的业务素质和执业品德。

（4）遵守医院"互联网＋医疗健康"服务流程及各项规章制度。

（5）医师的线下注册及管理应严格执行《中华人民共和国执业医师法》《医疗机构管理条例》。

2．执业药师

执业药师主要来自于实体医院和其协作单位医院，也可以对满足资质要求的药师进行开放。互联网执业药师的要求如下：

（1）在线提供"互联网＋医疗健康"的药师，需取得执业药师资格，有至少3年线下临床药学工作经验。

（2）有良好的业务素质和执业品德。

（3）遵守医院"互联网＋医疗健康"服务流程及各项规章制度。

3．执业护士

执业护士主要来自于实体医院和其协作单位医院，也可以对满足资质要求的护士进行开放。互联网执业护士的要求如下：

（1）在线提供"互联网＋医疗健康"的护士，需取得执业护士资格，有至少3年线下护理工作经验。

（2）有良好的业务素质和执业品德。

（3）遵守医院"互联网＋医疗健康"服务流程及各项规章制度。

4．监管人员

业务监管人员主要来自于医院医务部，应完成对各项互联网诊疗服务业务的监督管理，完善服务规范和服务标准，处理投诉和处理医疗纠纷。

5．运营客服人员

运营客服主要来自于第三方服务提供商，主要包括运营人员、客服人员和系统管理员。运营人员主要负责业务的运营，制定运营任务并落实，促进互联网医院的运行和发展。客服人员包括线上服务和线下服务人员，主要负责线上电话和网络的客服服务，线下患者到医院的引导和分诊服务。系统管理员主要负责整个信息平台的系统运维管理。

第四节　信息安全保障

　　信息系统比传统的实物资产更加脆弱，所以更容易受到损害，更应该加以妥善保护。随着互联网和网络技术的发展，信息安全面临着更大的风险和挑战。因此，信息安全保障体系应运而生，其主要目的是通过信息安全管理体系、信息安全技术体系以及信息安全运维体系的综合建设，使信息系统的安全风险可防、可控，进一步保障信息系统运行的安全性、可靠性、稳定性、高效性。

一、信息安全建设参照

　　信息安全管理体系建设是组织在整体或特定范围内建立信息安全方针和目标，以及完成这些目标所用的方法体系。它包括信息安全组织和策略体系两大部分，通过信息安全治理来实现具体的建设目标。

　　信息安全的组织体系是指为了在某个组织内部完成信息安全的方针和目标而组成的特定的组织结构，其中包括决策、管理、执行和监管机构四部分。

　　信息安全的策略体系是指信息安全总体方针框架、规范和信息安全管理规范、流程、制度的总和。

（一）遵循五个相关国内国际标准

在信息安全保障体系的建立过程中充分遵循国内国际的相关标准：

（1）《信息安全技术网络安全等级保护基本要求》（GBT 22239—2019）。

（2）《信息系统灾难恢复规范》（GBT 20988—2007）。

（3）《数据中心设计规范》（GB50174—2017）。

（4）《IT 流程控制管理》（COBIT）。

（5）《IT 流程与服务管理》（ITIL/ISO20000）。

（二）四个信息安全保障体系

1. 信息安全组织保障体系

建立信息安全决策、管理、执行以及监管的机构,明确各级机构的角色与职责,完善信息安全管理与控制的流程。

2. 信息安全管理保障体系

这是信息安全组织、运作、技术体系标准化、制度化后形成的一整套关于信息安全的管理规定。

3. 信息安全技术保障体系

综合利用各种成熟的信息安全技术与产品,实现不同层次的身份鉴别、访问控制、数据完整性、数据保密性和抗抵赖性等安全功能。

4. 信息安全运维保障体系

在信息安全管理体系规范和指导下,通过安全运行管理,规范运行管理、安全监控、事件处理、变更管理过程,及时、准确、快速地处理安全问题,保障业务平台系统和应用系统的稳定可靠运行。

（三）三道防线

1. 第一道防线

由管理体系、组织体系、技术保障体系构成完备的安全管理体制与基础安全设施,形成对安全苗头进行事前防范的第一道防线,为业务安全运行打下良好的基础。

2. 第二道防线

由技术保障体系、运维体系构成事中控制的第二道防线。通过周密的生产调度、安全运维管理、安全监测预警,及时排除安全隐患,确保业务系统持续、可靠的运行。

3. 第三道防线

由技术体系构成事后控制的第三道防线。针对各种突发灾难事件,对重要信息系统建立灾备系统,定期进行应急演练,形成快速响应、快速恢复的机制,将灾难造成的损失降低到组织可以接受的程度。

（四）四大保障目标

1. 信息安全

保护政府或企业业务数据和信息的机密性、完整性和可用性。

2. 系统安全

确保政府或企业网络系统、主机操作系统、中间件系统、数据库系统及应用系统的安全。

3. 物理安全

使业务和管理信息系统相关的环境安全、设备安全及存储介质安全的需要得到必要的保证。

4. 运行安全

确保业务和管理信息系统的各种运行操作、日常监控、变更维护符合规范操作的要求，保证系统运行稳定可靠。

（五）信息安全保障管理体系

根据信息安全总体框架设计，结合风险评估的结果以及该组织的信息系统建设的实际情况，参照相关标准建立信息安全管理体系的三、四级文件，具体包括：

1. 资产管理

信息系统敏感性分类与标识实施规范及对应表单、信息系统分类控制实施规范及对应表单。

2. 人力资源安全

内部员工信息安全守则、第三方人员安全管理规范及对应表单、保密协议。

3. 物理与环境安全

物理安全区域划分与标识规范及对应表单、机房安全管理规范及对应表单、门禁系统安全管理规范及对应表单。

4. 访问控制

用户访问管理规范及对应表单、网络访问控制规范及对应表单、操作系统访问控制规范及对应表单、应用及信息访问规范及对应表单、移动计算及远程访问规范及对应表单。

5．通信与操作管理

网络安全管理规范及对应表单、Internet 服务使用安全管理规范及对应表单、恶意代码防范规范、存储及移动介质安全管理规范及对应表单。

6．信息系统获取与维护

信息安全项目立项管理规范及对应表单、软件安全开发管理规范及对应表单、软件系统漏洞管理规范及对应表单。

7．业务连续性管理

业务连续性管理过程规范及对应表单、业务影响分析规范及对应表单。

8．符合性

行业适用法律法规跟踪管理规范及对应表单。

最终形成整体的信息安全管理体系，符合整个组织的战略目标、远景、组织文化和实际情况并做相应融合，在整个实施过程还需要进行全程的贯穿性培训，将整体信息安全保障体系建设的意义传递到组织的每个角落，提高组织整体信息安全意识。

二、信息安全等级保护体系建设

医院信息安全等级保护体系建设相关内容如表 25-29 所示。

表 25-29　医院信息安全等级保护体系建设

模　块	内　容
用户身份鉴别	应对系统中的用户进行身份标识和鉴别。在每一个用户注册到系统时，采用用户名和用户标识符标识用户身份，并确保在系统整个生存周期中用户标识的唯一性。在每次用户登录系统时，采用受安全管理中心控制的口令、令牌、生物特征、数字证书以及其他具有相应安全强度的两种或两种以上的组合机制进行用户身份鉴别，并对鉴别数据进行保密性和完整性保护

模　块	内　容
访问控制	对系统中主要的主、客体进行安全标记,按安全标记和强制访问控制规则,对确定主体访问客体的操作进行控制
系统安全审计	记录系统的相关安全事件。审计记录包括安全事件的主体、客体、时间、类型和结果等内容。提供对审计记录查询、分类、分析和存储保护功能;确保对特定安全事件进行报警;确保审计记录不被破坏或非授权访问。为安全管理中心提供接口;对不能由系统独立处理的安全事件,提供由授权主体调用的接口
数据完整性、保密性保护	应采用密码等技术支持的完整性校验机制,检验存储和处理的用户数据的完整性,以发现其完整性是否被破坏,且在其受到破坏时能对重要数据进行恢复;采用密码等技术支持的保密性保护机制,对在安全计算环境中存储和处理的用户数据进行保密性保护
客体安全重用	应采用具有安全客体复用功能的系统软件或具有相应功能的信息技术产品,对用户使用的客体资源在重新分配前,对其原使用者的信息进行清除,以确保信息不被泄露
可信验证	可基于可信根对计算节点的 BIOS、引导程序、操作系统内核、应用程序等进行可信验证,并在应用程序的关键执行环节对系统调用的主体、客体、操作可信验证,并对中断、关键内存区域等执行资源进行可信验证,在检测到其可信性受到破坏时采取措施恢复,并将验证结果形成审计记录,送至管理中心。 (1) 可信验证:应采用具有网络可信连接保护功能的系统软件或具有相应功能的信息技术产品,在设备连接网络时,对源和目标进行平台身份鉴别、平台完整性校验、数据传输的保密性和完整性保护等。 (2) 配置可信检查:应将系统的安全配置信息形成基准库,实时监控或定期检查配置信息的修改行为,及时修复和基准库中内容不符的配置信息。 (3) 入侵检测和恶意代码防范:应通过主动免疫可信计算检验机制及时识别入侵行为和病毒,并将其有效阻断

续表

模　块	内　容
区域边界访问控制及包过滤	在安全区域边界设置自主和强制访问控制机制,应对源及目标计算节点的身份、地址、端口和应用协议等进行可信验证,对进出安全区域边界的数据信息进行控制,阻止非授权访问;根据区域边界安全控制策略,通过检查数据包的源地址、目的地址、传输层协议、请求的服务等,确定是否允许该数据包进出该区域边界
区域边界安全审计	应在安全区域边界设置审计机制,由安全管理中心集中管理,并对确认的违规行为及时报警
区域边界完整性保护	在区域边界设置完整性保护机制,探测非法外联和入侵行为,并及时报告安全管理中心
可信验证	可基于可信根对计算节点的 BIOS、引导程序、操作系统内核、区域边界安全管控程序等进行可信验证,并在区域边界设备运行过程中定期对程序内存空间、操作系统内核关键内存区域等执行资源进行可信验证,并在检测到其可信性受到破坏时采取措施恢复,将验证结果形成审计记录,送至管理中心
通信网络安全审计	应在安全通信网络设置审计机制,由安全管理中心集中管理,并对确认的违规行为进行报警
通信网络数据传输完整性、保密性保护	应采用由密码技术支持的完整性校验机制,以实现通信网络数据传输完整性保护及数据传输保密性保护,并在发现完整性被破坏时进行恢复
可信连接验证	通信节点应采用具有网络可信连接保护功能的系统软件或可信根支撑的信息技术产品,在设备连接网络时,对源和目标进行平台身份、执行程序及其关键执行环节的执行资源进行可信验证,并将验证结果形成审计记录,送至管理中心
系统管理	可通过系统管理员对系统的资源和运行进行配置、控制和可信及密码管理,包括用户身份、可信证书及密钥、可信基准库、系统资源配置、系统加载和启动、系统运行的异常处理、数据和设备的备份与恢复等。 应对系统管理员进行身份鉴别,只允许其通过特定的命令或操作界面进行系统管理操作,并对这些操作进行审计

续表

模　块	内　容
安全管理	应通过安全管理员对系统中的主体、客体进行统一标记,对主体进行授权,配置可信验证策略、维护策略库和度量值库。 应对安全管理员进行身份鉴别,只允许其通过特定的命令或操作界面进行安全管理操作,并进行审计
审计管理	应通过安全审计员对分布在系统各个组成部分的安全审计机制进行集中管理,包括根据安全审计策略对审计记录进行分类;支持按时间段开启和关闭相应类型的安全审计机制;对各类审计记录进行存储、管理和查询等。应对审计记录进行分析,并根据分析结果进行处理。 应对安全审计员进行身份鉴别,只允许其通过特定的命令或操作界面进行安全审计操作
实现效果	划分内外网运维管理区,对内外网资产进行安全管理及运维,同时日志审计系统、网络版杀毒、补丁分发系统,安全感知平台的部署实现可视化、智能化
安全策略和管理制度	根据单位信息安全管理工作的特点,制定信息安全工作的总体方针和安全策略,明确安全管理工作的总体目标、范围、原则和安全框架等。根据安全管理活动中的各类管理内容建立安全管理制度,并由管理人员或操作人员对日常执行的管理操作建立操作规程,形成由安全策略、管理制度、操作规程等构成的全面的信息安全管理制度体系,从而指导并有效地规范各级部门的信息安全管理工作。通过制定严格的制度规定与发布流程、方式、范围等,定期对安全管理制度进行评审和修订。安全的管理制度可以在很大程度上防止由于人为因素导致的安全性问题,同时,对一个信息网络系统来说,管理制度需要结合系统的特点以及系统所处环境的特殊性进行考虑
安全管理机构和人员	建立符合单位部门机构设置和人员分工特点的信息安全管理组织体系,成立信息安全管理小组等信息安全管理机构,明确信息安全管理机构的组织形式和运作方式,建立高效的安全管理机构,设立系统管理员、网络管理员、安全管理员等岗位,定义各个工作岗位的职责,并从人员配备、授权和审批、沟通和合作、审核和检查、人员录用、人员离岗及安全意识教育和培训各方面进行管理落地

模　块	内　容
安全建设管理	以信息安全管理工作为出发点,充实完善信息系统工程建设管理制度中有关信息安全的内容。涉及信息系统等级保护的定级、安全方案设计、产品采购和使用、自行软件开发、外包软件开发、工程实施、测试验收、系统交付、服务供应商管理等方面。从工程实施的前期、中期、后期的初始定级设计到验收测评的整个工程周期中融入信息安全管理的策略和内容,并强化对信息系统软件的开发过程和软件交付的安全指导和检测
安全运维管理	根据医院信息安全管理制度体系框架中有关信息系统安全运维的有关制度规定,利用物理环境、网络系统、信息安全防护等运行维护管理、监测和审计的系统和功能,并发挥安全监控管理中心作用,不断完善系统运维安全管理的措施和手段,强化运维安全管理的科学规范,具体包括:环境管理、资产管理、介质管理、设备维护管理、漏洞和风险管理、网络与系统安全管理、恶意代码防范管理、配置管理、密码管理、变更管理、备份与恢复管理、安全事件处置、应急预案管理及外包运维管理等内容,确保系统安全稳定运行。 重点要进一步建立和完善网络系统安全漏洞的日常扫描、检测评估和加固,系统安全配置变更,恶意代码病的监测防护,网络系统运行的日志审计记录和分析,数据的备份和恢复,安全事件的监测通报和应急响应等机制,并注重对安全策略和机制有效性的评估和验证

三、互联网医院安全保障

(一)系统安全

"互联网＋医疗健康"服务系统提供用户身份认证、系统角色、操作权限、操作审计、数据加密传输功能,确保系统的数据安全、应用安全、通信安全。互联网医院服务平台需要与医院内部的门诊预约、缴费、检查预约等系统进行集成。

(1)互联网医院服务平台需要部署在医院的 DMZ 区或外联网区,并通过加固的网络通道与医院内部网络进行通信。

（2）平台使用的视频采集设备、显示设备及便携式监测设备符合相关的行业标准与规范。

（3）互联网医院服务平台应用数字证书服务、数字签名验证服务、电子签章和时间戳服务等技术，从"可信身份、可信行为、可信数据和可信时间"四个范畴搭建可信医疗服务平台，从而真正实现"互联网＋医疗健康"服务的可信业务环境建设。

（4）互联网医院服务平台按照信息系统等级保护三级（或以上）的要求进行安全建设，安全设计遵循已颁布的相关国家标准。通过安全体系的建立，首先满足用户管理及用户权限控制的需要，并为用户提供隐私保护，防止其个人信息泄露。此外，安全体系为所有医疗数据提供信息安全支持并就用户的操作行为进行审计追踪，保证信息的安全性和可溯源性。

（5）系统对传输的数据进行保密性和完整性保护。应用系统和设备自身WEB访问传输，采用 SSL 方式传输保护或数据自身加密；远程网络通信传输建议采用 VPN 方式、数据自身加密；数据保护采用加密算法对传输数据加密，数据校验采用完整性校验保证数据传输的完整性，保护算法须支持国密算法。

（二）安全管理

（1）提供针对互联网医院服务平台、智能医疗设备以及关键信息基础设施、数据应用服务的信息防护，对仪器、设备、设施、信息系统进行定期检测、登记、维护、改造、升级，确保"互联网＋医疗健康"服务系统处于正常运行状态，满足开展"互联网＋医疗健康"服务的需要。

（2）互联网医院服务平台符合国家相关技术标准、规范和信息安全等级要求，确保网络信息质量和安全。

（3）医院需对"互联网＋医疗健康"服务全过程全程留痕，同时向监管部门开放端口，接受监管。

（4）"互联网＋医疗健康"服务数据包括"互联网＋医疗健康"服务过程中使用和产生的业务数据和管理数据（服务对象信息、病历资料、服务过程资料、音视频记录、行政管理、服务统计等）。

（5）医院将患者各种病历资料、专家医师意见单以及相关资料的统计数据存档管理。依据《医疗机构管理条例实施细则》第 53 条规定，各种病历的保存期不得少于 15 年。

（6）"互联网＋医疗健康"服务数据采集、存储、处理、应用、共享、开放及其相关管理服务活动,做到管控和追溯合一;严格执行信息安全和健康医疗数据保密规定,建立完善的个人隐私信息保护制度,严格管理患者信息、用户资料、基因数据等。

（7）患者信息等敏感数据应存储在境内;确需用于科研的,应依照有关规定进行安全评估。

（8）安全体系以安全技术、安全管理为要素进行框架设计:

① 从网络安全（基础网络安全和边界安全）、主机安全（终端系统安全、服务端系统安全）、应用安全、数据安全几个层面实现安全技术类要求。

② 从安全管理制度、安全管理机构、人员安全管理、系统建设管理和系统运维管理几个层面实现安全管理类要求:

a. 安全技术从安全管理制度、安全管理机构、人员安全管理、系统建设管理和系统运维管理几个方面进行规范,具体参考《信息安全技术　网络安全等级保护基本要求》（GB/T 22239）、《基于居民健康档案的区域卫生信息平台技术规范》（WST 448—2013）中的相关内容。

b. 安全管理满足安全管理制度、安全管理机构、人员安全管理、系统建设管理和系统运维管理几个方面的要求,具体参考《信息安全技术　网络安全等级保护基本要求》（GB/T 22239）中的相关内容。

c. 隐私保护规范个人信息控制者在收集、保存、使用、共享、转让、公开披露等信息处理环节中的相关行为,消除个人信息非法收集、滥用、泄漏等乱象,最大限度地保障个人的合法权益和社会公共利益,满足《个人信息安全规范》（GB/T 35273—2017）、《人口健康信息管理办法（试行）》中的要求。

第五节　智慧医院建设保障制度

通过制定各项制度,从医院信息化建设责任部门管理、医院信息安全管理、信息化项目建设管理、信息系统运行保障管理和运营管理等方面强化管理,保障智慧医院建设有效推进。

一、部门管理制度

为加强医院信息化建设的规范化管理,保证信息系统的正常运行,保证医院信息化建设的持续、稳定、健康发展,根据有关加强卫生信息化建设工作要求,应制定医院信息化管理部门相关工作制度,主要包括:研究制定医院信息化工作的方针、政策、发展规划和信息标准;负责信息化工作的组织、协调、项目建设、管理、系统运维、系统培训和监督检查;负责机房的日常检查、网络维护、设备管理、安全保密等;规定部门负责人、系统管理员、网络管理员、研发人员等各岗位的工作职责;通过会议进行工作任务部署、进度沟通、方案讨论、人员调配等,规定会议的类型、频次、内容、纪律、会务管理各项要求。

二、信息安全制度

根据全院信息化建设各项政策、方针,为保障全院计算机网络信息安全,防止数据失密泄密事件发生,应制定安全、保密相关管理制度,主要包括:关于网络访问、计算机维修、密码管理、计算机病毒防控、数据调阅的安全规定;员工录用、培训、上岗、考核、转岗、离职等相关安全制度;外来人员对医院机房、信息系统、数据、网络访问授权管理;对各类计算机、网络、安全设备、电源、线路在采购、归属、登记、入库、申请使用、授权、维修、报废等各环节的安全保密要求;在计算机网络规划、接入、使用、改造、安全审计、例行检查等方面的安全管理制度;设计、实施、运维、漏洞扫描等应遵循的信息系统安全要求;对恶意代码防控进行系统策略配置、定期扫描查杀、人员职责、用户培训、数据库升级、疫情处理等规定;识别信息资产,制订备份计划,规定备份介质的管理规范,明确数据恢复方法;对安全事件进行分类、分级管理,制定安全事件发生时的通报、应对、事后处理机制,制定整改、备案、预防方案。

三、运行保障制度

为贯彻信息安全管理体系标准,保障医院信息系统的正常运行,保证患者的正常就医,最大限度地降低信息系统故障给医院工作和患者就医所造成的影响,应制定系统运行保障相关制度,主要包括:明确医院软件资产的配置、登记、申请、使用、维护、保管、处置等规定,落实专人负责,制订年度计划,规定风险防范注意事项;制定信息系统发生变更的类型、申请、审批、实施、验证全流程管理制度;制定信息系统应急预案,规定应急领导小组成员组成、预案启动条件、上报流程、各部门应急措施、故障处理、应急撤销、事件总结的各项要求。

四、项目管理制度

为高质量推进全院信息系统建设,有序、高效地开展各项信息化项目,保障系统稳定、安全运行,应制定系统建设管理制度,主要包括:全面贯彻执行医院信息化建设总体规划要求,制订并完善系统建设申请计划、需求调研、方案设计、申请审批、部署实施、管理维护和项目验收等系统建设业务流程;对因业务需求引起系统变更的情况,系统使用责任部门应根据业务实际分析形成系统变更需求申请,会同信息化工作管理部门和分管领导负责评审,通过后按照信息系统变更管理制度实施系统变更。

五、运营管理制度

为了保障互联网医院业务的安全、有序、高质的开展,实现互联网医院常态化开展连续、准确、有效的互联网医疗健康服务,打造线上线下一体化的互联网医疗健康服务新模式,提高医疗健康服务效率,推进分级诊疗体系形成,扩大医院业务的辐射范围和服务内涵,提高患者的满意度与体验感,提升医院的品牌,应制定并完善互联网医疗服务管理制度,主要包括:互联网医疗质量控制管理、患者知情同意与登记制度、在线处方管理制度、在线文书管理制度、在线复诊患者风险评估制度等。

通过本章的分析,我们可以看到,智慧医院是医疗健康服务与信息技术深度融合的成果,对医院运行管理、医疗服务模式、居民就医体验都产生了深刻影响,而未来将面临更多机遇和挑战,把握其趋势是未来医院发展的关键。

1. 政策利好,为建设智慧医院提供了保障

2018年4月,国务院制定出台《关于促进"互联网 + 医疗健康"发展的意见》(以下简称《意见》),明确了发展"互联网 + 医疗健康"的措施,主要包括健

全"互联网＋医疗健康"服务体系。2020年,面对突如其来的新型冠状病毒疫情,国家卫健委印发了《国家卫生健康委办公厅关于进一步完善预约诊疗制度加强智慧医院建设的通知》《国家卫生健康委办公厅关于加强信息化支撑新型冠状病毒感染的肺炎疫情防控工作的通知》,要求大力加强智慧医院建设,加快建立线上线下一体化的医疗服务新模式,不断提升患者就医体验,不断增强人民就医获得感。从发展"互联网＋"医疗服务、创新"互联网＋"公共卫生服务、优化"互联网＋"家庭医生签约服务、完善"互联网＋"药品供应保障服务、推进"互联网＋"医保结算服务、加强"互联网＋"医学教育和科普服务、推进"互联网＋"人工智能应用服务等方面,推动互联网与医疗健康服务融合,实现医疗、医药、医保"三医联动",不断完善"互联网＋医疗健康"支撑体系。从加快实现医疗健康信息互通共享、健全"互联网＋医疗健康"标准体系、提高医院管理和便民服务水平、提升医疗机构基础设施保障能力、及时制定完善相关配套政策等五方面,推动"做优存量"与"做大增量"相结合,既运用"互联网＋"优化现有医疗服务,又丰富服务供给,推动鼓励创新与防范风险相结合,促进互联网与医疗健康的融合创新、规范发展。同时,《意见》提出的一系列政策措施,明确了支持"互联网＋医疗健康"发展的鲜明态度,突出了鼓励创新、包容审慎的政策导向,明确了融合发展的重点领域和支撑体系,政策出台有利于深化"放管服"和供给侧结构性改革,缓解医疗卫生事业发展不平衡不充分的矛盾,满足人民群众日益增长的多层次多样化医疗健康需求。

2. 目标清晰,为建设智慧医院指明了方向

国家卫健委提出智慧医院建设的三大主要领域:第一个领域,以电子病历为核心的信息化的建设,引导电子病历和影像、检验等其他的系统实现互联互通、资源共享,建成面向医务人员的"智慧医疗"。第二个领域,面向患者的"智慧服务",提供智能导医分诊、预约挂号、预约诊疗候诊提醒、检验检查结果查询、诊间结算、移动支付等线上服务,让患者就医更加方便和快捷。第三个领域,面向医院管理的"智慧管理"。在"做优存量"方面,打通医院各存量系统,实现互联互通,形成一个有机的整体;在"做大增量"方面,从满足患者高效便捷的就医体验要求和精细化管理出发,不断开发研制上线新项目,促进医院精细化管理和智慧管理。医院将面临院内、院际之间的信息集成平台如何安全、有效地使用数据,数据访问授权管理,患者隐私保护,数据质量管理等方面的新问题。尤其是如何加强数据质量管理,对于实现数据的一致性、完整性、整合性、及时性、标准性、准确性还存在一定的困难,需要不断研究解决困难的方法。

3. 需求转变,为建设智慧医院形成强大的驱动

人民群众对于更高质量的健康服务需求已经从过去以治疗为主向以预防为主转化,健康诉求也体现为对生命全周期、多领域医养服务的迫切需要,医疗健康不再仅仅包括治疗,还包括预防、诊断、咨询、护理、康复等一系列专业化细分领域,同时也促进健康产业链进一步延伸拉长,所有这些都对医院提出了更严峻的挑战,驱动医院要实现医疗服务内容转变、医疗服务内涵扩大,并坚持为人民群众提供全方位、全周期健康服务是智慧医院的终极目标。

4. 责任担当,为建设智慧医院提供了内生动力

新型冠状病毒肺炎是近百年来人类遭遇的影响范围最广的全球性大流行病,对全世界来说是一次严重危机和严峻考验。面对前所未知、突如其来、来势汹汹的疫情,在党中央坚强领导下,全国人民无私奉献、团结协作,打赢了疫情防控阻击战。公共卫生事关国家安全和发展,事关社会政治大局稳定。建设"智慧医院"是构建强大的公共卫生体系不可或缺的关键环节,因此必须做到:一是创新建设完善智慧医院系统,总结医院信息化建设实践,充分发挥信息技术在现代医院建设管理中的重要作用,通过"智慧服务""电子病历""智慧管理"建设,构建医疗、服务、管理"三位一体"的智慧医院系统,为患者提供更高质量、更高效率、更加安全、更加体贴的医疗服务。二是必须大力推动互联网诊疗与互联网医院发展。总结新冠肺炎疫情期间开展互联网诊疗、建设互联网医院、运用远程医疗服务的有益经验,进一步推动互联网技术与医疗服务融合发展,不断丰富线上服务内涵,缓解线下诊疗压力,为疫情防控和改善就医体验创造有利条件。

5. 数据活用,为建设智慧医院数字化转型提供了驱动

随着机器学习、深度学习等技术的发展,数据中台逐渐引起关注,其建设的核心目标就是以用户为中心的持续规模化创新,而数据中台的出现,将会极大提升数据的应用能力,将海量数据转化为高质量数据资产,从而提供更具个性化和智能化的产品和服务。数据中台可在数据领域帮助医院不断增强沉淀数据的能力,其与 IT 系统是相互依托、相互赋能、相互促进的。数据中台需要IT 系统不断提供数据,而 IT 系统未来更加需要横向、综合的数据来支撑。只

有数据中台和 IT 系统形成了良好的配合关系,才能更好地构建医院整体的 IT 支撑能力。在医院信息化建设的基础上,应以数据仓库为数据源,对接已有数据建设成果,构建数据中台,避免重复建设,通过离线或者实时的数据交互模式,不断更新特征值,将业务场景所关注的数据的价值直接展现出来。

附录　智慧医疗建设相关文件

1.《全国医疗卫生服务体系规划纲要(2015—2020 年)》

《纲要》提出:"加强人口健康信息化建设,到 2020 年,实现全员人口信息、电子健康档案和电子病历三大数据库基本覆盖全国人口并信息动态更新。全面建成互联互通的国家、省、地市、县四级人口健康信息平台,实现公共卫生、计划生育、医疗服务、医疗保障、药品供应、综合管理等六大业务应用系统的互联互通和业务协同。"

"建立并完善分级诊疗模式,建立不同级别医院之间、医院与基层医疗卫生机构、接续性医疗机构之间的分工协作机制,健全网络化城乡基层医疗卫生服务运行机制,逐步实现基层首诊、双向转诊、上下联动、急慢分治。以形成分级诊疗秩序为目标,积极探索科学有效的医联体和远程医疗等多种方式。充分利用信息化手段,促进优质医疗资源纵向流动,建立医院与基层医疗卫生机构之间诊疗信息互通共享、远程医疗服务和教学培训的信息渠道。"

2.《卫生部办公厅关于做好医院评审工作的通知》

为促进和加强内涵建设,保证医疗安全,持续改进服务质量,提高医院管理水平和服务效率,切实促进各医院发展,卫生部发布了《医院评审暂行办法》《三级综合医院评审标准实施细则》《卫生部办公厅关于做好医院评审工作的通知》。2013 年新版的《医院等级评审标准》,通过"基于电子病历的医院信息平台"以及"电子病历系统功能规范与分级评价"的建设来弥补现存差距和缺项,为医院信息化建设提供科学规范、全面详实的信息资料和量化指标。要求从细、从实、从严加强管理,提高工作质量,增强服务功能,推进学科建设,构建和谐医院,促进医院全面、协调、可持续发展,全面达到三级医院目标。

3.《国务院办公厅关于促进"互联网＋医疗健康"发展的意见》

2018 年 4 月 25 日,国务院印发《国务院办公厅关于促进"互联网＋医疗健康"发展的意见》(国办发〔2018〕26号),要求"大力提升医疗机构信息化应用水平,二级以上医院要健全医院信息平台功能,整合院内各类系统资源,提升医院管理效率。三级医院要在2020年前实现院内医疗服务信息互通共享,有条件的医院要尽快实现"。

4.《电子病历系统功能应用水平分级评价方法及标准》

2018年12月3日,国家卫健委发布了《关于印发电子病历系统应用水平分级评价管理办法(试行)及评价标准(试行)的通知》,明确要求:"地方各级卫生健康行政部门要组织辖区内二级以上医院按时参加电子病历系统功能应用水平分级评价。到2019年,所有三级医院要达到分级评价3级以上;到2020年,所有三级医院到达到分级评价4级以上,二级医院要达到分级评价3级以上。"

5.《安徽省深化医药卫生体制综合改革试点方案》

2015年2月《安徽省深化医药卫生体制综合改革试点方案》颁布,通过深化医药卫生体制综合改革,实现医疗卫生资源科学、合理配置,以药补医全面取消,医药价格全面理顺,合理用药用材机制较为完善,现代医院管理制度和分级诊疗制度建立健全,中西医协调发展,多元办医格局基本形成,基本公共卫生服务水平显著提升;以基本药物制度为基础的药品供应保障体系进一步健全,药品、耗材、设备回归合理价值;整合城乡居民基本医疗保险制度,管办分开的医保运行机制探索取得突破,科学、有效的医保支付制度基本建立,相互衔接的基本医保、大病保险和医疗救助制度更加健全。2017年基本完成医药卫生体制综合改革重点工作和任务。2020年基本建成全覆盖、保基本、多层次、可持续的基本医疗卫生制度。

6.《国家卫生健康委办公厅关于进一步完善预约诊疗制度加强智慧医院建设的通知》

按照"健康中国"战略部署,针对医疗卫生新形势、新任务,经过深入调查研究,2015年开始,国家卫生健康委先后制定《关于印发进一步改善医疗服务行动计划实施方案(2015—2017年)的通知》《关于印发进一步改善医疗服务行动计划(2018—2020年)的通知》,连续实施两个三年的进一步改善医疗服务行动计划,针对人民群众看病就医"瓶颈"问题,创新医疗服务举措,发展互联网医疗服务,不断改善人民群众就医感受。新冠肺炎疫情发生以来,预约诊疗、互联网医院、远程医疗等改善医疗服务重要举措在应对疫情、满足人民群众就医需求等方面发挥了积极作用。

为进一步发挥互联网医疗服务在巩固疫情防控成果和改善医疗服务中的积极作用，持续推动预约诊疗、智慧医院、互联网诊疗和互联网医院快速健康发展，2020 年 5 月，国家卫生健康委印发了《关于进一步完善预约诊疗制度加强智慧医院建设的通知》，指导各地和各医院在疫情常态化防控下，进一步建立完善预约诊疗制度，加强智慧医院建设，加快建立线上线下一体化的医疗服务新模式，不断增强人民就医获得感。

一是加快建立完善预约诊疗制度。要求二级以上医院普遍建立预约诊疗制度，不断优化预约诊疗流程，探索提供延伸服务的预约，鼓励建立门诊和住院患者服务中心，并逐步建立线上患者服务中心，不断提升患者就医体验。

二是创新建设完善智慧医院系统。总结医院信息化建设实践，充分发挥信息技术在现代医院建设管理中的重要作用，通过"智慧服务""电子病历""智慧管理"建设，构建医疗、服务、管理"三位一体"的智慧医院系统，为患者提供更高质量、更高效率、更加安全、更加体贴的医疗服务。

三是大力推动互联网诊疗与互联网医院发展。要求地方各级卫生健康行政部门、各医院要认真落实有关文件要求，总结新冠肺炎疫情期间开展互联网诊疗、建设互联网医院、提供远程医疗服务的有益经验，进一步推动互联网技术与医疗服务融合发展，不断丰富线上服务内涵，缓解线下诊疗压力，为疫情防控和改善就医体验创造有利条件。

改善医疗服务是实施"健康中国"战略、深化医药卫生体制改革的重要工作内容。下一步，国家卫生健康委将指导地方各级卫生健康行政部门加强组织领导，坚守医疗质量和安全底线，扎实做好疫情常态化防控下的医疗服务改善工作，推动各地建立、完善互联网医疗服务监管平台并加强监管，确保互联网医疗服务信息和网络安全，更好地服务于广大人民群众。

第七篇

优质的医院服务

第二十六章 医院服务概述

随着中国特色社会主义进入新时代,"健康中国"战略对增强人民群众获得感提出了新要求。医学发展、科技进步、医改深入,为持续改善医院服务创造了更加有利的条件。加强医院服务管理,提高医院服务质量,改善人民群众看病就医感受是新时代的新要求,而我国现代医疗管理理论和医院管理水平的提高对现代医院服务体系的建立和完善起到了积极推动作用。从了解患者需求出发,建立"以患者为中心"的医院服务体系是我国医院管理发展的趋势。现代医院服务组织是以为患者提供优质服务为理念,形成双方互动、共赢共享机制的一个结合体,其存在的模式是以各种服务流程聚合所形成的动态网络型组织。

通过对国内外医院先进的服务管理经验的借鉴和分析,针对服务系统患者参与的特点,从以患者为中心的视角看,医院服务组织体系要素至少应该包括5个方面的内容:① 医院服务理念的承诺;② 医院服务展示;③ 医院服务接触与传递效率;④ 医院服务流程;⑤ 医院服务效果及医院服务保障,并且分为医院层、科室层和个人层三个层次的实施和效果评价。通过五大要素的构建、整合、协作,在医院服务体系中推行院内以患者为中心的服务模式(图 26-1)和从健康到疾病的院前—院中—院后全程闭环服务链(图 26-2)是优质医院服务发展趋势。

打造优质医院服务,医院首先要树立正确的、目标明确的服务理念和承诺。自 21 世纪以来,现代医学模式和健康观念极大地丰富了医疗护理工作的内涵,也对医疗护理工作提出了更高的要求。为适应模式转变,需要转变医务人员的服务理念和服务意识。只有转变医务人员传统的服务理念,建立并完善与医学模式相契合的新型服务理念,才能构建并完善优质服务体系。树立"以患者为中心"的整体服务理念,提高服务质量,保障医疗安全,满足患者身心健康需求必然成为未来医院工作发展的方向。"以患者为中心"是指在思想观念和医疗行为上,处处为患者着想,一切活动都要把患者放在首位;紧紧围绕患者的需求,形成"临床围着患者转,后勤围着临床转"的服务模式,提供全流程、全空间、全时段、全方位的高质量优质服务,控制服务成本,制定方便措施,简化优化工作流程,为患者提供"优质、高效、低耗、便捷、安全、满意、放心"的医院服务。

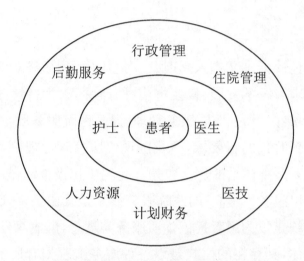

图 26-1 院内以患者为中心的服务模式

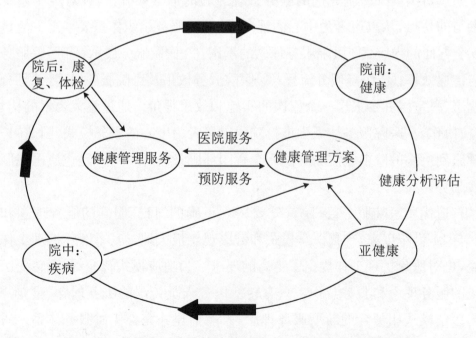

图 26-2 从健康到疾病的院前—院中—院后全程闭环服务链

在服务理念的指引下,精心展示服务价值也是医院服务中不可缺少的内涵要素。良好的医疗、护理、科研技术以及服务环境、流程等服务要素是医院提供优质服务的基本保证。服务环境不但包括自然环境,还包括文化环境,这些都是患者获得价值的一部分。服务价值的展示主要通过科室层面的良好表现来体现。例如,制度与医院服务总台的设置都有助于实现医院各科室各环节的合作意识的展示。通过健康教育宣传、护理床旁教育、疾病预防橱窗展览、医院服务标识展示、医院网站专家和学科简介等方式,不定期地开展义诊服务,免费为广大群众提供医院服务,既扩大了医院的影响力,也提高了患者信赖医院的感知力。

服务价值的全面展现离不开服务网络构建的另一个要素:服务接触与传递效率。医院发展的重心应是对患者进行识别,继而调动各项资源对患者提供合作式、全方位的以患者为中心的服务。这种服务是岗位能力和岗位责任的有机结合,体现的是专业上的分工管理和服务上的配合协作。此时,科室部门之间相互衔接和共同合作,就是基于为患者提供的人性化服务流程的建立和完善。医院"工作流程"的建立应该本着以"为患者服务"为中心,依据就医患者各种需求,以追求服务文化的最高境界和效益的最大化为出发点,设计、制定患者的就医流程并使患者获得价值最大化。

促进患者获得价值最大化的服务,需要医院的员工具有较高的技术水平和沟通能力,同时拥有团队精神和合作能力,这样才能更好地为患者提供服务,系统地解决患者的问题。患者的需求和期望在不断提升,服务能力和方式也随之不断改进和成长。服务体系本质上需要建立不断创新改进的激励机制。医院需要建立一套合适的制度来满足员工的需求,营造良好的医务人员执业环境,倡导"只有满意的员工,才能为患者提供满意的服务"理念,让医院员工的全部精力集中在为患者服务的工作中,从而形成医院员工以患者为中心的内在价值观,将服务理念纵横交织在医院的每一个地方,构建清晰、细化、密集的服务网络,最终形成患者满意的医院优质服务效果。

第一节 医院服务概念与内涵

一、医院服务概念

2014年,张润彤和朱晓敏在《服务科学概论》中提出,服务是指"履行职务,为他人做事,并使他人从中受益的一种有偿或无偿的活动,不以实物形式而以提供劳动的形式满足他人某种特殊需要"。服务是医院存在的根本,"以人为本"则是医院服务的核心理念。2020年,王魁在《医院概论》中提出,医院服务是指"卫生技术人员遵照执业技术规范提供的照护生命、诊治疾病的健康促进服务,以及为实现这些服务提供的药品、医疗器械、救助运输、病房住宿等服务。照护生命主要是指对生命由孕育到衰亡的自然进程的关照、护卫,如孕期保健、分娩支持、临终关怀、预防保健等;诊治疾病主要是指对人体在受到病因损害后进行识别,并对出现的功能紊乱或损伤进行调整,以求改善机能、恢复健康的过程"。现代的医院服务,已从医院内扩大到医院外,形成了综合医院服务的概念,其内容也日益广泛,包括增进健康、预防疾病和灾害、健康咨询、健康检查、急救处理、消灭和控制疾病、临床诊疗、康复医疗等。它是医疗和服务的有机融合,是医疗活动的重要载体和外在形式,即向民众提供的一种健康服务。由此可见,医院服务的基本含义是:医疗机构以患者和一定社会人群为主要服务对象,以医学技术为基本服务手段,向社会提供能满足人们医疗保健需要,为人们带来实际利益的医疗产出和非物质形态的服务,其中医疗产出主要包括医疗及其质量,它们能满足人们对医院服务使用价值的需要;非物质形态的服务主要包括服务态度、承诺、医疗机构形象、公共声誉等,可以给患者带来附加利益和心理上的满足及信任感,具有象征价值,能满足人们精神上的需要。

二、医院服务内涵

医院服务的内涵首要是建设医院优质服务文化,充分体现关心、爱心、细心的优质服务文化氛围,而优质的医院服务内涵是指把"以患者为中心"摆在至高无上的位置,时时强化服务意识、质量意识、责任意识、技术意识,开展全方位的整体、高效、安全、低耗的最佳服务。倡导在患者入院、住院、出院服务过程中,提供医疗服务的每个人、每个岗位、每个环节都要一丝不苟、环环相扣而组成一条完整的链状结构,给患者以优质服务,把患者利益的最大化在优质服务的提供中充分展现,使患者对医院的可信度、满意度、忠诚度接近百分之百。优质的医院服务有利于确立医院服务理念,进一步提高医务人员的素质,增强职工的上进心、责任心和凝聚力,提高医疗质量,改善医德医风,促进医院的健康发展。优质的医院服务包含提供的服务让服务对象满意和让内部员工满意,只有满意的员工才能更好地追求服务对象的满意。

(一)优质的医院环境与硬件设施

医院所创造的医疗技术、所拥有的设备及医疗环境最终表现为容易被患者感知的医疗质量,所以每个医疗机构都注重自身的医疗设施设备建设,同时医院在构建病区环境时应尽可能追求和体现生态化、艺术化和人性化。环境生态化是指医院有自然美景供患者欣赏,使患者感受到大自然的气息,减轻住院压力。环境艺术化是指医院建筑和设施要讲究良好的视觉感,使患者在美的享受中驱散烦恼。环境人性化是指医院设施应考虑患者的方便、安全、舒适,营造一个具有家庭气息的温馨环境。例如,走廊上有扶手、座位,供患者出病室使用;挂号、取药、收费等处设为开放式工作台,方便患者;病室中应有壁画、电视机、热水器等居家设施;儿科病房有供小儿玩耍的游乐设施等。

(二)人性化服务理念

随着社会的进步和现代医学的发展,传统的医学模式已不能适应新形势下现代人的需求,代之而生的是一种新的模式,即医疗对象首先是"人",其次才是"病"。因此,如何关怀患者、如何为患者提供优质的服务已成为各医院除使用先进医疗技术和设备以外最主要的竞争策略,这符合现代医学的需要,也符合患者对医疗卫生事业的需求。"人性化"服务是赢得市场的重要保证,所以医院要生存要发展,就必须采取正确的发展策略。人性化服务,即充满人情味的就医环境和服务举措,让患者、家属感到人文关怀,以患者为中心,真正做到急患者之所急,想患者之所想。每一个患者来到医院最关心的事是身体的康复。一句亲切的问候,一个温暖人心的微笑,都能给患者带来心理上的安慰与信任。同时医院要做到住院有人接、看病有人送、检查有人带、出院有人陪的全程全方位服务,尽力满足患者的需要。医院的各项医疗技术、服务、管理等,一切都是为了满足广大患者的需要。

(三)优质的医院服务意识

树立优质的医院服务意识,转变观念是提升医院服务的重要环节。优质是人做出来的,缺陷也是人造成的。试想,一个人虽然知晓优质医院服务的概念,但他思想上有抵触情绪,没有树立优质服务的意识,那么,工作中他肯定会产生这样或那样的问题。一名患者来就诊,医院对其开展的服务活动是由许许多多环节组成的一个连续的运行过程,整个医院服务质量是由各项医院服务环节所产生的医院服务质量的总和。参与该活动的任何一个人、任何一个环节出问题,哪怕是细小的问题,都会影响整个医院服务的质量。因此,为患者提供优质的医院服务是一项十分复杂的系统工程。要用服务思想指导整个医疗活动,为其提供最佳的诊疗、护理服务,提供安全、舒适的休养环境,提供充满人文关怀的医院服务。

(四)优质的医院服务质量

提高医院服务质量,是医院服务市场竞争的第一要素,也是医院赖以生存的首要条件。医院提供给患者的服务质量与患者的感受密切相关。借用葛罗劳斯提出的"感知服务质量"的概念有助于我们进一步认识服务质量的含义,这一概念认为服务质量是一个主观范畴,它取决于顾客对服务质量的预期同实际感知的服务水平的对比。换而言之,如果患者对医院提供的服务感知水平符合或高于其预期值,则患者获得了较高满意度,从而认为医院有较高的服务质量。反之,则会认为医院的服务质量较低。

服务质量的改善一般来说可以从以下几个方面来进行:首先,可以从改善服务流程入手,强化服务质量。所谓改善服务流程,就是针对同一病种、同一医疗实践活动等建立标准化的服务流程,来缩小服务差异,从而保证质量的同质性。合理规划就医流程,缩短患者门诊等候时间、住院时间,可以最大限度地降低患者在医院看病所付出的附加成本,提高医疗价值。其次,增加医院服务过程的透明度,提高导诊服务水平,增加专科特色门诊次数和高职称医务人员数量,为患者提供可选择性的优质医疗服务。最后,树立服务典型,建立服务文化,持续改善医院服务质量,医院管理者应注重及时发现服务典型人物、事迹,并将服务典型人物的事迹及其在事迹中所体现的服务新理念、新措施予以总结,在全院范围内推广,营造全院人员共同努力,争创优质服务的良好氛围,不断提升医院品牌。

(五)医院优质护理内涵

护理是医疗活动中的重要组成部分,俗话说"三分治疗七分护理",护士是患者接触时间最多的群体,提高优质护理服务水平,医院的整体服务质量和患者的满意度会大大提高。国家在2010年提出"优质护理服务示范工程"活动,足以看出护理在医院服务中的重要性,这也是深入贯彻医疗卫生体制改革的举措。优质护理服务的内涵:以队伍能力素质建设为核心,以"改模式、重临床、建机制、抓内涵、重培训"为重点,全面履行护理工作职责,加强护理人力科学配置,落实护理岗位管理,实行护士分层培训的使用,运用科学管理工具,持续改进护理质量,推进责任制整体护理模式,为患者提供全面、全程、专业、人性化的护理服务。在"满足患者需求并超越患者期望"的护理服务理念的引领下,为患者提供安全、舒适、整洁、安静、温馨的住院环境,以及全程、全面、无缝的优质护理服务。在全面落实基础护理的基础上,凝练专科护理技术,探索具有专科特点的护理安全质量管理;认真落实临床护理实践指南和护理技术规范,细化工作标准,规范护理行为;运用科学的管理工具(如品管圈)开展质量改善活动,提高专业化护理水平;建立并完善临床护理质量指标,通过建立指标、持续监测、动态评价护理质量,实现护理质量的科学管理。拓展优质护理服务外延,加强院前多学科专科护理门诊,构建院前→院中→院后(社区)无缝护理服务链。探索和建立针对老年、慢性病、临终关怀患者的长期医疗护理服务模式,大力发展老年护理、临终关怀等服务,打造专科特色护理服务品牌。构建有力护理后勤支持体系,医院行政部门、后勤保障中心、物流中心以及安全保卫部门等相关部门对临床全力给予工作配合及支持。做好患者陪检、物品运送与病区保洁、患者膳食、消毒物品的全方位下收下送等相关工作,形成"后勤围绕临床转,临床围绕患者转"模式。通过优质护理的全面开展,最终形成患者满意、社会满意、政府满意的三满意结果。

第二节　医院服务的特性

医院服务包含医院提供的具体医疗措施及其质量,它能够满足患者对医疗服务的需求,可以给患者带来附加利益和心理上的满足感及信任感,能满足人们精神上及心理上的需要。了解医院服务特性是构建和谐医患关系的重要前提。

一、医院服务无形性与不可分离性

医院服务不能通过其自身的物理特征在患者住院前被评估,医院服务的无形性要求医院必须简化诊疗流程,提高医院服务质量、改善就医环境,加强对有形部分的展示和推介,塑造良好的诊疗服务形象,在群众中树立良好的口碑,并努力控制成本和合理收费,使患者感到安全、舒适、方便、放心才能使更多的患者满意,才有利于构建和谐的医患关系。

有形物质产品的生产和消费是两个分开的过程。医院服务的生产过程和消费过程同时进行,这体现出医疗服务的不可分离性。在提供整个医疗护理过程中,患者的直接参与才使得医疗护理服务的提供成立,如患者需要如实和清晰地向医生叙述病情;治疗过程中患者必须在医生的指导下服药和进行各种医疗护理改善措施,医疗的过程都需要患者的配合;患者在接受治疗时,不是被动的,而是医生的重要协作者。医院服务的不可分离性还表现在医院服务的核心价值在服务提供者与接受者的接触与合作中产生。从患者接受医院服务开始便始终与医生、护士、护工接触与合作,直至病情好转或痊愈离开医院。因此,患者成了诊疗的合作者,并亲身感受医疗机构的硬件条件、环境、安全、后勤保障,感受医务人员的友善、责任心、熟练的技术操作等,可以说通过诊疗,对整个诊疗服务过程会有一个比较系统的感知。

二、医院服务差异性与易逝性

医院服务具有很大差异性,诊疗过程需要医护人员和相关人员参与,需要患者参与和互动,加上服务过程和结果的不可逆性,所以很难制定标准化的医院服务。医护人员自身素质的差别,人、时间、环境等的差别,患者主观意识的差别,导致即使是同一医院服务,其质量水平也会有很大的差异。例如,患者的知识水平、经济水平、个人体质等不同,会直接影响服务的质量和效果;由于医务人员与患者间相互作用,即使是同一医务人员向同一患者多次提供同一服务,也会因双方当时的情绪等原因而存在差异。医院服务的差异性使患者在就医过程中,比购买有形物质产品承担了更大的风险。所以由于诊疗质量缺乏固定的标准和统一质量水平的承诺,医疗机构难以控制和监督过程质量和预测服务效果。因此,这需要医疗机构必须付出更大的代价来建立和维护自身的品牌,打造自身的核心竞争力,通过品牌的感召力来吸引患者。

由于医院服务的无形性、不可分离性及难以标准化等特性,其不可能被存储。医护人员永远都不可能重复提供以前提供过的服务,每一次医疗护理措施都是不一样的。例如,医院常见的阑尾炎手术,由于患者不同,手术施行及配合的护士、麻醉师不同,手术方案不同,手术医生施行手术的操作也有差异,因此医院只是在重复阑尾炎手术,而不是复制手术服务。医院服务的易逝性使医院服务需求的变化不规则,医疗机构在配备医务人员、医院设施和医疗设备时要以患者的需求为依据。

三、医院服务伦理性与公益性

医院服务作为社会保障体系的重要构成,国家和政府往往给予一定的财政支持和特殊的行业政策,目的就是要保障社会成员的基本医疗和健康水平,具有公益性。由于不同国家的经济状况不同,医院服务公益程度和范围存在一定的差别,但政府应承担居民基本医疗卫生公益性的责任,并主动让特需医疗回归市场,以保证广大群众的健康基本权益,这样才能缓解群众看病难、看病贵问题。

四、医院服务随机性与规范性

同样的疾病、创伤,在不同医疗机构诊治,可能得出不同结果。不同个体症状、体征不会完全一样;同样的药在不同个体中的反应也不一样。如众所周知的常用药青霉素,即使使用前先了解过敏史,然后按操作规程做皮试,也可能会导致严重后果。所以由于医院服务的随机性与规范性,对单个医院服务或单项服务的评价是相当复杂的。

五、医院服务时间性与连续性

时间就是生命,在治疗与抢救患者过程中要分秒必争。很多疾病的救治要求医院服务必须在规定的时限内完成。例如,我国胸痛中心建设中要求医疗机构的胸痛中心在接收胸痛患者时,首次医疗接触至首次心电图时间小于或等于 10 min;D to B 时间小于或等于 90 min;D to N 时间小于或等于 30 min。另外,医院要以方便患者就医为前提来安排工作,周末是多数患者可以自由支配的时间,医院服务不应有节假日之分。接受患者就诊、病情观察与治疗要求连续不间断,各种工作安排都应适应医疗工作连续性要求。

六、医院服务对象广泛性与特殊性

医院服务面广,患者来自四面八方、各行各业,医院应尽量满足社会医疗的要求,主动面向社会开拓健康管理、健康体检等医院服务市场,同时医疗工作受到社会各种条件与环境的制约,也离不开社会各方面的支持,必须做好各方协调工作。另外,我们也应该看到,在医院服务中,服务对象身体或精神及心理方面承受着一定的痛苦,对医疗机构的依赖性很强、对治疗期望值较高,且由于支付能力的不同对诊疗服务需求的层次也各不相同,因此在注重医院服务广泛性的同时,更要看到人的个体需求,并细化诊疗服务市场,以满足不同层次患者对不同类型诊疗服务的需要。

七、医院服务中医患关系不对称性

由于医学信息的不对称性,在医患关系中,患者往往处于依赖医生的不对称关系。患者缺乏医学知识和技能,并且无法判断医方提供的医院服务的质量,他们不得不依赖医院的专业知识和技能。由于医学的专业性非常强,医院作为医疗服务的供给方,医生通过长时间的专业学习和临床实践才能胜任工作,使医院成为具备医学信息优势的一方;然而医院服务的需求方,因为难以得到与医院服务供给方对称的医学信息,成为处于信息劣势的一方。而且医学领域还有很多的未知,人体生理、病理的复杂性、多样性和个体差异性,决定了现代医学总是在不断探索中发展,在很多情况下,疾病的治疗效果和预后只是一个总体概率,医方难以向患者传递足够的、准确的医学信息。医院服务的需求方因为缺乏医学知识和信息,无法确定自己的疾病情况和需要的医院服务的数量,多数情况下只能被动地接受医院服务供给方要求或建议的治疗方案。同时,医院服务需求方对其所获得的医院服务的价格是否合理也难以做出判断,当需求方按照供给方的要求对医院服务进行付费后,一旦最终的治疗效果与需求方的预期不一致,就容易产生医患矛盾。

第三节 医院服务文化

文化代表着基本的价值观念,医院文化是医院的灵魂,在医院发展中起到不可或缺的支撑作用。随着医院服务市场的竞争加大,医院间竞争最终发展为文化的竞争。优秀的医院文化能给员工带来和谐、富有激情的工作生活环境,让员工产生较强烈的内在需要,产生较高的期望目标,产生较大的动力,提高员工的忠诚度和满意度,从而改善员工与患者以及员工之间的关系。医院文化建设应与医院业务经营发展目标有机地结合起来,对于打造医院优质服务这个目标,医院文化建设应培养员工以"患者为中心"的服务意识。只有这样才能潜移默化地让员工养成良好服务的习惯,通过优质的服务赢得患者的认可,提高患者满意度,最终为患者提供优质的医院服务。

一、医院服务文化的定义与内涵

医院服务文化是指医院在长期对其所服务的对象提供服务的过程中所形成的理念、职业观念等服务价值取向的总和。医院服务文化包含物质层、制度层和精神层三个层次。医院服务环境和建筑是医院服务物质文化的一个重要组成部分，能较好地体现出医院服务文化特征。医院服务文化的第二个层次是医院制度文化，制度文化是医院服务文化建设的重点和基础，是医院精神文化的体现和外化。医院活动的各项规章制度、流程程序、各种操作规范、医院管理和运作制度等均是医院制度文化。员工在医院服务过程中的核心价值观要通过制度文化来表述和培养，医院服务运作的高效、有序与成功的医院服务制度文化建设有着紧密的关系。精神文化是医院服务文化的第三个层次，也是医院服务文化的最高层次，是医院服务文化建设的核心内容和最高境界。精神文化是物质文化和制度文化两个有形文化的升华。精神文化的核心内容是形成医院服务的核心价值观和医院服务精神。核心价值观以员工共同价值观为基础，是医院服务主导思想。在多元化日趋明显和外来文化的冲击下，凝练医院服务精神，培育共同价值观对医院服务的发展有着极为重要的作用。积极培育员工的服务意识、品牌意识、质量意识、竞争意识和市场意识就是"以患者为中心"的精神文化的一个重要内涵。医院服务精神文化是不能直接触摸到的，但可以体现在每个职工、每时每刻、每件事、每个服务环节中。

二、医院服务理念与目标

医院服务理念是服务文化建设基础，是服务文化的精神内核，根植于服务理念的服务态度和行为，对服务素质、技能的要求，服务标准的制定以及服务设施建设，都将对医院最终的服务质量和服务形象产生影响。以合肥市第一人民集团医院（以下简称"集团医院"）在打造医院优质护理服务中树立的理念为例，其具体内容为：

我们相信：护士的使命是减轻痛苦，保护生命，促进健康。

我们承诺：我们自己能全身心地为我们的患者实施责任制整体护理。

我们重视：质量是真正检验我们工作是否成功的标准。

我们期望：我们的团队是优秀的，同时获得患者的承认。

服务理念的制定，能有效地帮助和引导医务人员判断和认识医疗专业及其相关方面的信念和价值观，不仅能影响医疗专业的品质及行为，也能影响患者与医务人员的互动及关系。

患者对医院服务的需求越来越高，他们不仅关注医院服务是否具有先进的医疗设备、高水平的医疗技术等，也更加关注医院的服务态度、方便性、安全性和可靠性等非技术方面的因素。因此医院服务要坚持以服务对象为中心，以服务对象满意为目标的服务文化和理念，来树立良好的医院服务形象。

第四节　医院服务的规范化要求

规范化的医院服务是提升医院工作人员服务形象，提高群众满意度的基础，主要体现在以下三个方面：

一、医院服务制度与流程规范化

"没有制度不成方圆"，建立规范化的医院服务制度是约束医务人员服务行为的关键，如果医院没有完善的管理制度就不能保证在医疗护理服务各个方面都能达到规范化的标准。同时还应该加强对工作人员各项制度的培训，让每一个工作人员都明确规范制度管理的内容与意义，可制定并下发《员工手册》，包括服务理念、服务着装仪表、服务礼仪、服务语言、服务行为等，组织员工进行学习，要求按照相应的规范执行。在执行的过程中，管理人员要对所制定制度的执行力度、执行效果进行观察，对于不足之处要及时修订、改进。

患者就医时希望得到方便、快捷的医院服务，所以医院要结合就医的各个环节特点，优化设计便捷的服务流程。首先，医院大环境流程要合理、规范，门诊部、医技科室、住院部要有方便的内、外交通和联系路线。医院各部分要密切联系，要求建筑组合紧凑，尽量缩短彼此的空间距离。其次，各项诊疗流程应标准规范，方可给医务人员提供明晰的工作指引。

二、医院服务环境与标识规范化

医院环境是医院从事医疗保健所处的外部条件，是为患者提供就诊和修养的场所，人们对医院环境的要求将越来越高，就医环境处处体现"以患者为中心"的医院必会成为首选。优质的医院环境可以使患者产生并保持愉悦的心境，满足患者各种医疗、护理、生理及精神舒适的需要。

（一）医院整体规划

在医院的整体规划中，需要进行科学、合理的规划，充分做到功能齐全、流程科学、布局合理，充分利用现有资源和设施配件。在总体设计中，要求尽可能减少相关功能科室之间的距离，以便尽可能方便患者，以医院中央通道作为联系医院各功能科室的通道并以它做竖向分层布置人流、物流。

（二）病房环境

病房是医院最重要的地方之一。由于患者停留在病房内的时间最长，且大部分的活动都在该空间进行，因此，房间布置和装饰要突出温馨、舒适、高雅，使住院患者有在家的感觉。病房就是患者的"家"，患者的生理特征要求有适宜的室内环境，主要是适宜的温度、湿度、流动的新鲜空气以及良好的日照采光。随着时代的发展，大病房已不再是设计的主流，取而代之的是单人间病房，有利于患者的心情放松，室内灯光设计应接近自然光。

（三）多色彩环境的和谐统一

医院环境色彩是指将医院建筑、设备、交通、器械等施以色彩时，利用色彩所具有的物理、心理和生理的性质，为医院环境提供舒适、美观、高效、安全、方便的配色设计。医院环境色彩的合理运用，符合现代医院管理的要求，使医学与各门学科在更深、更高层次上紧密地结合起来，为人类健康和疾病防治不断提供最优医学服务环境。病房的色彩装饰应根据各单元的患者不同略有不同。内科病房宜采用绿色作基调，外科病房避免红色，儿科病房宜采用多色组合，手术室多采用蓝绿色。医院环境的外观色彩宜以浅色为主，局部可用少量对比色彩做重点装饰，不宜用深色彩及浓饰。室外宜采用乳白、浅灰、淡绿、淡米色等色彩,营造雅致、宁静的环境。

(四)生态的绿化环境

医院作为一个局部的生态环境的组成部分,一个特殊的公共服务场所,担负治病救人的神圣职责,应该努力创造一个与自然和谐一体的生态环境,以促进患者的身心健康,激发员工的工作热情。绿化是医院环境建设的一项重要内容,在医院规划布局美观、合理的前提下,适当的绿化能起到衬托和美化作用,并能改变医院小气候,净化室外空气。同时为患者提供室外休息、交谈等舒适的坐凳和桌椅,让患者感到生活在轻松的自然环境之中,从而有利于康复,医务人员同样因为在这种怡人的环境中而感到舒畅。此外,对医院产生的医疗废弃物的生态化、环保化处理措施都要紧紧围绕这一目标展开。

(五)医院标识标牌导向

医院标识系统除了解决人流、物流、信息流的标识导向要求外,还在于体现医院文化、品牌形象、经营历史等人文特征,把医院的人文关怀通过标识导向这种最直接的方式向就诊者传递,让就诊者在最短时间内到达目的地。医院必须设立明确的地图或简单的指示牌,以便患者及探视者易于辨认身处位置和选择方向。标牌中应尽量少用业内术语,应用简单的语言或图像表达并置于显眼位置。20 世纪 60 年代起医院开始使用信息诱导图标,医院各功能部门尽量用图像显示,便于患者寻找。例如,口腔科门上有牙齿的标志,眼科门上有眼睛的标志,候诊室画有一人坐在椅子上,使患者一目了然。

1. 户外导向标识

包括门诊部、住院部、急诊医学科标识牌;医院建筑分布总平面图标识牌;落地式分流标识牌;户外交通导向牌等。

2. 室内导向标识

包括各楼层平面图;各楼层科室分布总索引;医院专科、专家介绍牌;专科、专家出诊动态一览表;医院简介标牌;各种内容的宣传栏;楼层号牌及电梯牌;通道分流吊牌、灯箱;科室名称牌;公共安全标识牌;温馨公益标识牌;各类后勤部门功能标识牌;消防疏散图标识牌等。

三、医务人员形象与服务行为规范化

每位医务人员都代表着医院的形象,患者可通过对每个医务人员的印象对医院的整体形象进行评估。因此,每位医务人员有塑造自己良好职业形象的责任,上岗时衣帽整洁,面容亲切、和蔼。医务人员工作服由医院统一提供,按照不同的部门和季节可以设计不同的样式,工作服必须清洁、平整且合体,佩戴工号牌,穿工作服不允许在医院公共场所(如供患者休息的院内石椅等)休息与就餐,更不宜在院外散步。医务人员头发应整齐和清洁,保持头发的自然色,刘海保持在眼睛之上。医务人员应保持面部皮肤清洁,适当的皮肤护理可使脸色干净、红润、自然,可运用淡妆搭配肤色和服饰颜色,面部最好的修饰是充满温和、关爱、同情以及乐观的表情。医务人员双手必须清洁、温暖,指甲应定期修剪,避免过长而伤害患者,可佩戴手表。医务人员日常工作站姿、坐姿、手势规范,将给人以值得信任之感。医务人员语言文明,服务热情,使用文明用语,严禁使用服务忌语。电话礼仪应做到及时接听和恰当地问候对方,谈话时应注意体现温和、友好和关心,注意听对方谈话并及时给予肯定。结束电话时,要用礼貌用语且尽可能等待对方挂断电话后才能结束通话。和患者告别时,应站立或护送。

医务人员的服务行为直接影响着患者的就医体验,应时刻记住向患者作出的承诺:尊重患者,保护患者的自由权及隐私权,不违反任何操作程序;医务人员在工作中应遵守以下行为规范:忠于职守,爱岗敬业,以救死扶伤为己任,始终把患者利益放在首位,为患者排忧解难,消除疾苦;关爱患者,帮助患者,对待患者一视同仁;尽职尽责,准时到岗;仪表端庄,举止大方,礼貌用语,文明行医,对患者有耐心,对工作有责任心;廉洁奉公,遵纪守法,乐于奉献,不谋私利,在医疗活动中,坚持实事求是,合理收费,自觉维护国家、集体和患者的利益;尊重患者的人格和权利,保护患者的隐私,实行人性化服务;严格执行各项规章制度和操作规程,工作认真,检查及时准确,操作周密细致;同事之间,互尊互学,团结协作,维护集体荣誉,维护行业形象;科学严谨,精益求精,不断汲取新知识,提高医疗技术水平;想患者之所想,急患者之所急,兑现服务承诺,落实便民措施,为患者营造一个温馨、舒适、安全的就医环境。

第二十七章　患者服务需求

医院健康服务需求是指在一定价格条件下,服务需求者愿意并能够支付的服务需要。医院可持续发展是以医院健康服务需求为基础的,马斯洛的需要层次理论给我们提供了一个认识患者医院健康服务需求的框架,可以帮助我们精准定位不同人群的医院健康服务需求。下面具体阐述门急诊患者、住院患者、健康体检者、预防保健患者、居家服务患者的医院健康服务需求。

第一节　门急诊患者服务需求

门急诊患者就诊不只是单纯求医,还有多方面需求,希望医院环境好,设备完善,能够尽快看病、看好病,医疗收费合理,医务人员和蔼可亲,可以提供预防保健等卫生常识,能解答疑问等。其需求收集途径包括门诊意见箱、意见簿、服务中心、导医咨询、投诉接待、满意度调查、投诉电话、服务热线等,具体需求内容如下。

一、对医疗与护理的需求

从调查分析得知,门急诊患者希望坐诊医生医术精湛,延长就诊时间及节假日开诊,专家门诊医生相对延长看病时间。部分患者病情复杂,就医时间长,希望专家认真仔细诊治,尤其是希望急诊医生能快速诊断,能解答患者有关疑问,对医生要求高。部分患者倾向于节假日、晚上及下午就诊,医院可考虑适当增加下午、晚上及节假日出诊的拥有高级职称的医生人数,充分利用医院的现有资源,缓解医院拥挤现象。门急诊医生应相对固定,以便能使患者看病有连贯性。

　　门急诊患者希望护士具备多方面医学知识,了解各种疾病的护理流程,知道各种检查报告结果的含义,从而为患者提供相关知识;对急诊护士的技能操作要求高。医院在有条件的情况下,可开设"专科护士健康咨询教育室",为一些慢性病患者提供日常护理知识、用药指导等服务(如糖尿病护理),以达到延长患者生命、提高生活质量的目的。护理人员具有主动服务的意识和良好的服务态度,能热情接待患者,百问不厌,同时具有爱心、同情心、责任心。对于特殊患者,希望医院提供全程导诊服务。

二、对就医环境与指引标识的需求

　　门急诊患者希望医院有完善的设施、良好的就医环境;希望医院有明确清晰的标识牌和各种指引,让患者在最短时间到达目的地。希望门急诊分科设置候诊大厅并且设有候诊椅;配置排队叫号系统,能够有序就诊,不必担心他人插队;医院门急诊提供平车、轮椅、开水、充电电源、饮料等便民服务措施,更加方便就诊患者。患者对扶手电梯、垂直电梯、刷卡就医都有不同程度的需求,并一致赞同医院发放丰富多彩的健康宣传资料,并放置于便于患者取到之处,或配备电视播放科普知识宣传视频。

三、对门急诊信息系统的需求

　　为了缩短候号排队时间、候诊时间及就诊时间,门急诊患者希望医院坚持"以患者需要为导向,以信息技术为手段,以改善服务为重点,以患者满意为目标"的宗旨,增设门急诊医生工作站、门急诊护士分诊工作站、预约挂号系统,同时与挂号收费系统、药房工作站及检验、影像传输系统对接,实现实时传输,使信息系统与门诊流程优化相结合,进一步缩短患者就诊时间,解决"三长一短"现象(挂号付费时间长、候诊时间长、检查预约时间长,看诊时间短)。门急诊信息系统的建设在一定程度上优化了患者就诊流程,增强了患者良好的就医体验。

四、对综合性预约服务台的需求

患者认为医院应设立综合性预约服务台开展预约服务,提倡电话、手机短信、网络、现场预约等方式,以便于分流人群,缩短候号、候诊时间。

第二节　住院患者服务需求

住院患者由于离开了原来熟悉的工作环境和家庭生活,正常的生活秩序被打乱,由健康人角色转变为患者角色,会产生一系列心理变化,除了对诊疗有需求外,对医院服务也有一定需求,故而患者各方面的服务需求也越来越受到人们的重视。了解住院患者对医院健康服务需求的方式包括:在住院期间,可以通过工休会、病友联谊会、投诉接待、医护查房、病员座谈会、满意度调查等方式了解;出院后,可以通过电话随访、座谈会、病友会、满意度调查、社区科普巡讲、投诉电话、服务热线等方式了解。以下按照马斯洛的需求层次论描述住院患者的需求。

一、生理与安全需求

(一)饮食的需求

饮食很重要,患者将根据医嘱进食,尤其需要严格控制饮食,故希望医院能提供营养丰富、色香味俱全的饮食,以适合不同的患者;医院要保证饮食的卫生安全;病区应配置微波炉,可以随时加热食物;护士能针对患者病情动态给予饮食指导,并经常征求患者对饮食的意见和要求。

(二)水的需求

医院 24 h 有冷、热水供应,以供随时使用。

（三）空气的需求

护士每天要定时为病室开窗通风换气,增加病室空气新鲜度。保洁人员拖地、抹桌所用的消毒液浓度控制在正常范围,以免引起患者不适或损害机体健康;室内温度、湿度适宜,使患者感觉舒服。

（四）排泄的需求

医务人员应每天询问患者大小便情况,以便及时发现异常情况,并针对大小便异常情况对患者或家属进行健康指导;对于留置尿管的患者医务人员要定时观察尿液的性状、颜色、量,并保持其通畅;患者尿失禁时,要采取积极措施,保证患者舒适,防止并发症;对于行动不便者,厕所应配有坐便椅、扶手,还应有挂钩,方便输液患者如厕。

（五）睡眠的需求

患者希望医院创造适于睡眠的环境,减少钟点治疗对患者睡眠的影响;医务人员在夜间查房时走路、说话、开关门要轻,尽量减轻噪音对患者正常睡眠的干扰程度并及时消除影响睡眠的因素,如疼痛、床单潮湿、身体不洁等。医务人员应教会患者催眠方法,提高其睡眠质量。

（六）环境的需求

患者希望医务人员在其入院时向其介绍医院规章制度和布局,使其尽快熟悉环境,医院各种标识标牌应清晰;病房安静,夜间减少陪客;病室环境整洁美观,陈设简单,布局具有人性化及家庭特征;医院能在病区设一些活动室,活动室内应有电视、电脑、报刊等,供有需要的患者使用。

（七）医疗护理措施的安全

患者希望得到医务人员足够的照顾。当医务人员减少时,尤其是在夜间,患者会有一些不安全感,希望医院提供护工陪护;不希望由新入职医生、护士或实习生单独实施诊疗及护理操作;护士能经常巡视病房,主动询问病情,及时解决患者出现的问题;由专业人员护送患者检查,以保证患者在检查途中安全;护士能告知遇紧急情况时,如何呼叫医务人员;每日有主任、主治医生查房,从而得到及时、正确的治疗,缩短住院时间;出院后能有热线电话与医院保持联系,为其解答出院后在家中遇到的健康问题,如病后的用药、康复、复查等指导。

（八）医疗设施设备的安全

患者希望医院设施设备齐备完好,医院各种检查仪器运行正常,以免影响患者的治疗;医疗器械质量可靠。

二、归属与爱的需求

（一）给予别人爱

患者希望在力所能及的情况下,能帮助及照顾病友;自己生病时,希望家人健康,医务人员能关心家属的心理健康,给予家属最大的心理支持,同时能为家属提供陪伴的床位等;担心孩子、老人无人照顾;担心住院时间长,爱人及家属精力涣散,影响身体及工作,希望医院提供护工陪护;有些患者自己忍受着巨大的痛苦,但在亲人面前强作笑容,不希望医院把病情告诉家人。

（二）接受别人爱

患者希望病友间经常沟通,相互帮助和照顾,亲朋好友经常探望,以减轻思念亲人而产生的孤寂感。同时也不希望亲人看见自己病重的样子。患者认为工作人员的安慰无法代替亲人的安抚,医院如果不让自己的亲人探视,其将很烦躁,有时会发脾气。产妇希望分娩时有家属陪伴,尤其是丈夫能陪在身旁。有些患者非常担心被爱人、恋人抛弃。

三、尊重与认知的需求

患者希望得到医护人员的尊重,包括一视同仁、知情权、同意权、隐私权、宗教信仰,希望医生能合理用药和避免不必要的检查,以减轻其经济负担,医院告知大概医疗费用等。医护人员应主动介绍环境、同室病友、经管医生、责任护士以及医生的技术水平,让其尽快熟悉环境和对医疗技术放心;讲解疾病的病因、症状、处理措施、注意事项、治疗方案及治疗效果,让其与病友建立良好的关系并对自己的病情心中有数。

四、审美与自我实现的需求

患者希望医院有良好的秩序和布局,同时希望工作人员不要大声喧哗;医务人员能及时解决其需求,有良好的职业道德、态度和蔼、语言热情诚恳、行为端庄、举止文明、精神饱满,即使在工作繁忙的情况下,也能始终如一;进行各种检查、治疗操作时严格遵守操作程序。

患者希望发挥自己的潜能,在力所能及的情况下照看同病室室友,向其他患者讲解自己的治病过程,增强其他患者的信心;部分患者希望能参与一些力所能及的工作,如帮助护士设计健康教育栏,参与探讨如何提高服务质量,配合医务人员做课题研究等,以体现自身的价值。

第三节　健康体检者服务需求

当前,随着人们生活方式的改善与生活水平的不断提高,人们对自身健康状况的关注度越来越高,早发现、早诊断、早治疗的观念也越来越深入人心,对于健康体检的需求也越来越大。健康体检者除了有体检服务的需求外,还有后续健康服务的需求,包括体检后复检需求以及健康教育需求等。具体如下:

一、体检时间与流程的需求

体检者对时间要求有明显的集中趋势,希望在一年中的下半年体检,为7—10月份。医院应根据体检客流的时间分布规律,做好应对方案,加强与各单位沟通,在高峰期到来之前,做好科室间的合作与协调,加强人力调配,及时做好物资准备,科学安排体检流程,医院能按照合理流程依次在一个区域完成所有体检项目,医院为体检人群创造一个和谐有序的环境,提供优质便捷的服务。

二、体检频率与费用的需求

随着物质生活水平的提高,越来越多的人更有能力关注自己的身体健康。人们的体检意识正逐步增强,但是真正能做到定期体检的人还是少数,多数人体检仍然依赖单位组织。多数健康体检者认为应该每年进行一次体检,这部分人群多为单位员工,把每年一次的体检看成福利待遇。对大部分人来说,一直以来享受的都是单位组织的公费体检。体检者对体检费用的希望值多与所处单位的性质以及经济效益有关,行政事业单位职工人均健康体检费用需求处于较高水平;国企、民营和外资企业对体检费用要求比较低,个体体检费用需求与自身的工作及经济状况联系紧密;中老年人对于体检费用比较保守。体检者希望体检中心在制定体检套餐时,可以根据对象的不同性别、年龄、地域、经济、工作生活环境等不同群体设计不同的体检方案,提供方便、灵活的套餐组合。

三、体检后续服务的需求

体检者非常关注体检后续服务,包括体检后的复检提示、生活习惯提示、饮食指导与就诊。他们希望体检后能在最短时间内知道自己的体检结果,将体检信息推送到手机上的形式最易被接受。希望医疗单位在开展健康体检之外,提供多种健康教育服务,选择体检者易于接受的传达方式,包括电话、信件及电子邮件等方式。体检者希望医疗单位安排专家门诊和健康讲座,对有特殊要求的体检单位,选派资深专家下沉到相关单位开展个人健康咨询防治指导和集体健康知识讲座,满足客户群体的保健需求,有针对性地采取不同方式的健康教育。

第四节　预防保健患者服务需求

预防保健的基本内容包括六位一体的服务,即提供集医疗、预防、保健、康复、健康教育、计划生育指导为一体的服务。需求了解的方式有电话随访、服务热线、健康教育活动(讲座等)、义诊咨询活动、专家走访等。

一、预防保健必须与特需项目的需求

预防保健患者希望医院设立更多的预防保健必需项目,如疫情监控、老年人保健、妇幼保健、计划免疫、体检等,同时还希望医院设立更多的预防保健特需项目,如慢性病管理(个体化)、老年精神卫生、临终关怀、儿童健康咨询、儿童行为测量等。

二、预防保健知识的需求

预防保健患者希望公共卫生、预防保健服务在社区进一步发展,可以是三级医院医生和护士下沉社区做预防保健知识的科普讲座,针对慢性病管理、妇女更年期保健、老年精神卫生、康复治疗、计划外免疫等,积极开展健康教育。

第五节 居家患者服务需求

为居家患者提供服务是适应大众需求的一种主要的社区医疗工作方法,也是近年来三级医院开展的互联网＋医院服务的趋势,对提高居家患者生活质量起到重要作用。为更好地提供居家患者服务,可以使用电话、家庭护士、家庭医生上门、发放需求单等方式了解居家患者的服务需求。

一、可自理患者健康服务需求

此类患者身体相对健康,但因缺少家人陪伴等原因,需要提供精神交流、心理护理、健康建档与指导、健康体检、健康讲座等方面的健康服务。

二、半自理患者健康服务需求

半自理患者因身患疾病、衰老等因素造成日常生活明显依赖他人,需要提供心理护理、健康管理与指导、康复训练、营养膳食指导、专业护理等方面的健康服务。

三、完全不能自理患者健康服务需求

完全不能自理患者因高龄、疾病等因素,日常生活完全依赖他人,需要提供个人护理、慢性病维护、家属培训、特殊护理、日托等方面的健康服务。

第二十八章　优质医疗服务的运行与实践

医院传统的医疗服务模式在服务的过程中侧重于院内服务,对院前和院后服务重视不够;在服务内容上侧重于医疗服务,对预防、保健、康复、健康促进和心理、社会、文化、生活服务重视不够,这种传统的服务模式已不适应患者和社会的需要。为适应社会的进步、医学模式的转变和人民群众多样化、多层次和日益增长的健康需求,拓展医院的服务功能,实现服务过程全流程、全空间、全时段、全方位,克服传统医疗服务模式的不足,更好地为人民群众健康服务,更加有效地利用医院的医疗资源,合肥市第一人民集团医院(以下简称"集团医院")提出了"四全"服务模式的理念,并在实践中进行了有益的探索。本章详细阐述院前急诊、门诊服务、院中住院服务及院后延续服务过程的全流程、全空间、全时段、全方位的"四全服务",构建院前—院中—院后无缝隙的闭环和从出生到临终的全周期优质服务链。

第一节　院　前　服　务

院前服务包括院前急救、门诊(含专科护理门诊)、体检、社区科普巡讲、院前健康保健等服务,本节重点介绍院前服务中的急诊服务。

一、优质的急诊服务

医院急诊服务承担着院前急救的功能,院前急救是指在院外对急危重症患者的急救,广义的院前急救是指患者在发病时由医护人员或目击者在现场进行的紧急抢救,而狭义的院前急救是指由通信器材、运输工具和医疗基本要素所构成的专业急救机构,在患者到达医院前所实施的现场抢救和途中监护的医疗活动。

急诊医学是在现代医学技术基础上发展起来的一门科学,目的在于通过对患者进行快速救治,以期最快地降低患者痛苦,挽救生命。该学科综合了临床、管理、急救等多方面内容,是研究与处理急危患者及伤员急救途中监护治疗、医院内治疗及其组织和管理等问题的专门学科,强调临床实践性。急诊医院服务体系(EMSS)是负责实施有效的现场急救、合理分诊、有组织地转送患者及与基地医院密切联系的组织体系,是实施急诊工作的最佳形式。各国的EMSS因其本国具体条件稍有不同,但其组织形式、职责等却基本相同。其中急救分为三个层次:一为院前现场急救,现场急救多为心跳骤停或创伤患者,应做好组织工作,并要求急救人员熟练掌握心肺复苏、止血、骨折固定等技术;二为转送途中监护及抢救,强调运送过程中应边监护、边抢救、边与急救中心或接收医院联系,报告患者情况及接受指导,设备完善的加强监护机动车及小型救护飞机或直升机的使用,有力地赢得了患者抢救时间并提高了抢救成功率;三是医院内急救,医院是急救医疗的主要实施地,包括医院的急诊医学科和各专科重症监护病房,急诊患者到达医院后,首先由急诊医学科医护人员进行抢救、分诊及观察,其后按患者具体情况决定是否出院或转入相应科室、各专科重症监护病房或综合性危重病监护病房。EMSS急救链如图28-1所示。

现代急诊医学科已发展为集急诊、急救与重症监护三位一体的大型急救医疗技术中心和急诊医学科学研究中心,可以对急、危、重症患者实行一站式急救医院服务,急诊医学科作为医院的窗口科室,也是医院中危重症患者最集中、病种最多、抢救和管理任务最重的学科,应通过不断深化急诊服务内涵,提升专科品质和服务水平,努力做到为每一位急危重症患者提供一个"及时、安全、有效、舒心、全程"的急诊服务,实现对急诊患者就医前、就医时和就医后的全流程服务。

（一）急诊全流程服务

急诊全流程服务是指贯穿急诊患者从接诊到离开急诊全过程的管理,是一种以规范化的卓越流程设计为中心,以持续改善急诊患者的就医体验为目的的系统化方法。优化急诊全流程服务可提升医护人员对急诊患者的综合诊治能力,缩短患者急诊就诊各环节的时间,更高效地为患者实施急救,最终提高患者的救治成功率。

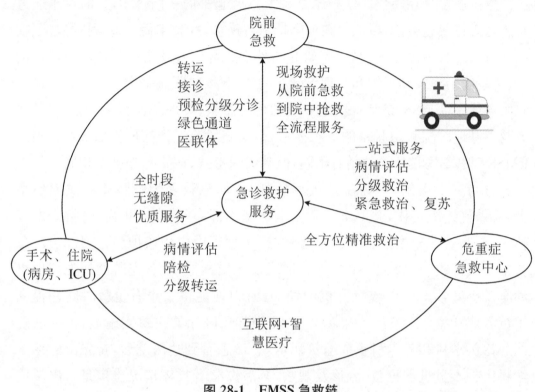

图 28-1　EMSS 急救链

1. 急诊接诊流程

(1) 制定危重患者就诊流程,细化危重症患者接诊各环节的时限,严格按照时间节点完成接诊、预检分诊、初步评估,Ⅰ级和Ⅱ级的急危患者由分诊护士立即护送入抢救室,并给以紧急处理,确保急危重症患者能第一时间得到救护。

(2) 制定接诊批量患者就诊流程,分诊护士和接诊医生能快速分级、登记、报告、协调相关人员第一时间进行病情评估、检伤分类,按病情分类、轻重缓急等及时给予相应处理;同时及时沟通了解有无后续患者及相关信息。严格按照批量伤患者救治流程执行。

(3) 制定接诊可疑传染病患者的接诊流程,疫情防控期间严格执行传染病疑似患者和确诊患者的急诊接诊分诊流程,设置单独预检分诊台、独立检查诊疗区域,诊疗流程合理,人员、环境、物表予消毒清洁,加强对科室的全员培训,并按院感要求严格落实各项安全防控工作。

2. 急诊预检分诊流程

（1）急诊分诊由符合相应资质的医护人员负责接诊和分诊，有条件的医院应成立院前急救部，完成对急危重症者从院前—急诊医学科—EICU 的连续救治过程。

（2）按照急诊预检分诊分级标准（2018 版）进行评估、分级，在患者主要症状体征的基础上，以气道（Airway）、呼吸（Breath）、循环（Circulation）、意识（Disability）为指标进行评估定级（具体以 2018 年版急诊预检分诊分级标准为依据），评估时间为 2—5 min。Ⅰ级和Ⅱ级患者应边抢救处理边评估。

（3）病情初步定级后送入相应区域：Ⅰ级和Ⅱ级的患者送入抢救室 A 区，Ⅲ级患者送入 B 区，Ⅳ级的一般急诊患者指引至绿色标记的 C 区。

（4）各级患者响应时限参照 2018 版急诊预检分诊分级标准：Ⅰ级急危患者为即刻，Ⅱ级急重患者为 10 min，Ⅲ级急症患者为 30 min，Ⅳ级亚急症患者为 60 min，非急症患者为 2—4 h，如图 28-2 所示。

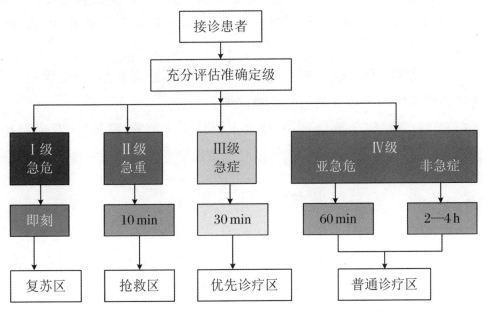

图 28-2　急诊预检分级分诊服务流程

3. 急诊抢救流程

（1）抢救室设有复苏区、观察区、治疗区、电脑办公区等。复苏区设有抢救人员定位抢救和职责提示图，便于抢救患者时医护人员能快速到位、各司其职、紧密配合以发挥最快的速度和最大的效能。

（2）各班次抢救小组人员由符合资质的急诊各科值班医生以及以护理组组长和护理质控者为主的护理抢救人员组成。并可根据医院具体情况设有主治医师及以上的二线和主任医师及以上的三线医疗值班人员。

（3）发挥医护融合作用，在抢救过程中，医护应紧密配合，严密监护患者病情变化，及时实施各项救治措施，组建跨专科、跨团队的多学科团队，参与危重症患者救护、疑难病例讨论、新技术新项目开展，注重提高识别急诊医护风险的能力，提高对不典型案例的综合判断及救治能力。

（4）抢救室制定常见急危重症的抢救流程并张贴上墙，流程做到定期更新。各流程的建立和应用应重点强调时效性，根据患者的病情分级在相应时限内及时实施各种急救措施并进行进一步的病情评估，评估和实施抢救有严格的时限要求。

（5）落实急诊首诊负责制，及时完成多学科会诊，在患者生命体征相对稳定后及时入住专科病房、重症监护室、手术室等。严格执行分级转运，Ⅰ级和Ⅱ级患者转运时须医护共同护送交接，转运中严密观察病情变化，发现异常时及时给予应急处理；与病房医护人员共同交接患者病情、用药、检查结果等。

（6）抢救完毕及时检查和补充抢救药品、仪器配套物品、抢救使用物品，完善消毒隔离措施等，6 h内完成抢救记录。

（7）遇有批量伤员抢救时，须及时上报总值班领导、院领导，及时启动应急预案，第一时间实施多学科救治，提高抢救成功率。

（二）急诊全空间服务

急诊医学科合理的布局和环境设置对于更好地做好急诊服务工作将起到事半功倍的效果。急诊医学科应具备与医院级别、功能和任务相适应的场所、设施、设备和药品等条件，以保障急诊救治工作及时有效开展。

1. 急诊区域建设与空间布局

（1）医院应将急诊医学科规划到距院区主入口和离交通要道最近的医疗建筑底层和便于患者迅速到达的区域，一般位于车辆或人员进入院区后容易看到的明显位置。急诊医学科应设绿色通道，应直通主要交通干道，急救车能直达急诊室，并保证救护车出入方便。如果将急诊医学科设在门诊大楼内，一般应设在门诊大楼前部靠近入口的一端。

急诊医学科要相对独立地设置,既要方便其与医技、住院部门联系,又不能成为门诊、住院患者过往穿行的通道,以免影响急救工作的开展,满足急诊服务"快""急"的特点。

急诊医学科入口应当通畅,应设无障碍通道,方便轮椅、平车出入,并设有救护车通道和专用停靠处;有条件的可分设普通急诊患者、危重症患者和救护车出入通道。

(2) 急诊医学科应当设医疗区和支持区。医疗区包括分诊处、就诊室、治疗室、处置室、抢救室和观察室,三级综合医院和有条件的二级综合医院应当设急诊手术室和急诊重症监护室;支持区包括挂号部门、各类辅助检查部门以及药房、收费等部门。医疗区和支持区应当合理布局,有利于缩短急诊检查和抢救距离半径。急诊超声、X 线及急诊 CT 检查室应当设置在急诊比邻区域内(半径 50 m 范围内),急诊检验原则上设置在急诊区域内,若医院实施集中检验,应当有物流系统解决标本传送问题。推荐设置标准:① 在急诊区域内,设置有急诊超声、急诊 X 线、急诊 CT 及急诊磁共振成像(MRI)等检查室;② 在急诊区域内,有条件的可设置急诊内镜诊疗室、急诊手术室等。

(3) 在疫情防控期间,应设置单独抢救室以及单独支持辅助部门,以有利于疫情防控期间疑似患者或确诊患者抢救工作的开展。

(4) 公共区。急诊部(急诊急救部)公共区包含门厅、候诊、垂直交通、水平交通、卫生间几个部分,这几个部分是每个医院急诊部都必备的功能区。急诊部一般设有独立门厅,有些医院急诊部同时设有急诊门厅与急救门厅,将急诊患者与急救患者通过分区实现分流。虽然急诊公共空间往往面积不大,但是急诊公共空间与患者及家属的心理状态相关度却很大,在紧凑的功能布局之下,如果能设置几处独立的公共空间,可以有效缓解患者及家属的紧张情绪,有利于急诊工作的开展。

(5) 急诊空间布局。急诊应当具备与医院级别、功能和任务相适应的场所、设施、设备、药品和技术力量,以保障急诊工作及时、有效开展。急诊医学科常用的空间布局方式有点状空间布局、线状空间布局、环廊式布局、板块式布局等。点状空间布局是一种中心式构图,由一些次要空间围绕占主导地位的核心公共空间而形成;线状空间布局有很强的引导性与序列性,走廊是建筑内部的主要通道,相接各急诊医学科室;环廊式布局的建筑平面形式规整,空间适应性强,整体性好,由内庭院、大厅和主要走廊构成;板块式布局用集中式布局的方式形成网状的交通空间,把所有急诊医学科室放在一起,功能空间紧凑,可把不同病况患者分开送到急救和急诊区域,有助于患者的紧急救治,如图28-3所示。

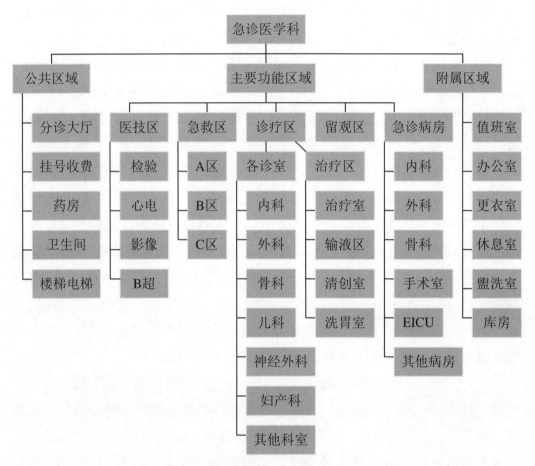

图 28-3　急诊医学科功能空间组成分支

3. 急诊标识

(1)急诊各区域标识醒目,可选用文字及图形式引导标识,包括墙标和地标。标识应一目了然,信息应完整易懂,方位表示应准确,位置应明显。急诊户外导向标识牌:交通标识牌和医院建筑分布总平面图标识牌。急诊室内导向标识:分诊候诊大厅、通道、电梯、诊室导向标识。

(2)分诊候诊大厅设有各楼层平面图、各类用途的宣传栏和急诊医学科简介,各功能窗口醒目位置设有危重患者和绿色通道优先提示标识。

(3)急诊电梯口和通道口设有科室/诊室的楼层和位置分布索引图,通道分流墙顶吊牌和地面指引标识相结合,方便患者就诊。

（4）急诊各诊室设有名称牌和专科性标识。

（5）室内设有位置引导牌,除了文字外还应有方位准确的箭头指示方向。另外,一些公共区域在文字旁还应配有国际统一的图形标识,如男女头像代表洗手间、轮椅代表无障碍通道、刀叉代表餐厅等。

（6）急诊抢救室内标识,要求抢救室布局合理,分区标识醒目。急诊区域设红色、黄色、绿色三区:红色为A区,黄色为B区,绿色为C区;根据患者病情的轻重程度将患者病情分为四级,分别为Ⅰ级的急危患者、Ⅱ级的急重患者、Ⅲ级的急症患者和Ⅳ级的亚急症患者/非急症患者。病情为Ⅰ级的急危患者放于红色A区;病情为Ⅱ级的危重患者根据病情变化放于红色A区或黄色B区;病情为Ⅲ级的急症患者放于黄色B区;病情为Ⅳ级的亚急症患者根据病情变化放于黄色B区或绿色C区;病情为Ⅳ级的非急症患者放于绿色C区。各诊疗场所设为绿色C区,在实施诊疗活动过程中若患者发生病情变化时则及时予升级升区处理。抢救室应设有复苏室或复苏专用区域,复苏床周围根据功能定位设立医护人员站位标识。清晰明了的站位标识有利于医护人员在抢救患者过程中快速找到自己的角色定位,迅速进入抢救状态。

（三）急诊全时段服务

为保障急诊患者能够得到及时、准确、有效的诊断和治疗,急诊科需提供24 h全时段不间断的服务。急诊医学科是医院的特殊科室,负责接诊、处理及救治各类急性发作的疾病。应当设有急诊内科、外科、儿科、骨科、神经外科、妇产科、五官科、眼科、口腔科、皮肤科等科室,24 h全天值守,无缝对接,对于急诊患者能提供及时、合理的抢救、治疗和护理服务。相关医技科室如检验科、超声科、放射科、心电图室等均开设急诊专用机房,为急诊患者提供24 h全时段的服务。

建立健全的急诊信息化管理系统,有利于急诊工作的持续改进,是数字化、现代化医院建设的必然发展趋势。急诊临床信息系统24 h全时段运作,能够完整保留患者的基本信息、病情评估、病情分级等信息,显著提高医务人员的工作效率。相应的质控管理模块、相关统计报表,能够帮助医务人员提高救治能力,保障医疗质量。急诊临床信息系统已经成为医院信息化建设的重要组成部分。

医院应积极引进急诊自助服务运作系统,优化自助机内外部布局,实现与急诊患者手机终端的对接,提供线上挂号、咨询、预约、查询等功能,方便患者实现及时就诊需求,提高患者就医体验。

(四)急诊全方位服务

在生物—心理—社会医学模式和"以人为本""以患者为中心"理念指导下,通过集成创新,实现区域内急诊急救医疗资源统筹管理的同时,服务功能向横向拓展,提供医疗、预防、保健、康复、健康管理和生理、心理、社会、文化、生活等全方位的服务。

1. 发挥急诊医院服务体系(EMSS)的急救链功能

将院前急救、急诊急救、ICU 三方面紧密配合,发挥院前、院内医护一体化服务功能,做好危重症患者时间节点管理,为患者提供高效、快捷、连续的急救医院服务。

(1) 积极开展院前急救服务,配备专用的救护车和救护器械。

(2) 设立交通事故医联体办公室,与交警部门协作,及时为车祸伤患者开通绿色通道,及时救治重伤患者。

(3) 开展社区医联体工作,与社区卫生服务中心建立合作关系,建立双向转诊制度,同时承担附近居民的急救和普通的诊疗任务。

(4) 配合智慧医院的建设,完善患者急诊智能服务系统,借助移动智能手段,通过手机移动终端实现挂号、缴费、读取检查报告等功能,缩短排队等候时间,从而改善急诊患者就医体验。

(5) 参与国际马拉松等重大体育赛事和各种社会医疗保障活动。

(6) 走出医院,走进社区。选派资深医生和护理专家走进社区开展急救技能培训,急救知识普及,高血压、糖尿病等疾病健康咨询、健康评估、健康宣教、健康干预工作。

2. 深化急诊优质服务内涵

急诊是医院服务的重要窗口,存在患者集中、等候急切、管理环节多等诸多影响因素,所以医院应营造温馨的就诊氛围,优化急诊服务流程,从细微之处体现对患者的仁爱之心,提升急诊服务品质。

(1) 急诊服务流程应方便、快捷，各种流程张贴于墙上，各种标识醒目、清晰可见。

(2) 坚持"生命高于一切"的理念，开设绿卡，及时为危重患者开通生命绿色通道，优先予以检查救治。对于危重患者，实现"一站式"服务，安排专人建卡、送检标本、取药、护送陪检、住院。

(3) 设立分诊服务台，做好预检、分诊工作。配备监护仪，监测患者生命体征。安排资深护士分诊，根据患者的轻重缓急及时帮助患者正确选择就诊科室。

(4) 设立发热预检分诊台。做好体温监测与流行病学调查，及时筛查疑似传染病患者，按传染病管理办法、流程指引患者就诊，并按要求做好登记与终末消毒工作，预防医院内交叉感染。

(5) 实行导医服务。其任务是引导、护送患者前往就诊科室，扶老携幼，开通 24 h 急诊电话热线，解答患者的咨询。

(6) 落实便民措施。为残疾人、老年人、有外伤行动不便、急腹症、卧床的患者免费提供轮椅、平车，并指导其正确使用。分诊台放置便民服务针线盒、雨伞、小药箱等物资，为患者提供便民服务。

(7) 实行首诊医师负责制及三级会诊制度，首诊医师对患者全程负责，须转其他专科诊治者及时转诊。对于多学科疑难杂症患者，实行多学科会诊，提高医务人员救治患者能力。

(8) 对待患者要文明礼貌，视患者如亲人，处处为患者着想。

(9) 优化急诊环境，急诊各区域设中央空调，输液大厅配备报刊、健康宣教手册。

(10) 为急诊患者开展健康宣教，进行电话回访；进行心理护理服务，缓解焦虑恐惧情绪；建立意见簿，倾听民众的心声，及时做出反馈、整改，不断改进与完善医院服务。

3. 多维度信息化智能化管理

现代医院管理提倡医院内部应由粗放式管理向精细化管理转变。数字化、信息化是未来医院资源整合的关键。在有限的空间和门诊量庞大的情况下，依靠信息化、建设数字化的管理模式是解决目前门诊管理薄弱环节的有效途径。

(1) 配备急诊医学科专用信息传输设备以保证急救工作及时、快速、准确、有效地开展。

（2）急诊医学科配备床边心电图机、POCT、PCT等床边监测装置，实现床边快速监测，及时获取患者异常生化指标，方便查询、统计和分析，缩短时间窗管理，并与急诊病房及相关科室实现信息化共享。

（3）分诊大厅配备自助挂号机、共享轮椅。配备辅助检验报告打印机，实现急诊化验单、CT胶片、报告一键式自助打印，并安排专人负责指导使用。

（4）分诊信息化管理，引入各种急诊评分系统。快速评分，及时分级，高效救治。

（5）实行电子化病例管理。以医务人员为主导，建立以电子病历为中心的全条码化管理，由多处信息、多次录入变成了多处信息、一次录入。积极推广电子健康卡，实现"无纸化、无卡化"一站式化验、取药等医院服务。

（6）采用信息与智能系统完成急诊预检分级分诊，急诊抢救智能语音输入，急诊留观管理，急诊转运对接，急诊信息统计、查询与汇总分析等管理，引入急诊创伤、疼痛、GCS评分、镇静评分系统，使其发挥智能引擎功能。通过急诊智慧医疗的建设和各种信息技术的开展，对患者进行全方位的评估、精准诊疗和救治，从院前、院中、院后全方位为急诊患者提供服务。

二、优质的门诊服务

随着医学模式由生物医学模式向生物—心理—社会医学模式的转变，人们的健康观念也随之发生变化。人民群众的健康意识不断增强，对医院服务的需求也日益增长。各医疗机构在不断提高医院服务供给能力的同时，通过预约诊疗、科学合理布局、优化就诊流程、利用互联网和人工智能等信息技术，解决门诊就医的"三长一短"等问题，不断改善就医体验，增强人民群众就医获得感。

门诊服务是指为门诊患者提供排班公示、预约、挂号、诊疗、检查、转科、转诊、咨询导诊等方面的服务。同时，对门诊的医疗质量、护理质量、服务态度等内容进行监督、改进，以患者满意为前提，树立医院良好形象，提升医院信誉，达到患者、社会、政府三方满意的最佳效果，如图28-4所示。

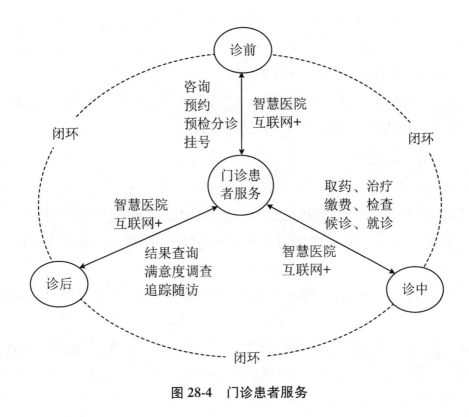

图 28-4 门诊患者服务

(一)门诊全流程服务

1. 门诊就诊流程

(1)预检分诊:患者挂号前,通过现场向预检分诊人员咨询或在线咨询,实现准确挂号就医。在传染病防控季节,预检分诊可及早发现疑似或确诊传染病患者,并将其护送至感染性疾病门诊就诊,防止交叉感染。

(2)挂号:患者挂号可根据个人情况,选择现场挂号及网上、电话预约挂号等多种方式。

(3)候诊:患者挂号后到相应诊区候诊,候诊过程中,由分诊护士进行必要的诊前评估,做好就诊知识宣讲及健康宣教等工作。

(4)就诊:患者按序就诊,医生询问病史,完成体格检查,进行必要的检查检验等,做出初步诊断,给出诊疗意见。

(5)检查或治疗:根据医生开具的检查检验或治疗单,可以进行预约检查或治疗,减少往返及在院等候时间。

(6)取药:患者根据医生开具的纸质处方或电子处方,缴费后由药房审方发药,也可使用自动发药系统实现后台摆药发药,可以减少患者等候时间。

(7)留院观察或入院:普通患者经诊断、治疗后可离院,对病情较重或诊断不明确的患者,指导并帮助其办理住院手续。

(8)诊后随访:对诊治后的患者定期回访患者的病情,给予患者专业性康复指导和查询,促进患者康复和不良健康行为的改变。

2. 智慧门诊流程

(1)诊前服务:

① 智慧预约:进行门诊排班公示,为患者提供网站、电话、移动终端、自助设备、诊间预约、出院中长期预约等多种预约服务,实现门诊分时段预约。预约号源池实行统一管理,预约成功或变更都会发送通知。

② 实名就诊:支持患者使用身份证、社保卡、电子就诊卡等多种类型的就诊卡实名建档登记,以满足不同层次患者就诊需求。

③ 自助设备服务:提供分诊、导诊、建卡、预约、挂号、缴费、费用明细查询、报告打印、影像胶片打印及报告打印、满意度测评等自助服务,自助缴费支持现金、银行卡、支付宝、微信直接支付。

(2)诊中服务:

① 智能导医:通过专用固定终端或移动端为患者提供医院范围内的智能导航,通过提供智能导诊机器人,提供线上线下的预检分诊、医院范围内的导航服务等,有效缓解患者盲目就医和往返寻找位置。

② 智慧签到和排队:在候诊、检验、检查、取药、输液、门诊治疗等多个门诊就诊场景提供智慧签到排队与叫号服务,根据预约时间和报到时间智能排序,提供语音播报、屏幕显示等服务。

③ 信息推送:通过网站、移动客户端等方式,实时查询专家出诊信息、预约号源、检查检验结果、就诊记录、费用明细等信息,自动推送出诊信息变更、检查检验结果;患者能在移动端实时查询等候状态,包括候诊、检查、治疗等。

④ 语音病历:提供门诊电子病历语音服务功能,提高文字录入效率,降低医生工作强度。

⑤ 智慧药房发药:药房配有智能存取自助发药机,患者电子处方扣费后,自助发药机可实现药品分包、自动发药。

(3)诊后服务:

① 满意度评价:根据患者就诊记录,推送满意度调查问卷,在线进行满意

度评价,患者也可以使用移动终端完成满意度调查问卷。

② 患者管理:根据患者诊疗情况,自动完成患者随访诊疗记录,通过互联网技术实现线上咨询、专家互动等。

(二)门诊全空间服务

门诊全空间服务是指以患者需求为导向,在遵循医疗行业规范基础上,从环境学、心理学、人体工程等多学科出发,打造人性化、人文化的就医环境,让患者享受全空间的优质服务。

(1)门诊各区域设计标准统一的标识、标牌,方便患者就诊。

(2)门诊大厅入口设置志愿者服务台,为患者提供各种便民服务,志愿者主动帮助患者有效就诊。

(3)充分利用候诊空间,设立一级、二级、三级候诊区,分区候诊,避免人员聚集。保持候诊区空气流通、温度适宜、安静舒适。规范候诊椅摆放,增加候诊椅数量,避免患者长时间站立等候。提供无线网络及免洗手消毒设施,配备自助设备,方便患者使用。

(4)规范诊室配置,打造标准化诊室空间,满足患者多元化服务需求,为医患双方提供私密、安全、舒适的诊疗环境,提高医患双方的满意度。

(5)各医技部门与门诊部邻近分布,联系便捷,避免患者来回奔波;检验检查高峰期增设检验及影像等窗口,满足高峰期检验检查需求,缩短患者等候时间。

(6)除了外在的硬件设施,还需满足患者的心理需求,包括患者就诊时的私密性、交往属性和归属感。私密性要求较高,特别在问诊、检查、治疗、手术时,应保证一医一患,配置隔帘、屏风等保护患者隐私。同时,注意保护患者信息隐私,包括个人基本信息及健康信息。

(三)门诊全时段服务

门诊全时段服务是指患者在门诊就诊过程中,根据不同时段,为患者提供有针对性的服务,改善患者就诊体验,提高就医获得感。

1. 诊前时段服务

(1)提供分时段预约服务:患者根据自身需求,合理预约就诊时间,减少患者在院等候时间,缓解空间局限与门诊量集中的压力。

（2）诊前咨询、指导、健康教育服务前移。及时更新医院就诊信息、专家介绍（出诊时间、职务职称、特色专长）、医生排班情况，避免信息过时误导患者，引导患者合理就医；根据门诊疾病及流行病特点，及时更新门诊健康教育宣传栏内容。

（3）挂号窗口、采血室、一站式服务中心、各诊疗区域相关人员均提前半小时到岗，为患者提供挂号、采血、咨询、预检、导诊等相关服务，满足患者到院就诊前各项需求。

（4）对就诊患者进行诊前评估，对于行动不便或有跌倒等安全风险的患者，及时提供帮助，以轮椅或平车护送就诊，保障患者安全；对急危重症患者必要时护送引导至急诊就诊。

2. 诊中时段服务

（1）安排走动式导诊服务，有效指引患者就诊、检查、治疗等，不要让患者盲目寻找，必要时全程陪同患者完成诊疗过程。

（2）就诊高峰期有应急处理措施，增加诊室，增加窗口，增派分诊导诊人员，有效分流，维持就诊秩序，减少患者等候时间。

（3）根据患者需要，开设无假日门诊及午间门诊、夜间门诊等，弹性排班，保障患者就医需求。

（4）根据患者就诊情况，延长收费、取药、医保等窗口服务时间，积极做好与急诊的各项衔接工作。

（5）开展各种形式的义诊及健康讲座等，为患者提供健康教育知识，有效提高患者健康保健意识。

（6）针对有复诊需求的患者进行健康宣教，指导其预约挂号、就诊，有效复诊。

3. 诊后时段服务

（1）利用互联网平台、微信公众号等方式与患者建立并延续医院服务，接受患者健康咨询、用药问询、线上互动、预约复诊等。

（2）对门诊相关制度、流程进行再造，做好门诊与急诊部门、门诊与住院部门之间的各项衔接工作，保障患者安全。

（3）非工作日服务：在急诊开设急诊医技科室以满足急诊患者医技检查需求。

（四）全方位门诊服务

全方位门诊服务即在常规门诊工作程序的基础上进一步强化门诊各工作程序及环节间的衔接。门诊全方位服务贯穿患者就诊的全过程。

1. 诊前服务

门诊一站式服务台开设电话预约及服务热线,对外公示。根据患者就诊需求,安排导诊人员,增设午间热线服务,接受患者电话咨询、预约及预检分诊等。

2. 诊中服务

导诊护士主动迎接就诊患者,有效预检并引导患者准确挂号,指引患者准确到达各诊疗区域候诊及就诊;分诊护士主动接待患者,宣教就诊知识,就诊后引导并帮助患者到达相关辅助科室完成检查或取药、治疗等;针对需要住院的患者,协助其办理住院手续,针对不需要住院的患者,交代注意事项并指导复诊。各楼层设置护理组长,负责楼层候诊秩序的巡视、健康科普、为患者答疑。对于患者就诊过程中出现的任何问题,护理人员均需要主动上前关注并予以指导、帮助、安慰、协调,对于行动不便和病情较重的患者,主动提供全程护送服务,保证患者安全、及时、有效完成门诊诊疗过程,降低投诉率。

3. 诊后服务

制定门诊专科特色的标准化诊后随访登记表,利用不同的随访形式,了解患者病情及心理状况,给予专业指导,帮助患者提高依从性,减少或延缓并发症的发生,缓解患者心理压力。随访形式多样,可以有电话随访、短信随访、上门随访及互联网随访等。其中,电话回访最为常用,使健康教育延续到了患者治疗、手术后的疾病康复及卫生维护的全过程,对促进和巩固疗效具有积极作用。

4. 优质服务内涵拓展

（1）一站式服务台:门诊大厅设有一站式服务台,为患者提供就医咨询、预检分诊、集中检查预约、预约住院、审核盖章、预约陪检、医保咨询、代邮检查单、门诊及住院结算咨询、方便门诊等服务,一站式服务台选派高年资护士为患者提供各项服务,主动帮助患者解决问题,有效提高患者满意度。

（2）便民服务：提供多种便民服务，包括各诊区备有轮椅、平车，方便转运患者；导诊、分诊台备有针线包、老花镜、一次性水杯、纸、笔、糖果等，供患者取用；各候诊区域配置有开水机，方便患者饮用；设置母婴室、无障碍卫生间等，方便特殊人群使用。

（3）开展门诊绿色通道服务：对残疾人、现役军人等优先就诊，70岁以上患者视情况优先就诊，80岁以上患者从绿色通道就诊。制作门诊就医绿色通道标牌，为特殊患者提供更加便捷的就诊服务。

（4）开设爱心示范岗：开展爱心传递品牌活动。关爱弱势群体及特殊人群，全程提供爱心服务，陪同护送并帮助患者就诊，使患者全方位感受到有温度的护理服务。全体护理人员均为爱心传递员，实行走动式服务，主动为患者提供服务，有效改善患者就医体验。

（5）开设伤口造口护理、糖尿病护理、PICC护理、中医护理、心理护理等特色专科护理门诊，为门诊患者提供治疗处理、教育指导、协同照护、心理支持等服务。

第二节 院 中 服 务

一、优质的住院服务

住院服务的内容不仅包括为患者提供高质量的诊疗，还包括从住院环境、服务流程、服务内涵、服务时间等维度构建从入院到出院的全流程、全空间、全时段、全方位的服务。

（一）住院全流程服务

住院患者就医的效率和效果决定了患者满意度。医院应为患者提供从入院到出院的全流程服务，图28-5至图28-11是患者在院期间的各种服务流程。

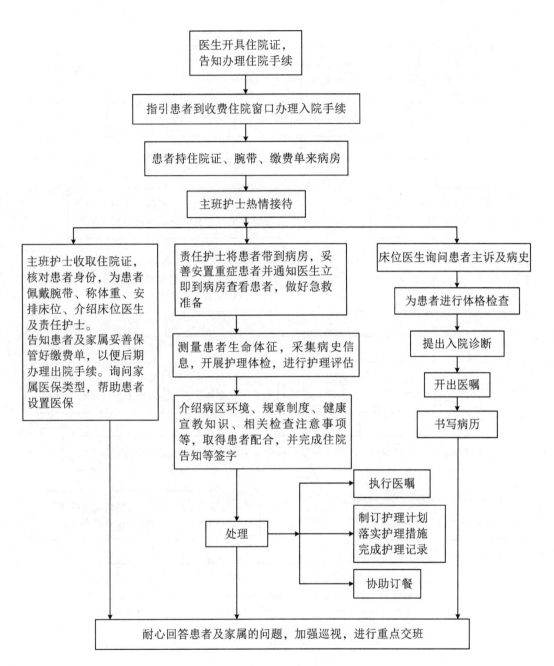

图 28-5　患者入院服务流程

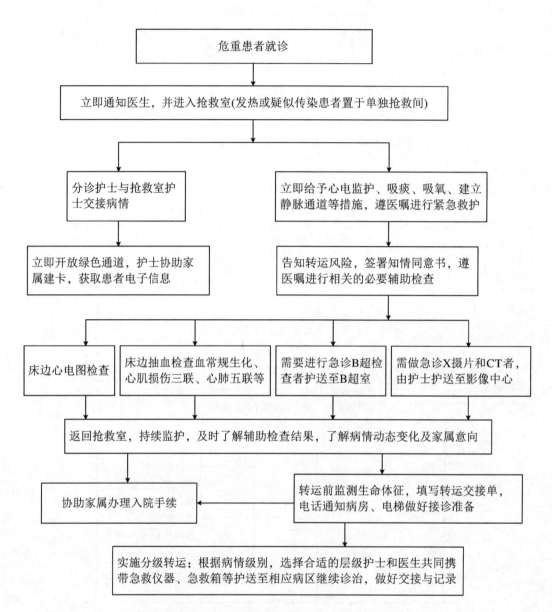

图 28-6 急危重症患者入院服务流程

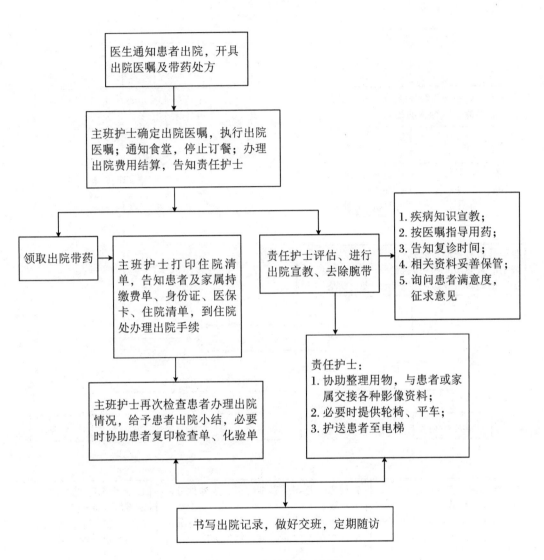

图 28-7 出院服务流程

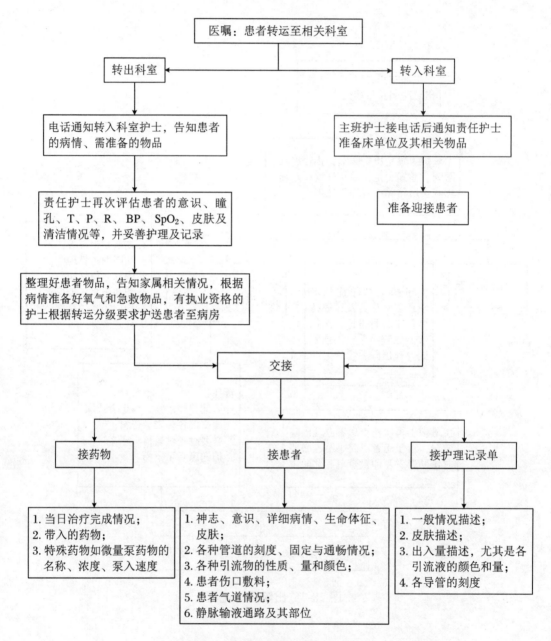

图 28-8 危重患者转运与交接流程

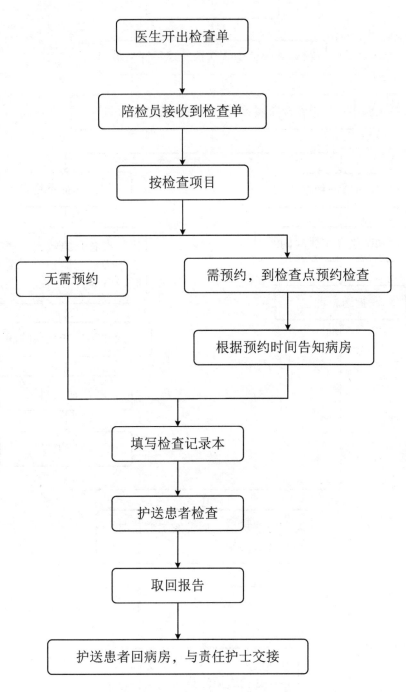

图 28-9　一般患者外出检查流程

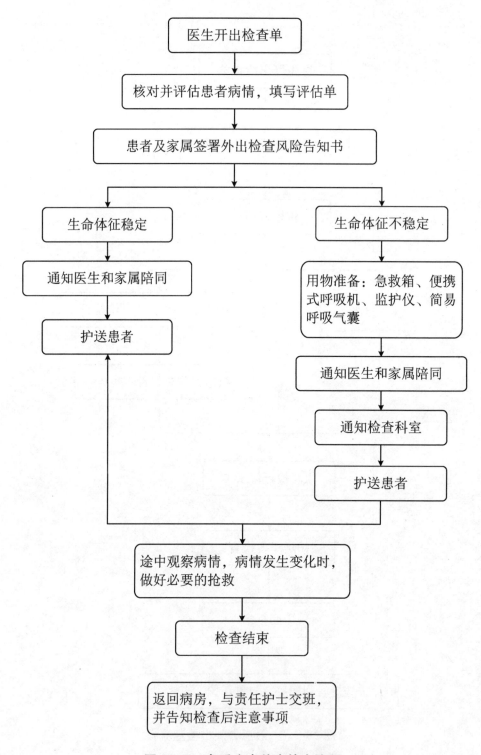

图 28-10 危重患者外出检查流程

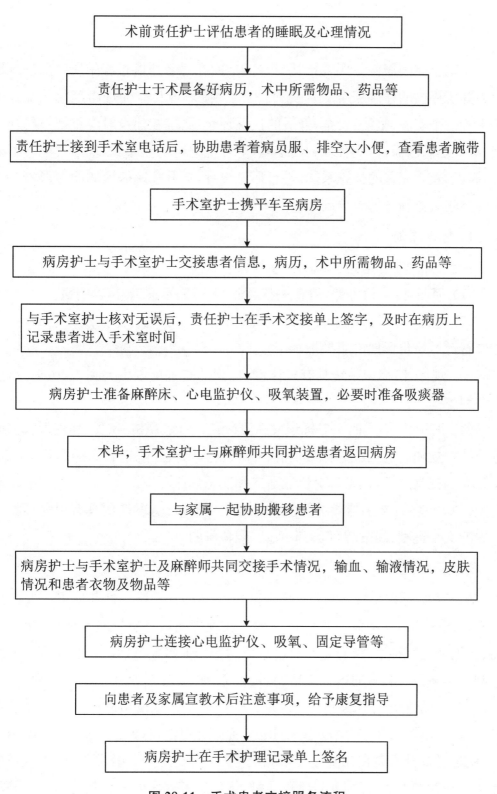

图 28-11　手术患者交接服务流程

（二）住院全空间服务

住院全空间服务是医院依托自身的空间在患者住院过程中所涉及的区域内为其所提供的住院服务。优美、自然的住院环境具有促进康复的功能。为给患者一个安静、整洁、安全、舒适的住院环境，医院在建设时应重视布局和规划，对住院病区而言，应合理利用空间，对环境进行优化布置，包括规范各类标牌、标识，建立完善的标识系统，进行形象设计，提升住院病区的服务形象是医院全空间服务理念的充分展示。

1．标识原则

标识、标牌制作应遵循以下五个原则：

（1）简明性：一目了然，信息完整易懂，方位表示准确，位置明显。

（2）连续性：到达指示目标地之前，所有可能引起行走路线偏差的地方，均应有针对该目标地的引导指示。

（3）规律性：标识系统具有规律性，标识的布置可以由大到小，由远及近，由多到少。

（4）统一性：同类的引导标识应在其颜色、字体、规格、位置、表现形式方面进行统一规划。病区统一标准的排列和颜色，能给住院患者或家属形成稳定而独立的视觉感觉，让患者更快地适应和熟悉病区环境。

（5）可视性：文字与背景的色彩要有明显的对比，可选用具有很强视觉冲击力的文字造型，图案醒目，文字清晰，颜色鲜明。

2．标识分类

（1）人员标识系统：包括患者标识和工作人员标识。患者标识主要是要求进入病区的患者均需佩戴腕带标识。在腕带上填写患者基本信息，包括姓名、性别、年龄、科室、疾病名称及过敏药物等。工作人员标识主要是胸卡的统一制作和佩戴。胸卡的内容包括姓名、科室、职称、工号以及工作人员照片。

（2）安全警示标识系统：其意义是以直观的文字说明或形象图案在一些特殊区域，以及治疗、护理过程中制定各种有针对性、目的性、科学性的实用标识，使患者及其家属在住院过程中能快速顺利到达指定诊疗区域，可有效减少差错和纠纷的发生，提高安全管理质量，优化患者就医体验。制定的安全警示标识要求具有针对性、预见性和突出性。

① 药物安全警示标识：以合理正确使用为前提，以警示宣教和遵从警示要求为目的。对于药物安全警示标识，其制作目的在于提高高危药物的使用安全性。易混淆的药物要分开放置，粘贴"看似、听似"标识；外用药物单柜存放，外标签为红色，标明"外用药"；特殊用药在使用过程中需要悬挂"特殊用药"标识牌。

② 安全警示标识：目的在于完善安全管理工作。例如，氧气装置有四防牌；在厕所内安装紧急呼叫铃，供患者（或其家属）如厕时有不适或需要帮助时使用；各种管道均有"防脱管"标识提醒；对于烦躁的患者，小心坠床；对于昏迷的患者，预防呕吐、防止窒息等。

（三）住院全时段服务

住院患者全时段服务是指住院患者在住院接受治疗的过程中对其实施全面、全程、不间断的服务，包括接诊、治疗、诊断、手术、检查、护理等 24 h 不间断，尤其是节假日等非正常上班时间对患者的病情观察、治疗处置和病区管理等也应 24 h 不间断且与其他时间段提供同质服务。医务人员应有自律及慎独精神，医院管理者对医务人员的合理配置、应急状态下的弹性调配及合理安排，医务工作的完成质量等都是对患者提供全时段服务的质量好坏的衡量指标。图 28-12 为病房 24 h 闭环护理服务链。

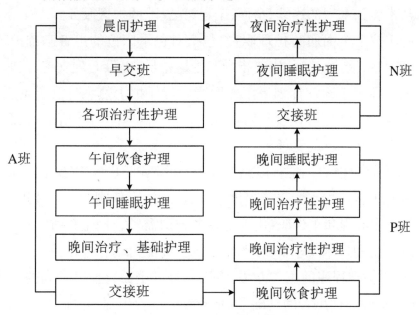

图 28-12 病房 24 h 闭环护理服务链

（四）住院全方位服务

以生物—心理—社会医学模式为指导，根据以患者为中心的整体护理理念，为适应人民群众不断增长的健康需求，在为患者提供住院服务时，侧重打造医疗、预防、保健、康复、健康促进和生理、心理、社会、文化、生活等全方位的服务，其核心是推行由医、药、护、技等各类人员组成的医疗护理团队工作模式，实现优势互补，为患者提供优质、高效、合理的全方位的服务，这是现代医院发展的必然趋势。以下以责任制整体护理为例介绍全方位服务。

责任制整体护理是指以患者为中心，以整体护理观为基础，以护理程序为核心，以维持和促进患者健康为目标，为患者提供优质服务。责任制整体护理的提出，代表了护理学发展到一个新的阶段，护理学的范畴从单纯的疾病护理发展到对患者全身心健康护理模式。其核心就是将整体护理的先进性和实用性具体化为科学的工作方法，也就是护理程序的应用，通过评估、诊断、计划、实施、评价五个步骤，为服务对象提供个性化的全方位护理服务。

1. 全方位责任制整体护理内涵

（1）以改革护士分工方式为切入点，实行扁平化排班，全面落实对患者的包干制。

① 改变功能制护理模式，全面实施责任制整体护理，为患者提供从入院到出院、从术前到术后的连续、全面、全程、无缝隙的护理服务。

② 责任护士全面履行护理职责：包括对包干床位的患者基础护理、专科护理、病情观察、治疗、沟通、康复指导和健康指导、提供心理支持、及时与医师沟通、协助医师实施诊疗计划等工作职责。责任护士熟悉自己负责患者的病情、观察重点、治疗要点、饮食和营养状况、身体自理能力等情况，并及时与医师沟通，患者知晓自己的责任护士。

（2）改变排班模式。推行以患者为中心的 APN 班和 12 h 班次，减少交接班次数，有利于责任护士为患者提供全程、连续的责任制护理。并进一步优化 APN 班的工作流程和工作职责，满足患者合理需求。护士长每天根据患者的病情、护理难度和技术要求等要素，结合护士的能力动态排班。

（3）运用护理程序的工作方法，为患者提供全面、全程、全人的优质护理。责任护士在正确评估患者的基础上，充分考虑患者生理、心理、社会、文化等因素，制订个性化的护理计划并结合患者实际情况实施。

（4）建立移动护士站或移动多功能护理车，落实床边工作制，将护士工作的场所前移，增加护士直接护理患者时间，更好地落实护理工作"三贴近"。注重人文关怀，加强与患者的沟通与交流，尊重患者的权益。

（5）加强临床护理，提升专科品质：

① 在外科系统落实 EARS 理念，制定相关制度和流程，医护协同，促进患者早期康复。

② 开展围手术期患者镇痛管理模式，促进医护联合技术发展，以 MDT 推进跨专科精准护理。

③ 积极推行基于循证的临床护理实践，提高专科护理水平，改善患者照护结局。

④ 各专科开展特色服务品牌，如"健康关节室""同伴支持＋思维协同护理""链式健康管理""造口联谊会""亲情护理""日月联动护理""四化护理""4S3H 护理""空间管理""温度护理""关爱生命通路""群组化服务"等。

⑤ 开展特色护理技术：如中医适宜技术、营养护理技术、快速康复技术、深静脉血栓预防操、慢性伤口负压治疗技术，为患者提供专业的护理。

（6）加强健康教育和康复指导，为患者提供规范的护理健康教育和康复指导，促进疾病恢复，细化专科分级护理标准、服务内涵和服务项目，并加以落实。

（7）修订责任制整体护理工作模式下的岗位职责、工作流程、质量标准。护理部、科护士长、科室护士长均定期对临床责任制整体护理工作质量进行检查，对于存在的问题及时改进。

（8）责任护士为患者提供专业的医学照顾，满足患者基本生活的需要，保证患者的安全，要保持患者躯体的舒适，取得患者家庭和社会的支持。

（9）定期或不定期进行住院患者、出院患者满意度调查，及时了解患者需求满意程度和对护理工作的满意度。

（10）建立和谐护患关系，促进患者主动配合治疗和护理。

2. 构建以患者安全为中心的全方位信息化服务

护理信息系统（Nurse Information System，NIS）对于贯彻"以患者为中心"的护理理念、提高护理用药安全、优化流程、增进服务品质有着重大意义。其主要内容包括"临床移动护理信息系统""消毒供应中心追溯系统""门急诊输液信息系统"。

（1）临床移动护理信息系统。临床移动护理信息系统（Personal Digital Assistant,简称PDA）是一种以医院管理系统（HIS）为基础,以无线网络为平台,通过条码识别技术与移动计算所实现的临床移动信息技术。它是一种较为理想的患者床旁信息采集设备,将护士工作站延伸和扩展到患者床旁,其包括以下功能：生命体征录入后自动绘制,医嘱执行单条码打印,医嘱执行自动签字（只需护士输入工号进入系统即可自动签字）,输液、标本采集、各种检查、发药条码扫描核对和自动签字,记录护理内容和护理计划,采集并扫描标本,患者巡视、化验结果信息查询,同时实现患者信息一览表、药物过敏提示、体温测量提示等信息化,从而加强查对工作力度,减少标本采集检验检查的错误,优化护理工作流程,全时段全方位地确保治疗、检查检验的及时性、准确性,充分保障患者安全。

（2）消毒供应中心追溯系统。消毒供应中心信息化追溯系统,改变传统的手工追溯,进行所有环节的信息化追溯管理,涵盖消毒供应中心物品流通的各个环节,包括物品回收、清洗、消毒、包装、灭菌、发放、使用等。实现回收清点、清洗、消毒、包装、灭菌、发放和使用等环节全方位监控,进行跟踪管理,能及时准确地追溯到患者所用的每一件无菌物品,确保患者安全,提高了院内感染控制质量水平。

（3）门急诊输液信息系统。在门急诊输液室实行PDA扫描信息管理,该系统具有患者输液信息的自动获取、患者身份和过敏信息自动核对、提醒、输液信息的移动管理、无线呼叫求助等功能,即门急诊医生开完处方后,输液室能自动打印处方。因此,它能够对输液前查对进行把关,减少输液差错,加强输液过程管理,提高患者满意度,简化工作流程。

二、优质的护理后勤服务

随着现代科学技术的发展,新的医学模式的建立和人民生活水平的不断提高,社会对医院的服务态度、服务方式、服务质量和服务效益提出了更高的要求。集团医院在国家推进优质护理的过程中创新服务模式,于2009年成立了住院管理部（护理后勤中心）,建立以满足临床护理服务需求为导向的后勤保障体系,形成"后勤围绕临床转,临床围绕患者转"的服务模式,增加临床护士直接护理时间。其主要服务内容包括：护送住院患者外出检查、协助患者转科(转院)、药品配送、标本送检、床单元物品及被服类物品收取与发放、消毒供应物品配送、病房物品维修取送、病区卫生保洁、医疗垃圾分类管理和医疗废弃物的清点登记与交接等。

(一)护理后勤全流程服务

护理后勤全流程服务是指患者自入院后到出院前的全过程服务,24 h 为临床科室提供无缝隙后勤支持。

1. 陪检流程

病房医生开具医嘱,值班护士电话联系护理后勤中心,工作人员及时了解患者病情,根据情况指派相应的护助员完成陪检。陪检流程如图 28-13 所示。

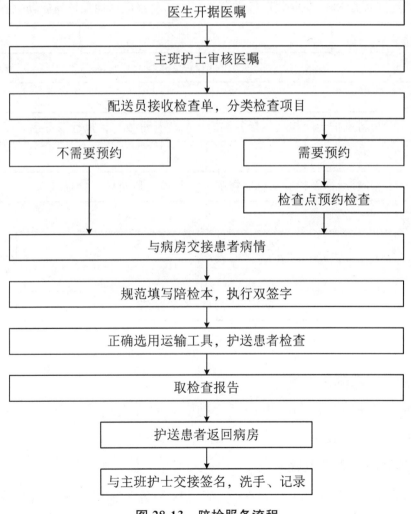

图 28-13　陪检服务流程

2. 标本运送服务流程

标本留取分为住院患者常规标本和急诊标本留取,运送流程如图 28-14 所示。

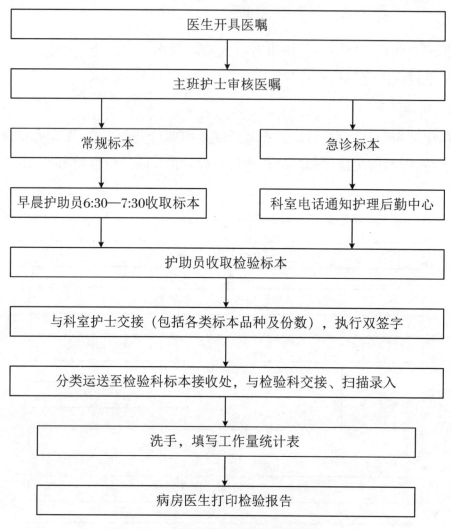

图 28-14 标本运送服务流程

3. 药品配送服务流程

住院患者所需常规药品由护理后勤中心服务人员统一配送到临床科室,急诊所需药品随时配送。药品配送流程如图 28-15 所示。

4. 病区保洁服务流程

病区保洁范围包括病室、办公区、生活区及各类辅助用房。病区保洁服务流程如图 28-16 所示。

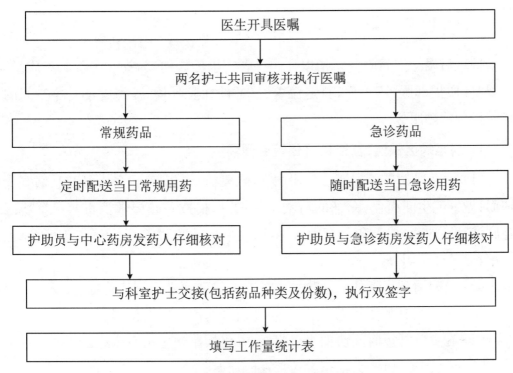

图 28-15　药品配送服务流程

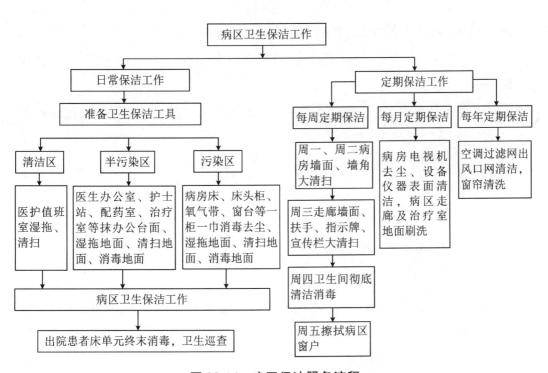

图 28-16　病区保洁服务流程

（二）护理后勤全空间服务

护理后勤全空间服务是指以住院患者需求为导向，为提升医院服务质量，开展"优质护理服务"工作，打造温馨、舒适的住院环境，让患者享受全空间的优质护理后勤服务。

1. 规范病区保洁，营造良好住院空间环境

（1）病区保洁员负责清洁病房内病床、桌椅、床头柜、设备带、门窗、墙壁及地面；做好卫生间面盆、马桶的清洁工作，并严格按院感要求消毒。保持病区走廊、门窗、地面、扶手和示意牌等洁净。拖把、毛巾以红色、黄色、蓝色、绿色标记，分区域使用。

（2）及时清理患者的呕吐物、分泌物，并对地面进行清洁消毒。

（3）每日按时为住院患者送开水，并对开水间进行清洁消毒。

（4）在食堂开饭时间协助患者打饭，并将饭菜送至患者床边。

2. 规范患者陪检，打造患者良好住院印象

（1）由护理后勤中心为患者提供预约，按照预约时间，安排护助员陪同住院患者检查，避免人员聚集，并减少患者检查等待时间。

（2）住院患者住院期间采集的各类标本以及住院期间治疗用药，均由护助员统一配送。

（3）对于生活不能自理的患者，护助员负责其基础的生活料理，如修剪指甲、用餐、协助如厕等。

（三）护理后勤全时段服务

护理后勤全时段服务是指患者在住院过程中，为患者提供 24 h 的无缝护理后勤服务，提高患者就医体验。

1. 保洁员 24 h 无缝服务

（1）6:00—8:00。清洁病房卫生，收病房陪客床，倾倒病房垃圾，更换垃圾袋，擦拭病房门、床栏、床头柜和走廊扶手，拖病房地面和病房阳台，刷洗病房沐浴间，负责病区走廊卫生。

（2）8:00—9:00。负责办公区域的公共卫生，包括医生办公室、主任办公室、所有更衣室，更换垃圾袋，清洗垃圾筐，擦拭门、桌椅，拖地一次。

（3）9：00—11：30。一名保洁员每30 min巡视病房卫生一次，及时清扫脏物；拖病区走廊和治疗室地面2次（9：00和11：30各一次）

（4）11：00—11：30。另一名保洁员发放餐前巾，协助患者开饭。

（5）12：00—14：00。连班保洁员对分管病区卫生进行全面保洁，每30 min巡视分管楼层的病房卫生一次，及时清扫处理地面脏物，倾倒已装满筐的垃圾，擦拭消毒出院患者的床头柜、床栏。

（6）14：00—14：30。打开水并放到患者床头。

（7）14：40—16：00。倾倒病房垃圾，并更换垃圾袋，擦拭床头柜，打扫病房沐浴间，擦拭分管床位的出院患者床栏，移开床头柜彻底清扫病房地面，倾倒病房便器。

（8）16：00—17：00。拖走廊地面，更换浸泡消毒液。每周三擦窗户玻璃，每周四彻底消毒卫生间。

（9）17：00—17：30。发餐前巾，协助患者开饭。

（10）17：30—18：00。拖走廊地面一次。

（11）18：00—23：00、次晨3：00—6：00。夜班保洁员负责分管楼层的保洁工作，及时处理地面脏物，拖走廊一次，为夜间新入院患者打好开水。

2. 护助员24 h陪检服务

（1）检查前时段服务。提供分时段预约服务：住院患者由医生统一在预约系统进行预约，护士打印回执单，由护助员按照时间段带领相应患者检查，避免患者排队等待过长时间，提高患者满意度。对已预约检查的患者，由护助员与科室老师交代患者做检查的注意事项，患者提前做好充分准备，如需空腹、憋尿、家属陪同签字等。做好对住院患者的检查前的评估与核对，询问患者姓名并查看腕带以确认患者身份和具体病情，如患者的病情严重，须科室医生或护士陪同检查。对于行动不便或有跌倒等安全风险的患者，应及时提供帮助，可采用轮椅或平车护送检查，根据天气变化，注意保暖，保障患者安全。带患者出病区前要告知责任护士，并执行双签字。

（2）检查中时段服务。为有效缩短住院患者检查排队时间，可采用预约制，全程陪同患者完成检查过程，注意避免患者外出检查时的安全隐患。检查过程中须注意患者的病情变化情况，注重对患者的心理护理，善于沟通；在检查过程中病情出现紧急变化的，立即将患者送往最近的抢救室进行抢救，并立即通知本科室的医生和护士。

（3）检查后时段服务。检查结束后,将患者安全送回病房,与科室责任护士交接患者检查过程中的病情变化情况,并执行双签名。报告单由护助员统一取回。

3. 中央运输服务

（1）标本运送:24 h 负责住院患者血液、体液化验标本的运送。

（2）药品运送:24 h 负责住院患者常规及急诊药品的运送。

（3）被服下收下送:24 h 负责被服下收下送,保证临床使用需要。

（4）消毒供应物品下收下送:临床科室污染的物品存放在污物间规定处,由配送员统一收取送至消毒供应中心清洁消毒,消毒合格的无菌物品由配送员统一分发到各临床科室,保证临床科室无菌物品每日所需。对于急需的无菌物品,随时调配配送员送取,确保临床科室所需。

（四）护理后勤全方位服务

护理后勤全方位服务是指在患者住院期间,护理后勤中心通过制定合理、有效管理措施,与各临床科室密切协作,为患者提供全方位服务,包括:保洁员全方位保障患者住院期间的环境清洁,护助员全方位保障患者在住院期间所有检查项目的安全陪检,运送员承担住院病区中央运输服务。

第三节 院 后 服 务

延续医疗服务是住院医疗服务的延伸,主要关注和应对出院后患者的健康问题和健康需求,预防因病情严重而再次入院,导致消耗更多医疗资源。出院后的延续医疗服务直接关系到患者出院后的生活质量和再次入院率。在国家大健康的背景和政策引导下,鼓励三级医院以专家坐诊社区、医联体等形式开展延续医疗服务,也可采取出院后患者电话随访、专科护士门诊、居家护理的形式开展延续服务,形成"小病在社区、大病进医院、照护在机构、养老在家庭"的良性医疗服务模式。以下以集团医院院后延续医疗服务为例,从线下和线上两方面阐述如何为院后患者提供延续医疗服务。

一、线下延续医疗服务

为了更好地开展院后延续医疗服务,2016 年集团医院成立社服部,下设"医联体"和"家庭护士"办公室。医联体与基层卫生服务单位建立帮扶合作关系,承担双向转诊工作,为患者提供就诊绿色通道;家庭护士深入家庭开展健康评估与干预,解决居家失能人群的健康问题,联系专科医生,提供门诊预约与陪同、住院预约与陪同服务,满足出院患者的延续护理服务需求。这种创新性服务模式合理利用了三级医院的优势资源,满足慢性病患者延续医疗服务需求,体现了以人为本的服务理念。

(一) 线下全空间延续服务

(1) 社会服务部配置延续医疗服务的信息系统和出诊设施设备。

(2) 组建相关团队,包括医生、护士、康复师、心理咨询师等。

(3) 确定线下延续服务内容:① 预约、共享专家号源;② 双向转诊、绿色通道;③ 跨院转检、设备共享;④ 健康咨询、医患互动;⑤ 共享患者电子健康档案;⑥ 移动居家、上门服务;⑦ 搭建转诊平台。

(4) 制定线下服务的流程和职责。

(5) 设计居家患者空间环境:

① 入户门设置标准:无门槛,门口配置隔物板,配置入户感应灯,必要时配备刷卡式电子门锁。

② 客餐厅设置标准:门厅与室内衔接处采用无高差处理,设置无障碍通道,餐椅配备扶手,选择坐垫较硬的沙发,家具墙角进行倒边、倒角或软包处理,电开关面板、电插座设置在适宜高度,客厅配置起夜灯,客厅沙发背后墙面配备紧急报警按钮。

③ 卧室设置标准:卧室入口区域预留轮椅 360°回转空间,卧室配置起夜灯,床头配备应急电源及紧急报警设置,床两边配置床头柜及电源插座,床下配备抽屉,衣柜柜门配备上下轨道。

④ 厨房设置标准:厨房配备移门,预留轮椅 360°回转空间,吊柜配备拉式拉篮,橱柜门板配备拉手,台盆柜和橱柜高度适宜,操作台面配备小翻边,配备墙吸式油烟机,电源插座配备开关,配备紧急报警设置。

⑤ 卫生间设置标准：地面采用防滑处理，淋浴房地面无高差，配备淋浴坐凳、紧急报警设置，马桶及洗浴处配备扶手，台盆柜和橱柜高度适宜，配备亮光源，配备取暖设备。

⑥ 建筑安全设备标准：供电、给排水、采光、通风、无障碍通道、通信、网络、安保、消防等符合国家标准，符合老人需求。

（二）线下全时段延续服务

1. 上转患者

（1）门诊患者：正常工作日通过医联体绿色通道转诊，医院医联体部门、医院延续护理中心和医联体社区跟踪随访。

（2）急诊患者：24 h 通过急诊通道转诊，医院医联体部门、医院医联体社区负责跟踪随访。

（3）住院患者：医院医联体部门或医院延续护理中心实时联系科室，科室优先安排床位，医院医联体部门、医院延续护理中心和医联体社区负责跟踪随访。

（4）居家患者：双方约定上门服务时间，医院延续护理中心和医联体社区负责跟踪随访。

2. 下转患者

（1）社区门诊康复患者：正常工作日进行预约，医联体社区、医院科室和医院延续护理中心负责跟踪随访。

（2）社区住院康复患者：社区 24 h 提供康复服务，医院科室医院和延续护理中心负责跟踪随访。

（3）社区居家康复患者：双方约定上门服务时间，医联体社区、医院科室和医院延续护理中心负责跟踪随访。

3. 医院出院患者

（1）医院出院患者：医院科室负责跟踪随访。

（2）医联体社区出院患者：医联体社区负责跟踪随访。

（3）医养结合护理院出院患者：医养结合护理院负责跟踪随访。

4. 居家患者

医院延续护理中心、医院科室或医联体社区负责跟踪随访。

（三）线下全方位延续服务

1. 全面开展居家护理服务

（1）居家管道护理：更换女性尿管、更换胃管、PICC维护及引流管护理等。

（2）居家伤口、造口护理：压力性损伤、伤口、肠造口等。

（3）居家注射类服务：肌肉注射、皮下注射、胰岛素注射、抽血等。

（4）居家教育指导类护理服务：

① 居家安全指导：环境安全，活动与休息安全。

② 居家护理技术指导：吸痰、吸氧、气管切开护理、雾化、鼻饲等。

③ 居家仪器使用指导：血糖仪、家用制氧机、吸痰仪、呼吸机等。

④ 照护者照护知识技能指导。

（5）居家特需护理服务：

① 康复护理：呼吸功能训练、吞咽功能训练、运动功能训练、膀胱功能训练、直肠功能训练、康复器具的使用指导与训练、居家环境康复指导等。

② 母婴护理：新生儿五官护理、新生儿沐浴、新生儿皮肤护理、新生儿抚触、新生儿脐部护理、新生儿黄疸监测、产后会阴护理、产后子宫复旧、产后心理疏导、催乳等。

③ 中医护理：耳穴贴压、耳针、耳灸、耳穴按摩、刮痧、面部美容刮痧、刺血、腕踝针、火龙罐综合灸、小儿捏脊、小儿摩腹等中医适宜技术。

（6）心理咨询。

（7）对居家患者护理环境进行评估，对于不能进行居家护理的患者或有需求老人，开设绿色转诊通道和医疗诊疗陪同服务，协助转入医院、护理院（养老院）、社区，实现居家—医院—护理院（养老院）—社区"四元联动"全程无缝医疗护理服务闭环。

2. 下沉优质医护资源

落实医护专家坐诊，利用综合医院优质资源集中的优势，通过技术帮扶、人才培养等手段，发挥对基层的技术辐射和带动作用。根据各医联体基层医疗卫生机构需求，结合社区实际，突出专业特色，建立技术帮扶，发挥综合医院的专业特色和管理优势，定期安排相应科室医护专家参与基层医院服务与慢性病的管理。对基层社区进行针对性指导,提高基层社区医护队伍的服务能力,满足社区居民的需求,畅通双向转诊通道,为社区居民提供便捷、安全、快速的就医途径,增加基层社区门急诊人次和慢性病患者就诊率,提高社区居民就医满意度和获得感,充分发挥区域医疗联合体的作用。

3. 共建急救医疗系统

(1)综合医院与基层社区合作共建急救系统,建立急救中心协作制度,实现信息互通,资源共享,密切协作。

(2)成立危重症转诊小组,危重症患者转诊时事前联系好相关接诊科室和医护人员,救护车配备相关器械,相关科室骨干医护人员参与转运,做好交接工作,让危重症患者及时得到最合理的救治,最大限度缩短急诊急救患者的救治时间。

(3)共建社区急救站,缩短辖区内的急诊急救半径,可以为周边群众提供更加高效、快捷、优质的医院服务。

(4)定期组织急救医疗系统内成员互相交流,更好地开展急救协作。

4. 创新科联体建设

"科联体"是医联体建设的一个模式拓展,由综合医院提供重点科室作为技术支持,在社区中心成立"名医工作室",定期安排专家坐诊,并通过带教指导,促进基层诊疗能力提升;从基层社区常见病、多发病管理着手,提供以城市医联体为载体,以医联体专家为纽带,以儿童、老年人、孕产妇为重点人群,以预防、医疗、康复、养老为重点的连续性医疗卫生服务。

5. 探索紧密型医联体模式

综合医院根据区域群众的医疗卫生健康需求,整合所在区域医疗卫生资源,充分发挥综合医院技术、人员、信息、药品、设备下沉的共享作用,以医联体能力建设为基础,进一步完善医联体组织模式、运行机制、激励机制,构建以服务、责任、利益、管理为共同体的紧密型医联体。落实医疗机构功能定位,提升基层服务能力。探索建立紧密型医联体理事会,制定章程,明确功能定位与分工协作,探索理事会机制下的人员、责任、技术、服务、药品、信息、医保支付等统筹管理机制。

6. 搭建医联体绿色通道

(1)规范分级诊疗。由综合医院牵头,发挥其在医学学科、技术创新和人才培养等方面的引领作用,逐步减少常见病、多发病复诊,合理分流诊断明确、病情稳定的慢性病患者,缩短平均住院日,提高运行效率;基层社区为区域内符合条件的常见病、多发病诊疗患者及时提供转诊服务。

(2) 推动基层首诊。促进慢性病、康复患者到社区就诊,充分发挥基层社区的"守门人"职能。按照患者知情自愿原则、就近分级诊疗原则、医技资源共享原则、"无缝隙"对接原则,积极引导患者有序就医,在不同级别医疗机构之间建立起相互联系的首诊、转诊、会诊的流程和机制,为患者主动提供全程、连续的(包括转诊)诊疗服务,逐步形成分级诊疗就医格局。

(3) 推进双向转诊:

① 规范转诊服务。按照政府倡导、就近方便、双方自愿原则,通过医疗联合体建立与基层社区之间稳定发展的双向转诊协议关系,并在医院门诊部设立社区医联体接诊台并配备护士,负责转诊接洽和导诊服务,形成无缝衔接、便捷畅通的双向转诊渠道。

② 明确转诊对象。患者需要上转至上级医院诊疗时基层社区对符合条件的患者及时提供转诊服务,按照医生建议、患者自愿,由首诊医生提出转诊建议或意见,遵循双向转诊原则有序转诊;上级医院将术后、病情稳定需要继续康复治疗的患者,及时下转回基层社区,由基层社区进行接续治疗、护理及康复指导。

7. 提升社区服务能力

根据各医联体社区的培训目标,在充分调研和调查需求的基础上,有计划地进行多形式的基层医疗、护理、技术人员业务培训和技术指导,取得了良好效果;以基层社区医护人员培训基地为平台,配合各级卫健委开展基层医护人员岗位练兵和竞赛,以提升临床实践能力为目标,改革培训和考核方式,采取情景教学、标准化患者分析、案例分析等方式,达到事半功倍的教学效果;开展形式多样的送学下社区活动,坚持下派专家到社区坐诊、义诊,开展临床查房、学术讲座、疑难病例讨论、护士驻点帮扶、专业技能培训,以传、帮、带的形式提高社区医务人员整体水平,提高社区卫生服务质量。

(四)线下全流程延续服务

1. 延续服务流程

延续服务流程如图 28-17 所示。

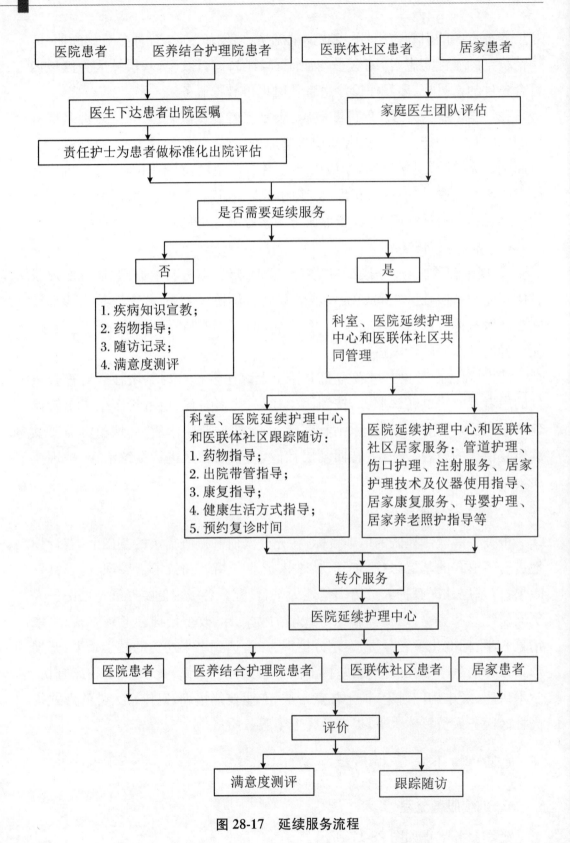

图 28-17　延续服务流程

2. 居家服务流程

居家服务流程如图 28-18 所示。

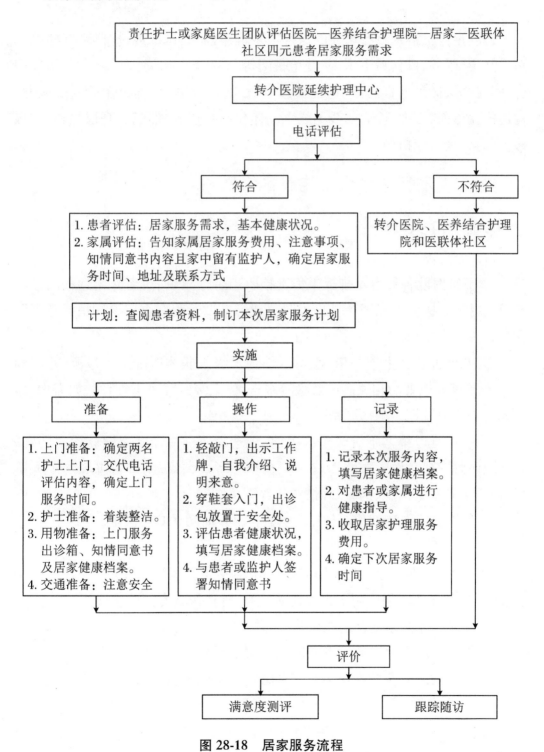

图 28-18　居家服务流程

二、线上延续医疗服务(互联网＋延续医疗服务)

为满足人民群众日益增长的医疗卫生健康需求,国家鼓励开展"互联网＋医疗健康"服务,即医疗机构应用互联网等信息技术拓展医疗服务空间和内容,面向基层提供远程门诊、远程会诊、远程心电诊断、远程影像诊断等服务,构建覆盖诊前、诊中、诊后的线上线下一体化医疗服务模式和"基层检查、上级诊断"的分级诊疗格局。

(一) 互联网＋线上全流程医疗服务

1. 远程门诊管理流程

(1) 诊前管理:

① 下级医院各科室安排医生负责接收患者需求,向患者介绍远程门诊业务模式,提供"医院专家团队排班表""收费标准""远程联合门诊知情同意书",交代就诊注意事项。

② 下级医院医生结合患者意见,预约上级医联体医院医生号源,并提前30 min 整理好患者的相关病历及检查报告,供上级医院医生查看。如需加号,提前与上级医院医生电话联系。

③ 患者可以根据下级医院医生建议,选择意向专家及意向就诊时间,并在下级医院完成预约。下级医院医生根据患者病情,提前准备患者的个人资料,包括个人基本信息、病史、病情描述等。

④ 如果患者取消就诊,需在预约时间 12 h 前联系基层医生。

(2) 诊中管理:

① 患者在就诊当天,至少提前 30 min 到达下级医院就诊处。下级医院医生发起申请,在互联网医院平台上排队,耐心等待医院专家医生连线。

② 医院专家登录自己的医生账号,并按时发起远程门诊。

③ 下级医院医生协助患者向医院专家汇报病情、病史及相关检查报告。

④ 互联网医院质量管理中心监管医院专家远程联合门诊的质量。

(3) 诊后管理:

① 医院专家在互联网医院平台中填写诊断小结,并进行电子签名,以供患者及下级医院医生参考查阅。

② 下级医院对患者病情做出诊断,开具处方或提供治疗方案。也可以根据患者需要向医院发起预约转诊申请。

③ 远程门诊双方应按管理要求,对门诊有关资料进行收集、整理、登记和存档,远程门诊意见打印后应归入病案中保存。

(二)互联网+线上全空间医疗服务

1. 互联网环境设施

(1)综合医院-社区医联体标准化转诊系统:运用互联网与各社区服务中心建立"线上上传下转追踪"转诊平台。

① 线上上传:首诊在社区的患者在社区即可预约专家门诊、辅助检查、住院治疗。若需转上级医院进行诊疗,社区医生可登录转诊平台,录入患者的基本信息及相关病史,发起上转申请,社区医联体办公室在接受申请的同时,以短信形式提示社区医生和患者,短信内容为来综合医院就诊的时间、地点、接诊的医生姓名和综合医联体办公室联系方式,这样即完成了线上服务。

② 线上下转:社区采用医后模式服务患者,即社区医生参与患者出院前最后一次或数次查房,全面了解患者的病情,由综合医院床位医生和社区医生共同制定预后方案和预后指导,同时做好下转患者的车辆准备和病史资料移接工作,下转至社区服务中心。

③ 线上追踪:依托微信平台,社区医生可以对社区患者来院就诊的结果及下一步就诊去向进行追踪。

(2)互联网远程专家门诊:互联网专科门诊是指将综合医院专科门诊前移至基层,互联网医院专科门诊医生和下级医院医生利用互联网视频的方式,联合对下级医院患者进行诊疗,患者的信息在联合诊疗过程中实现可视化共享。利用互联网远程专家门诊实现家庭、社区卫生服务中心、三级医院的远程会诊。在门诊诊室配备相关设备的基础上另加配互联网远程门诊设备。

(3)远程医技中心:将接入互联网医技平台的各医疗机构的心电、影像数据通过网络上传至中心平台服务器进行长期保存,中心平台服务器使用大容量、高可靠性的存储设备可以实现海量数据的存储和交换。在原医技检查室配备相关设备的基础上另加配互联网远程医技数据传输设备。

(4)远程教育培训中心:利用互联网平台对接上下级医院,提供基于视频的远程教学服务,包括结合典型病例的在线课程管理(创建、浏览、点播课程等)、在线讲课、在线病例讨论等功能,配备互联网远程教学设备。

(5)综合医院医生工作站下沉到社区:社区服务中心医生可在社区直接预约综合医院门诊号,开具综合医院检查检验申请单及药品,患者缴费后可以到综合医院进行检查检验、取药、打印发票、医保费用兑付,检查检验结果可在社区 CIS 医生站查看。社区医院配备综合医院的 HIS 和 CIS 信息化系统。

(三)互联网+线上全时段医疗服务

1. 互联网远程会诊中心全时段服务

患者在下级医院就诊,病情复杂时,可由下级医院医生向上级医院医生发起远程会诊申请,实现疑难检查病例的远程会诊、移动会诊。

远程会诊分为三种模式,医生可根据不同的需要使用三种不同的模式:

(1)非交互式会诊:不支持音视频通信、文字聊天功能,仅对发起方提交的病例资料进行会诊。

(2)普通交互式会诊:支持音视频通信及文字聊天功能。

(3)协同交互式会诊:支持音视频通信、文字聊天、文档共享、白板注释等功能。

2. 互联网远程专家门诊全时段服务

上下级专家根据各自的时间进行排班,平台进行智能化时间匹配,下级医院医生根据匹配时间帮助患者预约互联网专科门诊的专家资源,互联网专科门诊与医院现有门诊业务打通,线下患者与互联网专科门诊患者同时排队候诊。

3. 远程影像和心电诊断中心全时段服务

各延续服务医疗机构可以随时发送远程影像和心电诊断申请,互联网机构专家随时诊断并发送报告。

(四)互联网+线上全方位医疗服务

1. 区域医联体内涵建设全方位服务

(1)建立分级诊疗制度。

(2)制定《综合医院分级诊疗工作实施方案》,明确综合医院分级诊疗制度的基本原则:患者知情自愿原则、就近分级治疗原则、医技资源共享原则、

"无缝隙"对接原则及 16 种疾病的上下转诊标准和就诊范围、转诊程序、转诊要求,并以此指导综合医院医联体开展工作。

2. 搭建信息平台

(1) 综合医院-医联体内社区双向转诊信息系统。

(2) 综合医院-医联体交流工作平台。

(3) 综合医院-医联体远程医疗平台。

(4) 综合医院-医联体远程医技平台。

(5) 远程居家监测平台。

第四节　医院服务质量的管理

医院服务的主体是质量,故优质的医院服务质量显得尤为重要。医院服务质量是指符合标准及规定,满足患者需求的程度,是患者对医院服务的期望与患者实际接受医院服务的比较结果。它不仅指医疗技术服务的及时、安全、有效、适宜、连贯,还包括医护人员的医德医风、服务态度、对患者合法权益的尊重和治疗费用的控制。随着我国医学模式向多学科交叉医学模式的转变,医院服务质量的内涵正从单一的临床医疗质量转变为临床疗效、服务、实践、费用、就医环境等诸方面的综合质量。由此可见,运用科学的管理方法开展医院服务质量管理来提升医院服务质量,是适应新时代医疗发展的必然趋势,也是提高医院核心竞争力的关键手段。

一、医院服务质量管理组织

为加强医院服务质量管理,医院应该建立服务质量管理委员会,医院质量管理组织体系主要分为三级,即领导层、监管层和业务层。

(一) 领导层

领导层负责制定质量目标和政策,明确人员职责,对重点项目进行管理和监控,对应用科学方法和工具实施改进,对医院质量与安全文化建设及质量管理过程中重大问题做出决策。

（二）监管层

行政职能科室、质量管理部门负责正常医疗活动与医疗秩序的组织管理，监督检查各项规章制度、职责和规范的落实情况。职能部门对科室的管理重点，是为科室质量管理提供必需的资源，协助其建立自我管理的机制，支持其完成各项改进，使其质量水平不断提升。

（三）业务层

临床科室医疗质量监控管理小组负责科室医疗质量的自我监控和环节质量控制。科室层面的质量管理工作包括7个方面内容：

（1）明确小组成员的构成及其职责。科主任为组长，小组由科主任、护士长及其他主要参与科室质量管理的人员组成。小组应有定期活动的记录。

（2）结合医院质量与安全管理的总体计划，制订本科室年度质量管理与患者安全计划。

（3）管理各种科室层面的规范性文件，包括制度流程、行政文件、诊疗规范、临床实践指南、临床路径等。

（4）定期开展科室内质量与安全管理培训或组织科内成员参加医院培训。

（5）定期或不定期进行质量与安全检查，对发现的质量缺陷、存在的问题和安全隐患提出改进措施。

（6）建立科室质量监控指标，定期收集数据，对指标趋势进行分析，从分析结果中，总结问题，采取改进措施。

（7）结合科室质量改进目标，运用 PDCA 循环法或品管圈等方法，实现相关项目的质量改进。

二、医院服务质量评价指标

医院服务质量包括医院工作质量、医疗环节质量和医院服务终末质量。医院服务质量评价指标主要包括三个方面：结构指标、过程指标及结果指标。

（一）医疗质量的结构指标

结构指标是最早用以测量质量的指标,因其容易被测量及量化,所以是最基本、最优先被用来评估医院服务质量好坏的标准。所谓结构指标主要是评估组织是否具备充足的照护使用资源以提供良好的医院服务质量,如医院部门的组织结构、管理层级、管理制度、床位数及规模、人力配置、人员素质、培训及仪器设备等。结构指标直接影响过程指标和结果指标。

（二）医疗质量的过程指标

医疗质量的过程指标是指测量为患者提供的医疗照顾是否遵循适当的医疗程序,即在医疗照顾过程中照顾者如何做的,对护士的满意度、疼痛管理、健康宣教、患者安全、出院指导等都属于过程指标。过程指标直接影响结果指标。

（三）医疗质量的结果指标

医疗质量的结果指标是指整个医院服务系统流程对患者健康的影响,主要测量和监测患者接受医院服务后所发生的情况,如罹病率、死亡率、并发症及患者满意度等。

三、医院服务质量管理方法

（一）医院服务质量管理方法

大量的研究表明,PDCA（Plan-Do-Check-Action）循环方法和 QCC（Quality Control Circle）品管圈可以全面持续地提升和改善医院医疗质量并达到国际医疗质量最高标准,从而增强医院的核心竞争力。

1. PDCA 循环

PDCA 循环即质量管理工作循环,又称戴明环,能够集中反映质量管理活动规律的全过程,作为一种高效的质量管理模式,全面质量管理所应遵循的科学程序被广泛认可。在质量管理过程中,通过 PDCA 循环能够发现主要问题,即时分析问题产生的主要原因、制订计划和实施方案、严格执行计划、加强监督管理、促进持续改进。PDCA循环具有独特的科学管理内涵,反映质量管理活动规律的全过程,能够改善医院质量管理模式效能,符合现代医院质量管理内涵要求。在医院服务质量管理体系中推进PDCA管理工具的使用,不但能提升医院服务的水平,还能丰富医院服务质量管理的内涵。

2. 品管圈

品管圈是众多医疗质量管理方法的一种,目前广泛应用于提升医院的医疗品质和医疗质量。品管圈的基本步骤依据戴明环即计划、实施、检查与处置的程序执行。圈员按照品管圈活动方法与步骤自发组成品管圈,发动圈员应用PDCA循环进行现况调查、要因分析、实施对策制定、效果检验等八大步骤,持续改善和螺旋式提升医疗质量,每一个阶段主要目标各有不同,相互之间有机衔接,逐步提升。医院服务质量全面提升是一个循序渐进的过程,其伴随着医院品质管理建设而不断进步。面对机遇和挑战,医院应注重内涵发展,突出创新驱动,狠抓医疗质量和服务品质,通过开展各层面、各环节的品管活动,实现医疗资源合理配置、医院服务规范开展、工作流程标准作业、患者满意不断提升,从而实现服务质量的不断提升。

(二)医院服务质量管理途径

采用目标管理和应用信息化管理是医疗质量管理主要途径。应用计算机网络信息技术,借助信息化手段应用于医院服务质量的管理,加强医院服务过程的质量预警、质量控制和质量追踪管理,促进医疗质量的持续改进,成为医疗机构对信息系统的迫切需求。建立管理系统,并运用该系统通过信息分析技术制定目标与分解目标,运用医疗质量统计功能考评医疗质量,使医院医疗质量的目标管理程序化、可操作化,可有效激励医院工作人员,促进医院医疗工作效率和医院服务质量提升。医疗质量实时控制是运用控制论和信息论的基本理论,采用决策技术、预测技术和模拟技术,把医院医疗质量管理与计算机技术结合起来所建立的一种新型医疗质量管理模式,即通过综合医疗过程的前馈控制、反馈控制和现场控制的医疗质量实时控制系统,实现医院决策层、管理层和执行层对医疗质量实时信息的有效监测和控制。

四、医院服务质量改善

以下以改善医院服务行动计划的内涵来阐述改善医院服务质量的措施与办法。改善总目标：通过改进医院服务，改善患者就医体验，努力做到让患者便捷就医、安全就医、有效就医、满意就医；提升医院美誉度，构建和谐医患关系。

（一）强化服务意识，改善患者就医体验

（1）医院应进一步加强"以患者为中心"的服务理念。

（2）在岗期间认真履职，做到着装整齐，佩戴胸牌，服务热情，语言文明，行为规范，杜绝"生、冷、硬、顶、推"现象，最大限度减少投诉的发生。

（3）开展为患者"多说一句话"活动。为更好地服务于广大患者，倡导医务人员在接待、诊治、检查、护理服务对象的10个环节多说一句话或者多问一句话。即入院时多说一句话，使患者有安全感；操作时多说一句话，使患者消除顾虑和恐惧；操作后多说一句话，使患者知晓放心；检查前日多说一句话，使患者少走冤枉路；检查时多说一句话，让患者感到温暖服务；留标本前日多说一句话，使患者的标本留存能一次完成；查房时多说一句话，让患者知晓病情；发药时多说一句话，让患者知晓药物作用和副作用；出院时多说一句话，使患者办理手续更顺利；为康复多说一句话，使患者提高自我防护能力。"多说一句话"可以充分方便患者，迅速拉近医患距离。

（4）开展有效沟通活动。各医务人员在为患者提供诊疗服务时，必须与患者有效沟通，让患者知晓诊疗过程和配合，建立良好的医患、护患关系。

（二）完善服务环境和流程，方便患者就医

（1）推进电子健康码的普及，简化就医服务流程，提高服务效率。门急诊、各窗口服务科室和各住院科室不断改进服务流程，如挂号、出入院办理、医保办理、检查等流程简化、便捷，方便患者，减少患者排队等候时间。

（2）扎实落实无缝隙陪检服务。住院患者外出检查必须有专人陪同。危重患者由医生和护士共同完成陪检。

（3）切实提供分时段预约。进一步扩大分时段预约诊疗和集中预约检查

检验比例,减少患者等候时间和往返次数。

(4)强化急救体系建设,全面实施急诊预检分诊制度,根据病情分级合理安排急诊患者就诊,进一步提高胸痛、卒中和多发伤等患者急诊救治效率。

(5)医院后勤中心进一步加强对临床病区物理环境维护,切实改善住院环境。

(6)各科室开展8S管理,病区保持清洁、安静、舒适、整洁、安全。多人病房应有隔帘或备有私密保护性设施。病区设置防滑、防摔倒设施和安全警示标识,相关车辆无噪音。

(三)规范服务行为,提升服务能力

(1)积极完善门急诊服务台功能,增加便民服务措施,满足患者需求。

(2)门诊各楼层设立三级候诊区,减少人员聚集,保证一医一患一诊室。

(3)严格执行门诊诊室工作要求和医务人员劳动纪律。

(4)落实首问负责制,及时、耐心解答有关询问。

(5)建立楼层护理组长巡查负责制,做好分管区域诊疗秩序维持、重点区域和高峰时段患者分诊安排和分诊护士工作指导,及时为患者提供咨询、引导及答疑解惑服务,及时应对患者不满意事件。

(6)门诊楼大厅、各楼层诊区公示投诉电话,及时了解患者就诊过程中存在的问题和诉求,不断改进工作和改善患者就医体验。

(7)住院医师每天上午对所管患者进行床边查房,全面了解患者病情和治疗情况。

(8)住院病区全面实施"以患者为中心"的责任制整体护理模式,强化床边护理工作制,借助信息化手段将护理工作重心前移至患者床旁,切实做好对患者的全面准确评估、病情观察、健康宣教、康复指导、心理护理等工作,提升护理工作质量。

(四)固化特色护理,凝练服务品质

(1)深化特色品牌专科护理内涵,提升护理品质,如发挥孕婴特色品牌影响力,利用"互联网+孕婴健康管理模式",为孕产妇提供孕前、孕期和产后的咨询和指导,以及新生儿常见疾病症状的咨询指导等;拓展中医特色护理门诊服务范围和中医护理服务项目,使中医护理适宜技术惠及更多民众等。

（2）推行"一科一品"优质护理,各科室以患者需求为导向,结合专科护理特点,将创新/改良与人文护理融入其中,打造各具特色的护理品牌,进一步改进专科护理流程,提升专科护理水平和提高护理服务"温度",内化于心、外化于行,改善患者就医体验。

（3）高年资护士下沉社区,充分发挥管理、纽带、技术指导功能,为社区居民提供全方位全周期健康服务。

（五）服务质量评价方式

（1）聘请社会行风监督员定期对医院的工作提出意见和建议。

（2）医院每季度开展服务对象满意度调查,并对院内投诉电话所涉意见进行统计,对满意度调查结果和相关意见逐一落实到科、到人,限期整改。

（3）医院职能部门（如医务部、护理部）和质控中心通过专项检查和不定期随机抽查对科室和个人进行服务质量评价,及时反馈检查结果,对存在的问题进行分析,提出改进措施,督察组及时评价改进效果。

（4）对各科收到的患者表扬信、锦旗和投诉进行登记和统计,结果与年终评先评优挂钩。

第五节　医院服务品牌建设实践

新时期医院服务工作应秉持"以患者为中心"的服务理念,构建医院服务文化,深化优质医院服务,打造医院服务品牌,在竞争中拓展更广阔的生存空间。所谓医院服务品牌是指患者对医院服务有形部分的感知和服务过程体验的综合,也是现代医院服务创新化管理的主要内容。

医院可坚持重专科、强服务的发展理念,打造专科特色服务品牌,构建全生命周期的健康服务。现对集团医院重点打造的从孕婴到临终、从生理到心理、从医院到家庭的全生命周期特色服务品牌进行阐述,并将其中最为成功的医养结合特色服务、互联网＋延续护理服务四元联动特色服务及高年资护士社区专科门诊特色服务作为重点案例进行展示。

一、孕婴护理服务品牌

（一）品牌名称

妈咪爱工作坊。

（二）品牌特色

工作坊开展孕前沙龙、孕期（网上）读书会、产前分娩体验、制订分娩计划书、无痛分娩讲座、母乳喂养门诊、新生儿护理工作讲座、产后康复指导、社区孕婴护理工作讲座、产科护理云门诊等多种活动提供孕前、孕期、产时、产后、延续护理等围产期闭环式服务；建立"互联网＋产科护理"模式："云上孕婴"平台开展孕前咨询、产前诊断咨询、孕期检查、产后保健、新生儿护理等线上咨询及答疑解惑护理服务；建立专科妊娠、分娩疾病微信群，介绍疾病的护理知识。同时以开通微信课堂、健康大讲堂，录制孕婴家庭护理操作视频，建立线上家庭护理工作坊等多种形式并借助微信、抖音直播等平台进行健康宣教，提高孕产妇及社会的满意度。

（三）品牌意义

借助网络，方便、快捷地进行全程、全面、连续的健康管理，实现高质量、高效率、个性化的护理服务；利用互联网对孕爸、孕妇实施多途径、分阶段、有针对性的健康教育模式，避免受传统授课时间的限制，尤其对于坚持上班的孕妇，足不出户即可享有优质护理服务；突破传统医疗模式的限制，满足孕产妇更大的信息需求，畅通有效沟通途径，满足孕产妇个性化需求。将产科优质护理带进社区开展延续护理，提供社区孕产妇及婴幼儿全周期的护理指导及健康宣教，构建从孕前到产后的全程全周期服务。

二、儿童护理服务品牌

（一）品牌名称

新蕊育儿沙龙。

（二）品牌特色

新生儿出生后实施新生儿个体发育支持护理与评估（NIDCAP）照护，通过观察和评估新生儿生理反应和行为能力，把有害刺激最小化，提供个性化的护理。病程中根据患儿病情实施新生儿脑氧饱和度监测、新生儿腹部氧饱和度监测、新生儿脑功能监测等多项特色技术服务，早期检测脑部、肠道缺血情况以帮助判断病情发展趋势，指导治疗，改善预后。对于恢复期早产儿，实施袋鼠式护理，可以稳定早产儿生理状态，降低妈妈焦虑情绪，增强母婴情感互动。高危儿出院后，建立高危儿随访档案，定期进行儿童生长发育评估、新生儿 20 项神经行为评估、52 项神经运动检查、GMS 等神经发育随访监测，及时纠正早产儿在神经、心理、行为方面的发育偏差。定期举办好妈妈育儿课堂，为家长提供早产儿喂养、护理等相关科普知识。儿童保健门诊开展血尿代谢筛查、超声骨密度、经皮胆红素测定、儿童视力筛查、膳食评估、食物过敏原点刺实验、矮小症诊断及治疗等检查治疗项目，为儿童的健康成长保驾护航，以最优质、完善的诊疗护理服务，为 0—14 岁儿童提供生命全周期的医疗保健服务。

（三）品牌意义

新蕊育儿沙龙品牌活动贯穿于院前、院中、院后，为早产儿及危重新生儿进行个体化生存质量管理及个体特色随访。坚持一切以儿童的健康需求为导向，打造新型儿童健康管理模式，根据儿童不同生长发育阶段，开展以促进儿童早期综合发展为目的的诊疗、护理活动，并运用信息化实现医院—护理—居家的闭环运行，为儿童提供方便、专业、个性化的全周期护理服务。以达到进一步提升儿科服务品牌、提升护理质量的目的。

三、心理咨询护理服务品牌

（一）品牌名称

心港湾工作室。

（二）品牌特色

对住院患者、门诊患者等人群进行心理健康预警、心理危机干预、心理潜能训练等发展性心理咨询和健康心理咨询，包括个体咨询、团体咨询、家庭治疗等多种形式。坚持预防为主、突出重点、问题导向、注重实效的原则，"培育自尊自信、理性平和、积极向上的社会心态"，探索社会心理服务模式，整合各类资源，搭建集团医院心理服务平台，建立健全各层服务基地，为医院多方面的医务工作者、患者、社区群众、学生、单位职工等各类人群提供心理培训及拓展服务。

（三）品牌意义

运用心理学的方法，对心理适应方面出现问题并寻求解决问题的咨询者提供心理援助。来访者就自身存在的心理不适或心理障碍，通过语言文字等交流媒介，向咨询者述说、询问与商讨，通过共同的讨论找出引起心理问题的原因，分析问题的症结，进而寻求摆脱困境、解决问题的对策，以便来访者恢复心理平衡，提高对环境的适应能力，增进身心健康。

四、中医护理服务品牌

（一）品牌名称

中医护理特色技术。

（二）品牌特色

积极开展中医铜砭刮痧、耳穴压豆、拔罐、走罐、腕踝针、耳针、热奄包疗法、艾灸、火龙罐灸疗法、十宣放血、刺血等特色诊疗，以"辩证施护"为原则，以传统疗法和现代护理为手段，治疗患者头晕头痛、颈椎病、肩周炎、腰腿痛、腹胀、便秘、失眠、青春痘、痛经、月经不调、湿疹、急性乳腺炎、小儿高热、耳鸣、食欲不振、高血压、糖尿病等多种慢性疾病，同时为亚健康人群提供保健养生项目。

（三）品牌意义

运用中医护理适宜技术，达到疾病治疗、慢性病防治、康复促进、健康保健的目的。减轻患者痛苦，提高患者生活质量，满足人民大众对健康保健的需求。

五、静疗护理服务品牌

（一）品牌名称一

24 h 无缝隙专业化静疗服务。

1. 品牌特色

利用 PICC 门诊平台和专科护士师资力量，组建静疗专业专职专科护士团队，实行值班制，双休日、节假日以及夜间无休，保障住院患者静脉输液等相关操作的顺利开展，开展静疗 24 h 无缝隙专业化服务模式。

2. 品牌意义

解决临床 PICC 置管疑难问题，减少穿刺失败和输液并发症的发生次数，保障静脉输液安全，夜间增强 CT/MRI 常态化开展，提升专科水平和内涵，推动静脉输液质量有更大的提高。

（二）品牌名称二

血管通路延续护理服务。

1. 品牌特色

依托 PICC 门诊及静疗专科护理团队，成立血管通路延续护理服务小组，开展深血管通路延伸护理服务工作，提供 PICC、PORT 院内会诊、置管、维护和院外上门维护服务,以"线上申请,线下服务"的模式,为出院患者、老年人、残疾人等提供有偿的上门 PICC、PORT 维护服务,让患者少奔波,在家里就能享受到和医院一样的专业、便捷的全程化优质服务。

2. 品牌意义

血管通路延续护理服务对 PICC、PORT 置管患者实施系统化、全程化的干预,保障治疗间歇期的血管通路,预防并降低脱管、堵管、静脉炎、血栓形成等并发症的发生率,提升患者的自我管理能力,减轻患者及家属的经济压力和心理负担,提高患者的治疗依从性。

六、伤口造口护理服务品牌

(一)品牌名称

肠造口患者延续护理服务。

(二)品牌特色

建立以造口治疗师、责任护士、临床医生为主要成员的专业小组,与出院恢复/康复期的造口患者及家属形成纽带关系,建立"互联网＋"模式的造口患者延续护理服务平台,负责联系、沟通、指导、培训、教育造口患者及家属,为患者提供方便、快捷、个性化的护理服务。

(三)品牌意义

造口患者延续性护理是指通过一系列护理活动以确保造口患者在出院恢复/康复期受到协作性及连续性的照护,解决造口患者在手术后各阶段遇到的问题和烦恼,提升造口患者的自我护理能力及生活质量,提升造口患者关爱自身健康的能力,更快地重新开始崭新的生活,同时提供远程康复指导,预防并发症。

七、安宁疗护服务品牌

（一）品牌名称

缓和安宁,生命的礼遇。

（二）品牌特色

组建以护士为中心的多学科协作诊疗模式,团队由医生、护士、康复师、心理咨询师、营养师、音乐治疗师、芳香治疗师、中医师等组成,推进预立医疗照护计划,提供身体、心理、社会和灵性的全面照护。

（三）品牌意义

帮助患者尽可能提升生命质量,减轻生命末期患者的身体疼痛、不适症状及心理压力,为患者及家属提供心灵扶持,辅导其接受临终事实,陪伴患者安详走完人生最后一段时光,协助家属面对患者死亡,达到生死两相安的境界。

八、医养结合老年服务品牌

（一）品牌名称

医养结合老年服务。

（二）品牌特色

医养结合老年服务品牌是集团医院打造的较为成功的符合新时代发展、有极高影响力且辐射范围广的特色服务品牌。2009年上半年,在开展城市老年卫生服务需求调研的基础上,集团医院首次提出"医养结合"理念,制定"医养结合"运行机制框架并开展实践。通过十余年的探索性研究与临床实践,已逐渐形成了较为成熟的多元化的医养结合运行模式,现介绍如下:

1. 集团医院南区医养结合老年病区内实行"医养互换机制"

2010年3月,集团医院建立了国内规模最大的以医为主、以护为辅的患病老人"医养结合"老年病区,现有 246 张床位,包含 5 个单元。目前床位供不应求,实行预约制,主要针对重度失能、失智老人。服务特色:整个病区设立"医保住院"和"托护养老"两种管理路径。以医护为主,托养为辅,依据病情,医养互换,为解决慢性病老年人医疗及养老问题开拓新路径。

2. 集团医院西区老年护理院实行"多元化养老模式"

2013 年 9 月,集团医院在西区建立了以护为主多元化医养结合老年护理院,共有 294 张床位。护理特色:以护养为主,以医为辅,为老人提供中长期医养专业照护、慢性病延续治疗、疾病康复护理、舒缓安宁护理等多元化养老服务。

3. 基于互联网建立城市社区医养结合"四元联动"模式

2017 年初,集团医院已逐步与全市 4 个行政区内的 32 家社区卫生服务中心、4 个老年护理院建立医疗联合协议和慢性病患者互转机制。通过互联网平台,优化医疗资源利用度,构建有利于患病老人住院诊疗及家庭、社区延续医疗服务的"家庭、社区、养老院及医养结合老年病区"的四个单元结构相互联动运行模式,提供线上/线下医养照护服务,为我国城市社区患病老人多元化养老提供可行方案,以满足不同健康状态下老人的医养需求。

4. 医养结合机构开设形式

所谓"医养结合"服务模式是指集医疗、护理、康复、保健、临终关怀和养老等多种功能于一体的医养结合、全程托护式的新型养老护理模式,也是一种有病治病,无病疗养,医疗和养老相结合的新型养老模式。

(1)医养型。该形式指在三级综合医院内开设的医养结合老年科,其在提供医养结合服务中更注重"医疗",收治对象为失能半失能、失障半失障的老人、患慢性病需要长期间断或不间断进行治疗的老人、患各种疾病后需要进行康复功能锻炼或理疗的老人、长期卧床引起的压力性损伤或其他慢性伤口需要处理的老人、终身带管的老人、残障老人、临终患者等。

(2)护养型。该形式指具有二级医院医院服务能力的医养结合护理院,所提供的医养结合服务中更注重"护理",收治对象为慢性病易复发的老人,长期带管的老人,需要长期护理、康复的老人,需要进行临终关怀的老人,空巢老人和需要长期照护的老人。

(3)疗养型。该形式主要提供日常体检、护理、问诊服务,收治对象为生活基本可以自理的老人、空巢老人、退休干部、患有慢性病需要不间断地监测、护理和照护的老人。

（4）居家型。该形式指配置医务室或护理诊室的养老院，针对完全能够自理的老人，由社区全科医生和全科护士进入老人家中进行定期咨询、监测，对老人健康状况进行日常监测、慢性病管理以及开展家庭病房护理的医养结合服务。配有终端电子化信息系统，老人的血糖、血压、心电图等健康数据可以通过智慧医疗的终端系统，传递到医院，医院进行实时监控。

（三）品牌意义

通过多年的打造，医养结合这一服务品牌已经具有科学性、规范性及可复制性，解决了老年患者的养护问题，适应目前老龄化社会发展的需求，让老年患者受益，真正做到了老有所医、老有所养，形成了良好的口碑。

九、互联网＋延续护理四元联动服务品牌

（一）品牌名称

互联网＋延续护理四元联动服务。

（二）品牌特色

1.服务模式运行方式

医院延续护理中心为四元联动护理模式的核心，全面负责延续护理服务的线上信息传递及线下实地服务对接工作，全面协调并启动各联动单元的延续护理对接服务。医院延续护理中心由专职护理人员、顾问护士和专科医生组成，顾问护士根据延续护理需求由临床各专科护士经护理部遴选认证组成，专科医生由下沉医联体社区的专家组成。该服务模式规范并完善医院、护理院、社区和家庭四个单元延续护理联动方式及内涵，并在医院、护理院、社区设立延续服务对接点，设立专职网络对接成员，全面负责协调延续护理工作。运用延续护理分层流转运行机制，分别提供以家庭为平台的居家照护服务、以社区组织为平台的社区延续护理服务、以医疗机构为平台的延续护理服务和以养老护理机构为平台的养老照护服务，建立医院、医养结合护理院、家庭、社

区、专业机构的立体型长期照护服务转运平台,形成多元化延续护理格局,如图 28-19 所示。

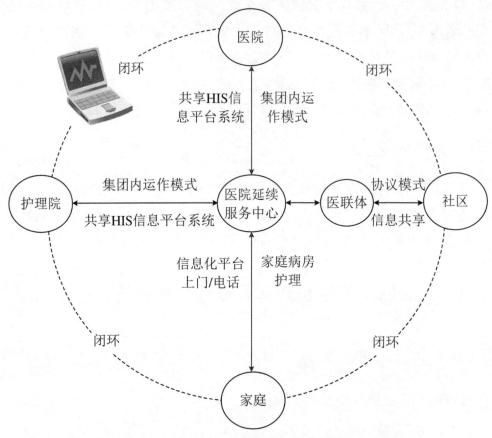

图 28-19　互联网＋延续护理四元联动服务模式图

2. 服务团队组成

医院延续中心专职护士、医院各专科顾问护士、医院各专科医疗专家、高年资护士、医联体社区家庭医生团队。

3. 服务对象

医院出院患者、医养结合护理院出院患者、医联体社区患者、居家患者。

4. 服务内容

同线下延续服务内容。

（三）品牌意义

互联网＋延续护理四元联动服务模式依托信息化平台,以医院延续护理为中心,根据延续护理需求进行医疗资源的合理调配,由医院和社区护士共同协作为医院—医养结合护理院—医联体社区—居家四元患者提供闭环式分层递送延续护理服务。

十、高年资护士社区专科门诊服务品牌

(一)品牌名称

高年资护士社区专科门诊服务。

(二)品牌特色

高年资护士是借鉴国际开业护士(NP)的经验提出的。所谓 NP,美国开业护士学会(AANP)将其定义为:"经过专门的研究生教育和临床能力训练,能够为初级医疗保健系统以及急、慢性疾患者提供医疗保健服务的注册护士。"安徽省卫健委关于《盘活优质护理资源,做实城市医联体试点工作方案》中提出的高年资护士的定义是:城市三甲医院临床工作经验丰富的高年资护士,一般应为年龄在 40 岁以上,具有 15 年以上临床护理工作经验,经过专科护士培训并取得专科护士证书或具备主管护师专业技术职务且具有较强的沟通协调能力的护士。

1. 高年资护士角色定位

高年资护士下沉医联体社区服务中心担任副主任或主任助理,主要发挥联结作用、指导作用和特定的技术服务作用。主要角色定位包括:

① 联结作用:负责与医院联络,推动医院和社区建立更紧密的合作关系,发挥上下联动和协同作用。

② 管理作用:负责技术能力培养、专业培训和质量管理等工作,不断提升社区中心技术能力和服务水平。

③ 指导作用:加强对社区中心诊疗护理、医院感染管理、专科护理、社区护理等方面的技术指导。

④ 特定技术服务作用:重点围绕"三人四病"(三人:老年人、孕产妇、婴幼儿;四病:高血压、糖尿病、脑卒中、精神病)开展专科护理、健康管理和特定的治疗服务。

⑤ 开设社区特色护理门诊：重点围绕"三人四病"，开展针对高血压、糖尿病、伤口造口、康复以及针对孕产妇、儿童相关疾病的特色护理门诊。

2. 高年资护士介入的"六元联动"城市医联体工作模式

高年资护士介入的"六元联动"城市医联体工作模式是以城市医联体为载体，以高年资护士为纽带，由高年资护士长期驻点医联体社区，围绕社区"三人四病"，开展健康—诊疗—康复连续性个性化服务，深化家庭医生签约、社区首诊、双向转诊的服务内涵，建立高年资护士联动社区护理、家庭医生团队、医联体医疗专家、医联体护理专家、医院医联体部门和社区科研的"六元联动"城市医联体工作模式。"六元联动"的具体内容如下：

（1）联动社区护理：

① 联动护理管理：健全社区护理管理制度；指导制定和完善社区护理流程；指导社区护理安全管理；推动社区护理岗位规范管理；完善社区护理绩效考核；建立社区护理质量考核体系。

② 联动护理业务：指导社区院感管理；培训与指导护理文件书写；指导护理书面及床边交接班；指导护理查房、护理教学查房、疑难病例及死亡病例讨论；指导病区管理；随访指导出院患者。

③ 联动护理技术培训：基础护理操作技术培训、专科护理操作技术培训、急救护理操作技术培训、护理应急演练、居家护理培训与指导。

④ 联动护理服务：培训与指导护理礼仪、培植护理文化理念。

（2）联动家庭医生团队：

① 加入家庭医生团队：大力宣传高年资护士相关工作内容；参与社区义诊、巡诊，大力宣传高年资护士参与的家庭医生团队；建立三方联合分级管理模式，高年资护士与医联体专家、家庭医生团队三方联合分级管理社区居民健康。

② 高年资护士社区特色门诊：高血压护理门诊、糖尿病护理门诊、孕婴工作室、金牌育儿室门诊、康复护理门诊、中医护理门诊、心理咨询门诊、伤口造口门诊等。

③ 开展高年资护士社区特色签约服务：高血压特色签约服务包、糖尿病特色签约服务包、孕妈妈特色签约服务包、婴幼儿特色签约服务包、中医护理保健特色签约服务包、康复护理特色签约服务包等。

（三）品牌意义

结合高年资护士专科特色和社区需求开设高年资护士社区专科护理特色门诊，以"三人四病"为重点，开展健康评估、健康教育、专科服务、心理健康指导、双向转诊等服务，助力家庭医生管理重点人群，发挥了三级医院高年资护士的作用，让优质的护理资源下沉，很好地解决了社区的慢性病管理和特殊人群的专科服务问题。

第二十九章　医院服务展望

随着社会经济的发展、医学模式的转变，人们对医疗保健提出了更高的要求，由长期以来形成的"求医"形式向"择医"方式转变，患者既是医院服务的对象，也是医院之间竞争的对象。患者到医院就医，不仅仅希望获得及时、准确、有效治疗和周到服务，更重要的是希望获得一种良好的就医体验。优质医院服务可以给患者带来附加利益和心理上的满足感及信任感，能满足人们精神上及心理上的需要。今后的医院服务应该在以下几方面加强建设。

一、树立"以人为本"的医院服务观

（一）"以人为本"的医院服务

在医院服务中坚持以人为本，就是要继续坚持"以患者为中心"，树立患者第一、质量第一、服务第一的理念，提高服务意识，改善服务态度，改进服务模式，转变服务作风，尊重患者人格，保护患者权益，方便患者就医，以高尚医德和精湛的技术为患者解除病痛，使患者尽快康复。

（二）树立新型的健康观念

医院服务行业不仅要救死扶伤、减轻病痛、促进康复，还要致力于预防疾病、促进健康、提高人群自我保健的意识与能力，不仅要尽可能减少伤亡，延长患者的生命，还要提高生命的质量，提高人们的健康水平，这对整个行业提出了更高的要求。同时，随着人们自我保健意识的提高、疾病的变化以及人们认识疾病的深化，医院服务必然转向集医疗、预防、保健、康复为一体的综合服务，以满足社会及各类患者的需要。

二、医院服务的创新与发展前景

（一）提倡医疗与科研的协调发展

医院要随时紧密跟踪医学科技发展动向，及时引进、运用新设备、新技术，鼓励医务人员进行以临床和患者需求为导向的创新和科研，加快医疗技术的创新、改良，新药和医疗器材的研发，做到人才有优势、科室有特色、技术有领先。医院高水平的服务质量建设还要依赖于资源合理配置和信息资源共享。

（二）加速推进医院服务人员全科化

根据患者需求的日益多样性和日常化，在合理细化医学分科的基础上，要重视全科医学的发展，加大全科医生的培养力度。

（三）大数据辅助医院服务转向引领医疗决策服务

近年来，随着网络信息化步伐的加快，医疗卫生领域也进入了云计算等高新技术时代，医疗卫生信息化迅速升温。大数据正在颠覆性地改变着人们的思维模式，影响着人们生活的各个方面，不仅包括新理念、新技术的融合，医学人文精神的回归，而且还将推动健康医院服务业的巨大变革，使人们从接受传统医院健康服务模式向以依赖互联网、物联网技术为基础的服务模式转变和过渡。未来医院将结合智能终端设备及区域性健康云平台，以创新服务模式和提高社区医院服务人员服务能力为支撑，为大众健康提供更有力的服务保障。有了大数据与信息技术的支持，健康医疗行业必将实现对现有资源的整合和重新调整。在获取医疗健康数据的基础上，提供智能化、个性化管理服务将成为未来健康产业的发展趋势和突破口，随之而来的是大数据在临床研究、医疗诊断治疗和决策、医疗资源调度、疫情监测、疾病防控、家庭远程医疗等医疗领域的应用。加强大数据在健康医疗中的应用是健康医疗发展的方向。

总之，为患者提供优质服务是一项十分复杂的系统工程，也会面临更多的挑战，但所有医务工作者们都将为了人类健康而不断努力。

第八篇

有力的保障系统

第三十章　医院后勤保障概述

医院后勤管理是围绕医院医疗这个中心任务,组织后勤保障部门及其员工,为保障医院诊疗、教学、科研、预防与保健等业务正常运转而开展的工作,是现代医院管理的重要组成部分,是医院各项工作得以开展的重要基础,更是医院诊疗、教学、实验、科研等相关医疗工作的重要保障。医院后勤管理主要担负着管理、保障和服务三项职能,其工作内容和管理范围包括后勤设备维护、基本建设管理、安全生产管控、医疗生活保障、卫生环境建设、绿化景观布置等多个学科和工作领域,拥有多角度、多层次、立体化的知识架构,拥有较强的技术性和专业性。其工作成果直接影响到医院建设的发展、医疗质量的提升与综合效益的增长。摆正后勤在医院管理上的位置、提高医院后勤保障能力、重视医院后勤保障工作发展,是医院管理者在医院现代化建设的进程中不可忽视的环节。

第一节　医院后勤保障的范围与内容

医院后勤服务内容多、范围广,除了医院核心业务如医疗、护理、科研、教学之外,非核心业务的绝大部分工作均可以纳入或者涉及后勤保障工作的范畴。医院的后勤保障管理模式虽各有区别,但大致可以归纳为以下几个方面:

一、水电气供应保障及其成本控制

为医院的运营提供稳定的水电气供应是后勤保障工作基本任务,医院正常的医疗生活、医务工作都需要稳定的能源保障,无论哪个环节出问题都会给医院的运行造成迟滞、停顿甚至瘫痪的不利影响。

此外,能源消耗支出是医院运行成本的主要构成内容之一,也是占后勤支出比重最大的一项,随着医院规模的不断扩大,能耗没有办法仅通过常规手段实现下降,需要配合技术的引进或者革新,使得医院运行的能源结构更加合理,在降低能耗的同时减少对周边环境的污染,更有利于医院争取国家对医疗行业绿色建设的扶植政策,从而进一步促进医院节能工作的可持续发展。因此医院水电气的管理是后勤保障工作的核心,是后勤工作的重中之重,也是后勤工作极具潜力的一部分。

二、机电设备运行维保管理

医院后勤保障系统包含电力系统、热力系统、空调系统、给排水系统、电梯系统、医用气体系统等,是保障医院建筑运行的配套设施。后勤部门通过对这些设施定期维护、检查、保养,保持各支撑系统的安全高效运行,也是后勤日常工作的主要内容。另外,对各系统突发故障的处理、应急事件的处理、配套管道跑冒滴漏的处理也是后勤日常需要解决的问题。医院建筑是当今建筑行业公认极复杂的公共建筑之一,其建筑内容及配套设施繁杂,数量大、节点多,专业化程度高,这也给后勤服务保障工作提出了严格的要求,是医院后勤保障工作持续完善和优化的基本动力。

三、物资材料管理

医院物资材料包括后勤设施配件、临床医疗设备、零星维修耗材、建筑物与构筑物材料等物资的供应,这些物资均为医院的固定资产,随着时间的推移必然会产生折旧、损耗、流失,努力延长其使用寿命,降低物资的自然折损,减少不必要的损失与浪费,同时通过维护、储备、再利用方式在设施设备发生故障时予以及时地维修或更换是后勤保障工作应当履行的职责和义务。

四、基本建设及修缮、改造工程管理

医院基建工作的管理包括基本建设前期的策划准备和各项手续的办理,

参与工程设计与招标、施工组织、过程管理、竣工验收、档案归纳等工作；此外，还需联系医院财务、审计等部门组织工程的预算编制、成本控制和结算审计。可见，医院的基建管理是一项学科性和专业性很强的工作。

为了医院的持续发展，更新、扩大医院的建设规模，新建、改建医院建筑是医院发展的重要手段。近年来，我国医疗卫生事业得到了前所未有的快速发展，医院纷纷开启了改扩、新建的大幕。医院工程建设是一项专业化、系统化的复杂工作，需要医院后勤部门投入巨大人力、物力。另外，根据医院学科发展的需要，也要常常进行医疗建筑局部改造、陈旧房屋的修缮、科室布局的调整等工作，这也是医院后勤需要负责的重要工作。

五、第三方服务单位监管

引入第三方服务单位，推行后勤服务社会化，是当代较为流行的医院后勤管理模式，涵盖了零星维修、环境保洁、基本建设、餐饮配送、材料供应等一系列第三方服务保障的全过程管理，其深度涉及外包项目单位的安全、质量、效率、成本的全面管控。随着医疗模式的发展，社会专业化分工的形成及医院自身发展的需要，愈来愈多的社会专业化服务单位投入和参与到医院后勤运行维护的工作中去，甚至有些医院还尝试将医院后勤服务职能完全剥离出来，由社会化服务单位全面承担。后勤的职能及工作重心由"以干事为中心"逐步转型为"以监管为中心"。后勤的管理职能得到强化而直接服务功能逐渐弱化，后勤的核心工作模式转变为对第三方服务单位的监督检查、考核评分、评价反馈。这种新型的管理模式势必成为现代后勤的发展方向，这要求医院的后勤需要做出快速的反应和调整，以适应新时代的后勤管理需要。

六、安全生产管理

医院的后勤安全生产管理包括后勤安全管理、消防安全管理、危化品管理、治安秩序管理等一系列工作。后勤安全保障是医院生产生活的重要支撑，是后勤工作必须坚守的红线。随着现代医院的发展，越来越多的医疗行业管理者都了解到，后勤服务保障中的安全保障是医院正常运行的前提条件。后勤安全生产的管理要上升到医院战略规划的高度，需要上到医院决策层、管理层,下到执行层、作业层都必须主动参与进来。它不能简单划归一个部门甚至一个人来负责,应该成立一个组织,形成一个架构,统筹医院各方面资源,为医院建设一个涉及人身、财产、文化、精神的全方位的整体保障体系。

七、膳食服务管理

医院的膳食管理涉及后勤安全生产、外包质量监督、建筑流程布局多个领域。其中心职责是为医院员工和住院就诊病患及其陪护家属提供卫生干净、科学营养、价格公道、方便快捷的餐饮服务。随着现代医院的发展,医院膳食供应还可能会承担医院对外接待、体检福利、学科教研用餐等额外服务工作;甚至一些大型综合性医院,会在其医疗街面开设茶吧、快餐、西点屋等延伸的餐饮项目。其多样性、多元化的发展丰富了医务人员的饮食选择,改善了病患的就诊体验,优化了医院的综合环境。在确保食品安全的前提下,医院可以把单纯的餐饮外包监管逐渐演变为规划与管控,从而为医院诊疗、教学、科研、预防与保健提供配套餐饮服务。

第二节　医院后勤保障工作的基本特点

医院后勤保障工作根据其职能需求,发挥着不同的服务功能,也形成了区别于其他管理活动的行为特点,主要体现在以下几个方面:

一、连续性

医院后勤保障工作的连续性是由医院诊疗工作的性质决定的,医疗行为是一个流程缜密并严格实施的过程。由于日常医疗活动在时间上的应急性和随机性,后勤保障工作一直被要求不可间断,体现较为明显的有:抢救室供电数秒的中断就有可能危及患者的健康甚至生命,供水的中断会直接影响到医院透析中心的正常运转。所以对医院担负特殊职能的科室,如手术室、ICU、急诊抢救室等须予以重点保障。综合以上因素,医院后勤工作必须从设施配置、人员配置、规章制度、操作流程、应急措施等角度全面强化管理,确保后勤保障工作的连续性。切实做到在问题萌芽阶段及时处理问题,在问题突发阶段及时解决问题。

二、社会性

随着现代化医院的发展,后勤工作的分工要求更加专业、精细、高效:一是医院后勤须主动改变观念,吸收和引进社会上无论是物资、设备、能源、交通,还是人员、技术、空间、信息的新鲜力量,将社会变成医院后勤的总后勤。二是医院后勤服务正在向社会化方向发展,那些庞大的、繁杂的基础服务工作可以交给社会上的专业团队承担,充分利用社会资源为医院服务,同时也能不断改革创新,为医疗行业开拓出不同的社会化道路,为变革医院后勤保障工作方式作出贡献。

三、服务性

医院后勤工作是为医院所有的诊治疗养、教科研、保健预防提供服务保障的,是为临床患者和医护职工提供优质服务的。良好的后勤服务不仅是一流医院服务的必要条件,而且还将推动医疗服务品质的提升,促进医院品牌建设,是提高医院竞争力的重要因素。所以后勤保障工作必须以提升服务质量和水平为主旨,通过变革服务理念,拓展服务内容、完善服务机制、优化服务手段、规范服务行为,改善服务环境等方法,推行具有高度医院个性化、医院特色、医院品质的服务,从而达到增加医院辨识度、营建医院品牌形象、促进医院又好又快的发展目的。

四、技术性

专业门类多、技术能力强、综合素质高是现代后勤的一大特点。这个特点使得医院后勤服务及其保障设施越来越具有高度集中的技术性、专业性。医院对服务保障的依赖度越来越高,设施设备保障技术越来越先进,如后勤职能管理平台的应用、建筑信息模型技术在基本建设上的应用、轨道物流在临床运输上的应用、鹰眼与广角摄像在消防安全监控上的应用,等等。这些高科技水平的设备和管理系统,也督促着医院后勤管理工作必须重视工作人员知识、技能和素质的培养和提高,通过科学的管理模式实现后勤各项工作逐步实现标准化、专业化、精细化、信息化。

第三节 医院后勤管理架构及相关职责

一、床位规模在1000张以下的医院后勤机构设置

(一)机构设置

机构设置如图30-1所示。

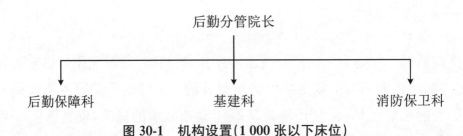

图30-1 机构设置(1 000 张以下床位)

(二)后勤保障部门职责

职责内容:医院安全管理,后勤设施设备运行、维修及保养,外包服务管理,生活环境管理,医疗消防治安管理等。

二、床位规模在1000张以上的医院后勤机构设置

(一)机构设置

机构设置如图30-2所示。

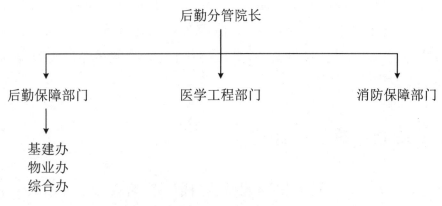

图 30-2　机构设置(1 000 张以上床位)

(二) 后勤保障部门职责

协助分管院长抓好后勤服务保障管理及医院后勤生活生产安全管理工作、能耗管理工作、爱卫会工作、后勤服务外包管理工作、基本建设管理工作、设备台账及物资材料管理工作等。详细分工有:基建办负责医院新建与改扩建管理、建筑修缮、零星学科改造、施工场地安全等;物业办负责对物业外包工作监管,如动力设备的维修保养、营养膳食的制作和配送、环境卫生的清洁收集及外运、外包单位的评价考核、智能化平台的维护和使用及配合基建办、综合办提供必要的数据和人力支持;综合办负责全院后勤易损件耗材的出入库及配送、应急材料设备的供应、后勤安全生产检查、项目招标前期的准备工作、文件文档(含合同文本、审计报告、招投标文件、政策性文件等)资料档案的管理、日常报销及合同签订、相关迎检创建工作等。

后勤综合办职能设置应结合医院实际,设置独立二级科室或安排专人沟通医院财务审计部门、物流采购中心、招投标管理中心,实施统筹管理。

(三) 医学工程部门职责

协助分管院长做好大型医疗设备故障的报修与采购、医用设备运行和维修、保养管理。

(四) 消防保卫部门职责

医院"大后勤"的管理理念的体现是成立涵盖了医院消防保卫职能的综合性后勤管理机构。但在这个机构里,消防保卫处可以较为独立地开展职能工作,协助分管院长做好医院的交通指挥和管制、车辆停放和摆渡、安全秩序维持和保障、消防系统维护和保养、中央监控布置和管理等工作;同时可以得到"大后勤"的人力、物力资源的支持,搭社会化管理的"顺风车",专注于医院消防治安工作。

三、后勤设置机构建议

近年来,"大后勤"的管理理念已成为目前后勤管理的主流思想。在综合医院的后勤管理机构里,医院房地产管理和经营性资产管理往往是盲区,或划归于医院财务部门管理,或划归于院采购部门管理,然后由后勤部门协助配合。而这些部门往往因为对资产的历史情况或国有资产管理政策不了解,且处理流程不统一,导致在工作实施过程中问题百出、效率低下。应把分散在医院财务、医院后勤、医院采购部门的资产管理内容集中起来,抽调各专业人员成立独立科室开展管理,审计部门参与监督,该科室纳入医院后勤保障体系,直接向分管院长负责。这是从后勤角度针对医院建筑房屋管理和经营性资产管理所提出的建议。各医院机构设置有所不同,这里仅提出设想,具体措施可以在实践中逐步完善和落实。

第四节　医院后勤在医院运营中的地位及作用

推动医院现代化发展进程,实现后勤现代化建设,首先必须明确其在医院运营中的地位和作用。

一、医院后勤是医院安全运行发展的支撑系统

医院的管理者应当明确医院后勤管理是医院管理链中的重要环节,医院的安全运行不单指诊疗环节的安全,它应是综合医疗安全、预防保健安全、科教研究安全、支撑保障安全的整体安全,它应保障每一个患者在医院完成的一整套就诊环节的全过程安全,包括患者的医疗安全,也包括医院在为该患者医

治时涉及的建筑安全、设备安全、保卫安全、消防安全、食品安全、用能安全等。后勤保障工作已然成为医院医疗基础质量基本元素,直接影响着医疗工作能否正常开展和医疗品质的高低。由此可见,后勤保障工作扮演着不可或缺的角色,发挥着无可替代的作用。

二、医院后勤工作是提高患者满意度的必要条件

当今,人民群众对卫生健康事业的行业服务要求越来越高,医疗服务的需求无论是在内容、方式上,还是层次上都有了明显的变化,医院要在日趋激烈的行业竞争中崭露头角,除了提高医疗服务质量之外也要做好与之相关的后勤服务保障工作。因为医院后勤不仅服务于临床的诊疗工作,同时也致力于为广大病患营造和建设一个舒适、整洁、安全、温馨的就诊环境,提升人民群众在诊疗过程中的获得感、幸福感。通过美化环境,提供富有营养的膳食,提高临床护理水平等方式调节病患情绪,缓解病痛压力,减轻心理负担,从而达到辅助治疗的效果。此外,配套的卫生服务工作,如生活垃圾、医疗垃圾的清运,科室环境的清洁、消毒也都利于患者的身心健康。所以良好的后勤服务工作是提高病患诊疗生活质量和就医满意度的必要条件。

三、医院后勤是临床医务人员生产生活的有力保障

在医院,后勤工作除了为前来就诊的病患提供保障服务外,另一个服务对象便是医院的广大医护人员,健全、科学的临床后勤保障系统,可以解放一线医护工作人员的生产力,让他们无后顾之忧地投入到本职诊疗工作中去,并且在医院内部营造互助、互利、互惠、互补的文化氛围,建设博爱、精深、团结、奋进的医院精神,提高医院的凝聚力、向心力,增强医院医务人员的归属感、使命感,让他们全身心地投入到医院医疗、教学、科研、预防和保健工作中去。

四、医院后勤是促进医院现代化发展的重要力量

随着时代的进步和人们对医疗水平需求的提高,建设现代化医院已成为医院发展的必由之路,而现代化的后勤是医院现代化建设的重要推动力。医

院的现代化体系是建立在尖端的医疗和基础设备、高度的信息化水平以及先进的医疗楼宇设施之上的。没有这些作为支撑,医院就无法形成强有力的核心竞争力。所以具备良好的后勤管理水平、新型的后勤工作机制、优质的后勤保障能力、先进的后勤保障技术的现代化后勤才能满足现代化医院医疗、教学、科研、预防和保健等功能的需求和患者个性化的就诊要求,成为促进医院现代化发展的重要力量。

第三十一章　医院后勤保障的现代化构建

医院现代化的核心内容是博采众长、兼收并蓄，以适应现代医疗行业的需求，并顺应未来发展的过程。医院后勤的现代化建设如医院管理者追求引入先进的医疗设备、医学人才、医用技术一样，医院后勤也需要集百家之所长，培养人才、革新技术、整合资源才能完成现代化的转型。

第一节　医院后勤保障现代化建设

一、后勤现代化定义和意义

（一）现代化医院与后勤现代化的定义

现代化医院应体现当代前沿科学技术应用，并坚持"以患者为中心、以职工为根本，满足和适应现代医学模式发展需求"，向人民群众提供现代化医疗技术与医疗服务。

医院后勤现代化是指在日常服务保障工作各环节中，采用先进的信息化技术和智能化应用，以现代化的管理理念和规范的管理制度为医院运行提供优质、高效、安全、低耗的后勤服务保障。医院后勤现代化不仅仅是将医院现有后勤管理程序数字化、网络化，而是从根本上实行现代化改革，将管理措施和技术手段相结合，建立一套以信息化平台为基础的医院运行支撑管理体系，同时不断吸收并引进优秀的管理理念和实践经验，使之成为具有专业化、信息化、标准化和精细化等特点的管理方法。

现代化医院与现代化后勤两者之间是相辅相成、缺一不可的。现代化后勤管理不能脱离现代化医院建设而发展,抛开现代化医院谈后勤现代化是空想;医院后勤现代化是在现代化医院基础上建立的后勤服务保障与管理体系,其体系内涵和外延应包括:管理流程的科学化、管理途径的专业化、管理模式的信息化、管理细节的标准化、管理体系的精细化,还包括管理人才的专业化、医院建筑的智能化、设施设备的自动化、服务保障的社会化、服务环境的人性化等。所谓后勤现代化管理,其实质是通过运用科学化、专业化、精细化、信息化的方法和手段,对服务过程中的各相关环节、部门进行精准、高效、协调和持续的运行服务保障管理。具体包括:

1. 思维科学化

思维科学化是指在后勤管理运营流程设置中,利用"5W-H"(Why:原因、What:对象、Where:地点、When:时间、Who:人员、How:方法)及 PDCA(Plan:计划、Do:执行、Check:检查、Act:行动)闭环管理方法,遵循与借鉴先进的设计理念,结合医院实际,制定科学、合理的运营管理流程并不断加以完善,以期达到计划编制切实可行、任务下达迅速明确、工作落实有据可依、结果追溯有迹可循的高效管理效果。

2. 服务专业化

一是指管理团队的专业化。后勤从部分社会化向全面社会化转变的过程中,使用专业的人才和专业的管理队伍,可达到后勤管理事半功倍的效果。人才是实现医院后勤服务提升的关键,对医院自身的后勤服务人员,应进行专业化绩效考核,鼓励后勤干部做专业领导,要求既要有理论依据,又要有专业管理经验。

二是指管理方法的专业化。除了专业人才和队伍的引进,也要注意管理方法的专业化改变。将不同属性的后勤服务项目分类为技术型(水、电、气、暖通等)、服务型(餐饮、医废、保洁等)、管理型(基建、档案、安全等),并针对这些类型形成相应的管理办法。

3. 模式信息化

模式信息化是指通过将后勤管理中分离的、零散的信息流收集起来,进行信息的汇总处理,从而形成信息链、信息网,克服传统的信息模式传输慢、成本大、失真高等缺点。以互联网思维处理信息化的数据,告别传统思维,通过分析、统计各个职能部门的信息数据,实现后勤管理高效运行。

4．流程规范化

各个步骤、程序越规范、越标准，管理成本也就会越低。从部门制度标准、岗位责任标准、服务操作标准、现场管理标准、应急响应标准等多方面、多角度进行规范化管理，提高管理效能，促进专业技术和工作经验的传承的延续，方便开展员工培训，通过管岗、管人达到管事的目的。

5．体系精细化

体系精细化是指对管理任务进行分解提炼，执行精准的管控措施，解决具体问题，并满足行业需求，持续改进。后勤管理体系应如一条缜密的程序，要求在每个环节的处理上都精准而妥当，将庞大的管理任务精细化为具体的指令，化繁为简，从而建成以"精、准、严、细"为特征的全面管理体系。

（二）后勤现代化的意义和目标

后勤现代化是现代化医院建设和发展的客观需要，一个现代化的医院必须有一支与现代化医院发展相匹配的保障团队，提供优质、高效、安全的服务保障。后勤服务保障是医院管理链中不可缺少的环节之一，在医院整体的管理系统中有着不可替代的作用，直接影响医院的医疗质量和医疗安全。因此，变革传统后勤管理模式显得极为重要。

后勤现代化是以前沿的管理理念为抓手、以先进的信息技术为手段，来改善后勤服务保障和管理模式，不仅包括水、电、气等能源监控，还包括设备运行、维修与保养的管理，外包服务单位监管，安全生产生活的保障等。医院应进一步优化后勤服务保障工作流程，提升后勤服务保障工作水平，深化后勤服务保障工作内涵，为现代化医院发展和整体运行提供动力支持和运行保障。

二、后勤现代化方式和渠道

采用何种方式和方法实施后勤现代化管理一直是广大医院管理者不断探索的问题。面对当今医疗健康事业蓬勃发展、科学技术突飞猛进的现实环境，应进行"大后勤"理念的思想建设，加强医院管理者对后勤现代化的认识，充分发挥网络化、软件化的平台优势，利用丰富有效的社会资源，培养高效精干的管理团队，是实现以专业化、社会化、信息化服务为依托的后勤现代化管理模式转变的唯一途径。这种服务保障与管理模式能够满足现代化医院运行的需求和发展要求,是后勤现代化建设的重要手段。

(一)建立高素质、高技能、高效率的后勤管理团队

一支思想上高度统一、执行上坚决果断的高素质、高效率、高技能的后勤管理团队是后勤管理成功的基础。后勤管理团队决策力和执行力将直接影响后勤服务品质。

但值得注意的是,有了高精尖的先进设备和一流专业的管理团队并不代表就实现了后勤现代化,还应在具体工作的过程中摸索和总结出一套符合实际的管理理念和执行制度,用以指导和规范管理行为,提升管理水平,提高管理效率,将制度要求和管理理念落到实处。若没有具象的管理思想作支撑,没有高水平的管理团队去应用,后勤现代化建设就失去意义,成为空谈。

(二)建设集成式的综合管理平台

以后勤"一站式"统一集中服务管理思想和信息化技术为依托,培养专业化技术和管理人员,建立后勤综合管理平台是提高后勤现代化水平的重要途径。科学、合理地监控医院运行成本的消耗、监控运行中的环境参数、监控建筑及机电设备运行状态,并在此基础上构建集服务保障与管理为一体的监控平台将是现代化后勤服务保障与管理的重要手段。

现代医院后勤信息化建设是为了保障医院整体运行安全和医疗安全而采取的数字化手段,后勤信息化建设管理是管理思维和服务理念与 IT 技术相互融合以及通过网络技术、云技术等对管理流程进行整合并创新的动态过程。后勤信息化建设通过数字化手段可以有效、及时地掌握医院运行中的需求和发现服务保障过程中的问题,以问题为导向进一步改善并提高服务保障质量和安全,形成服务保障全过程的闭环式管理,从而有效地保障整体运行安全,有效地控制运行成本的浪费。

医院在后勤信息化建设过程中,应将集中统一服务管理平台、设备运行信息监控平台与服务反馈式管理平台有机组合成一个系统平台——一站式服务保障与集中统一信息监控平台,实施一体化服务、调度、监控、指挥。创新性地将 PDCA 循环管理理论与信息技术结合起来,探索建立医院后勤综合支撑管理平台,将 BIM 可视化技术与医院的建筑全生命周期的管线、机电设备、水电

气的运行参数、运行状态等多项系统参数结合起来，以设备与楼宇自动化为数据支撑，集成安全监管、工作流程自动分配等来建立医院的可视化、集成化、智能化的管理体系，这与传统的医院后勤管理模式相比是一个挑战。

后勤集中服务保障模式是全国医院后勤服务行业的一项革新，"一站式"服务模式整合了设备运行、维修、维护、物业服务等后勤所有保障项目和内容，并为医院陪护、饮食等生活辅助服务拓展了个性化的空间。医护人员拨打一个电话即可享受即时报修、预约、查询信息等服务，并实现了流程管理、信息反馈和服务评价的闭环式管理。在此基础上将建筑设备设施运行状态监控、医院能耗、综合告警、物资管理等后勤工作内容都融合进来，进一步完善后勤工作流程中的自反馈式体系，让系统能够自动巡检工作完成情况并给出反馈报告，对故障进行提前预警和及时告警，并自动监测故障处理结果和医护人员的满意程度。

（三）推进后勤服务社会化、现代化

因历史的原因造成医院后勤发展迟滞的案例太多，完全靠医院自己去革新和调整必然要医院投入巨大的人力、物力和精力。后勤服务社会化是医院后勤发展的方向，也是社会发展的必然趋势。利用社会上有经验的、成建制的服务团队助力医院后勤管理，不仅会迅速提高医院后勤的规范化、专业化水平，而且通过竞争优选，可以挤出运行成本中的"水分"，可以有效地降低医院运行的成本，提高运行效率，促进医院后勤走向现代化的发展道路。

引进社会化服务单位，也可以有效地降低医院的运行安全风险，强化医院运行安全，让专业化的公司承担复杂的后勤保障工作，可以让医院管理者更专注于医疗行为管理和医院的整体发展。

三、后勤现代化与服务模式转变

随着生活水平的快速提高和医疗事业的飞速发展，使得患者对医院环境品质的要求越来越高，关注点不再只是停留在衣、食、住、行上，他们对医院要求从进入大门开始至离开医院大门的全过程提供高品质的服务保障。在医学模式的发展变化过程中，医疗工作不仅要有高超的医疗技术，同时还要有尖端的医疗设备，与此同时患者及其家属对医院软环境的要求也与日俱增，表现在

病患及其家属希望医院建筑公共空间设置应满足患者对医院总体空间的使用需求，检查、候诊、康复过程中满足患者生理、心理和行为的需求，还要求医院要充分考虑患者对空间环境的响应度，对不同的空间类型提供多样支持。为适应医学模式发展的需要，许多医院纷纷改扩新建。在规划和设计中，医院逐渐有了花园、庭院，有了水景观；医疗街出现了便利店、咖啡厅、读书室；儿童门诊有了娱乐角；有了独立的病室诊室；有了恒温、恒湿的中央空调；为了保障患者的安全，要求两路供电、两路供水，绝不允许停水停电；有专人打扫房间；有专人为患者提供陪检、导诊服务；人们的隐私得到了尊重和保护；实现网上预约挂号看病，化验、检查报告自动反馈至手机等。这一时期，医院管理者们更加关注空间环境对患者的生理、心理和行为的影响，为顺应医疗流程的发展及防止和控制交叉感染等，医院的能耗和维持医院服务能力的后勤支出越来越大，大家也开始研究医院的节能环保、成本控制问题，医院的运行成本成为医院管理者关注的重要内容。

医学模式的转换引起医院组织结构及医院科室划分的系统化、专业化、精细化，也导致了医院建筑环境与功能的差异化和运营模式及后勤服务保障模式的改变。不同时期的医学模式影响着不同时期医院建筑的环境与功能，同时也影响着后勤服务成本的变化。进入信息化时代，人们不仅关心医院的医疗质量、医疗技术，同时对医院建筑环境与功能、布局与流程及医院的后勤服务保障质量提出了更高的要求，医院建筑环境与功能、后勤服务保障要体现人性化、花园化、数字化，而这一切都必然需要前期大量经济投入和后期增加运行成本。

现代医院建筑和后勤服务保障模式满足了现代医学模式中患者对医院建筑环境与功能的需求，实现了满足人类生理需要、安全需要、社会需要、尊敬需要和自我需要，符合现代医学模式发展的需要。现代医院后勤服务保障工作已经渗透到医疗工作的每一个环节、每一个过程，医院建筑空间布局，水、电、气能源保障，电梯、空调及智能化建筑系统的运转，建筑色彩，灯光，空气洁净度、温度、湿度、衣、食、住、行、用等都影响着患者的病理、生理、心理、情感和行为。医院建筑及环境要求更为智能化、人性化，这种智能化医院建筑设施、设备的运行需要专业化的技术人员和管理人员来维护，而这种服务保障已经突破了传统的、单一的后勤服务保障模式，与过去的保障内容、范围、性质有着本质区别，这种区别体现在现代医院后勤服务保障与管理工作的科学化、标准化、规范化、专业化、系统化、精细化、现代化、人性化。这种服务保障模式的变化必然影响后勤服务保障与管理理念的转换,而理念的转换归根结底就是传导责任。这种责任意识要求医院后勤管理者要把服务与管理转成动力,这种动力就是保障安全、保障质量、保障效率、有效地控制成本。

面对医学模式的发展,医院在强化医疗技术服务和医疗装备配置水平的提升过程中,应该清醒地认识到医院服务保障与管理模式必须改革,必须与日益增长的高品质环境需求接轨、与环保需求相适应,践行绿色医院思维,并将这种思维贯彻到医院的改扩新建中,落实到服务保障相关环节里,始终坚持以患者为中心、以医务工作者为本,坚持人性化服务、人性化建设。

第二节　医院后勤服务保障社会化的推进

一、后勤服务社会化的目标和意义

(一)社会化的概念

社会化是个体在特定的社会文化环境中,学习和掌握知识、技能、语言、规范、价值观等社会行为方式和人格特征,适应社会并积极作用于社会、创造新文化的过程。它是人和社会相互作用的结果。通过社会化,个体学习社会中的标准、规范、价值和所期望的行为。把这一定义延伸开来,医院后勤社会化是借用这一概念,把医院看成一个封闭的个体,医院后勤社会化可以理解为医院与社会其他组织和个体的互动、协作和融合的过程。改革开放加速了我国城市化发展的进程、社会生产力的发展、科学技术的进步以及产业结构的调整,社会由以农业为主的传统乡村型社会向以工业和服务业为主的现代城市型社会逐渐转变。这一过程包括人口职业的转变、产业结构的转变、土地及地域空间的变化,同时也带来了社会分工的逐步细化,传统的个体生产已逐步被社会分工协作替代,社会中的个体和组织日趋专业化和标准化,这给医院得发展也带来了机遇,使医院后勤参与社会分工,使社会组织和个体参与医院的运行服务保障成为可能。

（二）医院后勤社会化的目的和意义

我国公立医院属于事业单位编制,通过后勤服务保障社会化可以逐年减少后勤在编人员的编制,医院可利用人员编制引进医、教、研人才以推动医院人事制度改革。后勤服务保障社会化可以降低资产消耗、减少运行成本。医院后勤服务保障社会化的最终目的是解放核心生产力,提高核心竞争力,它是医院管理体制上的创新,通过创新有效地摆脱传统医院生产模式带来的负担。后勤保障社会化不仅是医院利用社会资源为医院发展服务,更重要的是在社会化建设过程中要探索和总结一套适合自己的服务监管体系,在这种服务监管体系下,后勤的任务就是为医院可持续发展提供动力支持,而医院可以将资源集中在医疗业务上,专注于自己的主业,最终达到社会效益和经济效益的最大化。

此外,医院后勤社会化的另一个目的,就是要突破传统模式的禁锢,通过市场规则,选择最适应医院需求的、最符合质量标准的服务类型,提高服务质量。后勤社会化还有利于巧妙运用企业绩效管理模式,调动员工积极性,提高后勤生产率。在运行过程中还能利用市场竞争手段,降低经济成本,节约项目开支,将各种闲置的储存物资和经费节省下来用于医教研的投入,保障医院学术研究及学科的发展,发挥大医院的主体优势,带动区域医疗事业的平衡发展。

随着现代化医院后勤的发展,让后勤服务最大限度地参与社会分工已成必然趋势,怎样更好地利用社会资源、降低运行成本、提高经济效益是每个医院管理者必须思考并开展实践的。

二、国内外医院后勤服务社会化模式

医院后勤保障属于医院核心业务的相关业务。核心竞争理论认为,如果某一业务不能或者很难为竞争优势作贡献,那么就可以考虑外包(社会化)。后勤服务保障社会化不是简单的购买服务,而是两个合作伙伴的合作关系,医院不仅接受服务,而且要建立控制和考核机制,对服务流程进行监督和科学管理,使它向有利于自己的方向发展。后勤服务保障社会化的前提条件是某项业务存在专业化、规模化经营的供应市场,目前医院支持性业务中的餐饮服务、人员服务和非技术性的建筑及设施服务完全具备成熟的市场化前提条件，适宜开展后勤服务保障社会化，技术性的建筑及设施服务可部分社会化，而患者服务在我国尚不具备成熟的供应市场，不宜社会化。

在欧美，各国家早已开始实施医院后勤服务保障社会化，国外某研究中心对美国某州 293 家医院后勤外包服务的调查显示，保洁运送服务占 71%、医疗器械服务占 62%、绿地养护服务占 59%、配餐服务占 57%、洗衣服务占 51%、设备运行与维护占 36%。其中，医院对上述外包服务的总体满意度分别为：满意 82%、较满意 13%、不满意 5%。德国医院后勤服务社会化情况是，保洁、洗涤已全部实施社会化，餐饮服务及多种方式的物业服务的社会化约占 60%。而在被调查的英国 52 家医院后勤社会化服务中，保洁占 25%、餐饮占 57%、物业综合服务占 27%。

中国香港公立医院后勤服务保障社会化又有所不同，其由医管局统一配置公共资源，采用政府直管、企业外包、社会机构联合经营的模式，并将医院后勤保障社会化独立于医院的行政隶属，如给排水系统、暖通系统、电气设施、电梯、消防系统、能源供应系统、医气供应系统、园林绿化、垃圾处理等，分别由政府专门的部门、企业或相应的机构承担。

国内许多城市大型综合性医院后勤服务保障工作改革已取得阶段性成效，大多数医院已开放了后勤服务保障市场，社会化进程、模式呈现多样性。有的医院后勤实现了自主经营、自负盈亏的独立经营社会化改革；有的医院实施一定的资金支持和政策优惠的半社会化模式等；有的医院依然沿用自给自足的服务保障模式。医院后勤改革的本质就是把医院后勤管理职能和服务职能分离开来，让后勤服务参与社会分工协作。

医院后勤社会化改革的实践路径大致可以分为以下三大类：

（一）引进社会上成熟的后勤服务公司，将医院后勤服务完全剥离出来

医院把后勤服务完全开放，通过公开、平等竞争引入社会一流专业服务公司，来经营和管理医院后勤业务，获得专业化、高层次、高质量的服务，即医院向社会购买后勤服务。这是医院后勤社会化最彻底的一种模式。

在此种模式下，医院可摆脱后勤繁琐事务的束缚，将大部分精力放到医疗业务拓展上。医院后勤管理职能科室从直接指挥调度生产转变为对社会服务

公司的合同管理与服务质量监督,使医院后勤真正走上专业集约经营、产业化发展的道路,实现医院和社会资本的双赢。同时,引进专业的服务公司后,可消化一部分后勤职工,逐步取消后勤人员编制。

当然,这种模式也有它的弊端。首先,目前社会上能够完全具备支撑医院后勤服务的公司还很少,全面推广还不现实;其次,医院完全取消后勤人员的编制也要冒很大的风险。前文对医院后勤的重要作用已有表述,后勤的运行直接关系医院的运行安全和运行成本,甚至可以说是医院运行的命脉之一。由自我管理变成商业服务,把命脉交到别人手上,一旦商业合作趋于恶化,将直接影响医院的平稳运行。而且医院原有后勤职工的安置也是一个重要问题。这些需要医院在选择前做好充分的调研和预防。

(二) 将医院后勤部门全部或部分独立出来,成立实体公司或后勤管理集团

后勤服务整体转制,成立医院后勤企业实体,按现代企业制度实行独立核算、自负盈亏、自主经营,这是后勤改制的一种改革模式。

改制后,原后勤部门的工作人员纳入新成立的后勤管理公司。新成立的后勤管理公司与医院是一种契约关系,公司与医院签订服务合同,医院按照服务内容的多少及服务质量的好坏结算费用。由于公司是完全独立的经济实体,在完成本医院的后勤保障服务工作的基础上还可以开展院外服务项目。实体公司既为医院后勤服务,又走向社会,参与市场竞争,以增强企业活力,提高效益。

目前我国医院多为公益事业性公立医院,医院的属性还是以公益性为主,后勤独立,实施企业化经营,可以提高员工的竞争意识,释放活力。但是也要充分考虑到,公立医院长期在国有体制下运行,经营模式突然与市场接轨,后勤管理理念和原体制员工都需要经历思想观念转变的“阵痛”,市场化不是包治百病的“灵丹妙药”,医院要认识到没有体制的保护,独立出去的后勤服务部门必须直面市场规则的残酷和考验,全力搏击才能得以生存和发展。

(三) 分解后勤服务功能,分别向社会专业公司购买保障服务

后勤保障服务主要包括机电服务、保洁服务、绿化服务、保安服务、车辆管

理服务、商业服务、餐饮服务、医疗辅助服务和投诉受理服务等,对医院后勤服务内容进行整合和分块,通过公开竞争,引进专业公司"分包"服务,促进院内其他后勤服务质量提升和成本下降,可以说是一种部分社会化的后勤改革模式。

医院将后勤服务功能中的保洁、物流、配餐、维修、安保等后勤服务内容通过统筹规划,分步分类委托管理,获得专业优势服务,充分利用社会公司的专业优势,在每个服务分项上享受到最优的服务。这一过程中后勤管理者可以同时学习社会企业的先进管理理念、专业化服务和文化,打破后勤服务"独此一家"的做法,迫使医院后勤原有的职工及各类服务公司增强危机感和紧迫感,对推进后勤改革和探索后勤服务社会化也是一种尝试。这一模式对医院而言可以最大限度地降低安全风险,医院有较大的自主权,既能更充分地发挥医院后勤管理的职能,又可以加快提升后勤服务水平,所以为很多医院所接受,成为目前医院后勤社会化最为普遍的一种模式。

无论医院后勤社会化改革选择什么模式,医院后勤工作的核心还是强化医院后勤的管理职能,提升服务质量,保障医院运行安全。面对繁琐复杂的后勤服务工作,后勤社会化改革任重而道远,需要国家在法规政策、人才培养、体制创新等方面给予更多的支持。探索具有自身特点的医院后勤社会化改革是一项相当复杂烦琐的工程,不能一味地借鉴国外的管理模式,需要我们在实践中不断地探索,研究出一条适合自身的科学的社会化改革之路。

三、第三方服务单位的管理方式和举措

(一)社会化服务的分类和确定

医院应结合自身发展需求,制订后勤社会化改革的总计划,分步实施,对社会化服务内容进行分类细化,具体分解为若干项目,如设施维保、零星维修、室内外保洁、安全保卫、临床护理等。

在拟定社会化服务项目后,对社会化服务按计划项目组织落实,并重点关注以下问题:

1. 编制服务项目明细

编制业务类别、业务数量、人员指数、服务面积等,如机电设备维护保养按

数量计算,建筑维修改造按面积计算,卫生、保卫等相关服务项目按实际人力需求计算。

2. 拟定项目预算

了解过往几年中所消耗的人力、材料等费用,对比行业最新外包项目所用的材料费以及相关岗位人员工资,进行统计分析,提出当年项目年费用预算增减的调查报告。

3. 确定项目服务单位

在社会化前期策划阶段,积极组织市场调研,掌握行业信息,审查行业资质,了解行业规则,形成调研报告。然后依据调研结果,修订并完善社会化方案,从而指导服务模式的选择和把控服务质量的监督,最终确定合作单位。

(二) 社会化服务单位的考核及约束

随着医院的发展,床位、设备、学科等规模的不断扩大,群众的医疗需求不断提高,医院后勤工作涉及的范围和领域也越来越广。在开展后勤社会化工作时,医院必须与外包单位将各项服务的具体要求、任务目标、考核标准以及违约责任等内容逐一在合同书条款中明确,使社会化公司充分了解需要提供的后勤服务内容,敬业敬岗,全力以赴。医院后勤保障工作注重效率、效果。人力资源是否充沛在某种程度上决定了服务质量,特别是安全保卫和公共卫生的工作到位与否直接决定了医院医疗环境与秩序的优劣,因此,参与人员数量的多少尤为关键,必须定岗定编。

由于医院对后勤服务发生了从领导关系向购买关系的转变,这要求医院后勤管理工作职能发生转变,对社会化公司的考核和质控工作就显得尤为重要,强化考核工作力度、完善质控体系就成为提升后勤服务品质的关键。首先,医院应该成立负责后勤服务考核和质控的专门机构,把对社会化单位的质量考评工作纳入医院日常管理工作中;其次,还应该制定切实可行、操作性强的考核标准,考核标准应参照合同条款要求,并通过宣传引导和制度建设让医院职工和就诊病患也能够参与到对社会化单位的监督和考核中,建立沟通桥梁和反馈通道,根据服务效果按照合同条款对社会化单位实施奖惩并与服务费的支付挂钩。

（三）社会化服务项目的管理和考核

1. 加强自身宣传教育，转变观念提高认识，适应新的形势

实施社会化服务首先要促使后勤自身员工转变观念，后勤要重新调整工作岗位和布局，要着重做好后勤职工的换岗和保持队伍的稳定。在实现后勤服务保障社会化的进程中，加强对后勤职工的宣传很重要。宣传工作应针对不同群体开展，各级管理者对初期可能出现的问题要有充分准备，岗位变动与调整都会导致职工心理和行为的改变。如果不及时加以引导（包括临时工）就可能影响医疗质量和医疗安全。

通过宣传教育、培训等多种形式，使后勤职工明白，后勤工作的核心是构建与服务模式相配套的监管体系。全面提高后勤保障质量与保障安全，重点是制定服务质量标准和服务质量考核标准，提高管理水平，在管理中实施精细化、无缝式管理；难点是如何规避后勤保障社会化后所带来的风险，如安全性和稳定性。在后勤保障社会化进程中首先要破除求稳怕变和留恋福利型保障的观念，强化依托社会办后勤和后勤保障商品化和货币化的意识；破除狭隘的利益观念，强化大局意识、服务意识；从被动服务型向管理创新型转变，管理思维模式强调哲理思维即系统思维、动态思维、创新思维、整合思维，由保姆式机械服务向监督、协调、服务监控式管理转变。

2. 确定社会化服务项目的内容及相关细节

在确定服务项目后，首先应根据院方岗位实际需求确定物业服务人员，比如，护理员、保洁员、安保人员等；应明确服务项目费用，比如中型机电设备维保费（空调、电梯），应根据设备台（件）数和使用频率、故障率、主要零配件的价格以及维保人员的数量作为维保费依据；零星维修（含家具及部分小型机电设备）应参考过去几年所用原材料费用和用以维护正常运转所需人力成本。如果上述问题不能准确认定，可能会在日后管理中产生纠纷，影响后勤保障工作的正常开展。认真审查外包单位所提供的物业服务项目中的各类人员、材料清单，一旦核准，须以契约的形式确认。在契约执行过程中，应关注人员编制和工种的配备，关注人均承担的工作量。明确正常维修项目以外服务费用结算方式，预防不良合作单位的有意回避，然后以超出合同条款内容为由拒绝提供服务，从而导致额外成本增加进而影响后勤保障工作。实施后勤

保障服务社会化后,后勤服务质量的监督已经突破了传统的医院内部管理,它是甲乙双方间的契约关系,需要按市场经济规则运行,以契约的方式明确双方的责任和权利,以契约条款为准则进行服务质量和服务流程的监督与管理。

3. 提供相互交流与学习的平台,使之形成紧密型的服务保障实体

社会化服务项目合作单位是"外来客",如何能让他们和医院融为一体、同舟共济是后勤社会化成功与否的关键。比如,对第三方物业服务公司的管理,可以通过建立监控组织和网上监管平台、成立对口管理机构、制定服务质量标准和服务质量考核标准等办法,将物业公司纳入后勤的统一管理体系。建立监控组织和沟通平台可以有力地保障院方的权利,对提高后勤保障服务质量和保障医疗安全能起到决定性作用。在实施后勤保障社会化工作中,医院根据项目的不同选择不同的社会服务团队参与后勤保障服务,还应考虑如何融合这些工作中相互交叉的"外来团队",使得"外来团队"之间的相互配合更加顺畅,除了医院后勤内部管理必须顺畅外,应定期由物业管理部门组织服务保障工作协调会,解决在保障工作中相互交叉环节中所发生的问题。同时,把参与保障服务的各公司主要负责人纳入后勤保障管理组织中,使他们成为组织机构中的一员,并承担相应的责、权、利,共同承担后勤保障工作中保障质量管理、保障安全管理、应急管理等项工作。定期召开协调会,也为参与单位提供了一个学习与交流的平台,可以相互取长补短,也可增强外来企业对医院后勤保障工作的理解和认识,实现医院服务文化与企业文化之间的交融。各外来企业在服务与管理中的先进经验通过分析、总结、精炼,取得共识后可加以推广,有益于参与社会化保障的各单位在组织机构中承担相应的责、权、利(相互之间的检查、监督、评比、考核),有机地将参与社会化服务保障的各单位融合为一个整体,对整体提高后勤保障质量、保障安全和规避社会化保障副作用起到积极推动作用。

总之,实施后勤服务保障社会化,如何选择品牌企业参与医院后勤保障,如何科学地制定维保项目、范围、标准,如何科学准确地评估维保费用,如何使合同制定得科学、准确、完整,如何构建质量监管体系,如何理顺后勤内部管理体制,如何持续不断地提高社会化保障服务质量,如何规避社会化保障项目所带来的风险,实现社会化进程的安全性、稳定性,是新时期后勤保障工作的核心。社会化项目内在的服务与管理理念,院方对社会化项目服务质量的了解

程度、服务合同精细化程度、院方管理模式、理念及监督考核力度,是决定社会化服务质量优劣的关键因素。

第三节　医院后勤保障信息化

信息化一词最早于 20 世纪 60 年代出现在日本的一些学术文献中,当时对"信息化"这一概念主要是从产业角度进行阐述和界定的。1993 年 9 月,美国克林顿政府正式提出建设"国家信息基础设施"(National Information Infrastructure,简称 NII),俗称"信息高速公路"(Information Superhighway)计划,其主旨是以互联网为核心发展综合化信息服务体系和推进信息(Information Technology,简称 IT)在社会各领域的广泛应用。在其带动之下,许多发达国家和发展中国家相继出台了一系列国家信息基础设施建设规划,从而带动了全球信息化建设的浪潮。在这个浪潮下,社会各行各业都展开了信息化、智能化的改革。发展至今,反映和运用在医疗健康行业的有:PACS(医学影像存档与通信系统)、EMR(电子病历)、Mobile Nursing(移动护理)、LIS(实验室信息系统)、远程医疗会诊、互联网医院等。当然,以上不是本节的主角。本节主要介绍的是在医疗行业信息化动车前进过程中最后的客人——后勤信息化。我国医院后勤信息化由于前期重视不足、后期投入不够等原因存在严重滞后的现象,直至目前还处于初步建设和规划完善阶段,更有甚者引入某个环节的智能软件,如医疗废物管理电子化、档案管理的云储存就宣扬自己的后勤进入了信息化时代,殊不知早已跑偏了道。真正的后勤信息化应该是以电脑端技术、网络通信技术、智能模拟技术等先进科技作为支撑,集成后勤设备保障、基本建设管理、材料物资供应、安全生产控制、医疗生活服务、卫生环境建设等多项职能,并在数据共享的基础上与临床、行政形成联动,最后建成一个跨专业、跨学科、跨领域的综合智慧后勤管理平台,也就是所谓的"大数据、大后勤"。

一、后勤信息化的必要性

后勤信息化是实现医院科学管理、提高经济效益、优化服务品质的有效手段,是医院信息化建设的重要组成部分,其必要性可总结为以下几个方面:

(一)完善作业流程、提升业务效率

后勤管理涉及的领域多元多样,应结合医院自身信息化发展特点,利用已有的信息化资源,依托信息集成平台和互联网技术,建立"信息桥梁"。以传统的水电气监管为例,在旧模式下需要通过人工巡更、手工登记、原始比对才能完成,这在医院庞大的维修需求下是对人力资源巨大的浪费。而一个成熟的后勤智能管理平台却能完美地解决这一问题,它能够对设施设备实施实时监控、阈值报警、问题追踪,并将问题第一时间反馈给负责班组。这样就大大减轻了一线员工的负担,解放了后勤生产力,提高了后勤生产效率,科学地完善了作业流程。

(二)深化精细管理,优化服务质量

"千里之堤,溃于蚁穴。合抱之木,生于毫末。"医院后勤保障工作就是一种广而杂、繁而碎的服务工作,大到设备维护安装、科室建设改造,小到卫生保洁、医废运输,都有细致的行业标准加以规范。可以通过信息化手段将这些工作流程化、程序化,计划性地分配任务、记录时间、监控过程、查询任务完成情况和材料使用情况,减少被服务方与服务方的无效沟通,保证临床服务工作的及时性和高质高效,并通过网络管理效果评价和监督,把后勤管理与后勤服务结合起来,扭转之前被动维修的局面,从而达到提升服务质量的目的。

(三)了解运行情况,提供决策依据

医院后勤充分利用社会上成熟的智能化手段改进工作方式和管理模式,及时地掌握后勤各部分的信息,了解各方面运行状态。通过信息管理系统进行相关数据的采集、汇总、统计,及时地给医院管理层提供决策依据,以提高医院后勤管理水平和服务质量,进而落实"以医疗为中心""以患者为中心"的管理理念。

二、后勤信息化建设主要内容

（一）后勤基础服务管理系统

基础服务管理是落实后勤基本服务的业务系统，涉及面广，综合性高，需要在各部门、各单位间建立有效的互动机制，减少沟通障碍，减少中间环节，提高业务效能。以信息化手段规范服务流程、以技术性平台提升服务效果；合理整合资源，科学分配资源，从而降低管理成本，整体提升后勤服务水平，更好地服务于临床。其业务功能涵盖临床报修、基本建设、基础档案、医废处置、服务监管、餐饮配送、合同管理、物资仓储等。

（二）后勤机电设备的管控系统

机电设备的管控是对全医院后勤设备集成管理的过程，其核心就是利用计算机软件和配套的网络设施，运用模块化、程序化、集约化的开放性平台对医院机电运行的数据和控制系统进行功能整合，把各自分散独立的设备归纳在一个相互关联、相互协调的综合控制系统下，实现多监控、多采集、多运行的统一管理，从而从源头上弄清设备台账、了解设备信息、掌握设备动态，最终达到保障设备安全、可靠、稳定、高效运行的目的。其业务功能包括设备台账、设备维保、巡查巡检、智能监控。

（三）后勤能耗监控系统

能源监控系统专门针对医院能耗构成因素多样且能耗数值大的特点，对能源种类进行分类，对能耗数据进行统计，对用能单位进行追踪。能源监管系统不仅能协助医院实现指标化的能源管理，更为节能制度的编制提供了参考依据，为能源管理方案提供了决策支持，真正辅助医院提升能源的利用率。其主要实施方式是通过采用各类数据采集技术（智能计量表）、通信传输技术（光纤网线）和智能分析统计技术（计算机软件），对医院水、电、气等能源介质进行监测，实时采集、计量，并经过终端数据处理中心的归纳解析，实现能源的全方位、多角度展现。其业务功能主要有基本信息分类、能耗数据分析统计、能耗数值预警及相关设施维护等。

三、后勤信息化建设的相关对策和建议

医院后勤中工作人员素质普遍不高、社会化进程缓慢、信息化程度较低、质量考评体系粗糙是制约后勤现代化发展的主要问题。为了提高后勤人力资源素质、推动后勤社会化发展步伐、提升后勤信息化建设水平、规范后勤服务评价体系,建议从以下几点入手:

(一) 引进和培养专业性人才,建立复合型人才队伍

医院应引进和培养专业性人才,建设一支具有较高业务素质和文化素质又兼备管理和技术才能的复合型人才队伍。后勤人才建设是现代化后勤管理的重要前提,智能化的医院服务保障工作要求有高标准的专业管理。作为医院管理者要重视复合型人才的培养,人的素质决定了工作起点的高低。传统的后勤给人的印象就是一个大杂烩,往往临床科室不要的人或无法胜任本职工作的人都往后勤安排,造成后勤冗员严重、资源浪费、分工不均。现在,这种现象仍然在许多医院存在。在现代化医院后勤服务保障与管理工作中,我们的管理者必须转变这种观念,绝不能把谁也不愿要的人随意安排在后勤。从目前行业情况来看,医院后勤管理团队人员中掌握工程技术的人员仍旧极少,能够开展专业管理的人员更是匮乏。

医院后勤服务保障管理工作同医疗教学、科研管理工作一样都具有相同的管理属性,由于后勤工作在医院整体工作中属于非主体业务,因此,它的工作和管理方法、手段长期不被重视,并且在卫健委等机构设置中也没有与之工作相对应的监管部门,由于上述多种原因的存在影响并制约着医院后勤服务保障与管理工作的发展。近几年来,医院管理者对后勤保障与管理工作有了新的认识,医院后勤服务保障与管理工作的重要性也为广大医护工作者逐渐认同和理解。医院自身发展和建设的客观需要,特别是医院整体运行中的安全服务与安全管理工作的主客观要求,要求医院后勤服务保障与管理工作必须有层次、有水平、有深度。因此,后勤服务保障与管理必须建立同医疗、教学、科研相对应的现代化的后勤标准、模式、体系、流程等。

后勤的人才培养和后勤信息化建设是医院人才、医院信息化的重要组成部分。因此,作为医院管理者,在医院整体发展和建设中绝不能忽略医院后勤

工作在医院总体工作中的地位和作用,后勤服务保障与管理工作必须纳入医院总体发展和建设之中,在整体工作中应重视后勤专业技术人员的引进、培养及使用,重视医院运行中后勤保障安全的管理,重视医院整体运行中的后勤运行成本的控制与管理,重视后勤信息化建设在医院安全运行中的保障作用,应认识到医院后勤是医院重要的支持和保障系统。

随着现代化、智能化医院建筑的使用,医院后勤服务外包工作的不断深入开展和后勤保障工作的自身需要,对后勤管理团队提出了新要求,后勤管理团队必须由既懂专业技术又了解综合管理知识的复合型人才组成,以便对社会化程度越来越高的后勤保障服务项目实施全面的监督、协调、指导工作。

(二) 利用信息技术对医院社会化的后勤服务保障组织实施监管

通过互联网信息技术对医院社会化服务项目逐步建立起新型的标准化、专业化的监管体系,是后勤管理变革上又一次伟大创新,这也将成为医院后勤管理发展的主旋律。同时,医院管理者也必须保持清醒的头脑,在社会化服务监管的过程中,应高度利用智能平台的强大功能,对外包企业资质进行检验,对外包服务成本进行核算,依据不断更新的国家规范和相关政策及时修订外包服务质量标准和服务质量考核标准及应对外包企业服务风险控制的预案。

(三) 建立后勤一站式服务保障平台,最终完成智慧后勤建设

在医院现代化发展的进程中,智慧后勤已是智慧医院不可或缺的组成部分,建设医院智慧后勤管理系统平台及一站式服务中心是实现智慧后勤的核心。在平台上可对支持保障系统相关设施和业务动静态数据进行定期的采集、录入和分析,并在此基础上建立集医院保障设备电子台账、能源及动力设备监控体系、服务质量反馈和评价体系、后勤业务管理与决策支持系统于一体的职能模块等,从而实现海量信息可视化、资源调配动态化、服务流程精细化。充分利用信息技术提升管理水平、节约管理成本,变以往应激管理、粗放巡视、被动反应为动态管理、重点监控和宏观调节。同时信息化管理可提供大量的数据支撑,使得网络化监控系统更加完善,医院电力系统、供水系统、供暖及制冷系统能够实时显示,各类设备机房以及电梯运行等情况纳入预警体系,做到

综合管理、即时监控、重点防范、阈值警报，从根本上解决医院传统后勤资源分散、人员配置不足的问题，提高后勤管理能效。结合此体系，可以做到大型设备和特种设备的"一机一档"全寿命分析，为设备运行及故障处理提供可靠的技术保障，真正实现关键位置和重要岗位的全程监控和全预警。

（四）实行全过程监督，重视服务信息反馈，及时调整服务标准，提高服务效率

医院后勤保障是一项非常繁琐和复杂的工作，而且医院作为一个特殊的公共场所，更加要求保障服务既重过程又重结果。体现在服务过程中，一要注重安全，二要注重质量，三要注重效率，四要注重影响，所有这些因素都影响着最终的服务结果。

因此，提高服务品质的重点在于在对如室内、外保洁服务，导诊、导乘服务，物资配送、被服洗涤，餐饮供应，治安秩序维护，空调、电梯等机电设备维护与维修等服务项目实行全过程的服务监管。这种全过程的监督不仅体现在质量上，还体现在医院作为特殊单位的感染防控、服务流程、患者及医护人员满意度、服务时效上，特别是在零星维修工作中，把维修质量、维修完成时间、被维修设备使用人员对物业维修人员满意度等都列为服务过程的考核标准。同时在服务保障过程中，针对临床科室、病患及陪护家属反馈的问题，不断予以改善，持续提升服务质量，并联动卫生监督和环保部门组织检查和指导食品卫生法规执行、供水质量监测、污水水质处理监测、医疗废物处理等工作。甚至和专业服务机构在保障项目上达成在线顾问合作关系，实时提供评估评价、方案设计、应急响应、技能培训、疑难问答等咨询业务，这有利于提高后勤保障质量和安全保障水平。

第三十二章　医院后勤基本建设

医院后勤基本建设是指医院利用国家预算拨款、国内外贷款、自筹资金以及其他专项资金，以扩大再生产、改善医疗服务条件为主要目标的新建、改建、扩建等建设经济活动。医院后勤基本建设应该符合基本建设普遍规律，同时因为医院具有特殊性而面临建设内容的复杂性，医院后勤基本建设还要充分考虑其日后的医疗作业流程的顺利开展。

第一节　基本建设的主要内容和程序

基本建设的主要内容有：第一，建筑安装工程，包括各种土木建筑工程、配套设施装配工程、道路工程、园林绿化工程等。第二，设备购置，主要指建设过程中需要的设备、工具和器具购置等。第三，与前两项相关的其他工作，如勘测、设计、拆迁以及其他建设管理工作等。

一、建设项目的组成

建设项目的组成按照建设项目分解管理的需要可将建设项目分解为单项工程、单位工程（子单位工程）、分部工程（子分部工程）、分项工程。

（一）单项工程

一般指具有独立设计文件的、建成后可以单独发挥生产能力或效益的组配套齐全的工程项目。单项工程的施工条件往往具有相对的独立性，因此一般单独组织施工和竣工验收，如医院建设中的一座独立的门诊楼或病房楼，甚至一个锅炉房等都是单项工程,可以简单地理解为单项工程即单独立项的一栋或几栋建筑。

(二) 单位工程

单位工程是单项工程的组成部分,一般情况下是指一个单体的建筑物或构筑物,民用住宅也可能包括一栋以上设计同类、位置相邻、同时施工的房屋建筑或一栋主体建筑以及附带辅助建筑物。建筑物单位由建筑工程和设备工程组成,近年来还划分出室内外精装修工程等。单体建筑以外的园区的室外工程,按照施工质量评定统一标准划分,一般分为包括道路、围墙、建筑小品在内的室外建筑单位工程,电缆、线路、路灯等的室外电气单位,以及给水、排水、供热、燃气等地建筑采暖卫生与燃气单位工程。

(三) 分部工程

分部工程是按照工程结构的专业性质或部位划分的,也是单位工程的进一步分解。当分部工程较大或较复杂时,可按材料种类、施工特点、施工程序、专业系统及类别等分为若干子分部工程。例如,可以分为基础、墙身、柱梁、楼地面、装饰、金属结构等,其中每一部分称为分部工程。

(四) 分项工程

分项工程是按主要工种、材料、施工工艺、设备类别等所划分的工程项目,也指形成建筑产品基本部构件的施工过程,如钢筋工程、模板工程、混凝土工程、门窗制作等。分项工程是建筑施工生产活动的基础,也是计量工程用工用料和机械台班消耗的基本单元。一般而言,它没有独立存在的意义,它只是建筑安装工程的一种基本构成要素,是为了确定建筑安装工程造价而设定的一种产品,如砖石工程中的标准砖基础,混凝土及钢筋混凝土工程中的现浇钢筋混凝土矩形梁等。

了解建设项目的构成,有利于建设单位有针对性地对建设项目进行管理和控制。对于有自主管理能力的建设单位,也可以按照单位工程或单项工程来分别选择施工单位,从而节约资金。

二、基本建设的程序

基本建设的基本程序,反映的是工程建设各个阶段、各个环节之间的内在联系,是客观规律性的反映。医院的基本建设程序是指工程项目从策划立项、评估、决策、设计、施工至竣工验收、投入使用的整个建设过程。基本建设管理必须严格按照基本程序,遵循国家和地方有关法规和制度,这是建设工程项目科学决策和顺利实施的重要保证。

1. 项目建议书阶段

项目建议书阶段是确定项目有否必要建设、是否具备建设条件的阶段。医院前期应做好充分论证和准备工作,提出拟建项目的设想,分析医院现状、发展方向,确定合理规模。建设项目规划应具有超前性、适应性和可持续性。医院应委托具有相应资质的单位编制项目建议书,项目建议书内容主要包括建设项目的必要性和依据,建设规模和建设地点的初步设想,建设条件的初步分析,投资估算和资金筹措设想,经济效益和社会效益估计等。按照有关规定,项目建议书经上级主管部门批准后方可进行可行性研究工作。

2. 可行性研究阶段

可行性研究是确定建设项目最终决策的重要依据。项目建议书批准后,医院应根据项目建设内容,委托具有相应资质的单位编制可行性研究报告。可行性研究报告主要内容包括项目建设的背景和依据、建设规模、占地面积、建设地点、平面布置方案、配套工程、环保节能措施、主要设备配置、基础设施条件、抗能力震、建设工期和实施进度、项目资金估算和资金筹措方式、经济效益和社会效益等,并须获得上级部门对于项目选址意见、土地预审、环境保护评估等的批复。按项目审批权限,可行性研究报告须报上级主管部门批准。可行性研究报告由审批部门委托相关单位组织进行评估和论证,具体包括投资方案、建设方案、环境保护方案、节能方案等内容。可行性研究报告正式批准后,医院不得随意修改和变更。必须更改变动时,须经原审批部门批准。经批准的可行性报告是初步设计的依据。

3. 设计阶段

设计是整个工程建设的决定性环节,是组织施工的依据。按照国家有关工程设计招投标规定,应择优选择设计单位。为确保总概算的精确性,应大力推行限额设计,减少施工变更,做好投资控制。根据项目的建设情况,一般分为三个阶段,即方案设计(项目建议书批准后)、初步设计(可行性研究报告批准后)、施工图设计(初步设计批准后)。

4. 建设实施阶段

(1) 施工准备阶段。建设项目开工之前应做好各项准备工作,主要包括征地、拆迁和场地平整;水、电、道路应畅通;组织施工监理、施工总承包等招投标,签订施工合同和廉政协议;办理开工、规划和施工许可证以及质量安全监督等手续。医院与勘察设计、施工、监理等单位签订的合同中,应约定双方的建设工程质量、工期和安全责任等。

(2) 施工实施阶段。施工实施阶段是医院建筑管理中的关键阶段。医院应会同代建单位、监理单位、施工企业等,根据建设项目实际情况,落实责任,明确分工,规范操作,建立健全施工组织管理机构及技术、质量、安全和进度的保障体系,做到组织到位、管理到位、措施到位,实行有目标的组织协调控制,强调统筹协调、相互衔接的动态管理,确保工程项目的安全、质量和工期。同时,做好动态投资管理,严格控制设计变更,控制资金拨付进度;加强廉政建设,制定各项规章制度,规范各类设备材料招投标的流程,争创"双优"工程。

5. 竣工验收阶段

竣工验收前,应做好技术资料整理、编制竣工图纸和竣工报告等工作,竣工报告须经施工监理负责人签署。按国家规定,根据项目规模大小和复杂程序,医院建设项目的验收可分为初步验收和竣工验收两个阶段进行。建设项目全部完成后,报有关部门申请验收,成立验收委员会或验收小组,审查各个环节,对建设项目设计、施工和质量等方面作出全面评价。工程竣工验收合格后可交付使用,同时做好工程结算审价、项目审计和财务决算,按决算金额登记固定资产。

第二节　基本建设的管理模式分类

随着社会主义市场经济体制的形成与完善,政府加大推进投资管理体制改革力度,积极建立规范的市场经济秩序,各地积极探索医院基本建设管理模式。回顾医院基本建设管理模式的发展,可分为医院独立管理的传统模式、设计总承包模式和代建制管理模式。

一、医院独立管理模式

业主管理模式是传统的基本建设项目管理模式。我国医疗卫生系统基本建设在"十五"规划前实行的是医院自建、自管、自用的非专业化管理模式。

(一)建设单位统揽模式

该模式主要在新中国成立初期使用。在设计和施工力量十分薄弱和分散的情况下,建设单位自行召集设计、施工人员,自主招募工人和采购相关施工机械、材料、设备,自行组织工程项目建设。建设单位根据实际需求,自行完成项目立项、可研论证,并就此进行资金自筹或向上级行政部门申请财政支持。

(二)基建部门模式

该模式从 20 世纪 80 年代至今得到广泛应用。由医院基建处通过各种招标自行选择工程的设计、材料、设备供应、施工、安装、监理等单位,并分别与之签订合同。基建处负责全过程建设管理,通过各类合同管理达到项目管理的目的。这种模式代表部门或单位的利益,缺少专业化管理,而且将承担项目管理中的建设风险,容易造成投资超、工期拖、质量低等现象。

二、设计总承包模式

为减少建设单位自行管理所承担的风险,将包括项目设计(包括概念设计)、设备采购、土建施工、设备安装、技术服务、技术培训直至整个项目建成投产的全过程均委托给建设承包商负责,承包商将在固定工期、固定价格及保证性能质量的前提下完成项目的建设任务,这就是设计总承包模式(EPC 工程),简称"交钥匙"工程。建设单位对建设功能、建设内容、交付时间等有明确要求,一般严格控制项目变更。对承包商的监督和管理则通过合同管理来进行。对承包商而言,要求其对医院项目所涉及的工艺要求和技术装备有充分的理解与掌握,对项目施工要有很强的管理能力。承包商在合同范围内有较充分的自主权,建设单位不得干预。这种模式容易造成项目操作随意性较大。建设单位还要承担项目征地、项目报批、缴纳税费、筹措资金等工作,并按合同支付相应的建设款项。这种管理模式在一定程度上提高了工作效率。

三、代建制模式

随着我国投融资体制改革的不断深入,政府投资项目建设也从"投资建设、管理、使用"一体化的形式向"投资、建设、管理、使用"四分开的模式转化。2004年7月,国家发改委发布的《国务院关于投资体制改革的决定》指出,对非经营性政府投资项目加快推行"代建制",即通过招标等方式,选择专业的项目管理单位负责建设实施,严格控项目投资、质量和工期,竣工验收后移交给使用单位。其主要宗旨是调整现有行政体制下行政机关直接管理国家投资建设项目所形成的"投资、建设、管理、使用"四权合一的模式。"代建制"就是以政府为主导,将由政府投资的非经营性项目通过专业化的建设项目管理,使"投资、建设、管理、使用"的职责分离,最终达到控制投资、提高投资效率和项目管理水平,使建设项目达到"双控"(控制建设规模,控制建设投资)、"双优"(工程优质,干部优秀)的目的。"代建制"是以分权和市场化的方式对政府机关的行政权力运行进行一定的限制,建立"各司其职、各有其权、各安其利"的责、权、利相互制约、相互作用的关系。"代建制"是我国政府投资项目建设管理模式的创新。在实施的效果上,主要表现为节省项目投资和工期、提高质量和预防工程建设领域腐败现象。所以,"代建制"或项目管理承包(PMC工程)是项目管理单位代表业主对工程项目进行全过程、全方位的项目管理,包括工程的总体规划、项目定义、工程招标,选择设计、采购、施工单位,并对设计、采购、施工进行全面管理。

第三节 后勤和基本建设的关系

医院后勤与基本建设是"一母同胞",是现代化后勤相互联系又相互区别的两个重要组成部分,应考虑如何将它们有机地结合起来,实现整体运行的统一,才能保证后勤工作的高效开展,发挥出更好的职能效果。

一、医院后勤和基建管理的现状

因为历史的沿革,医院的后勤和基建部门在科室设置上往往是分开的。一方面,基本建设管理和后勤管理有着各自的复杂性、特殊性和专业性。基建项目内容复杂,涉及专业众多,管理对象又主要是医院以外的队伍,参加建设的有医院管理者、第三方管理公司、各种施工队伍、材料商、中介服务机构,还涉及多个政府部门。医院的后勤管理虽然管理对象主要是内部职工,但是管理内容也是十分庞杂的,包括房屋建筑、设备管线、家具物资、车辆等。另一方面,医院基本建设投资都较大,一个上万平方米的建筑,涉及的投资资金都是以千万计的,资金的使用时间跨度长、涉及外部单位多,管理不善可能造成重大损失,所以在投资管理上也要求有专门机构去负责。

医院后勤、基建的特殊性,导致了各医院纷纷把后勤和基建单独设置科室,分管各自的工作。后勤作为常设部门负责医院的日常运行支持,基建作为建设管理部门主要进行基建项目的管理,没有建设项目时,也负责医院大中型维修改造项目的管理,以及基建项目的前期筹备、后期基建竣工资料管理等工作。因为基建工作的不连续性,有些医院往往不常设基建部门,而是有项目时临时抽调人员组建基建部门,项目完成后就解散。基建管理者往往不是专业从事建筑管理的专业人员,而是医院机关人员或其他管理岗位人员,大多是从事医疗管理、人力资源管理、采购或后勤管理的行政人员,对基建管理是边学边做,对建设规律缺乏深入了解。这也造成了医院建设项目规划不合理、匆忙上马、反复调整拆改、久拖不完、资金一再追加等问题。

随着医院规模的不断扩大以及医院安全不断受到人们的关注,医院后勤的工作量及重要性也日益提升,医院对后勤保障的要求也逐渐提高:设备管线的维修要求及时快速,还要最大限度减少对医疗运行的影响,物资的配备运输要求准确、快捷,后勤的卫生保障、导诊导乘、安全保障要求更加专业、细致等。信息化的浪潮同样席卷了医院后勤管理,随着医疗信息化的迅猛发展及普及,医院后勤的信息化却普遍落后于医疗信息化的脚步,成为信息孤岛,甚至成为医院发展的短板。相比更高的服务标准,医院后勤的人力资源却严重与服务高标准不相匹配。长期以来,人们形成了一种错误观念,认为医院的后勤人员不需要太高的素质。后勤成了安置医院员工家属的地方,后勤人员的主体多是工人,管理人员的主体也多是以工代干,后勤工作靠经验、靠交情。至于医院的基建工作,常常与后勤无关,楼建好了才和后勤发生关系。可喜的是,近年来后勤与基建工作逐渐受到医院管理者及后勤管理者的重视,后勤基建的一体化管理进入管理者的视线,逐渐成为管理者的共识。

二、后勤基建管理存在的主要问题

随着我国改革开放的不断深入、医疗行业的不断发展、医改的深入进行,对医院管理、医院建设、医院的运行都提出了新的要求。以往的后勤基建分割管理模式存在着许多弊端。

（1）在前期建设中往往对后期的运维管理不够重视,对方案设计、材料选择、节能降耗不够重视。比如,设计的侧重点往往在医疗功能用房,对后勤用房经常考虑不足,甚至没有考虑。在医疗单元里只考虑医护人员使用的房间,对保洁、保安、维修等后勤服务人员的房间需求经常考虑不足,在面积紧张、资金紧张时,经常压缩后勤用房。还有,设计者及医院管理者很少会考虑方便后勤工作,如在机房的设计上,不考虑值班人员房间,或者不考虑值班人员的工作环境,值班室往往是在机房一角隔出一点空间,有的干脆没有考虑值班室,需要后勤接手后自行改造。另外,在前期的材料选择、设备选择上,往往更重视管理者喜好、资金成本等因素,而不考虑后期运行中的维护与更新。

（2）后勤介入时间晚,许多在后勤运行中发现的问题没能及时反馈给基建管理者,导致问题一再重复出现。一般的程序都是基建完成验收后,后勤接手运行,基建人员基本不了解运行的情况,或者没有运行管理的经验,这导致在很多细节的设计上没有反映运行规律。而后勤管理者空有丰富的经验和教训,无法在前期建设中应用这些经验,以避免相关问题,只有在接手工程时才知道问题是否存在。而且因为医院建筑存在复杂性,运行管理者需要一段时间后才能熟悉系统及发现问题。

（3）因部门各有利益侧重点,责任难以明晰,在基建完成到后勤运行的交接过渡阶段,经常发生扯皮、推诿的情况,有些问题甚至久拖不决,工程完工几年了还依然存在,如空调风机盘管的受冻漏水问题经常遇到,现场判断很容易就能发现漏水的原因是管道或盘管设备冻裂引起的,但是为什么会冻裂,往往成为后勤部门和基建部门互相扯皮的矛盾焦点。是设备保养不到位造成的?是空调的供水温度不足造成的?是盘管周边的环境保温及封闭不到位造成的?是保温部位的保温损坏造成的?还是设备选型错误,供暖量不足造成的?可能原因很多,如果双方一直推诿扯皮,空调得不到及时保养维修,最终影响医院正常运行。

解决以上的问题及矛盾的主要措施是,从人力资源的优化配置及工作流程的无缝化衔接管理上着手,实现医院后勤与基建管理人员的整合。理清人与人、人与事、事与事的关系,然后加以规范化、制度化、科学化地设计,对工作内容、工作程序、资源配置进行合理分配,最终完成后勤、基建两个模块的协同管理。具体实施措施没有标准答案,也没有固定公式,需要各个医院根据暴露的问题和自身实际不断地摸索、磨合,找到最适合自己的方法与途径。

第四节　医院后勤和基本建设"一体化"的管理

一、后勤基建一体化管理的组织架构

从建设角度看,医院基建管理是一次性的管理行为,管理行为相对独立,其主体内容随着工程结束而结束,结束后从人员到设备即转入运行状态。从运行角度看,医院后勤管理是医院常态化的工作,与医院日常运行密切相关,医院的建设、改造、维修都是后勤管理的范畴。从组织架构看,要实施一体化的管理,基建管理应纳入后勤的日常管理之中,人力资源应以后勤人员为主,这样有利于后勤基建工作的连续性,容易实现无缝化的管理目标。但是基建工作的特殊性又决定了单单靠后勤部门一个"娘家"是无法完成全部工作的,很多内容需要调动全院的资源来配合。比如,对外办理审批手续,可能涉及院办、院感、审计、财务等部门;前期设计同样需要医疗部门的配合,以优化医疗流程;工程的招标又涉及招标管理、财务、审计等部门;工程款的支付、结算涉及审计、财务等部门,这就需要在医院层面有院一级领导来协调,在架构设计上要保证基建管理与医院整体管理的互动和协调。

二、后勤基建管理的相互介入和融合

有了制度的保证,在具体工作上后勤和基建的管理工作还要相互配合和介入,才能保证管理目标的实现。在人员配置上,后勤的技术管理骨干及主要管理者也是基建的管理骨干。这就要求基建管理者在建设中要考虑后期后勤维护维修的成本和效率。以往是建完就不管了,交给后勤管理,运维和基建管理者没关系,建设者当然就只考虑建得要结实、美观,不出安全事故,广泛使用新技术、新材料、新设备,至于是否能用得久、是否方便维修那是后勤的事。现在实行一体化管理,建完了还得继续管理、维护、维修,建设者自然就得考虑用的材料设备是否耐用,是否方便后期维修,是否方便采购,还要考虑经济性。对后勤管理者而言,以前是在建设期没有发言权,后期建完了好坏都得接着,运维中发现的问题在新楼建设中一再重复出现,一肚子苦水没地方倒。现在不单是主动提建议的问题了,一方面要把后勤的管理经验融入前期建设中,甚至后勤要提前介入以熟悉材料和设备;另一方面还要支持基建的管理,基建结算往往滞后于项目使用,项目的后期结算配合、竣工资料整理等基建管理工作是后勤的日常工作。后勤管理和基建管理的责权保持一致,管理才能顺畅。

第五节 医院基本建设流程规范管理的具体实施

一、基本建设办法

为了加强医院基本建设(使用各级预算内专项投资及医院自行筹资安排的新建、迁建、改扩建和零星修缮改造项目)的管理,应认真贯彻执行党和国家的经济建设方针、政策和有关工程建设法规,规章制度。规范项目建设程序和建设行为,确保工程质量与安全,有效地使用好建设资金以提高投资效益。

(一)工程建设程序

(1)工程建设程序是指建设项目从决策、设计、施工到竣工验收、交付使用全过程中各项工作开展的次序。

（2）对于医院重大新建工程，医院将成立建设项目领导小组，成员由院领导及审计中心、计划财务处、基建办、医务部、护理部、保卫处等部门负责人组成。领导小组下设办公室，负责办理项目策划、资金筹措、项目招标、建设实施、工程验收等具体事项。零星修缮改造工程由基建办直接负责方案设计、预算审计、施工招标、组织建设、工程验收等具体事项。

（3）建设项目应按实际情况实行公开招标和工程建设监理制。要严格执行国家的法规和有关规定，不得违规操作。

（4）项目建议书、可行性研究报告、方案设计、初步设计及施工图设计必须委托具备相应资质的单位编制。

（5）建设项目设计由基建办组织协调。建设项目设计必须充分征求使用部门及所涉及的部门的意见。建设项目设计应按照批准的投资估算实行限额设计。

（6）建设项目在正式施工前，应按照有关规定向当地建设行政主管部门（建委）申请核发工程项目施工许可证，并在地区城建管理部门办理备案手续。

（7）经批准开工的重大的公益性建设项目应组建项目管理机构，委托监理并配合施工及质检部门对施工进度、施工质量和工程造价等进行动态管理。项目管理机构的总负责单位为重点局，成员由医院基建办负责人、监理单位负责人、设计院负责人、观测单位负责人、建设单位现场负责人构成。项目管理机构负责人为项目责任人，对工程质量负总责。由市重点局（市重点工程建设管理局）负责的建设项目，医院基建办在负责完成办理开工前的各项准备工作后（项目立项、设计招标、方案设计、规划报建、初步设计、施工图设计及审查、开工前三通一平等工作），将项目移交至市重点局进行施工的组织和管理，基建办负责项目进度监督和现场安全的协助管理工作。

（8）建设项目完成后，项目应及时组织各有关部门（建设、勘察、设计、施工、监理、监督）进行竣工验收，对于大型公益性项目施工单位还得取得规划、公安消防、环保工程等专项验收合格文件，同时做好向使用单位或部门资产移交的手续；整理全套基建档案并进行资料归档。

（二）工程管理

（1）基本建设项目施工严格实行合同制。

（2）建设项目实施中应严格落实施工安全要求,确保施工现场安全。施工单位进场前应制定现场安全管理制度,配置安防、消防器材。

（3）建设项目实施中应严格控制工程造价,尽量避免超出预算。施工过程中凡涉及方案调整、设计变更、工程洽商等由项目管理机构或医院基建部门统筹考虑,资金变更超预算时须报分管院领导批准或院长办公会审定。使用单位或相关部门不应直接向施工单位下达指令。导致发生费用的设计变更、工程洽商及签证单内容,由项目负责人和基建办负责人双方签字并予以严格审计。

（4）建设项目应严格执行审计程序。

（5）建设项目完工后应认真组织竣工验收。

（三）基建档案管理

（1）建立基本建设档案管理制度,配备专职或兼职的基本建设档案管理人员,对基本建设档案资料进行收集、保管、整理和移交。

（2）相关会议纪要、各级单位批件、建设项目建议书、可行性研究报告、初步设计方案、设计变更方案、施工图、竣工图、施工方案、招标资料、施工/订货合同、各类评估报告/验收合格文件等,都应作为永久性档案归档。

二、工程项目建设管理程序

（一）目的

医院建筑作为较为特殊的功能建筑,其建筑设计、施工周期紧、任务重,审批、设计、施工工序繁杂。其建设涉及政府、城建、地震、卫生、消防、气象、设计审查各部门及街道拆迁等社会的方方面面。为了能更合理地安排设计、施工周期,加快工程进度,应执行以下程序。

（二）适用范围

使用市级财政性资金或用市级财政性资金作为还款来源(还款担保)的借贷性资金投资建设的公益性建设项目和医院自行筹资安排的新建、迁建、改扩建建设项目。

（三）项目流程

项目流程如图 32-1 所示。

1. 自主建设项目

（1）项目前期管理工作：

① 经院长办公会研究同意后，由基建办根据国家及省、市政府基本建设的相关规定组织项目立项，并组织编制项目建议书及进行审批。

② 组织项目工程设计：设计建设方案及施工图，开展设计审核（根据项目实际需求进行相关设计，设计结果通过建设单位、监理单位、施工单位三方参与的审核会后，签字确认）。

③ 组织工程招标：施工招标。

（2）工程建设过程管理：

① 组织开工前准备工作。

② 组织建设管理。

③ 组织竣工验收备案。

（3）工程决算审计。

（4）文件归档。

2. 重大公益性建设项目

（1）根据《合肥市市级政府投资公益性项目管理办法》规定，公益性项目原则上由市重点单位负责建设管理。

（2）项目单位（基建办）应当履行下列职责：

① 委托有资质的工程咨询机构或设计单位编制项目建议书和可行性研究报告。

② 负责办理立项、环评、节能评估、地震安全性评价、卫生许可、人防许可、消防许可、规划许可、三通一平等开工前的准备及建设手续等相关工作。

③ 配合重点局组织工程设计、工程招标、设备（材料）采购招标及工程竣工验收等工作。

（3）市重点单位负责公益性项目建设过程管理、竣工验收、决算和资产移交工作。

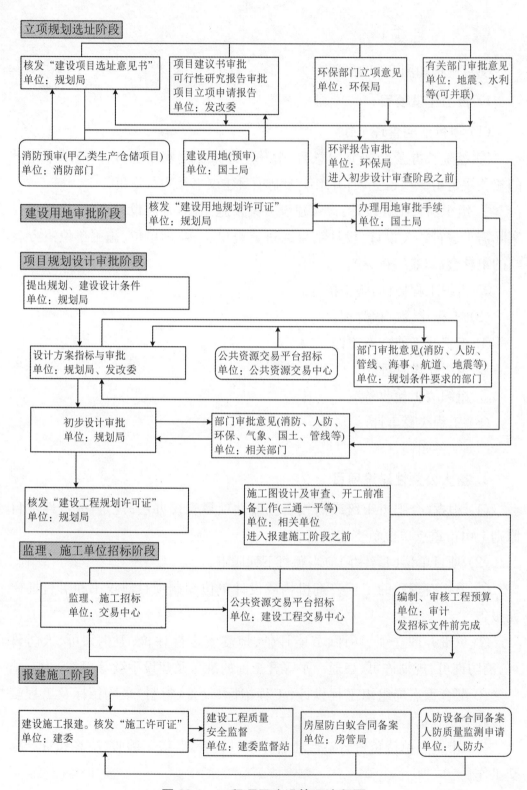

图 32-1 工程项目建设管理流程图

三、基本建设项目法人责任制

项目法人负责对工程建设的全过程进行管理,保证按照项目建设需要组织完成项目建设,对项目建设的工程质量、工程进度、资金管理和生产安全负总责,并接受上级主管部门和项目主管部门监督。其主要内容如下:

(1) 根据工程项目建设需要,负责组建项目管理的组织机构,任免行政、技术、财务、质量安全等负责人。

(2) 组织初步设计文件的编制、审核、报批等工作,并负责组织施工图设计审查和设计交底。

(3) 依法对工程项目的设计、监理、施工和材料及设备等组织招标。与中标单位签订合同,履行合同约定的权利和义务。

(4) 负责办理工程质量监督手续和主体工程开工报告报批手续。

(5) 遵守工程项目建设管理的相关法规和规定,按批准的设计文件和基本建设程序组织工程项目建设。

(6) 负责筹措工程建设资金,制订年度资金计划和施工计划,对工程质量、进度、工期、安全生产、资金进行管理,监督和检查各参建单位全面履行工程建设合同。

(7) 负责组织制定、上报在建工程安全生产预案,完善各种安全生产措施,监督检查参建单位完善工程质量和安全管理体系,落实施工安全和质量管理责任,对在建工程安全生产负责。

(8) 负责与项目所在地人民政府及有关部门协调,创造良好的工程建设环境。

(9) 负责组织工程完工结算,编制工程竣工财务决算,完善竣工前各项工作,申请工程竣工审计和竣工验收,负责工程竣工验收后的资产交付使用。

(10) 负责通报工程建设情况,按规定向主管部门报送计划、进度、财务等统计报表。

(11) 负责工程建设档案资料收集整理工作,检查验收各参建单位档案资料的收集、整理、归档情况。负责申请工程竣工前的档案资料报验工作,负责竣工资料的移交和备案工作。

四、工程监理制度

为了加强建设工程的监督管理,保证建设工程监理工作质量,依据《中华人民共和国建筑法》《建设工程质量管理条例》等法律、法规,规定如下:

(1) 凡在医院从事建设工程施工阶段监理活动的,必须遵守工程监理制度。

(2) 建设单位应授权监理单位对建设工程质量、造价、进度进行全面控制和管理,并在监理合同及建设工程施工合同中予以明确。

(3) 建设单位应支持监理人员履行岗位职责。

(4) 施工单位应接受监理人员的监督管理。

(5) 任何单位和个人不得妨碍和阻挠依法进行的建设工程监理活动。

(6) 监理单位应在工程项目现场设立项目监理机构。项目监理机构组织形式和规模应根据监理合同的范围和内容确定。

(7) 项目监理机构一般应由总监理工程师、专业监理工程师和监理员组成,必要时可设总监理工程师代表。总监理工程师代表必须经监理单位法定代表人同意,由总监理工程师书面授权。

(8) 项目监理机构必须遵守国家有关的法律、法规及技术标准;全面履行监理合同,控制建设工程质量、造价和进度,管理建设工程相关合同,协调工程建设各方关系;做好各类监理资料的管理工作,监理工作结束后,向本监理单位或相关部门提交完整的监理档案资料。

(9) 项目监理机构应采用巡视、检测、见证取样和平行检验等方式控制工程质量,对关键部位或关键工序实施旁站监理。

(10) 项目监理机构应依据监理合同配备满足现场监理工作需要的检测设备和工具;建设单位应为项目监理机构开展监理工作提供必要的办公、交通、通信及生活设施。

(11) 在履行监理合同期间,监理单位不得随意更换总监理工程师,确需更换时应征得建设单位同意。

(12) 总监理工程师原则上只能同时承担一项监理合同业务。

(13) 总监理工程师经监理单位法定代表人同意,可书面授权总监理工程师代表行使其部分职责和权力;总监理工程师或总监理工程师代表必须常驻现场。

（14）项目法人应对监理人员的工作质量进行监督管理，严格审核各类监理人员的任职条件，建立监理人员跟踪管理档案。

（15）项目法人对监理人员在监理过程中发现的工程质量和安全问题，应责成有关方面及时处理；对建设单位或者施工单位妨碍监理人员正常开展监理工作的行为，应及时予以制止和纠正。

（16）建设单位有权要求监理单位更换不具备任职条件的监理人员。

（17）监理单位违反本规定，有下列行为之一的，责令改正，可处罚款：

① 因监理人员不履行职责造成工程质量和安全事故的。

② 与建设单位或者施工单位串通，弄虚作假，降低工程质量的。

③ 将不合格的建设工程、建筑材料、建筑构配件和设备按照合格签字的。

④ 选派不具备条件的人员承担监理工作的。

造成重大工程质量事故的，降低监理单位资质等级，直至吊销资质等级证书；造成损失的，依法承担连带赔偿责任。

（18）医院工作人员违反本规定，有下列行为之一的，由上级机关责令改正；情节严重的，对责任人给予行政处分；构成犯罪的，依法追究刑事责任：

① 对监理人员的工作不进行监督管理的。

② 滥用职权、徇私舞弊，认可不符合任职条件的人员承担监理业务的。

五、基建项目招投标管理制度

根据《中华人民共和国采购法》、中华人民共和国财政部令第 87 号《政府采购和服务招标投标管理办法》以及合肥市政府采购目录要求，结合医院实际情况，应执行如下招投标管理制度。

（一）招标项目的流程

1．工程类招标

根据医院建设项目要求，按计划和项目轻重缓急由基建办相关责任人提出招标提案，经院办公会同意后组织实施。

（1）院办公会同意实施的单个投资项目预算或估算超过 30 万元的，均采用公开招标的形式，上报市政府采购中心开展集中采购。预算或估算价低于

30万元的单项工程经院办公会同意后,报院招投标中心组织院内招标。

(2)自筹资金30万元以上的项目实施具体步骤:申报项目→院办公会批准→编制服务需求→院审计部门预审→院招投标中心审批及组织招标→市政府采购中心公开招标→中标合同签订和备案→院组织项目实施→项目验收及审计→交付使用。

自筹资金30万元以下的项目实施具体步骤:基建办申报→院办公会批准→院审计部门初审→报院招投标中心组织院内招标→合同审签和院办备案→基建办组织项目实施→项目验收及审计→交付使用。

医院基础设施零星维修工程招标:根据往年零星维修内容和额度,制定当年零星修缮改造工程的范围和预算方案,上报院办公会,会上讨论同意后根据以上项目流程实施公开招标,从而确定施工单位,每月组织零星维修工程造价审计,严禁年度工程决算超过中标价。

2.相关货物类招标

根据医院实际要求,按计划和项目轻重缓急由基建办相关责任人提出招标提案,经院办公会同意后组织实施。院办公会同意实施的投资项目年预算或估算超过10万元及单价2万以上的项目,均采用公开招标的形式列入市政府采购中心开展集中采购。具体实施步骤:申报项目→院办公会批准→编制采购需求→院审计部门预审→院招投标中心审批及组织招标→市政府采购中心公开招标→中标合同签订和备案。

3.相关技术服务类招标

根据医院实际要求,按计划和项目轻重缓急由基建办相关责任人提出招标提案,经院办公会同意后组织实施。院办公会同意实施的投资项目年预算超过10万元的项目,均采用公开招标的形式列入市政府采购中心集中采购。具体实施步骤:申报项目→院办公会批准→编制服务需求→院审计部门预审→院招投标中心审批及组织招标→市政府采购中心公开招标→中标合同签订和备案。

(二)项目招标需求编制流程

(1)项目的招标需求和预算清单由基建办相关责任人负责起草、编制,完成后提交审计部门审核,程序为:项目经办责任人→基建办负责人→审计部门审核→院招投标中心。

为了确保招标项目的公开、公正、公平及廉洁,项目招标负责人与评标负责人不得为同一人,并对各自的工作负责。严禁人为拆分项目,规避招标,严格把关招标流程,不得出现围标、串标现象,一经发现,按院内相关规定处理。

(2) 项目招标完成后,项目经办责任人办理相关中标手续和合同的起草、编制工作,并按合同审批、签注流程办理,完成后将相关资料整理、收集、归档,同时报政府采购中心、院办、院招投标中心、审计部门各一份备案。中标项目合同审批步骤:项目经办责任人编制提交→基建办负责人复审→后保中心主任、分管院级领导审批→审计部门审核→院长批准。

(3) 基建办按合同要求积极组织项目实施。

(4) 任何未执行以上制度的行为,均以未履行职责追责,具体责任追究由院纪委、监察室负责。

六、基建工程项目合同管理制度

(一) 总则

(1) 基本建设工程项目的实施是一个系统工程,它包括建筑、安装和与之相关的勘察、设计、材料、设备采购等环节,在这些过程中都必须签订合同,以约定双方的权利、义务和责任。为保证合同的合理性、合法性、科学性和经济性,确保工程建设的工期、质量和造价,应执行相关管理制度。

(2) 在基本建设工程项目合同管理实施过程中,所涉及科室应根据本科室的职责,做好合同的审查、审核和实施工作。

(3) 基本建设工程项目合同实行谁负责谁主签的责任制,同时坚持合同签订会审、报批制。

(二) 工程项目合同的签订要求

(1) 合同签订之前,首先必须确认基本建设工程项目的各承包方必须是经国家主管部门审查、核定、批准的具有法人地位的专业施工、设计等单位;无营业执照、无承包资质等级证书者不能承包医院建设工程项目,否则视为无效合同,并应承担法律责任。其次,须审核合同对方经营范围、经营项目是否符合签订合同标的有关要求，有无违反有关规定的情况。最后，审核合同条款内容：有无违反法律、法规和政策的规定的情况；有无违反公序良俗的情况；有无损害社会公共利益的情况；有无扰乱社会经济秩序的情况；是否有对医院产生不利后果或有损医院权益的情况等。

（2）基本建设工程项目实施过程所签订的全部合同都必须按国家合同法的规定签订，合同应包括以下主要内容及条款：

① 服务名称和地点或设备等名称。

② 服务范围或设备等内容明细。

③ 开竣工日期或交提货时间、地点。

④ 中间交工工程开竣工日期。

⑤ 工程质量或设备等制造、制作质量。

⑥ 质保期及质保条件。

⑦ 工程造价或设备采购、设计服务等价款。

⑧ 支付方式。

⑨ 结算和交工、交提货验收办法。

⑩ 技术资料提供份数及日期。

⑪ 材料和设备采购及进场期限。

⑫ 双方相互协商事项。

⑬ 违约责任。

⑭ 合同签订时间、地点。

（三）工程项目合同签订的过程管理

（1）合同签订的双方代表人必须弄清工程项目的规模、结构概况、技术要求和建设期限，了解当地气象、运输、供水、供电、生产和生活资料的供应情况及协作配合条件。

（2）签约双方就合同有关事项及内容条款进行磋商后，由承包方拟定出协议或合同的初稿，交由基建办审核，在双方研究商定的基础上按本管理制度规定的权限、程序申报审批后签订，经过招标的项目按中标价及有关承诺内容进行签订，并按本管理制度规定的程序申报审批。

（3）建设期较长的大型项目，应根据批准的初步设计等有关文件，签订施工总合同（或协议书）后，进行施工准备。

（4）合同变更需由变更方提出合理依据和原因，由合同签订双方协商一致后，签订变更补充协议并报院审计部门审核和院领导批示同意；原则上合同金额不得超过原金额的5%，时间延期不得超过半年。

（四）工程项目合同的审批程序

（1）承包单位在编制完成工程合同文本初稿后，须先提交基建办审核，审核通过后，编制最终文本并由承包单位先行签章后由基建办报分管院领导批示，批示通过后转交院审计部门审核，最后由审计部门提交院长审签交院办盖章、生效（通过公开招标的建设项目，合同应及时由承包单位交招管局合同备案）。

（2）备案后的正式合同文本应分送基建办、院办备案。

（五）工程项目合同的履行

（1）合同一旦签订，就具有法律效力，双方当事人必须严格履行合同全部条款，并承担各自的义务。

（2）在履行合同中，有关协议修改、补充、设计变更等，只要经过甲、乙双方代表签字及设计单位同意后，均为有效，可作为今后竣工验收、财务结算、索赔等的依据。

（3）在工程项目合同签订中如出现失误，给医院造成损失的，按医院合同条款中有关规定追究责任。

七、施工安全管理制度

根据《中华人民共和国建筑安全法》及《建筑施工安全检查标准》，结合医院情况，在施工中应执行以下制度：

（1）施工现场的用电线路，用电设备、设施的安装和使用必须符合安装规范和安全操作规程，严禁任意拉线接电。

（2）施工现场必须设有保证施工安全的夜间照明；危险潮湿场所的照明及手持照明灯具，必须采用符合安全要求的电压。

（3）施工机械应当按照施工平面图规定的位置和线路设置，不得任意侵占施工场所。施工机械进场使用前必须经过检查，确保其安全性能符合规定方可使用。施工机械操作人员应依照有关规定持证上岗,禁止无证人员操作,机械日常保养到位。

(4) 施工单位要对所使用的原材料,包括砂、石子、砖、水泥、钢筋等堆放整齐并在四周架设围护栏,由专人进行管理。

(5) 施工单位在电缆该填埋时必须挖沟填埋,防止漏电引发事故。

(6) 从事电焊、切割的操作人员必须持证上岗,进行焊割作业前,须向技术人员交底,在环境和技术条件允许情况下方可操作,操作场地内不得有易燃易爆品,现场应配备灭火器材。

(7) 施工方项目部应做好施工现场的安全保障工作,在施工现场周边设立围护设施,非施工人员不得擅自进入施工现场。

(8) 施工方项目部应严格依照《中华人民共和国消防法》的规定,在施工现场执行消防管理制度,设置符合消防要求的消防设施和器材,并保持其状态完好。

(9) 重大项目建设和应急抢修工程基建办应安排人员值班,以随时记录和协调现场施工情况,遇到处理权限范围外的突发情况应及时向上级汇报。

(10) 基建办定期组织或协同项目责任单位对施工现场进行联合安全检查,对施工单位安全管理实施情况进行检查,督促其整改,必要时下达《安全隐患整改通知单》,限令施工单位整改。

(11) 若发现重大安全隐患,基建办下达书面安全整改指令,施工单位若不积极采取有力措施进行整改,基建办可责令其停工。

八、工程变更管理制度

(一) 目的和范围

建设过程中的工程变更,对工程质量、工期和造价都可能产生影响。为了规范工程变更的申报、审查、批准等工作程序,应执行以下制度。

(1) 本制度所指的工程变更,是指在施工过程中由于某种原因引起的,需要对原工程内容作出局部调整或修改的事项。

(2) 本制度适用于由医院或其他参建单位提出的工程变更要求。

（二）职责

（1）所有工程变更都必须经过医院批准。在审批工程变更时，应确认因变更引起的工期和工程造价等方面的影响。

（2）所有工程变更，都必须是以变更签证单、变更通知单等方式确认。

（三）工程变更原则

工程设计文件是安排建设项目和组织施工的主要依据，设计一经批准，不得任意变更。工程变更必须坚持高度负责的精神与严格的科学态度，在确保工程质量标准的前提下，在降低工程造价、节约用地、加快施工进度等方面有显著效益时，才可考虑工程变更；工程变更，事先应周密调查，备有图文资料，其要求与现设计相同，以满足施工需要，并编写变更函，详细申述变更设计理由、变更方案、与原设计的技术经济比较，最后按照相关的审批权限，报请审批，未经批准的不得按变更设计施工；工程变更的图纸设计要求和设计深度等同原设计文件。

（四）变更管理

1. 工程变更原因

（1）设计图纸有差错或设计内容深度不够。

（2）设计与实际情况不符合，或者设计条件（地质、设备等）有变化。

（3）由于现场条件所限，设计采用的材料规格、品种、质量不能完全符合要求。

（4）上级单位提出变更要求。

（5）因现场施工出现其他问题需要做出变更。

（6）根据技术改进和合理化建议需要做出变更。

2. 工程变更提出

工程变更的要求可以由设计单位、医院、施工单位等提出。

（1）设计单位的工程变更：使用施工图升版的方式或者直接向建设单位发出设计变更通知单的方式提出。设计变更通知单应说明变更原因、内容、工程量增减等内容。

（2）建设单位的工程变更：视情况使用工程联系单直接向施工单位或设计单位提出，大型项目较大、重大变更要求应向设计单位发出正式公函并报上级单位评审。

（3）施工单位或设备供应商的工程变更：应填写工程变更申请单，报项目建设单位审批。

3. 工程变更的分类

工程变更可分为四大类：

（1）小型变更：不改变设计原则，不影响质量和安全经济运行，不影响外观形象，而且不增减预算费用的变更事项。例如，图纸尺寸的差错更正、材料等强换算代用、图纸细部增补详图、图纸间矛盾问题的处理等。

（2）一般变更：工程内容与工程量有少量变化，但不涉及"可研"或初步设计已审定的原则，或对局部施工计划与施工进度有一定影响，但不影响工程总进度。变更引起的工程费用的增减，按施工合同约定无需调整。

（3）较大变更：施工图的设计范围、工艺流程、设备布置有一定变化，但未违反初步设计审定的设计原则，不影响工程质量和建设总工期，或者变更引起的工程费用增减，在施工合同约定范围内调整。

（4）重大变更：涉及"可研"或初步设计审定的设计原则、方案或规模，主要设备换型，工程费用增加超限从而将导致原审定的概算调整或合同金额调整。

4. 工程变更的流程

属于医院自筹资金的招标工程项目的小型、一般工程变更要求，报医院院基建办审批同意后，下发变更签证单，组织工程变更施工；较大和重大工程变更且涉及设计内容变更或造价变更超原合同金额5%的须报院长办公会讨论决定。如金额变动较大或合同内容调整与原招标内容严重不符的，须重新招标。大型公益性建设项目工程变更配合市重点局按照重点局相关规定执行。

5. 对提出工程变更的文件审查

（1）变更原因应具体明确，不得含糊其辞，变更内容应表述清楚。

（2）应有相应级别的技术、经济负责人签字，不得出现超越职权范围的现象。

第三十三章　医院后勤安全管理

医院安全是指患者或医院职工在医院期间不会受到生物、物理、化学、机械、食品、心理、医疗技术，以及各种人为不良因素的影响和损伤，保证医院的财产安全和生产安全。医院安全管理包括消防治安安全管理、安全生产管理、危险品安全管理和餐饮安全管理等。医院安全管理应坚持安全第一、预防为主、综合治理的方针，加强领导，改革创新，协调联动，齐抓共管，着力强化医院安全生产主体责任，依靠严密的安全责任体系，实施安全生产标准化规范，切实增强安全防范治理能力，大力提升医院安全生产整体水平，显著增强医院安全生产保障能力，确保医院安全工作顺利开展。

第一节　医院后勤保障安全风险评估

医院后勤保障安全风险评估是指后勤为保障医院所提供的诊疗服务及其基础支撑系统安全运转所进行的风险分析、排查、评价和反馈等工作。其主旨是为了识别风险因素、分析风险特点、优化风险预警和排除机制，从而达到完善后勤保障风险控制手段的目的。

一、医院后勤管理风险的分类

依据风险直接表现形式可以分为十大类：

（一）人员意外伤害

主要指由于医院环境设施设计缺陷、管理不善或人为操作不当引发的人员伤害事件。

（二）设施设备故障

主要指由于后勤设备老化、操作流程不当或管理缺岗缺位引发设施设备故障事故。

（三）消防火灾事故

主要指由于消防基础设施不到位、管理制度缺失、用电设备老化、巡查巡视不严、消防意识不强等原因导致的冒火、冒烟事故。

（四）危险物品管理不善

主要指由于储存、管理、防护措施的不到位引发的危险物品流失，以及化学安全、生物安全和环保安全事故。

（五）内部交通安全

主要指由于医院内部交通设计、管理滞后于社会和医院整体发展，造成的人车分流不清晰，交通指挥不及时，车辆停放不规范，从而发生拥堵、剐蹭、擦伤行人等意外事故。

（六）网络通信系统故障

主要指发生黑客入侵、病毒感染、机房硬件设备故障等情况，引发系统崩溃、数据丢失等网络安全事故。

（七）院内感染

主要指由于被服洗涤、中央空调（净化层流机组、新风系统）以及医疗废弃物暂存站点管理不善，由感染床单元、空气流通和医废等原因造成的交叉感染和医疗废物流失事故。

（八）财产失窃

主要指患者现金失窃，医院内部贵重设备、职工个人财产和财务部门失窃事故。

（九）食品安全

主要指针对职工和患者的餐饮服务中，由于食材、制作或者管理中的问题引发的食品安全事故。

（十）建筑施工安全

主要指医院基础设施改造施工中由于设计缺陷、施工方案不完善或者现场管理不到位引发的施工安全事故。

二、医院后勤管理风险的评估

风险评估是尽量将风险的等级和发生概率量化，便于管理者有的放矢、科学合理地组织风险防控。这里引用首都医科大学所做的关于医院后勤管理风险的问卷调查结果：

按照危险等级划分，10 种风险排序分别为：① 火灾事故；② 网络通信系统故障；③ 设施设备故障；④ 人员意外伤害；⑤ 院内感染；⑥ 食品安全；⑦ 建筑施工安全；⑧ 危险物品管理不善；⑨ 财产失窃；⑩ 内部交通安全。

按照发生概率分，10 种风险排序分别为：① 内部交通安全；② 设施设备故障；③ 财产失窃；④ 网络通信系统故障；⑤ 建筑施工安全；⑥ 火灾事故；⑦ 人员意外伤害；⑧ 危险物品管理不善；⑨ 院内感染和食品安全。

由此基本可以得出一个结论，大家公认危险等级高的风险发生的概率相对较小，风险等级低的发生的概率较大。在日常管理工作中，可以针对这 10 种常见风险，依据其危险等级和发生概率，采取不同的风险防控措施。

第二节　医院后勤保障内部主要风险防控管理

一、后勤设备安全管理

医院后勤设备安全运行是保障医疗、教育、科研活动正常运转的基本条件。医院后勤设备主要有供水、供电、供热、制冷设备,还有医疗气体、净化、通信、声像、洗涤、交通运输等各项设备。

(一)医院后勤设备安全管理范围

1. 变配电系统

变配电系统是变电系统和配电系统的总称。简单地说,变电就是将外面引入的电压变成适合医疗机构使用的电压,配电就是将电分配到医疗机构内部的各个用电点。

医院的变配电系统基本由变配电室、各区域的强电间(强电井)、控制柜、电箱、照明、开关、插座等组成,中间由缆线连接,实现供配电工作。对于重要部门,应根据其特性有针对性地设置电源,如等电位器、隔离变压器、双电源互投等。

2. 压力系统

医疗机构常用的压力系统涉及范围广泛,小到气瓶、承压管道,大至储气罐等都包含在内。医院的运营离不开压力系统,如设备带中连接医用气体终端的管道。高效的安全管理为压力系统提供了保障,也能更好、更安全地使用压力系统,避免医患矛盾。

3. 医用气体系统

医用气体系统是指由医用管道系统集中供应,用于患者治疗、诊断、预防,或驱动外科手术工具的单一或混合成分气体,在应用中也包括医用真空。一般由氧气系统、二氧化碳系统、负压吸引系统等组成。针对不同需求,也可由氧化亚氮系统、氮气系统、压缩空气系统等其他系统构成。氧气及二氧化碳系统由站点、钢瓶、汇流排、各区域调压间、调压箱、输送管道等实现。负压吸引系统由负压吸引机房、管道等实现。

4. 电梯系统

电梯分为直梯和自动扶梯两种。医院的电梯系统一般分为病床梯、客梯、消防电梯、扶梯、污物梯等。电梯主要由机房、轿厢、梯控、对讲系统、监控系统、曳引机、钢丝绳等组成。随着医院规模的日益扩大,直梯作为有效的高层建筑垂直运输工具被广泛应用在医院建筑内,人们对电梯的安全性和可靠性也提出了更高的要求。

5．空调系统

医院的空调系统包括普通舒适性中央空调系统、通风调节系统、机房精密空调系统、多联机空调系统、分体空调系统、洁净空调系统等，一般由冷源（空调机房）、热源（热力供应站房）、末端、新风机房等组成。

冷源基本由制冷机组提供，由冷却塔、水箱、水处理系统、循环泵、分水包、风机盘管、风道、控制柜、管网系统、进回风口等构成。热源基本由市政热网或医院自身锅炉房提供，由板换、水箱、水处理系统、循环泵、分水包、风机盘管、风道、控制柜、管网系统、进回风口等构成。新风机房由新风机组、辅热（冷）系统、风道、风口、控制柜等组成。

6．给排水（污水）系统

医院的给水系统包括低区供水系统和高区给水系统。低区供水系统由市政管网给水实现；高区给水系统由二次给水实现。整个给水系统由冷水、热水、中水组成，其中热水给水由生活水泵房实现。整个系统由管网、水箱、电机、控制柜、板换等设备组成。医院的排水系统包括雨水管网系统、污水管网系统、强排系统、污水处理站、隔油池、化粪池、抽水泵等设施。雨水通过雨水管网汇集排到市政管网，污水通过污水管网汇集到污水处理站，经处理后排到市政管网。

（二）医院后勤设备的主要特点

1．保障性

各项设备的配置应与医院的任务、规模、科室设置和诊疗需要相适应。除保证正常需要外，还应考虑面对其他情况所能施行的相应措施。

2．技术性

随着新型设备的大量投入，医院后勤设备维保工作具有较高的技术性、专业性。医院应建设一支适应医院需要的技术队伍，重视后勤设备的更新和改造，保证后勤设备技术的稳定性和先进性。

3．安全可靠性

医院后勤设备影响面大，安全要求高，应树立安全第一的观念，制定安全操作规范；各项设备的设计、安装、运行和维修均应制定必要的安全标准；加强设施设备安全寿命周期管理,建立定期维修、检测和检查制度,延长设备的自然寿命,使设备始终处于良好的运行状态。

(三)设备安全管理的过程

实现设备本身的安全必须从设备的选购开始,到设备进院验收、安装、使用、保养、检查修理、配件购置、更新改造,再到日常登记、保管、报废等进行全过程管理。在这一过程中,维护和使用对安全的影响最大。在设备选购过程中控制设备的技术参数,是防止设备因设计缺陷而造成事故的首要方法。设备选型除了要满足技术方案要求外,还应该满足安全要求,从源头上杜绝安全隐患;应设计多种方案进行分析比较,从中选择最佳方案。设备选购主要由使用部门负责,安全部门主要负责设备安全性能的审查。

(四)设备的动态安全管理

设备运行动态管理,是指通过一定的手段,使各级维护与管理人员能掌握设备的运行情况,依据设备运行状况制定相应措施。

1. 建立健全系统的设备巡检措施

各作业部门要对每台设备,依据其结构和运行方式,确定检查的部位(巡检点)、内容(检查什么)、正常运行的参数标准(允许值);针对设备的具体运行特点,参考行业标准,确定明确的检查周期。

2. 信息传递与反馈

岗位操作人员巡检时,发现设备存在不能继续运转须紧急处理的问题,要立即通知设备管理部门。设备管理部门要负责将各方的巡检结果汇总整理,列出重点问题,及时录入电脑并将其反馈给使用部门,以便于综合管理。

3. 动态资料的应用

设备管理部门针对设备缺陷、隐患提出应安排检修的项目,纳入检修计划。重要设备的重大缺陷,设备管理部门应协同作业部门主要负责人组织研究,确定控制和处理方案。

（五）设备薄弱环节的立项处理

1. 设备薄弱环节

运行中经常发生故障停机而反复处理无效的部位；运行中影响医疗质量和效率的部位或设备；运行达不到维修周期要求，经常要进行计划外检修的部位或设备；存在安全隐患（人身及设备安全），且日常维护和简单修理无法解决的部位或设备。

2. 对薄弱环节的管理

设备管理部门依据动态资料，列出设备薄弱环节，按时组织讨论和梳理，确定当前应解决的项目，提出改进方案；各作业部门要组织有关人员对改进方案进行审议，审定后列入检修计划；设备薄弱环节经改进后要进行跟踪考察，给出评价意见，经有关技术部门和领导审核后存入设备档案。

（六）设备检修保养规定

设备管理人员应根据特种设备、一般设备、通用设备分类编制设备检查保养计划，报部门负责人审核及领导批准后执行；使用部门根据批准的检修保养计划，安排具体人员负责实施；检修保养人员应及时在设备保养记录中登记检修保养的项目及完成情况、设备故障处理办法。

二、消防安全管理

消防指的是预防和扑灭火灾，包含防火与灭火。医院消防安全管理应遵守消防法律、法规、规章，贯彻"预防为主，防消结合"的消防工作方针，遵循消防专责部门与群众相结合的原则，运用科学统筹的方法防范和应对可能发生的火险或火灾，以保障消防安全。

（一）医院消防安全管理要求

1. 医院消防安全管理机构与机制

医院应依据医院大小和需求设立专门消防安全管理机构，并建立完善各级消防安全管理机制。

（1）医院消防安全管理委员会。医院必须设立消防安全管理委员会,医院法定代表人是医院的消防安全责任人,对本单位消防安全管理工作全面负责。

（2）消防工作人员。二、三级医院要设有专职消防工作人员,一级以下医院要配有专职或兼职消防工作人员。

（3）义务消防队。二、三级医院要以保安人员为主要力量,组成一支责任心强、年龄结构合理、反应迅速的义务消防队;一级以下医院要设有义务消防队。

2. 医院消防安全责任

医院应建立、完善消防安全管理体系,确定各级、各岗位的消防安全责任人,落实逐级消防安全责任制和岗位消防安全责任制,明确逐级和岗位消防安全职责、权限,具体包括:

（1）医院法定代表人消防安全职责。

（2）分管领导消防安全职责。

（3）消防安全管理人员消防工作职责。

（4）专（兼）职消防安全员消防工作职责。

（5）部门、病区消防安全责任人消防工作职责。

（6）义务消防队员消防工作职责。

（7）员工消防工作职责。

3. 医院消防安全制度和操作规程

医院应按照消防法规,结合本单位特点,建立健全各项消防安全制度和保障消防安全的操作规程,经消防安全责任人批准后公布实施。

（1）医院消防安全管理核心制度:

① 消防安全例会制度。

② 消防组织管理制度。

③ 消防安全教育、培训制度。

④ 防火巡查、检查和火灾隐患整改制度。

⑤ 消防（控制室）值班制度。

⑥ 消防设施器材维护管理制度。

⑦ 燃气、电气设备安全管理制度。

⑧ 用火、用电安全管理制度。

⑨ 义务消防队组织管理制度。

⑩ 易燃易爆危险物品和场所防火防爆管理制度。

⑪ 消防应急疏散预案演练制度。

⑫ 消防安全工作考评和奖惩制度。

（2）保障医院消防安全的核心操作规程：

① 消防设施操作规程（包括消防控制室、消防水泵房、消防电梯）。

② 变、配电设备操作规程（包括总配电间、分配电间）。

③ 电气线路安装操作规程。

④ 压力容器使用操作规程。

⑤ 电焊、气焊操作规程。

⑥ 各类医用设备安全使用操作规程。

4. 医院消防安全设施设备

（1）消防设施：

① 消防设施：包括建筑物内的火灾自动报警系统、自动喷水灭火系统、水幕系统、防火门、防火卷帘、烟感探测器、室内消火栓、室外消火栓、高位水箱、水泵接合器、警铃等固定设施。

② 消防设施完善：新建的大、中型医院消防设施必须符合《建筑设计防火规范》和消防有关规定，并经属地消防部门验收后，方可使用。

③ 消防设施检查、维修：医院要有计划地对消防设施进行检修、保养。特殊情况下要及时更换、维修。

a. 火灾自动报警系统定期检查：Ⅰ. 每日检查。每日应检查集中报警控制器和区域报警控制器的功能是否正常。Ⅱ. 季度试验和检查。每季度对火灾自动报警系统的功能进行试验和检查（按生产厂家说明书的要求）。Ⅲ. 年度检查试验。每年对火灾自动报警系统的功能应做全面检查试验，并填写年检登记表。

b. 自动喷水灭火系统定期检查：Ⅰ. 日常检查。在使用中，应每日定时进行检查系统，检查内容包括：水源的水量和水压、消防泵动力、报警阀各部件的工作状态；每天巡检供水总控制阀、报警控制阀及配件；进行外观检查，保证系统处于无故障状态；检查自动充气装量的工作状态（如气压水罐、增压水罐）。Ⅱ. 定期检查。除日常检查外，应每月对系统进行一次定期检查。检查内容包括:喷头、报警阀、管路、水源、水泵接合器的接口及其部件,保证接口完好、无渗漏、有闷盖,检查火灾探测报警装置和压力开关、水流指示的工作状态。Ⅲ.年度检查。一是每两年应对储水设备检修一次,进行修补和重新油漆;二是每两年应对消防水泵解体维修一次;三是每年应对动喷水系统进行一次可靠性评价,并对施工验收、日常管理维护、修理情况进行总结。

c.室内消火栓系统定期检查:室内消火栓箱应经常保持清洁、干燥,防止锈蚀、磁伤和其他损坏。每半年至少进行一次全面检查维修。检查要求:Ⅰ.消火栓和消防卷盘供水闸阀不应有渗漏现象;Ⅱ.消防水枪、水带、消防卷盘及全部附件应齐全良好,卷盘转动灵活;Ⅲ.按钮、指示灯及控制线路功能正常,无故障;Ⅳ.消火栓箱及箱内配装的消防部件无损、涂层无脱落、箱门玻璃完好无缺;Ⅴ.消火栓、供水阀门及消防卷盘等所有转动部位应定期加注润滑油。

(2)消防器材:

①消防器材包括灭火器(干粉、二氧化碳)、干沙箱、防毒面具等器材。

②消防器材配备必须按照《中华人民共和国消防法》《机关、团体、企业、事业单位消防安全管理规定》等有关法规,根据本单位实际工作需要,配备足量的消防器材。

③消防器材检查、维修:医院要按照有关法律法规对消防器材定期进行检修、保养。特殊情况下要及时更换、维修。消防器材检查、维修以灭火器材为主要内容。检查分为外观检查和定期检查,通过检查确保其始终处于完好状态。

a.外观检查:Ⅰ.检查灭火器铅封是否完好。灭火器开启后即使喷出不多,也必须按规定要求再充装,充装后应做密封试验并使铅封牢固。Ⅱ.检查压力表指针是否在绿色区域,如指针在红色区域,应查明原因,检修后重新灌装。Ⅲ.检查可见部位防腐层的完好程度,轻度脱落的应及时补好,明显腐蚀的应送消防专业维修部门进行耐压试验,再对合格者进行防腐处理。Ⅳ.检查灭火器可见零件是否完整,有无变形、松动、锈蚀(如压杆)和损坏,装配是否合理。Ⅴ.检查喷嘴是否通畅,如有堵塞应及时疏通。

b.定期检查:Ⅰ.每半年应对灭火器的重量和压力进行一次彻底检查,并应及时充填。Ⅱ.对干粉灭火器,每年检查一次出粉管、进气管、喷管、喷嘴和喷枪等部分有无干粉堵塞,出粉管防潮防堵膜是否破裂,筒体内干粉是否结块。Ⅲ．灭火器应进行水压试验，一般 5 年一次。化学泡沫灭火器充装灭火剂两年后，每年进行一次加压试验，合格方可继续使用，并标注检查日期。Ⅳ．检查灭火器放置环境及放置位置是否符合设计要求，灭火器的保护措施是否正常执行。

c．消防交通工具：医院可酌情配备消防交通工具。

d．消防通信工具：医院主要领导、消防工作主管领导、消防工作管理部门人员及专（兼）职消防员要配备对讲机。

（二）医院消防安全应急预案与演练

医院必须建立并完善消防应急方案，定期演练，以减少火灾危害。

1．应急预案内容

（1）组织机构及职责。灭火和应急疏散组织机构和职责：① 指挥员：指挥员在消防队到达之前指挥灭火和应急疏散工作，指挥员由医院在场的职务最高者担任。② 灭火行动组：扑救初起火灾，配合消防队采取灭火行动。③ 通信联络组：报告火警，与相关部门联络，传达指挥员命令。④ 疏散引导组：维护火场秩序，引导人员疏散。⑤ 安全防护救护组：救护受伤人员，准备必要的医药用品；⑥ 其他必要的组织。

（2）报警和接警处置程序要点。发现火警信息，值班人员应核实、确定火警的真实性，立即向"119"报火警，同时，向医院领导和保卫部门负责人报告，发出火灾声响警报。

（3）应急疏散的组织程序要点。开启火灾应急广播，说明起火部位、疏散路线。组织人员向疏散通道、安全出口部位有序疏散。疏散过程中，应开启自然排烟窗，启动防排烟设施。情况危急时，可利用逃生器材疏散人员。组织人员疏散时，医院职工、护士应采取有效措施帮助无自主逃生能力的患者疏散。

（4）扑救初起火灾的程序要点。火场指挥员组织人员，利用灭火器材迅速扑救，视火势蔓延的范围，启动灭火设施，协助消防人员做好火灾扑救工作。

（5）通信联络、安全防护救护程序要点。按预定通信联络方式，保证联络畅通，组织医护人员救护伤员，保证急需医药用品供应，有序开展救护工作。

（6）善后处置程序要点：火灾扑灭后，组织人员保护火灾现场，配合消防部门开展调查。

2．消防安全演练

（1）演练时间。医院应当按照灭火和应急疏散预案进行演练，每年至少进行一次。

（2）演练要求。医防安全演练时，应当设置明显标识并事先告知演练范围内的相关科室人员、患者及其家属，防止发生意外混乱。

（三）医院消防安全宣传教育

医院应通过张贴图画，开展视频教学、培训讲座，悬挂横幅标语等多种形式，开展消防安全宣传教育，并做好记录。

1．消防安全专门培训

消防安全专门培训指公安消防机构或其他具有消防安全培训资质的机构组织的专业消防安全知识培训。参加培训人员有：

（1）单位的消防安全责任人、消防安全管理人。

（2）专、兼职消防安全管理人员。

（3）消防控制室的值班、操作人员。

（4）消防设施的工程维修人员。

（5）特殊工种人员。

（6）其他应当接受消防安全专门培训的人员。

2．一般人员的消防基本知识培训

医院所有人员（包括合同工、临时工、进修人员）均应在不同场合、时机参加消防基本知识培训，基本内容以紧急灭火、安全疏散、逃生自救等为主。

3．消防培训内容

（1）有关消防法规、消防安全制度和保障消防安全的操作规程。

（2）本单位和本岗位火灾危险性和防火措施。

（3）有关消防设施的性能、灭火器材的使用方法。

（4）报火警、扑救初起火灾及逃生自救的知识和技能。

（5）组织、引导病员及医护人员安全逃离火场。

三、施工安全管理

建筑施工是指工程建设实施阶段的生产活动,是各类建筑物的建造过程。应加强施工安全管理,减少建筑施工不安全因素,减少一般事故,确保顺利完成施工活动。

(一)医院建筑施工安全管理要求

1. 建筑施工安全管理原则

(1)贯彻"安全第一,预防为主,综合治理"的安全工作方针。

(2)符合相关的法律、法规和部门规章,以及规程的要求。

(3)适用于建筑施工全过程的安全管理、指导和控制。

(4)结合建筑施工项目实际不断加以充实。

2. 建筑施工安全管理目标

(1)杜绝人身重伤以上事故,死亡率应为零;人身轻伤率控制在1.5%以内。

(2)无重大设备、火灾和中毒事故;一般事故频率控制在0.6%以内。

(3)无环境污染和严重扰民事件。

(4)及时消除重大事故隐患,一般隐患整改率≥95%。

(5)扬尘、噪声、职业危害作业点合格率达100%。

(6)施工现场100%实现全员安全教育,特种作业人员持证上岗率达100%。

(7)安全生产达标合格率达100%,优良率≥80%。

(8)施工现场达到当地省(市)级文明安全工地的要求。

3. 医院建筑施工安全管理机构与职责

医院作为工程建设单位应联合施工工程项目的监理单位、施工单位(包括总包和分包单位)成立"项目联合安全委员会"。参与方共同制定章程、制度及工作内容等。委员会可下设办公室于工程项目安全管理部,负责本工程安全、文明施工管理的日常工作。

项目联合安全委员职责如下:

(1) 负责制定、审批和发布各类施工安全管理办法、措施等。

(2) 负责建立健全安全监督管理机构,督促检查各参加建设的单位的安全监督机构及其人员配备符合要求,落实安全生产责任制,明确职责。

(3) 负责统一协调、管理施工现场安全、治安、消防、文明施工等工作,负责施工现场安全与文明施工的组织、协调工作,以及全面监督、检查和考核工作。

(4) 对重要现场安全措施和执行情况、重要施工机具的安全性进行监督、检查。

(5) 每周开展安全及文明施工检查,督促相关单位及责任人落实整改措施,并对整改不力者进行处罚。

(6) 对不安全事件和事故展开调查,并提出处理意见。

(7) 相关资料的收集、整理,以及规范档案管理。

(8) 发布安全信息,督促各施工单位开展安全培训、宣传、教育活动。

(9) 负责召集安全例会等日常事务。

(10) 医院工程项目联合安全委员会暨文明施工管理小组所开展的各项工作不得替代各施工单位内部安全管理工作。

4. 医院建筑施工安全管理制度

医院建筑施工安全管理核心制度如下:

(1) 安全例会制度。明确定期(一般为每周)会议时间、与会人员、会议要求等相关事宜。会议内容主要为:① 传达国家及上级单位颁布的新法规、新标准和最新指标要求;② 核查对上周例会工作部署的落实情况;③ 通报项目周安全检查发现的问题、考核评分及奖罚情况;④ 明确下周施工生产内容及特点,分析项目生产的不安全因素,提出预防措施,布置下周工作安排。

(2) 安全检查制度。明确检查方式:① 定期安全检查,如确立每月最后一周的周四(装修阶段则为每周四一次)组织由医院方、监理、施工单位参与的安全生产检查;② 季节性及节假日前后安全检查,针对气候特点,如冬、夏、雨、风季等可能给施工带来危害而进行的安全检查,以及节假日前后预防施工人员纪律松懈、思想麻痹等而进行的安全检查。安全检查要严肃检查纪律,强调务必履行职责与制度要求,并对查出的安全隐患,由职能部门发出整改书。整改完成后由整改单位负责人签署意见,并及时存档。

(3) 动火审批制度。加强现场动火作业和危险品管理,应做到:① 加强动火作业的安全教育,列入入场教育内容,并定期检查及记录。② 各单位在进行明火作业前,动火部门和人员必须填写动火申请,报项目安全部门审批,经项目经理签发"动火许可证"(分一级、二级、三级动火许可证)后,并安排专人监护,在确认无火灾、爆炸等危险后方可施工。"动火许可证"当日有效,动火地点或条件变换,须重新办理"动火许可证"。③ 所有动火作业人员须经培训,考核合格,并取得《特种作业安全操作证》和《消防动火证》,持证上岗,并严格执行操作规程。④ 施工现场必须设置消防通道并保持畅通无阻,现场消防设施、器材齐全有效。消防管道的主干管道直径不小于 65 毫米,并设加压泵和泵房。⑤ 焊接(气割)作业场所必须与易燃易爆物品保持 30 米以上安全距离,作业场所不准堆放易燃物品。在易燃物附近作业时,必须采取有效防火措施,方可明火作业。在建筑物内进行电焊、气割、电渣压力焊或其他明火作业前,应先将可燃物品清理干净。高空焊接或气割时,地面应有专人监护。作业现场必须备有足够的灭火器材,并配置火花接收器具。工作结束后,确认无隐患后方可离开。⑥ 气焊(割)作业中的氧气瓶和乙炔瓶,要分开存放,间距不少于 5 米,与明火作业点不小于 10 米,与易燃易爆物品之间不得少于 30 米。⑦ 加强易燃易爆物品管理,设专人保管,严格收发,办理回仓登记手续,严禁露天存放或在施工楼层隔夜存放。⑧ 所有施工单位,均确定为无烟场所。场所设立吸烟区,非吸烟点严禁吸烟。

(二) 医院建筑施工安全管理主要措施

1. 各施工单位在进场之前必须与医院方签订相关的进场协议,服从进场管理

(1) 施工单位向医院方提交的资料有:① 企业安全生产许可证(政府部门审批、签发有效证件);② 施工"五大员"(即预算员、质检员、材料员、施工员、安全员)证件(由政府部门审批、签发的有效证件)。

(2) 施工单位应和医院签订安全文书,确保医院建筑项目各项安全、文明施工管理制度得到贯彻落实。医院根据施工单位的安全组织工作,进行奖励或处罚。

(3) 对新进场分包单位的要求:① 必须于当日内与总包项目部签订《安全生产协议书》和《临时用电管理协议书》,接受总包单位进行的总分包进场安全总交底;② 按要求配备专(兼)职安全员,并提供该单位"三类"人员,指主要负责人(企业法定代表人、经理、企业分管安全生产工作的副经理)、项目负责人、

安全管理人员的有效上岗资格证,报医院方、监理及总包项目部;③ 机械设备及临时用电设施配备应严格遵守相关规范及总承包公司、项目的有关规定,提供有效资料证明,报医院方、监理及总包项目部验收,验收通过后方可进场,否则一律不予进场;④ 必须严格遵守总包公司、项目的各项管理制度,坚持服从"医院工程项目联合安全委员会暨文明施工管理小组"管理,严重违纪者,可给予拉闸断电、限期整改,直至清退出场处理。

2. 施工现场安全、现场消防保卫管理

建筑施工现场安全管理暨现场消防保卫管理的职责主要由项目承建单位履行。医院方应充分发挥"项目联合安全委员会"作用,并建立起综合管理与部门管理相结合的工作机制,采取有效的监督手段(包括经济手段)敦促各承担单位做好以下工作:

(1) 认真履行进场手续,并签订"安全协议书"。

(2) 施工进场单位严格服从施工项目总经理管理。

(3) 施工安全技术交底。

(4) 人员安全教育。

(5) 现场大门和围挡设置。

(6) 现场封闭管理。

(7) 施工机械、机具,以及材料等物资管理。

(8) 施工现场安全防护布置(临边、洞口、脚手架)。

(9) 施工现场临时用电布置。

(10) 施工现场防火、防盗布置。

第三节　医院后勤保障外部风险防控

一、膳食及饮用水安全管理

膳食安全是指食品无毒、无害,符合应有的营养要求,对人体健康不造成任何急性、亚急性或者慢性危害。医院食品安全管理是指医院相关部门通过实施计划、组织、领导、协调、控制等活动来协调本单位人员,实现本单位生产、经营食品安全目标的过程。

饮用水是指可以不经处理、直接供给人体饮用的水，是每个人的生活必需品。在食品生产加工过程中，水也是食品制作的重要原料。饮用水安全管理是指医院相关部门对饮用水及二次供水加强管理，防范投毒或水污染事件的发生。

（一）医院食品安全管理特点

1. 事故触点多元

患者是医院食堂服务重要保障对象之一。大多数患者因为自身健康状况的原因，对食物的温度，成熟度，油、盐、糖含量等反应不同，个人过敏源亦不同。同一种食物，健康状况良好的人与患者相同进食后引起身体的反应有可能不同。

2. 营养要求个性化

膳食不仅要安全，还要营养。由于患者在医院接受诊疗，患者就医的原因各不相同，其身体健康状况也有所差异。医院食堂在确保所生产加工食品安全的前提下，还要结合临床治疗方案，搭配与之相适应的营养要求。

（二）医院饮用水安全管理特点

医院作为人员密集性公共场所，人员的饮水安全更需严格管理，应符合《生活饮用水卫生标准》和《饮用净水水质标准》等标准要求；采用蒸汽开水炉、电开水器等方式加热时，要对储水设备采取防投毒、防烫伤、防触电、防污染等安全防范措施，同时加强日常巡查，发现异常情况停止使用饮用水，采取相应措施，确保供水的安全可靠。

（三）证照资质标准

（1）按照食品经营许可"一地一证"的政策，原则上医院有几个食堂就要办几个《食品经营许可证》，同时必须按照许可的项目开展经营，不能超项目经营，尤其是冷食类、生食类等高风险食品的制售。

（2）从事接触直接入口食品工作（清洁操作区内的加工制作及切菜、配菜、烹饪、传菜、餐饮具清洗消毒）的从业人员（包括新参加和临时参加工作的从业人员),应取得健康证明后方可上岗,每年须进行健康检查并取得健康证明,必要时应进行临时健康检查。

（四）食品留样安全管理

（1）留样应由专人负责、专人操作。

（2）应将留样食品按照品种分别盛放于清洗消毒的专用容器。

（3）在成品出锅后、售卖前进行留样。

（4）每个品种的留样量应能满足检验检测需要,且不少于125 g。

（5）留样样品应放置在专用冷藏设备中,冷藏存放48 h以上。

（6）应定期监测冰箱温度,温度为5℃左右。

（7）留样样品应自然冷却后放入冰箱并填写标识和留样记录表。

（8）定期清洁留样冰箱,并用有效氯浓度不低于250 mg/L的消毒液进行擦拭消毒,每周不少于两次。

（五）饮用水安全管理

（1）饮水机应配置漏电保护开关,并且接上牢固可靠的地线。

（2）保持开水炉设施周围的环境卫生,以免对饮用水水质造成影响。

（3）开水炉周围显著位置张贴"防烫伤""防止滑倒"等警示标识。

（4）开水炉周围要采取相应防护措施,严防投毒事件的发生。

（5）医院主管部门要加强水箱及供水设备的安全检查,保障直饮水的定期检测及其设备的日常清洗、消毒维护。

二、外包服务安全管理

即使医院把服务项目、业务外包或承包给专业单位,但其都是医院不可分割的一部分,医院无法排除安全责任,事故责任医院仍需承担。因此,医院不能放松对承包和外包服务安全工作的监管,医院必须把这些提供服务的单位看作自己的一部分、一个科室、一个部门,安全教育培训、监督考核、巡查检查、应急演练、奖励处罚等必须实行一体化管理,做到同部署、同落实、同检查、同考核。

（一）服务外包方的安全管理

（1）安全生产管理机构建立服务外包方的台账或清单，登记各服务外包方的资质情况、主管机构和工作人员花名册。

（2）服务外包方的业务归口部门确定为服务外包方的主管部门，负责对服务外包方安全进行监督管理。

（3）服务外包方的选择至少应对其营业执照及相应的许可证等资格进行审查，符合国家和地方性法规要求方可选择。

（4）收集并保存承包及服务外包方的资质资料，其中至少包括承包及服务外包方特种设备作业、特种作业、建筑施工、外墙清洗等单位和人员的资质资料。

（5）不得将项目委托给不具备相应资质或安全生产、职业病防护条件的承包及服务外包方，包括不得将餐饮、商店等经营项目及场所租赁给不具备安全条件或者相应资质的单位和个人。

（二）服务外包安全管理要求

（1）与承包、承租单位签订专门的安全生产管理协议，或者在承包合同、租赁合同中约定各自的安全生产管理职责，包括现场管理，消防器材配置，设备安全管理，人员安全教育与培训，安全检查与监督，对事故隐患排查、治理和防控的管理职责等，并对其负有统一协调和监督管理，定期进行安全检查，发现安全问题应及时督促整改的职责。

（2）对劳务派遣的服务外包方，明确劳务人员的日常安全管理要求，服务外包方自我定期检查，及时掌握员工教育情况，每日员工在岗、上岗、人员变动情况。

（3）对于房屋租赁方，在租赁协议中或单独签订的安全生产协议中明确房屋日常治安、消防、安全管理、房屋结构、用途变更等事项的职责和要求。

（三）服务外包安全监督和考核

（1）医院可根据服务外包项目的不同成立相应的考核组织，制定相关的安全工作考核办法、奖惩措施等。

（2）可从安全质量、服务满意度等不同角度对服务外包方的安全工作进行考核。

（3）安全生产管理机构会同服务外包主管部门，每年定期对服务单位进行安全绩效考核，考核记录保存留档；考核不合格的，及时予以反馈，限期整改；如果通过整改不能达到安全要求，通过相关合同条款给予处罚或终止合同关系。

（四）服务外包的安全质量控制的具体执行

1. 概念描述

服务质量是指提供服务的程度和水平。服务质量高低是影响目标客户满意度的重要指标之一。服务质量有客观的指标和主观的感受，是服务对象对服务期望和服务结果的对比的评价。医院后勤服务不同于企业及其他一般事业单位，不但涵盖水、电、气、维修等一般运行保障类工作，还包括病区保洁、医废清运等与医疗有着密切联系的服务工作。

医院后勤服务质控是对外包单位提供服务质量的监督评估以及提升要求的过程。通过医院后勤服务质量考核体系规划、质量控制、质量保证和质量改进，从而达到优化后勤服务质量，保障医院安全运行的目的。

2. 管理要点

（1）建立质量控制部门。医院后勤服务质量控制不是后勤服务中心一个部门的工作，而是全院共同参与的管理过程。应成立一个多科室联合的外包考评组，打破传统后勤与第三方服务单位"单打独斗"的局面，引入医院采购中心、审计处、计划财务处，同时严格把控招标过程，严格考核满意度，严格控制向第三方服务单位支付费用的进度，严格执行合同条款和成本控制措施；护理部、住院管理部负责严格执行和落实对第三方服务单位的管理，控制其服务的质量和规范程度。执行层面由后勤保障中心安排专人，直接执行监管层面的指令，专职处理物业监管的相关事宜。执行层面主要落实以下内容：对服务工作质量进行检查监督和考核；对考核结果进行分析及综合评价；与服务提供方沟通协调，对其在后勤服务中存在的问题以及患者、职工所反映、投诉的问题，督促其落实整改措。

（2）执行管控依据及任务。医院对服务提供方的质量控制需要有依据，依据标准源于双方合同或者协议。在双方所签订的服务合同或者协议中必须非常明确地阐述各个服务项目条款内容,完善合同细则,其中包括考核制度、服务范围、服务要求和人员配置等不同服务要求或者标准等。依据所签订的合同或者协议,实施有针对性的管控,具体如下:

① 对服务方组织管理的管控:包括对第三方公司及其分包商的组织管理流程、沟通协调能力、工作执行力、应急响应能力等的监管。

② 对服务品质的管控:包括对电梯、空调等重点设施设备运行维护;对重要活动及日常会议服务保障;对保洁、安保、绿化、餐饮等分包服务质量的监管;对业主要求、客户需求与投诉等事项的响应、反馈及落实情况的监管。

③ 对维修效果的管控:包括对零星维修和科室修缮工程的响应速度、维修质量、结果反馈的监管,还要对维修改造的合理性与必要性、费用预算、维修服务商的调研与选择、施工质量与进度、现场安全管理、质量验收、维修费用支出等进行监管。

(3) 举行周期考核。在合同中约定服务质量考核机制,编制各项服务内容的质量考核细则,由后勤组织考核过程,邀请监管组织参与,根据服务考核内容事项要求,实行周期性(月度、季度、半年、年度)考核,不同监管部门的考核分数权重应不同,应按照部门与具体服务质量联系性的重要程度来分配。例如,确定考核结果与物业服务费用相挂钩,护理部、后勤部门联合考核,月考核综合评分 85 分以上(含 85 分),月服务费全额给付;月考核 80—84 分,在 85 分的基础线上每低 1 分按照约定标准扣罚,两次月考核综合评分低于 80 分的视为不能履约服务要求,院方有权无条件终止合同。

(4) 建立后勤准"ISO 9001 质量管理体系",组织服务质量管理评价。ISO9001 质量管理体系拥有极强的适用性,被运用于不同规模和性质的组织,在医院管理中也有了初步的应用,取得了一些成果和经验。但是医院后勤管理暂时没有标杆式的先例。后勤作为医院运行的支持保障部门,其运行效率和质量会影响到现代医院的建设进程。在传统的模式下,医院后勤的管理应激性和被动性色彩较为浓厚,综合素质水平相对较低,管理方式往往极为依赖管理人员的经验,难以形成规范化、流程化的工作机制。而 ISO 9001 质量管理体系为改变这一形态提供了可能,它对质量管理的任务进行了分解,根据职能特点分为内部管理与外部管理。内部管理主要是针对后期各项服务质检流程是否达到预定管理目标,是否有流程上的不足,对于质检流程进行总结、优化、完善。外部管理主要是针对职工和患者对于各项服务单位提供服务的综合体验,体现在服务满意度调查、投诉建议、考核评价值上。后勤管理人员根据这些资料,对服务单位后期工作的开展进行引导和调整。后勤服务质量管理是对一个医院后勤保障能力的总结反馈,也是对后勤服务水平的一种检验,更是对后勤服务品质的鞭策。

三、医院污水、医废及环境卫生安全管理

（一）医疗废弃物

1. 医废基本概念

医疗废物是指医疗卫生机构在医疗、预防、保健以及其他相关活动中产生的直接或间接感染性、毒性以及其他危害性的废物。主要包括:肝病门诊、肠道门诊以及根据疫情需要临时设置的诊疗区所产生的包括生活垃圾在内的所有废物(不含污泥、污水和放射性废物);医院其他部门在诊疗活动中产生的具有直接或间接感染性、毒性废物;其他危害性的废物(不含污泥、污水和放射性废物)。

2. 医疗废物的分类

根据《医疗废物分类目录》,医疗废物共分为五类:

（1）感染性废物:指携带病原微生物、具有引发感染性疾病传播危险的医疗废物,包括被患者的血液、体液、排泄物污染的物品,传染病患者产生的垃圾等。

（2）病理性废物:指在诊疗过程中产生的人体废弃物和医学实验动物尸体等,包括手术中产生的废弃人体组织、病理切片后废弃的人体组织、病理蜡块等。

（3）损伤性废物:指能够刺伤或割伤人体的废弃医用锐器,包括医用针、解剖刀、手术刀、玻璃试管等。

（4）药物性废物:指过期、淘汰、变质或被污染的废弃药品,包括废弃的一般性药品、废弃的细胞毒性药物和遗传毒性药物等。

（5）化学性废物:指具有毒性、腐蚀性、易燃易爆性的废弃化学物品,如废弃的化学试剂、化学消毒剂、汞血压计、汞温度计等。

3. 组织管理体系

建立医疗废物处置管理组：由院长（法人）担任组长，分管院领导担任副组长，医务部、护理部、后保中心、医院感染管理科和物流中心承担相应工作。医疗废物处置管理组架构如图33-1所示。

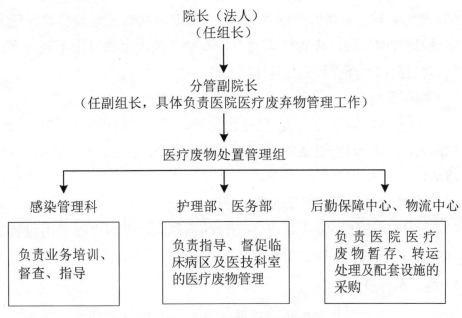

图 33-1　医疗废物处置管理组

4. 医疗废物管理要点

（1）建立组织管理机制。医院成立医疗废物流失、泄漏、扩散和意外事故应急领导小组，负责医疗废物突发事件应急工作。组长由院长担任，副组长由分管领导担任，成员由医院各部门主要负责人组成。领导小组可以借助信息化手段，加强对医疗废物的监管。

（2）医疗废物进行登记。医院和医疗废物集中处置单位应对医疗废物进行登记，内容应包括医疗废物的来源、种类、重量或者数量、交接时间、处置方法、最终去向以及经办人签名等。相关资料至少保存三年并按规定执行医疗废物转移联单管理制度。

（3）工作人员职业防护。医疗卫生机构和医疗废物集中处置单位应当建立、健全医疗废物管理责任制，其法定代表人为第一责任人；对本单位从事医疗废物收集、运送、贮存、处置等工作的人员和管理人员，应当采取有效的职业防护措施，配备必要的防护用品，定期进行健康检查。

（4）禁止转让、买卖和违规堆放：

① 禁止任何单位或个人转让、买卖医疗废物；禁止通过铁路、航空运输医疗废物。

② 禁止在运送过程中丢弃医疗废物；禁止在非贮存地点倾倒、堆放医疗废物或将医疗废物混入其他废物及生活垃圾中。

（5）专车运输。运送医疗废物时，应当遵守国家有关危险货物运输管理的规定，使用有明显医疗废物标识的专用车辆。医疗废物专用车辆应当达到防渗漏、防遗撒以及环保和卫生要求。

（6）贮存及处置：

① 不得露天存放医疗废物，医疗废物暂时贮存的时间不得超过两天；医疗废物的暂时贮存设施、设备应当定期消毒和清洁，运送工具使用后应及时消毒和清洁。

② 医疗废物包装应有明显的警示标识。

③ 医疗废物按分类装入专用（密闭）的容器内。医疗废物专用包装物及容器，应当有明显的警示标识和警示说明。

5. 突发事件应急预案

为贯彻《中华人民共和国传染病防治法》《医疗废物管理例》，落实并加强医院废物安全管理，指导全体医护人员有针对性地控制和处理医疗废物流失、泄漏、扩散等突发事件，医院应制定医疗废物泄漏的相关应急预案，示例如下：

（1）预案启动条件。通到下列情况之一并造成医疗废物流失、泄漏、扩散等意外事故时，可启动应急预案。

① 未使用专用容器、包装物或裸露贮存医疗废物。

② 丢失所贮存的医疗废物。

③ 将医疗废物作为生活垃圾处理或者交给医疗废物集中处置单位以外的单位或个人。

④ 在运送途中发生交通事故等意外而导致医疗废物溢出、散落。

⑤ 在医疗废物集中处置单位以外的地方抛弃、填埋医疗废物。

⑥ 造成医疗废物流失、泄漏、扩散的其他情形。

（2）汇报制度。医院首位发现医疗废物流失、泄漏、扩散等意外事故的人员，必须立即向医院感染管理科报告，夜间或节假日向总值班负责人报告；医院设医疗废物流失、泄漏、扩散事故报告专职人员；当发生医疗废物流失、泄漏、扩散等突发事故时,应在 48 h 报告当地市级卫健委和环保局并根据《医疗废物管理条例》的相关规定,采取相应的应急处理措施。

(3)控制措施。当发生医疗废物流失、泄漏、扩散等意外事故时,应当按照以下要求及时采取紧急处理措施:

① 调查确认医疗废物类别、数量、事故发生时间、去向及影响范围、严重程度。

② 根据医疗废物性质实施相应的处理方案。尽量减少对患者、医务人员、有关人员及环境的影响。

③ 采取适当的安全处置措施,对泄漏物及受污染的区域、物品进行消毒或者其他无害化处置,污染或可疑污染处用 2 000 mg/L 含氯消毒剂喷洒消毒,停留 30 min 后再作处理。必要时封锁污染区域,以防扩大污染范围。

④ 对感染性废物污染区域进行消毒时,消毒工作从污染最轻区域向污染最严重区域依序进行,对可能被污染的所有使用过的工具用 2 000 mg/L 含氯消毒剂消毒。

⑤ 工作人员应在做好卫生安全防护后开展工作,戴口罩、帽子和手套,工作时应避免用污染的手套接触其他物品,避免污染环境。

⑥ 事后必须对医疗废物事件的起因做相应调查,采取有效的防范措施,对相关人员做相应的责任评估。

(4)应急响应终止。当全部工作结束后,应急响应终止,须对事件的起因进行调查,将调查结果向市卫健委及环保局报告,并采取有效地防范措施,杜绝类似事件。

(二)医院污水

1. 医院污水的概念

医院污水是指医院(综合医院、专业病医院等)向城市及自然环境管道排放的污水。医院污水主要来源于检验科、病房、手术室、消控中心、行政科室、餐厅。

医院污水中可能含有固体悬浮物、酸碱污染物、有机污染物、病毒病菌等有毒有害物质。

2. 医院污水的分类

根据医院污水中含有的污染物成分,可以分为以下几类:

（1）传染性污水：来自肠道门诊、传染门诊和传染病房的污水，除了含有固体悬浮物外，还可能因为受到传染病患者的粪便、传染性细菌和肠道病毒等病原性微生物污染而具有传染性，会诱发疾病或伤害。

（2）生活性污水：行政办公及临床医护生活区、餐厅、消控中心、手术室等排放的是只含有悬浮物和微量药物成分的污染水体。

（3）放射性污水：患者在进行医技项目检查时注射或服用放射性同位素产生的排泄物及分装同位素的器皿、容器盛装的污染液体。

3. 污水处理要求

根据《医疗机构水污染物排放标准》（GB18466—2005）规定：县级及县级以上或20张床位及以上的综合医疗机构和其他医疗机构污水排放，执行该标准表2的规定；直接或间接排入地表水体和海域的污水，执行表2中的"排放标准"；对于排入终端为正常运行的城镇二级污水处理厂的下水道的污水，执行"预处理标准"。

4. 污水处理系统的建设

医院的污水处理系统应严格遵守环保要求，要具备项目在线检测、阈值报警、断电保护及来电恢复功能，此外还需要有专业的服务单位负责日常的运行维护、应急故障处理，使系统能够满足当地环保部门对医院排污管理要求。

（1）系统组成。医院污水处理系统由采水系统、分析设备系统、数据收集传输和控制系统、辅助模块等组成。

① 采水系统。由水泵、预处理模块、采样仪、管路构成，负责水样采集和预处理，其主要功能是为在线监测设备提供水样。

② 分析设备系统。由各类在线检测设备组成，常见的有 COD 在线监测、NH3 在线监测设备、pH 值在线监测设备等。

③ 数据收集传输和控制系统。由数据采集与控制单元构成，通过一系列操作流程完成数据的实时共享。

④ 辅助模块。站房和巴氏槽的监控、站内设备的 UPS 电源保障等。

（2）因子监测频次要求。受 2020 年新冠疫情的影响，环保部门要求各单位加大监测力度，医疗机构要按照《医疗机构水污染物排放标准》的监测方法和要求开展监测工作：其中采用含氯消毒剂消毒时，接触池出口总余氯测定每天不得少于2次（采用间歇式消毒处理的，每次排放前监测）。pH 每日监测不少于2次,COD和SS每周监测1次;粪大肠菌群每月监测不得少于1次,沙门氏菌每季度监测不少于1次,志贺氏菌每年监测不得少于2次;收治感染同一种肠道致病菌或肠道病毒的甲类传染病患者数超过5人,或乙类传染病患者数超过10人,或丙类传染病患者数超过20人时,应及时监测该种传染病病原体。

(3)污水处理系统实施要求:

① 污水处理站设备的运维管理应当委托拥有国家相关环保专业资质的服务单位代管,而不是单一地纳入物业外包服务项目组。需定期对站房建筑、站内设备仪表、站外管路进行检查维护,保障污水处理工作稳定运行。

② 突发事故导致需要人为降低污水处理量或暂停污水处理设备运转时,应提前向当地环保部门报告,获得许可后方执行。

③ 运维人员应严格按照操作规程执行工作,药物投放和贮存必须符合规范要求。

(三)生活垃圾管理

1. 生活垃圾的分类与处置要求

医疗机构内产生的生活垃圾按属性分为有害垃圾、易腐垃圾、可回收物和其他垃圾四类。

(1)有害垃圾处置要求。有害生活垃圾主要包括废电池、废荧光灯管、废胶片及废相纸等。医疗机构应当集中或定点设立容器进行收集、暂存,并在醒目位置设置有害垃圾标志;应当与有资质的危险废物处置单位签订合同,根据有害垃圾的品种和数量合理确定或约定收运频率。

(2)易腐垃圾处置要求。易腐生活垃圾主要包括食堂、办公楼等区域产生的餐厨垃圾、瓜果垃圾、花卉垃圾等。医疗机构应当在易腐垃圾主要生产区域设置专门容器投放易腐垃圾,原则上应当以密闭容器存放;环卫部门可与易腐垃圾专业处置单位签订合同,每日上门收取易腐垃圾;逐步采用生物转化等技术处置,转化为有机肥。

(3)可回收物处置要求。主要包括未经患者血液、体液、排泄物等污染的输液瓶(袋),塑料类包装袋、包装盒,纸张,纸质外包装物,废弃电器电子产品,经过擦拭或熏蒸方式消毒处理后废弃的病床、轮椅、输液架等。医疗机构应当根据可回收物的种类和产生量设置专门容器和临时存储空间,定点投放和暂存,必要时可设专人分拣打包,做到标识明显;医疗机构应当统一处置本单位产生的可回收物,与再生资源回收单位做好交接、登记和统计工作,实现可回收物的可追溯。再生资源回收单位向再生资源利用单位提供输液瓶(袋)类可回收物时,应当说明来源并做好交接登记,确保可追溯。再生资源利用单位利用这类可回收物时不得用于原用途,用于其他用途时不应危害人体健康。

(4) 使用后的输液瓶(袋)分类管理规定:

① 对于未被患者血液、体液和排泄物等污染的输液瓶(袋),应当去除输液管后单独集中回收;输液管、针头等应当严格按照医疗废物进行处理,严禁混入未被污染的输液瓶(袋)及其他生活垃圾中。

② 残留少量经稀释的普通药液的输液瓶(袋),按照未被污染的输液瓶(袋)进行处理。

③ 存在下列情形的输液瓶(袋),即使未被患者的血液、体液和排泄物等污染,也不得纳入可回收生活垃圾管理。

a. 在传染病区使用,或者用于传染病患者、疑似传染病患者以及采取隔离措施的其他患者的输液瓶(袋),应当按感染性医疗废物处理。

b. 输液涉及使用细胞毒性药物(如肿瘤化疗药物等)的输液瓶(袋),应当按照药物性医疗废物进行处理。

c. 输液涉及使用麻醉类药品、精神类药品、易制毒药品和放射性药品的输液瓶(袋),应当严格按照相关规定进行处理。

(5) 未被污染的输液瓶(袋)回收利用。结合当前开展医疗废物集中收集转运处置的工作实际,对未被患者血液、体液和排泄物等污染的输液瓶(袋),应当去除输液管后单独装袋存放,由市环卫部门单位统一收集处理。医院可与有专业资质的医疗机构生活垃圾可回收物回收利用企业签订未被患者血液、体液和排泄物等污染的输液瓶(袋)回收利用协议,单独回收、独立存放,并做好交接与登记工作,保存好单据,确保回收利用可追溯。

2. 生活垃圾处理工作要求

(1) 完善体系衔接,畅通处置渠道。各单位要加强组织领导,明确责任分工,部门各司其职,主动配合,形成合力,统筹推进。在积极推进医疗机构内生活垃圾分类管理的同时,加强与社会生活垃圾分类体系的衔接,推进信息化建设,拓宽回收渠道,发展循环经济,提升各类垃圾的回收处置、痕迹监管和资源再利用能力。

（2）加强业务指导，落实主体责任。医疗机构是医疗机构内生活垃圾分类管理的责任主体，应当认真落实生活垃圾源头分类管理和暂存的主体责任，制定工作制度，开展业务培训，并安排专门人员、专门部门负责落实。与此同时，医疗机构要将生活垃圾分类管理和医疗废物规范管理相结合，严格按照《医疗废物管理条例》，做好医疗废物管理工作，严禁将医疗废物混入生活垃圾。医院后勤应积极要求院感部门干涉，负责对医疗机构生活垃圾分类工作的指导和管理；积极配合环保部门负责对危险废物处置单位的环境监管；监督和督促物业保洁部门负责区域内生活垃圾的清扫、暂存及转运。医院认真审核第三方服务单位资格，做到与有资质的可利用回收、处置单位签订相关协议，集中运转处置，主动接受各相关部门的监管。

（3）突出宣传引导，确保取得实效。医院宣传部门应充分发挥作用，加强宣教引导，营造良好的舆论氛围，宣传医疗机构内生活垃圾分类工作实施要求。通过宣传栏、海报、网页、电子显示屏等宣传手段，普及生活垃圾分类知识；医院建立垃圾分类督导员及志愿者队伍，严格执行管理制度，引导工作人员及就医群众自觉分类投放生活垃圾，共同维护医院就诊环境，建设文明医院、卫生医院。

第四节 医院后勤安全生产工作的具体实施

"安全第一"是一个永恒的主题，安全生产是国家的一项长期基本国策，是保护劳动者安全、健康和国家财产，促进社会生产力发展的基本保证，也是保证社会主义经济发展的基本条件，更是医院发展的重要保障，还是我们在生产经营中贯彻的一个重要理念。医院是社会大家庭的重要一环，只有抓好自身安全生产工作，才能促进社会大环境的稳定，进而为医院创造良好的发展环境。同时，安全生产也是医院文化组成重要的一环。只有安全地发展才能健康地发展、和谐地发展。因此做好安全生产工作具有重要意义。医院必须深入贯彻《中华人民共和国安全生产法》以及国务院、卫生主管机构、地方政府部门相关法律法规，全面落实"安全第一，预防为主，综合治理"的方针，建立医院安全生产管理的长效机制。医院安全生产工作有两条腿，一条如果是医疗护理安全,那另一条必然是医院后勤保障生产安全。

一、医院安全生产管理的基本范围

医院后勤安全生产是指医院后勤在提供后勤保障服务的过程中,通过人、机、物料、环境、方法的和谐运作,对其服务设施、仪器设备、服务流程的不安全因素进行管理和控制,以消除安全隐患,使医院后勤生产过程中潜在的各种事故风险和伤害因素始终处于有效控制状态,切实预防事故发生,避免人身伤害,保证工作安全有序。这些因素既包括医院后勤安全生产的设备设施因素,如变配电、应急电源、压力容器、电梯、空调、医用气体、给排水、污水处理等系统及二次供水设施等;也包括保障服务过程中的因素,如危险作业、受限空间作业、职业危害、医疗废物、餐饮配送和饮用水安全等。

二、医院后勤安全生产管理基本原则

(一)"以人为本"原则

在生产过程中,必须坚持"以人为本"的原则。在生产与安全的关系中,一切以安全为重。必须预先分析危险源,预测和评价危险、有害因素,掌握危险出现的规律性,采取相应的预防措施,将危险和安全隐患消灭在萌芽状态。

(二)"谁主管、谁负责"原则

安全生产的重要性要求主管者也必须是责任人,要全面履行安全生产责任。

(三)"管生产必须管安全"原则

后勤各级领导和全体员工在生产过程中必须坚持在抓生产的同时抓好安全工作。生产和安全是一个有机的整体,两者不能分割,更不能对立起来。

(四)"三同时"原则

基本建设项目中的职业安全、卫生技术和环境保护等措施和设施,必须与主体工程同时设计,同时施工,同时投产使用。

(五)"四不放过"原则

事故原因未查清不放过,当事人和责任主体未受到教育不放过,事故责任人未受到处理不放过,未制定切实可行的预防措施不放过。

三、医院安全生产管理组织基本内容

(一)安全管理机构

全面贯彻实施《中华人民共和国安全生产法》,始终坚持生命至上、安全第一的原则,牢固树立安全发展念,适应安全生产新形势、新要求,依法落实各级安全生产责任制度,院质控部门与院各责任单位签订年度安全生产责任书;应根据医院规模设置安全管理机构或配备安全生产管理人员。医院建立安全生产管控体系,把安全生产工作目标任务分解到部门和个人,形成人人参与的安全工作氛围。医院部门负责人是本部门安全生产第一责任人,应对本部门安全生产全面负责。配备专(兼)职安全生产管理人员,以协助部门负责人做好日常安全生产管理工作。

(二)安全生产委员会

医院应根据相关安全生产法规的要求,设立安全生产委员会作为医院安全生产管理机构。单位党政主要领导为安全生产委员会的主要负责人,对本单位的安全生产全面负责,落实"党政同责,一岗双责,齐抓共管,失职追责"的安全生产责任体系。

以后勤为例,分管领导为具体负责人,下辖相关职能部门负责人为成员;明确领导机构工作职责和监管范围,并以文件的形式确定。

安全生产委员会应在每年重大节日前夕、高温或雪灾天气、暴雨汛期时节等期间组织医院安全生产检查,召开安全生产专题会,通报发现的问题,责令限期整改,整改措施及结果须及时反馈,确保后勤安全管理"零事故"。协调解决安全生产相关问题会议应由单位主要负责人主持,特殊情况下可委托安全生产主管领导主持。会议应形成会议纪要,会议内容在院办公会上通报,让医院决策层及时掌握安全生产动态。

（三）健全安全生产责任制

1. 安全生产委员会职责

（1）物质保障责任：具备安全生产条件；依法履行建设项目安全设施"三同时"规定；依法为从业人员提供劳动防护用品并监督、教育其正确佩戴和使用。

（2）机构设置和人员配备责任：依法设置安全生产管理机构，配备安全生产管理人员。

（3）规章制度制定责任：建立健全安全生产责任制和各项规章制度、操作规程。

（4）教育培训责任：依法组织从业人员参加安全生产教育培训，取得相关上岗资格证书，严格实施持证上岗管理。

（5）安全管理责任：依法加强安全生产管理；定期组织开展安全检查；依法取得安全生产许可；及时排查消除事故隐患；开展安全生产宣传教；统一协调管理承包、承租单位的安全生产监督工作。

（6）事故报告和应急救援的责任：根据医院实际情况制定切实可行的应急预案；及时组织开展事故抢险救援；妥善处理事故善后工作。

2. 负责人安全生产工作职责

（1）建立、健全安全生产责任制。

（2）组织制定生产规章制度和操作规程。

（3）组织开展安全生产教育活动。

（4）督促、检查安全生产工作，及时消除生产安全事故隐患。

（5）组织制定并实施生产安全事故应急救援预案。

（6）及时、如实报告生产安全事故情况。

3. 安全管理人员安全生产职责

（1）组织或者参加安全生产教育和培训，如实记录安全生产教育和培训内容。

（2）组织或参与拟定安全生产规章制度、操作规程和生产安全事故应急救援预案。

（3）督促一线安全管理措施及安全生产整改工作的落实。

（4）检查本单位的安全生产状况，及时排查生产安全事故隐患，提出改进安全生产管理建议。

（5）制止和纠正违章指挥、强令冒险作业、违反操作规程的行为。

四、医院安全生产实施办法

安全生产控制的实施流程和方法在不同的行业领域也有着不同的区别，互联网上有很多种安全管理流程，有的具有一定的普遍适用性，医院后勤管理可从中借鉴和参考。笔者认为，在医院后勤管理中，根据每个医院实际特性的不同，对于安全生产的管控，应该分三个阶段去执行，即事前、事中和事后。三个阶段分别采取不同的措施去控制风险，并通过信息的反馈不断完善控制手段，真正形成防控一体、闭环管理才更为稳妥。

（一）事前控制

1. 健全各项管理制度

规章制度的建立能够规范操作流程，健全事务管理环节，防止意外发生。所以依据医院后勤不同岗位、不同部门的特点，健全各项制度并严格执行，是防范后勤管理风险的定海神针。

2. 强化人员培训力度

所有工作最终还是要落实到具体人，所以人员的素质和能力如何往往决定了一件事情的成败。医院后勤管理同样如此，认真负责、精通业务、腿勤手快是后勤工作人员的基本素养，而加大培训力度、提高培训层次，拓展员工视野是提高员工基本素养的不二法门，更有助于防范后勤管理风险。

3. 制定考核激励机制

有功奖、有过罚是管理制度能够不打折扣落实的保障，医院后勤管理涉及专业多、任务繁杂、风险系数不等。这就要求必须制定完善的考核激励机制，激励所有员工能够积极预防风险，而不是消极应对风险。可以说，考核激励机制是医院后勤管理风险的指挥棒。

4．提高技术防控水平

随着科学技术的发展,技术防控越来越成为医院后勤管理风险控制的得力助手。在加大人防力度的同时,必须提升"技防"水平。"技防"相对于人防更加稳定,能够实现 24 h 不间断防范,提高设备运行的安全性。比如,消防烟感温感系统、二次供水远程监控报警系统、医疗气体远程监控报警系统等,这些系统可以在事故征兆初期提供预警,让后勤管理人员迅速判断隐患原因、位置,及时提供解决方案,并做好随时启动应急预案的准备,将安全隐患消除在萌芽状态。在医院后勤管理工作中,必须综合考量技术防范的性价比、使用周期、发展前景、升级难度,让"技防"成为后勤管理风险的基础。

5．制定应急预案

风险的发生有着必然性和客观性,所以在风险事先防范中,唯一跨阶段的控制手段就是应急预案的制定。一套完善的、科学的、切合实际的应急预案可以将风险来临时的损失降到最低。可以说,应急预案是后勤风险管理的"保险丝"。应急预案制定后,如果想在关键时刻发挥作用,还有至关重要的一个步骤,这就是演练。再完美、再详细的预案,如果应急小组成员对预案的流程、分工、设施设备不熟悉也无法起到作用,甚至会起反作用。所以,针对不同季节,组织不定期演练,让应急小组成员对预案的流程形成条件反射才能真正起到作用。

（二）事中组织

1．启动应急预案

风险一旦发生,"保险丝"的作用就立刻彰显出来。根据风险的种类,应第一时间启动应急预案,人员和设施到场到位,现场情况及时上传下达,以最快的时间、最小的代价将风险化解。在启动应急预案时,指挥人员一定要判明事故的原因,明确预案的种类,并根据现场情况进行调整,尽快控制局面。

2．防止事态蔓延

由于医院是人员密集场所,社会关注度很高。所以,当事故来临时,既要防止事故本身的自然扩大,更要防止事故影响的人为扩大,做好现场防控工作。要做到人员尽快疏散,同时要求宣传部门尽早介入,对现场安全区域的人群进行正面宣传引导,随时汇总现场情况,不隐瞒、不扭曲,客观、真实地反映情况。

3．控制关联风险

在医院后勤风险中，最可怕的就是发生风险传递，引发关联风险，如断水断电引发医疗事故等。所以，一旦发生风险，对关联风险组织预防非常重要，要密切关注关联风险部门，做好应急准备。启动多部门联动，相互积极配合。当事故风险发生时，第一时间通知风险关联部门，告知可能的后果。在风险处理过程中，要随时和风险关联部门保持沟通。

（三）事后复盘

1．查找分析原因

事故过后，必须认真查找并分析原因，找到问题根源，举一反三，加强防范。任何风险背后都有深层次原因，或者是制度不健全，或者是技术有缺陷，或者是人为因素。深挖细找、查漏补缺至关重要。

2．完善应急预案

依据风险发生的原因、风险处理时的各种情况、损失的程度，对应急预案进行完善。应急预案的实用性和完备性只有经过实战考验才能得到验证。一旦有风险发生，不管风险是否发生在本单位，都必须高度重视，深刻吸取教训。深入分析风险原因，反复回顾风险处置过程，并逐环节分析是否有更好的处理方法。对风险后期处置措施认真梳理，看是否有疏漏之处。最后有针对性地完善应急预案，并据此将所有预案都梳理一遍。

3．改进管理制度

健全的管理制度和确保制度能够严格落实的约束，对于风险的防控至关重要。风险发生后，应结合事故原因，查找管理制度中的漏洞和缺失，尤其是制度落实过程中的疏漏，要完善到位，让制度更具可执行性和严密性。

医院后勤风险的评估与控制永远是一个动态过程，只有将所有风险种类发生的概率和危险等级都认识清楚，依据医院后勤管理的特点，在事先、事中、事后进行有针对性的防控，形成闭环管理，才能将后勤管理风险降到最低。

第三十四章　医院后勤现代化管理实践案例和 BIM 系统的应用

第一节　集团医院后勤社会化实践案例

一、案例背景

随着合肥市第一人民医院集团（以下简称"集团医院"）化发展的推进，服务保障工作规模越来越大，技术要求越来越专业，职业分工越来越精细，然而早期医院后勤却还是沿用传统的管理模式，人员素质良莠不齐，组织机构沉重臃肿，运行效率低下，严重制约了医院现代化建设进程。后勤管理方式的改革迫在眉睫，医院也在积极地寻求出路。自 2004 年以来，集团医院结合实际情况，通过不断学习和讨论国家相关路线方针政策，细致研究和分析国内外医疗机构后勤保障管理的经验与成果，创造性地摸索出一种利用社会化分工，实现对后勤业务进行专业化管理的模式，该模式要求后勤保障服务遵循标准化的流程，执行职业化操作，实行集约化管理，从而提高服务水平、优化资源分配、解放医院核心业务生产力。

二、实践过程

（一）解放思想，转变模式

2000 年 2 月 26 日，国务院体改办等部委发布了《关于城镇医疗卫生体制改革的指导意见》（以下简称《指导意见》），指出应"加强医疗机构的经济管理，进行成本核算,有效利用人力、物力、财力等资源,提高效率、降低成本。实行医院后勤服务社会化,凡社会能有效提供的后勤保障,都应逐步交由社会去办,也可通过医院联合,组建社会化的后勤服务集团"。与此同时,卫生计划第十个五年计划纲要提出了"实行医院后勤社会化"的要求:改变传统后勤保障模式,建立符合社会主义市场经济规律和适应医疗卫生事业发展特点的后勤保障机制。

为深入贯彻《指导意见》精神,加速推进医院后勤社会化改革,实现后勤保障服务工作的转型升级。2003 年,在合肥市第一人民医院外科楼建成使用的大背景下,医院成立外科大楼综合管理办公室(以下简称"大楼办"),独立于总务处,直接负责外科大楼的维护和保障工作。2004 年,合肥市第一人民医院首创集团化管理概念,指引医院走统筹规划、协调发展、实践创新的道路。同年 10 月成立集团医院鸿兴宾馆,由"大楼办"具体负责日常的运维和管理工作,总务处聘用人员纳入鸿兴宾馆管理,执行自主经营、自负盈亏、自我发展的运营理念。这标志着集团医院后勤社会化改革迈出了历史性的第一步。2005 年,医院精简后勤人员编制、缩减行政成本开支,再次进行体制改革,在以建设"一办两部三处四大中心"行政组织机构理念的指导下,撤销"大楼办"和总务处,成立后勤保障中心。2009 年,以滨湖医院落成为新起点,集团医院决定以后勤物业服务及膳食餐饮为试点,在综合考虑医院的内外部环境、实施基础条件等因素后,首次推行了后勤业务的社会化外包。以原工程部技术骨干作为框架,成立了物业服务公司,整合后勤资源,运用企业化管理方式,对内服务,对外经营;在膳食餐饮上,通过公开招标,引进食品公司。经过了十多年的探索与实践,医院社会化经历了从单纯的服务外包到现在的综合技术外包,从单一的项目外包到现在的一体化外包,从简单的引进外包单位到现在关注引进专业服务团队的发展过程。目前集团医院后勤已从最初的保洁、维修和食品加工拓展到现在的卫生环境、绿化景观、餐饮配送、临床维修、设备保养、消防保卫、停车管理等,涉及领域广泛,项目内容多元。与此同时,后勤管理也达到了精简冗员、优化机制、减轻行政管理包袱的改革目的,最大限度地让后勤保障工作参与到社会化的职业分工中去,用市场竞争法则来约束和规范工作行为。后勤管理工作性质由"做"向"管"转变,工作指令也从"层层转"向"一号通"转变。无论是临床部门还是行政部门,一个电话就可以调动各类服务各项资源,真正意义上实现了服务和管理的社会化革命,不仅节约了运行成本,还有效地提升了服务质量和水平。

（二）以人为本，平稳过渡

后勤员工社会化的从优招聘必然带动人事制度改革，医院在人事改革过程中始终将人员安置问题放在首位，遵循稳步推进、分类指导的原则，以关注职工切身利益为突破点，在员工去留、岗位安置等方面做了充分的准备。

在思想建设方面，合理疏导职工的心理压力，加强职工的思想教育，让职工了解社会化改革对医院现代化发展的必要性，明白医院好，个人才能更好的基本道理，争取广大职工的真心认可和支持。此外，医院组织工会多次走访各个一线班组，召开思想交流会，倾听职工心声，考虑职工需求，增强他们对改革的承受力，消除心理压力，增加自信心，鼓励他们转变传统的择业意识，努力适应新的工作单位和工作岗位。

在人员安置方面，采取了双轨道模式：一是在编职工的安置，对于业务水平高、工作于核心岗位的编制内职工，采取竞争上岗模式，优先录用一专多能人才、核心业务人才，作为"技术老兵"，从事业务培训和专业指导工作。没有录用的工作人员，医院根据其实际能力调剂到站房、保卫等岗位。二是合同制职工的安置，选择优秀的工作人员补充进社会化队伍，其余人员做好思想安抚后解散，并严格按照《劳动合同法》的规定给予经济补偿。

在整个人员社会化竞聘改革过程中，医院在认真把握和执行相关法律法规内容的前提下，出台了极具针对性、可操作性的后勤服务社会化实施细则和管理规定，让改革的环节更合法化、人性化，一方面合理解决了人员分流和安置的问题，另一方面也规范和约束了医院的改革行为。根据不同工种类型和业务属性，公平、合理地安置后勤工作人员，因人调岗，因人置岗，不但维护了职工的基本权益，也使得后勤社会化改革得以顺利开展。

（三）质量控制，发挥优势

2006年以来，卫生部在全国各级各类医院开展"以患者为中心，以提高医疗服务质量为主题"的医院管理年活动，要求探索建立医院科学管理长效机制，不断提升医疗服务质量与水平。当时集团医院的后勤服务业务社会化管理行为正处于初步实施阶段，医院后勤管理还没有完全摆脱计划经济体制的影响，在实际服务工作中存在职责不明、沟通无效、反应滞后等问题；同时也因为实践管理经验的缺乏,对具体承包单位所承担的后勤业务运作能力评估不足,导致后勤在实施社会化管理时遇到了诸多问题,表现为管理过程随意、工作行为盲目、服务水平提升缓慢,而且当时医院对后勤服务质量的把控也没有形成一套行之有效的办法,社会化推进遇到了发展瓶颈。就在这发展的重要关节点,"一院人"再次发扬了勇于突破、大胆创新的优良品质,从企业管理ISO 90001 质量管理体系中得到启发,了解到后勤的产品就是服务和保障,后勤的"顾客"就是病患和职工,借鉴其核心管理理念,建立后勤服务质量管理体系,将管理制度化,明确责任和义务,规范岗位职责,规范员工行为,规范服务标准。服务是一个过程,只有做到事事有人负责,事事有章可循,实现各操作程序和各流程的标准化,才能进行有效的进行控制,保证服务质量。此外,后勤社会化服务项目涉及领域和专业包罗万象,如环境保洁、医废处置、车辆运输、设备保养、维护修缮、膳食餐饮、基本建设等。要完善对外包单位的质量控制,必须明确外包业务范围和内容,并通过契约形式与外包单位达成共识,形成考核评估细则,并从各职能部抽调人员成立专门的考评小组,从服务态度、行为、质量等多个角度情况等进行综合考评,考核结果与其经济效益挂钩,以此来保证医院后勤外包业务质量的连续性和有效性。质量控制体系在后勤的应用是坚持以人为本,构建和谐社会,用科学发展观指导实际工作的体现,也是全面提高医院的现代化管理水平的重要举措,从而更好地为人民群众提供优质的健康服务。

三、信息规划,展望未来

21 世纪是大数据、大平台的时代,是互联网技术飞速发展的时代。实施医院信息化建设是推动医院社会化改革可持续发展的必由之路。该路线要求医院必须充分利用信息化、智能化的技术手段改进工作方式和运行模式,从而实现管理水平和服务质量的跨越式发展。当今管理学家普遍认为信息化已是现代管理发展的新趋势,使用计算机技术把原本分散在各单元的数据加以集成和共享,然后实施集中管理和统筹处理,从而为管理决策的制定提供参考依据,实现管理最优化。因此,集团医院十分重视医院信息化的发展,积极推动智慧医院项目的建设。智慧后勤就是其中的重要组成部分,其核心就是组建自己的后勤数字化管理平台,丰富平台基础知识库,将维修管理、设备管理、巡检管理、维保管理、合同管理、施工项目管理、医废管理、服务考核管理等模块纳入平台管理范围。规范医院后勤业务操作流程与制度，夯实后勤信息化基础，深化后勤服务内涵，提升后勤服务满意率，最后建成后勤一站式服务体系。

（一）一站式服务的目标

通过建立"一个中心、一个平台、一站式"服务模式，将后勤保障被动式服务转变为主动式服务。构建专业化、标准化、科学化的统一后勤服务体系，提高后勤组织之间的协调和协作能力，提高后勤服务运营的效率，及时、有效地对后勤工作的完成状况进行监督，加强对外包物业公司的有效管理，同时在物资使用、突发情况处理、降低医院运营成本和减少浪费等方面发挥作用。

（二）一站式服务的管理范围

"后勤一站式服务"以综合报修为基础，整合了巡检、卫生、维保、档案归类、项目管理等后勤服务基本项目，也可延伸至医学工程设备、建筑设施等维护修缮等服务项目，并为医院个性化拓展运送、速递等生活辅助服务预留了定制空间。患者及医护人员通过一站式服务中心设立的统一受理渠道，满足综合报修、预约服务、信息查询等需求。通过建设"后勤一站式服务中心"，将进一步拓展后勤服务内涵、延伸后勤服务管理、规范后勤服务标准，将优质后勤服务的理念贯穿医院后勤服务工作全过程，提高医院后勤服务工作效率，提升专业化服务水平。

（三）一站式服务的管理原则

制定完善后勤一站式服务中心管理规范、岗位职责、工作要求、工作流程及评价标准，组织有效落实、及时处理各项服务需求，跟踪掌握服务进度并及时向服务需求方反馈事件进展，在事件完成后开展质量监控和服务满意度调查。

1. 统一受理

基于中心平台统一收集信息，如设置服务专号，或通过 App 软件申报、内网申报等方式集中受理各项服务需求，受理平台 24 h 由专人值守，随时待命、随时应答。

2. 统一处理

基于平台功能,实现服务接报、服务时间、服务派遣、服务过程、服务结果、服务监督、服务评价的全过程闭环管理;并通过功能模块详细记录和保留服务事件全信息:报修时间、报修内容、报修科室、派工时间、派遣人员、完成时间、完成质量及最终的满意度反馈等,做到事件追踪、责任到人。

3. 统一分析

每年对平台服务需求及完成情况进行汇总,并将结果形成统计数据及时报告部门负责人;负责人根据数据反映的问题有针对性地组织相关服务单位召开专题例会,通报统计报告内容,梳理各项服务工作流程,了解未完成事项的类型及原因,分析存在的问题并针对患者和各科室反馈的意见制定整改方案,统一安排整改。

4. 统一应急

制定突发事件处置预案,根据预案针对突发事件的紧急、危险程度逐级启动预案和报告程序,如遇紧急情况应立即报告主管领导,及时安排人员前往现场协调处理。

5. 统一培训

定期对工作人员进行服务技能、服务思维、服务用语、服务态度、服务标准等方面的培训,提高工作人员服务意识,提升业务水平。

6. 统一形象

统一形象标识与着装;设计独立的外在形象标识,并在一站式中心出入口等显著位置张贴悬挂,便于患者及医务人员识别。

(四)一站式服务的管理要点

后勤一站式服务中心以发挥集约管理优势、满足医患后勤需求为宗旨,创新医院后勤服务管理模式,为医院提供全方位、全过程的后勤服务。

(1)整合服务资源利用调度机制,整合人力资源,组建医院"后勤一站式服务中心",实现后勤保障信息共享、资源共用。

(2)发挥专业化和集约化优势,构建统一的服务标准,包括统一服务用语、统一形象标识、统一电话号码、统一培训制度、统一处理流程、统一应急处置、统一反馈机制。

（3）加强闭环管理，建立以 PDCA 为核心的调度平台和服务网络，将管理要求融入服务流程，实现环节管理、信息反馈和服务评价的闭环式管理。

（4）提升服务品质，通过"后勤一站式服务中心"，规范后勤服务标准，全面提升医院后勤集约式、精细化管理水平；通过各临床实时反馈的投诉、建议、评价，收获全方位的服务测评，有效的工时数、真实的完工率、准确的到位率均可以在系统中快速调阅，客观上促进了后勤人员服务意识、服务质量的提升，从而达到提升服务品质的目的。

（五）一站式服务核心模块

1. 设备基础信息管理

设备的基础信息是设备运维管理的基础，在参考国家和行业的相关分级分类标准后，根据管理要求编制设备编码，生成设备二维码电子标签并予以打印，设备巡检或保养时可借助移动终端扫码采集设备基础信息。其维护的基本信息应包括设备编号、设备名称、设备分类、安装地点、安装日期等。其功能应包括设备基础信息、参数信息、文字识别及图片信息维护、设备维修履历查询、设备巡检保养履历查询、设备故障及保洁履历查询等。管理人员通过系统按设备编码、设备名称、设备状态等视角综合查询分析，为运维服务管理优化改进提供数据支撑。

2. 设备报修管理

临床科室或巡检人员根据设备出现的问题进行报修，调度人员根据报修的内容进行登记、派工，维修人员接单后开工、完工，临床科室按维修的情况给予验收和评价。其系统的功能包括维修登记管理、维修派单管理、维修转单管理、抢单管理、维修耗材登记管理、验收电子签名管理、维修评价管理等。

报修的模式可支持：电脑下单、电话报单、手机 App 报单、扫码报单等多种形式。

3. 设备巡检管理

设备巡检管理首先需将医院对各设备的巡检要求梳理成标准，然后合理安排周期性的巡视计划，确保巡检的执行落地。系统功能应包括巡检分类管理、巡检卡片管理、次检基准管理、巡检计划管理、巡检绩效管理、移动巡检、巡检异常管理、综合查询。系统可协助工作人员改善工作质量,变被动等待报修为主动巡检维护,变无序报修工作为有序计划工作,从而有效减少设备运维中因人为因素而带来的错检或漏检问题,同时为管理部门提供有效的监督管理手段和方法,实现巡视工作电子化、信息化、标准化、智能化,从而最大限度提高工作效率,最终保证医院后勤设备的高效率、低故障率安全运行。

4. 设备保养管理

设备保养管理员(负责系统中设备档案信息、保养信息维护的人员)在系统中制定各类型设备对应的项目并针对每台设备制订标准的保养作业计划和保养要求,保养人员在手机上按照收到的作业任务进行现场保养作业,同时录入保养实绩。系统的功能应包括保养分类管理、保养项目管理、保养计划管理、保养实际管理、移动保养。

通过保养作业数据的沉淀,决策人员可在系统中查询、统计各班组保养作业情况、保养作业及时性、人员作业工作量等,同时保养作业记录会在设备档案中实时更新。

5. 特种设备管理

通过特种设备管理梳理医院特种设备的体系架构并建立特种设备台账,主动推送备检验提醒,防止特种设备的漏检;实现特种设备检验的在线管理,方便相关资料的在线检索、查看。系统的功能应包括特种设备档案管理、特种设备检校登记、审核管理、证书资料管理等。

第二节　集团医院后勤设施设备现代化改革案例

一、案例背景

2003 年以来,在广泛征求和听取院内各级人士的意见的基础上,集团医院确定了新的历史时期医院发展理念、宗旨、方针、目标、战略以及工作思路,开始了新的一轮现代化建设。2003 年 9 月底,外科大楼、综合楼建成并投入使用。同年12月原十二病区改造完成,更名为内科病房大楼。与此同时,急诊大厅、医技门厅扩建完成,2009年滨湖医院落成。2020年本部门急诊住院综合大楼建成并投入使用,西区老年护理院及空港医院建设项目已完成立项,正在积极筹划建设中,集团以院"居中临空、依山傍水"的规划发展战略已然一步一步走向现实。医院的规模、技术、设备以及医疗环境等综合实力也进入一个新的历史时期。

当然,医院的现代化建设、规模化发展也要求后勤保障系统设施同步进行改造升级。医院后勤保障系统是医院诊疗、教研、预防保健工作的基础,后勤设施是"基础"中的基础。因为,医院的现代化升级,不仅是学科发展对高精尖医疗设备的需要,也对医院后勤设施的电力、热力、空调、给排水、医气、洁净等设备提出了高水平、高质量的保障要求。这些设施都是医院的"生命线",任何一个环节出现问题都会影响到医院的正常运行,甚至危害到患者的生命。在21世纪,随着高科技的迅猛发展,医院的后勤设施也在向精密化、自动化、科技化方向发展,其使用和运行中的技术含量越来越高,维修、保养也由传统的机械型和经验型向现代化的知识型和技术型转变。因此,高标准的现代化的后勤设施已成为医院现代化不可或缺的组成部分。

二、实例展示

在医院后勤设施现代化的建设中,集团医院走的也是双轨道的发展路径,即"硬件"和"软件"双管齐下。"硬件"是指设施装备的现代化,"软件"是指管理系统现代化。

(一)"硬件"方面的代表性案例

1. 电力方面

建立可靠的双路供电保障系统,配备现代化的配电设备,以确保医院在各种情况下能够正常供电。

医院是救死扶伤的重要场所,各种原因导致的停电都存在中断手术进程、停滞生命监护等严重隐患,从而给医院和患者带来重大损失。作为一家的大型综合性医院,滨湖医院门诊、内科、外科和医技科室分散于高层建筑和多层建筑群,负荷分类多样:一般消防用电负荷,变电室、消控机房、电子信息中心机房等设施设备的用电负荷以及监护病房、手术室、血液净化室、血液透析室、病理切片分析、磁共振（MRI）介入治疗（DSA）、加速器机房、血库等医疗场所的用电负荷为一级负荷；重症监护病房、重要手术室等涉及患者生命安全的设备及照明用电为一级负荷中的特别重要负荷。普通电梯、生活水泵、电子显微镜、内窥镜、CT、DR、医用气体供应机房、手术室空调系统等用电负荷为二级负荷。其他负荷为三级负荷。因此，如何科学、合理地设计医院的供配电路线与方案，提高供电可靠性，受到医院管理者的关注。在此条件下，滨湖医院建设了 35KV 变电所（图 34-1），实行两路供电：一路为 35kV（主电），另一路为 10kV（备电）。门扇配备挡鼠板，机柜柜体整洁无浮灰，编号标识齐整，常年湿度保持 60%—80%，室内恒温小于 40℃，在使用过程中不仅降低了线路损耗，节约了电费支出，同时也提高了供电的稳定性和安全性。

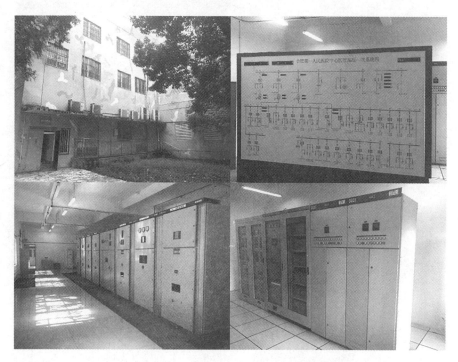

图 34-1　医院自建 35kV 变电所

2. 医气方面

供氧系统目前主要向管道化、气密化、安全化方向发展。所以，除需要先进的分子筛制氧机、冷干机、空压机、过滤器等设备外，还须配有现代化的监控系统以保证患者的安全，并实现可靠使用。

过去集团医院本部使用的是液氧系统供氧，虽然有无噪音、纯度高的优点,但是监管要求严格,须年年接受各级、各类部门的审查与监管;此外,液氧储罐属于压力容器,每年须定期接受安检、质检、药监和消防部门的强检,且根据国家标准规定"液氧储罐周边必须建设防火墙,且一定范围内避免民居及病房建筑"。在医疗用氧方面,也存在安全风险:液氧的火灾危险性为"乙类",被列入《危化品名录》。因此,对其的使用、运输等也必须按危化品进行监管。一旦遭遇交通意外、交通管制、雪灾、道路损毁等灾害时,会出现送氧不及时,还会发生"断氧"的风险。而且液氧是强助燃剂,气化比高达 1∶700 以上,一旦发生意外,存在不可逆的严重安全隐患。所以医院果断采用医用分子筛制氧方式的中心供氧系统,常年氧气浓度保持在 93%(±3%),充分满足临床需求,且存在出气快、气耗低、能耗少、结构简单、自动化程度高、适应能力强的特点。供给上,做到了现场制氧,无需外购,自给自足;在安全上,实现了即开即用,一键启停,风险可控;在管理上,实现了平台集成、远程监控、阈值报警、操作便捷。

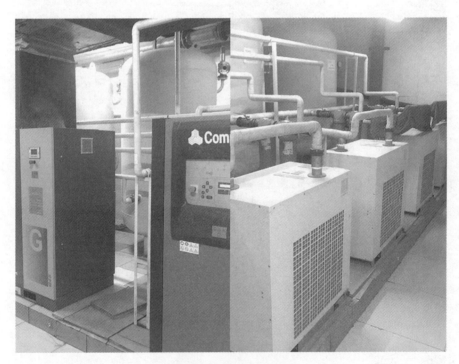

图 34-2　医院供氧设备

3. 轨道运输方面

逐步淘汰人员＋手推车＋电梯的传统运输方式,避免交通拥挤和交叉感染的风险,节约管理成本和人员成本。

医院物流传输系统作为医院现代化的标志之一，许多新建医院和改扩建医院都进行了物流传输系统的建设。集团医院门急诊住院综合楼利用电动装载小车、运行轨道、收发工作站、区域控制器等环节组成的传输系统（图 34-3），将医院各个科室收发工作站连接起来并形成全员物流传输网络，全方位覆盖医院，满足医院运输需求；该系统还带有消毒功能，能够兼顾院感要求；扫码发车、刷卡鉴权、车载站控等功能可以灵活适应个性化管理。此外，占用空间小、隐秘性好、建筑适配性高等特点大大地缓解了医院原来由于人流和物流交织而带来的交通压力，解决了集中时段运输量高的难题。此外，其还具有功耗低、寿命长、传输平稳、安全性能优越的技术优势，医院的运输效率能够得到极大的提高。

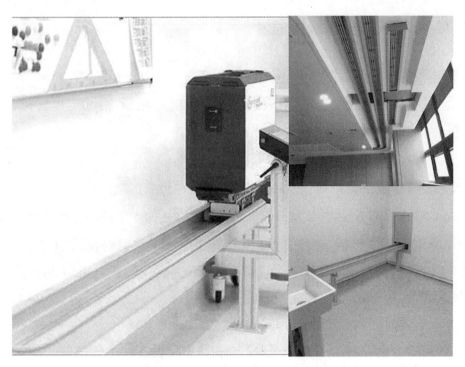

图 34-3　医院轨道物流传输系统

（二）"软件"方面代表性案例

以门急诊住院综合楼建设为契机，建立医院智慧后勤设备管控云平台，为供配电系统、供氧系统、负压系统、电梯系统、中央空调系统等各类设备提供实时监控、运行记录传输（包括水位压力、管道流量、阀门状态、电机水泵、污水处理等重要数据）；还可以分析数据并时刻监测变化趋势，当数据变化趋势向不良的方向发展时及时报警,最终形成集中监控、集中调度。

1. 医院能耗设备的信息监测及管理

(1) 医院供配电及照明系统基本内容:

① 变配电系统设备包括中高压变配电柜、变压器、无功功率补偿设备、有源电力滤波器、低压配电柜、动力及照明配电柜、UPS 不间断电源、电力计量及监控系统等。

② 照明系统包含门急诊公共区域照明、病房照明、诊室照明、手术室照明等特殊区域照明、室外照明、地下室照明、照明智能化控制系统等。

(2) 重点监测和管理内容:

① 高压进线电压、电流、有功功率、无功功率、功率因素、电能计量;出线电压、电流、有功功率、功率因素、变压器温度等。

② 低压进线电压、电流、有功功率、无功功率、功率因素、电能计量;低压主要输出回路的电压、电流、有功电度计量等。

③ 大型动力运行设备的出线回路的三相电流、电压、有功电度计量。

④ 柴油发电机的工作状态、油箱油位情况。

⑤ UPS 工作状态,蓄电池的输入输出电压、温度。

2. 医院暖通空调系统

(1) 制冷空调系统基本内容。制冷空调系统是医院最主要的能源消耗系统。制冷空调系统包括:制冷主机(包括离心冷水机组、螺杆冷水机组、分体空调等)、冷却塔、冷冻泵、冷却泵、蓄冷设施、板式换热器、新风机组、空气处理机组、风机盘管、空调智能化控制及计量系统等。

(2) 重点监测和管理内容:

① 制冷主机、冷冻泵、冷却泵、冷却塔等主要设备的电能消耗计量。

② 保证制冷压缩机运行电流、电压在额定数值工作范围内。

③ 压缩机蒸发压力和温度,冷冻水进出水温度、流量、压差、温差。

④ 冷却泵额定功率、电流、运行电压;变频器运行频率。

⑤ 新风机组电机运行状态,进风湿度、温度。

3. 医院供水与排污系统

(1) 供水系统。供水系统包括变频供水泵组(变频水泵、变频器、动力控制柜、稳压罐、调节阀等)、管道、减压装置、分层分户计量装置、末端龙头等。

（2）重点监测和管理内容：

① 用水量计量。

② 供水泵运行电压、电流、频率、转速。

③ 水泵运行状态、供水扬程设定值、实际值。

（3）污水处理系统。污水系统包括一体化处理设备、提升泵、风机、曝气机、格栅、加药机等。

（4）重点监测和管理内容：

① 流量。

② 化学需氧量指数、氨氮指数、余氯指数、酸碱度。

③ 粪大肠菌群、志贺氏菌、沙门氏菌、悬浮物的指数。

4. 其他重要动力运行系统

（1）医院电梯：

① 电梯包括客梯、医用电梯、货梯、扶梯、特种电梯等。

② 电梯设备重点监测和管理的内容：电梯设备的用电能耗计量，轿厢供热和制冷，机房空调及照明、电梯曳引机运行电压、电流、功率等参数。

（2）中心供气系统：

① 制氧系统包括空压机、冷干机或吸附式干燥机、过滤器、吸附塔、氧气储罐、分气缸、减压箱等。

② 负压吸引系统包括水环式真空泵或油润式真空泵、真空罐、自动控制仪、电磁阀、真空截止阀、水循环系统等。

③ 医用压缩空气系统包括空气压缩机、冷干机或吸附式干燥机、过滤器、空气储气罐等。

④ 中心供气系统重点监测和管理的主要内容：空压机、冷干机、真空泵等动力运行设备的用电能耗计量；主要用电设备的额定功率、电压、运行电流等；空压机排气压力、温度、产气量、油温、轴承温度；真空泵运行状态、额定功率、电压、运行电流；制氧机房制氧计量、各楼宇及病区用氧计量。

第三节 BIM 系统在现代医院后勤和基本建设中的规划和应用

建筑信息模型（Building Information Modeling,简称 BIM）是以建筑工程项目的各项相关信息数据作为模型的基础,建立建筑模型,通过数字信息仿真模拟建筑物所具有的真实信息。它具有信息完备性、信息关联性、信息一致性、可视化、协调性、模拟性、优化性和可出图性八大特点。BIM 在后勤的应用可以协助医院完成对"楼宇、设备、管线、安全、维修"的数字化管理,也是实现后勤现代化建设的重要手段。

BIM 技术在医院后勤保障和基本建设信息化实践中,主要有以下功能：

（一）楼宇可视化

对全院所有建筑进行精准建模,针对医院长期存在的医院基本建设信息不对称或不清晰问题,提供便捷查询和数据统计功能,实时了解建筑现状分布状态。同时在医院各项基本建设中予以决策支持,如高效完成工程算量和施工进度编排,灵活调控施工人力、机械材料的进场时间,把控项目施工工艺、施工流程及技术交底,全过程跟踪施工生产过程,推进实际施工进度,保障工程按期保质竣工。

（二）设备可视化

BIM 可以将医院水、电、气、暖等数十种动力系统近百台设备设施的地理位置、运行状态、维护保养、实时监控等数据集成到可视化平台,实现设备运维的精细化管理,改变人工描述和机械记录的传统管理方式。

在水电气其相关系统管理中,BIM 系统将配电、冷热水、蒸汽、空调、医气多个独立子系统交互关联。BIM 系统把设备管道、域值控制、维护保养、运行参数等集成一体化,真实反映系统运行的所有参数,可以查询历史数据,生成相应的图表并进行分析。对在后勤管理中机电设备采购选型和性价比较中有着极大的参考价值。

医院后勤机电设备种类繁多,配套零件也千差万别。判断哪一种规格型号的设备才能满足建设维修需要,过去完全依赖老员工的职业经验和记忆,容易出现信息偏差。而现在利用 BIM 技术就非常便捷精确,比如,医院的给排水系统建设,在设计上要了解设备选型是否满足要求,可以利用 BIM 技术虚拟系统运行的情况,直观地呈现水泵运行状态、供水压力、进出水量、水流走向等,可以参考以上信息合理选择采购型号,调整配套设施数量和位置,优化安装方案。此外,BIM 技术还可以与后勤管理平台联通,发挥辅助设备安全管控模块的功能。以医用气体系统为例,关联设备站房监控系统,将设备的位置、数据、运行状态充分展现在维护人员面前,使其足不出户就能掌握当前流量和浓度数据。

(三) 管线可视化

BIM 可以在建筑管线 CAD 图纸基础上辅以现场实测的方法对各类管线进行建模,并根据管线的功能进行分类管理,实现所有种类管线在室内外的分布可直观显示。同时 BIM 技术还能帮助完善管线档案基础信息,如配件、参数、位置(埋深、长度、管径),在管损故障发生时,维修人员能够依据该信息精准定位和快速修复,提升后勤维修的工作效率和管控水平。

此外,BIM 技术还可以弥补图纸设计缺陷和辅助施工方案的制定。医院基本建设安装工程项目较多,包括电梯、暖通系统、消防系统、配电系统、给排水系统、污水处理系统、制氧供氧系统、轨道运输系统等,所涉及的各专业管线排布错综复杂,管路走向密集交错。因此,利用 BIM 技术可以实景模拟施工过程中的管线碰撞检测、管线空间布置,提前暴露管路施工现场存在的保温层、工作面、检修面的交叉和冲突,将施工现场产生的问题消灭在设计阶段,完善施工图式设计,优化管线布置和空间布局,避免了大面积拆除返工。同时将最终的施工方案通过 3D 模型方式展示给施工管理人员,指导工人更好地理解施工方案,在保证施工质量的同时更能缩短工期。在材料采购方面,BIM 技术还可以实现对部分管道进行预先定制,在现场直接进行拼装,可以有效控制施工质量、施工进度和施工成本。

(四) 安全可视化

可以将消防保卫部门的安(消)防系统也纳入到后勤 BIM 系统中,实时可视并集成联动管理每幢建筑、楼层、区域分布的监控点位、消防设施设备、门禁、报警、巡更等系统,构建医院智能化管、监、控全方位安防体系。

综合安全管理集成可视化的功能包括:BIM 对安(消)防系统新建或改造升级时的规划设计方案具有优化作用;集成设备安全监控,实时联动现场视频(电梯、锅炉、空调等);消防报警与视频监控联动,可视化确认现场事故;事故隐患分析与预置方案优化;消防应急演练与指挥联动;一键式报警联动等。

在突发安全事件时,利用 BIM 技术可视化的特点,可以及时获取事故地点详细信息,查询事故地点设备信息,提供预判依据,可以指导应急预案的实施,直观、准确地辅助现场救援人员及时处理相关应急情况。

第九篇

严控的危机管理

第三十五章　医院危机管理概述

古人云：“目前为机,转瞬为机;乘之为机,失之无机。”危机两字,着力在“机”字,能够转危为机,力挽狂澜,扭转局面,在动态中变不平衡为平衡,在逆境中变劣势为优势。我国医疗行业是服务民生的重点行业,群众需求量大,社会关注度高,同时医疗行业也是一个高风险行业,可能引发的危机点多面广,随时都可能面临危机。而经济体制转轨、社会转型升级、医疗体制改革、全球化进程加快、群众对医院期望值提高等因素加大了医院发生危机的概率。作为现代化的大型公立医院,危机管理在医疗事业发展过程中的作用越来越重要,由于危机的产生具有突变性和紧迫性,任何防范措施也无法做到万无一失,应针对具体问题,随时修正和充实危机处理对策。

第一节　医院危机管理相关概念

危机管理这一概念由美国学者于 20 世纪 60 年代提出,最开始应用于政治、外交领域,随着社会的发展和经济水平的提升,已逐步被应用于社会的各个领域当中,其目的是消除威胁,抓住机遇,迎接挑战。

一、危机管理概念

危机管理是决策学的一个重要分支,约翰·J·邦尼特、罗伯特、巴顿等学者强调了在战略管理层面加强危机管理的重要性;Robert Heath 指出要有专门的危机管理机构对潜在风险和危机进行管控;Marra 在其构建的危机公关模型中突出了信息沟通的重要地位。理论界和实务界对危机管理如此热衷探索,究其原因,无疑是为了预防、规避可预见的危机,并尽可能降低危机造成的损失。

现代的危机管理通常指应对危机的相关机制,是指个人或组织为了预防危机的发生,减轻危机造成的损害,尽早从危机中恢复过来,或者为了某种目的在有效控制的情况下让危机发生,针对可能发生的危机采取的管理行为。危机管理包括危机管理的基础工作、日常危机管理、危机事件管理三大部分。

二、医院危机管理的概念

医院危机管理,指医院应对各种危机情境进行的规划决策、动态调整、妥善处理及对医护人员进行培训等活动,其目的是消除和减少因各种因素而引发的危机事件和灾难情形,使其伤害降到最低,从而保障医院内部医护人员、病患双方的共同利益。根据危机管理"三阶段"理论体系模型,医院危机管理可以从预防、控制和危机后处置三方面进行。

根据危机的发展阶段与防控目标,危机管理可分为三层,即防患于未然、转危为安、化危为机。

第二节　医院危机管理意义与原则

一、医院危机管理意义

危机事件的处置能力和处置效果,可以折射出医院的总体管理机制和管控能力,能够暴露出医院整体运作过程中存在的不足。良好的危机管理机制能够增强医院危机防控能力,提高危机处置水平。医院管理者要在危机管理中赢得主动权,就必须建立医院危机监测预警系统,利用现代的信息自动化管理技术,对医院经营过程中的变数进行分析研判,在可能发生危机的源头上设置预警指标,随时对医院的运行状态进行监测,对危害医院自身生存、发展的问题进行事先预测和分析,并根据医院管理的特点,做好医院的危机管理工作,建立一套完整、可行的危机管理监测预警系统和快速反应应对体系。这样,在危机来临时,医院方能从容应对,从而化解危机,减少损失。

对医院发展过程中可能遇到的危机事件进行梳理,在分析危机成因的基础上,确定医院危机事件应对的重点,组织各职能部门制定相应的危机管理制度及应急预案,对各种危机事件做到早期预警、机制建立、现场控制、危机后重建或恢复、安全疏散、舆情监测等。在此基础上,对全体员工进行危机应急预案培训,确保员工熟悉各种应急程序,做到训练有素,一旦突发事件发生,能够应对自如,及时救援,减少损失,尽快恢复正常的医疗工作秩序,最大限度地避免和减少危机事件对医院产生的负面影响,从而不断提高医疗工作的社会效益与经济效益。

二、医院危机管理原则

医院危机管理应遵循八大原则。

(一)人道主义原则

在任何情况下,不能违背医务人员的伦理道德,更不能丧失人伦道德,否则会将普通的危机事件转化为公共舆论危机事件。

(二)归口处理原则

即根据发生医院危机事件的类型和情况,归口到相应的职能部门或业务科室,由其负责调查处理和跟踪改进。

(三)积极主动原则

面对危机要积极地调查、了解、分析、判断、决策,勇于承担责任,寻求最佳的解决方案,争取专家的帮助和公众的支持与谅解。

(四)及时原则

尽最大可能控制事态的恶化和蔓延,把因危机造成的损失减少到最低程度。

(五)冷静原则

要沉着、冷静、理性、稳定而积极地处理危机。

（六）真实原则

本着实事求是的态度,公布事实真相,防止流言蔓延,影响医院形象。

（七）灵活原则

根据实际情况,进行有针对性、灵活性的处理。

（八）善后原则

做好危机事件的善后工作,包括补偿公众损失、表达对社会的歉意、检讨自身问题等。

第三十六章　医院危机管理的预警与监测机制

医院危机管理预警和监测机制的建立，能够使公立医院即时了解自身运营动态，始终保持警醒，主动清除和整改可能引发医院危机的因素和障碍，从而把危机控制在萌芽阶段。本章将围绕医院危机管理的组织体系构建、应急预案的制定、危机事件的预警培训和应急演练进行阐述。

第一节　医院危机管理预警防控体系

一、危机预警防控组织体系

为尽早识别危机，完善医院危机防控组织体系，医院应健全危机管理防控组织架构（图 36-1），院长为总负责人，下设医疗、护理、行政、后勤四个分管院长，从而使分工更加明确；指定专门人员作为联络人，将医疗、护理、行政、后勤保障部门的应急协作紧密结合，各部门负责各自分管区域的风险识别防控，同时做好启动应急预案的准备工作；需要多部门协作应对的，由应急指挥领导小组统一指挥，相关部门明确分工，共同应对。

二、职责划分

医院危机管理指挥小组对全院的危机管理工作负全面领导责任；各职能处室和业务科室向院危机管理指挥小组汇报，根据危机管理指挥小组的统一部署，做好本部门、本科室的危机管理工作；院长为院危机管理第一责任人，对全院的危机管理负总责,对重大危机事件要亲自部署、亲自过问、重点环节亲自协调处理;院危机管理指挥小组成员按其职责分工,对分管部门的危机管理工作负直接领导责任,各科室的主要负责人对本科室的危机管理工作负直接领导责任。

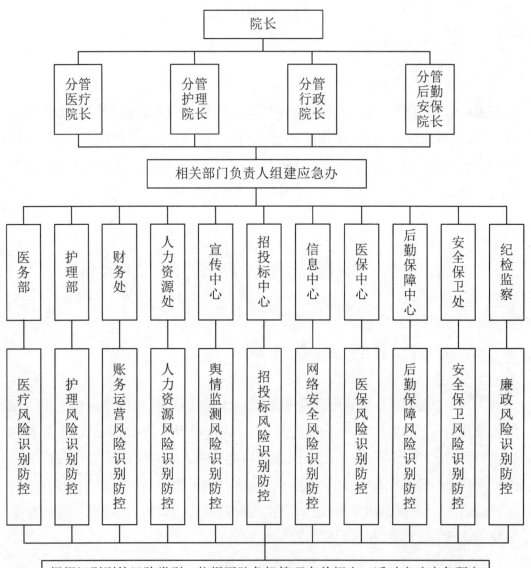

图 36-1　危机防控组织架构

（一）医院危机管理指挥小组职责

（1）在政府及上级卫生主管部门的领导下,负责统一领导和指挥本院的危机处理工作。

(2) 研究决定工作的重大决策和重要事项,指挥调度医院各种资源力量参与医疗救治,决定启动、变更或终止医院应急响应级别。

(3) 负责向上级主管部门上报危机事件,及时执行上级指令,确保政令畅通,按规定报告本院的医疗救治信息。

(4) 决定是否提请政府及上级卫生主管部门予以技术、物资的支援和本院分流患者的请求。

(5) 组织和领导医院危机事件的处理,使人员伤亡、财产损失、负面影响降至最低。

(6) 组织制定本院预案,组建本院组织体系,建立、健全与落实制度及岗位职责,对全院卫生应急工作实施监督管理、检查考核。

(7) 负责教育员工学习各类应急预案和安全知识,提高员工对突发事件的应急处理能力和安全防范意识,防止突发事件的发生,积极参与应急处理。

(8) 定期评估各类应急预案,收集、分析院内发生的危机事件,并制定和实施改进计划。负责本院应急响应终止及善后工作、总结与奖惩工作。

(二) 医务管理部门职责

(1) 制定与医疗相关的危机事件的管理制度及各类应急预案,具体负责医疗相关的各种危机事件的应对处理,各种相关应急预案的迅速启动实施,组织救灾、反恐、中毒、各类传染病和放射事故等突发公共卫生事件中重大人员伤亡事故的医疗救治工作。

(2) 负责全院范围内医疗相关的应急事件相关信息收集、整理、分析和通报,组织对报告的应急事件相关信息进行核实、确认和分级。

(3) 负责组织医院突发公共卫生事件专家咨询委员会和卫生应急队伍,调配各专业医疗人员。

(4) 定期对医疗队成员开展突发事件应急处理相关知识、技能的培训,定期进行突发事件应急演练,推广最新知识和先进技术,提高队伍整体应急处置能力。

(5) 负责汇总年度医院应急工作预算,拟定医院物资储备、装备与设备的管理使用计划,并组织实施。

(6) 根据公共卫生事件性质和上级指示选派医疗队,负责院内应急人员调配、管理。

（7）负责组织开展调查研究，为紧急事件处理提供决策依据。

（8）负责与临床科室负责人、应急队队员联络，并保持沟通渠道畅通。

（三）护理管理部门职责

（1）制定与护理相关的危机事件的管理制度及各类应急预案，具体负责与护理相关的各种危机事件的应对处理，各种相关应急预案的迅速启动实施，各类病员伤员的抢救护理等。

（2）负责组织应急事件医疗救治中护理人员的调配。

（3）负责护理人员的突发公共卫生事件培训、消毒隔离技术及护理安全工作。

（4）配合医务管理部门组织的应急队伍演练，加强医护配合。

（四）行政管理部门

1．财务处职责

（1）制定医院内部控制制度，建立健全财务预警体系，预防财务危机的发生。

（2）总会计师负责医院财务会计内部控制制度的建立和有效实施。计划财务处负责人具体组织医院财务会计内部控制制度的落实，发现有重大经济作弊行为时，应及时向院领导或监察审计部门反映。

（3）建立健全预算编制、审批、执行、调整、分析、考核等管理制度。医院一切收入、支出全部纳入预算管理。医院管理人员应该按照医院的实际情况，确定财务管理的具体工作目标，并对医院财务内控工作实施具体措施和计划，进而完善医院财务内控制度，促进财务管理的工作能够满足新时代医院的发展要求。

（4）建立完善的医院财务内控财务制度，促使财务内控管理工作更加具体化，做到责任到人，促进财务内控工作人员在职责方面更加合理性地控制医院成本管理，为医院的发展和财务成本控制提供有效的保障。

（5）注重医院财务成本，财务内控管理工作人员不断学习会计技巧，提升自身的专业技能，加强对医院各部门工作中相关会计信息的保管，对财务数据进行整理，确保财务数据信息核算的准确性，保证医院财务信息的真实可靠，加强医院成本控制。

2．人力资源处职责

医院不仅要正视人力资源的重要性,更要结合医院实际加强人力资源管理工作,避免人力资源危机的出现。

(1)制定针对人力资源的危机管理制度,做好对如员工大批量离职、业务骨干突然离职、集体性劳动纠纷等危机事件的应对处理。

(2)秉承以人为本的原则,把职工的利益置于首位。

(3)日常做好相关危机的监测与预警工作,危机信息的收集和分析工作,人事管理危机的防范工作,如制定合理的工作目标规划、有效的职工激励机制,做好人才梯队规划,建设后备人才库等。

(4)加强对法律、法规的学习,工作中做到有法可依,加强对员工的关爱,及时了解员工的需求和心理动态。

3．宣传部门职责

制定新闻发言人制度、突发事件舆情危机处置工作应急预案,负责全院危机事件处理的信息公布、舆论导向及与媒体沟通的工作。

4．招投标中心职责

(1)医学工程部保证重点部门设备完好,随时可用。

(2)根据抢救进程及时提供所需设备,随时进行抢救设备的现场维修。

(3)确保物资保障供应,必须确保隔离、防护用品的供应,做好一次性防护服和隔离衣、防护靴的购置和储备工作。

5．信息中心职责

制定医院信息中心安全事件管理制度,应对医院网络信息安全方面的危机事件,确保医院信息系统安全、有效运行。

6．医保中心职责

制定与医保工作相关的危机管理制度,处置医保业务系统故障,处理好与患者沟通引起的危机事件。

7．后勤保障中心职责

(1)制定与后勤保障相关的危机事件的应急预案,应对处理后勤危机事件,负责统一领导和组织医院的各项后勤应急工作。

（2）指挥调度后勤各种资源力量参与医疗救治。保证电力、热力、通风、水源的供应。

（3）负责对医院承建基建工作的单位进行宣传教育，对其工作范围内的突发公共卫生事件负责，基建办加强监督检查，加强管理，做好诊疗房屋内的照明、通风工作。

（4）保证运输车辆的完好，未经有关部门批准，不得随意调用急救车辆。

（5）做好餐饮用具的消毒等后勤保障工作。

8. 安全保卫处职责

（1）制定与医院安全保卫相关的危机事件的应急预案，应对安全保卫相关的危机事件，如重大医疗纠纷、医患关系恶性事件等。

（2）负责统一领导和组织医院的各项安全保卫应急工作。

（3）指挥调度安全保卫方面的资源力量参与医疗救治。遇有突发公共卫生事件须划定隔离区时，保卫处及时提供人员，并指定专人负责安保工作，阻止无关人员进入隔离区，患者及可疑人员未经批准不得离开救治区域。遇有突发灾害事件及社会治安事件时，保卫部门必须及时对通信设施、医疗设备等采取保护措施，并与公安部门保持联系，实施对嫌疑人的监控。

（五）责任追究

建立健全医院的廉政风险防控机制，增强危机意识，推进廉政风险管理，构建更科学、更规范、更具体、更有效的预防腐败体系，为医院医疗事业的健康发展保驾护航。

实行岗位责任制，根据"谁主管，谁负责"的原则，对致使危机事件发生的失职行为实施责任追究。院长承担全院危机管理总责任，副院长承担所分管业务职责范围的危机管理责任，职能科室负责人承担相应科室业务职责范围的危机管理责任，各岗位工作人员根据所负责的相应业务的工作职责承担相应的危机应对处理责任。医院各部门、各科室负责人违反规定，或者未能正确履行相关职责将受到处罚。

第二节　医院危机识别和监测机制

皮恩伯格和罗森塔认为:"危机是指具有严重威胁、不确定性和有危机感的情境。"医院危机是由于某种突发事件的出现和爆发,打破了医院原有的平衡状态,超出了医院常规管理范围,要求医院采取特殊措施加以应对的紧急状态。医院危机管理识别系统在医院危机管理体系中处于至关重要的位置,对医院危机事件的处理方式起着决定性作用,通过对医院危机的识别与监测,可以尽早发现危机萌芽,及时采取相应措施,对危机处理结果具有重要影响。

一、医院危机识别系统

(一)医院危机识别的相关概念

医院危机识别是医院危机管理的基础,可以通过医院危机的识别判别事件是否具有危机性质,以此来决定医院危机管理的下一步工作的内容。

医院危机管理的识别系统是医院危机管理系统的重要组成部分,在运用过程中具有特殊的识别过程和方法。识别系统的功能:一是开展定性评估,主要识别是不是危机事件;二是开展定量评估,分析判断危机事件的发展趋势。定性评估和定量评估相互补充、综合运用,这样使得危机识别更加科学。

(二)医院危机识别运转原理

医院危机识别运转原理主要包括两个方面:一是危机事件的相关性与相似性比较。医院中任何突发事件都存在着一定程度的相似性,都不是孤立的。而且任何医院危机事件的发生都有一定的先兆,这些先兆预示着突发事件是否会往危机事件的方向发展。虽然医院的许多危机事件在发生时间、地点及规模上有区别,但是其在发展趋势及后果上有着一定的相似性,基于这种相似性可以通过医院危机管理识别系统,对突发事件是否会演变为危机事件,以及这些危机事件的发展趋势及特点等进行科学的判断,以决定是否启动医院危机管理机制,从而科学地处理医院危机事件。二是统计分析,跟踪识别。对医院经常发生的各种突发事件进行统计分类、深入分析,虽然这些突发事件的发生难以预测,但是可以通过统计的方法分析这些突发事件,找出一定的规律,从而对其做出相关的识别和判断,为突发事件的跟踪、研究和判断奠定基础。在突发事件被识别后仍需要对其继续进行跟踪和识别研究,直到判定其不会发展为危机事件,便可以运用其他方式进行处理。

(三)医院危机的分类

通过医院危机识别运转原理的运用,根据医院危机的性质、危害及后果,可将医院危机分为潜在危机、常规危机、突发公共危机、不可预测的危机四大类。

(1)潜在危机,如节假日、休息日、夜间特殊时间段,门诊诊疗高峰等薄弱环节易发生的突发事件。

(2)常规危机,如医患矛盾引发的医疗纠纷、水电气故障引发的危机等。

(3)突发公共危机,如自然灾害引发的危机,包括热带风暴(台风)、暴雨雷电等极端自然天气造成的危及人类社会的灾害;人为灾害危机,包括交通事故、核物质和放射物质泄漏、爆炸、建筑物倒塌等人为事件造成的危害。

(4)不可预测性危机,如重大传染病的暴发(SARS、新冠病毒、流感等)、恐怖袭击、战争等。

二、医院危机管理的信息监测与收集

医院危机管理的首要环节就是对危机进行监测,通过监测预警系统将一些处于潜伏状态的危机消灭在萌芽状态,可以把损失降至最低。监测的具体工作就是对监测对象的信息进行收集与整理,建立信息档案,形成医院的情报数据库。

(一)综合信息监测系统

加强区域平台信息建设,能提高管理水平和医护人员的水平,应研究制定医院内部信息管理的规定和标准,有效地促进区域平台建设,推动卫生信息资源共享,逐步建立综合管理、公共卫生、医疗服务、药品监督、医疗保障等应用系统,为群众就医提供便捷的通道。利用医院的各种信息反馈网络,结合现代信息自动化管理等技术,对有可能影响医院正常运转的信息进行常规监测和定时汇总,如防统方软件的运用,有效扼制了医生统方行为可能造成的廉政风险危机,可以及时发现异常信息,并反馈给相关部门。

(二) 网络舆情监测

近年来,随着信息传播媒体的逐渐丰富,涉及医院舆情的事件日趋增多,对医院的形象和声誉造成极大影响,因此舆情监测在危机管理中的重要性逐渐凸显。

在实际操作过程中,一方面医院可以通过自媒体平台如官方微博、微信、网站等密切关注公众的诉求,建立舆情监测预警机制,另一方面医院网络主管部门首先要发挥技术优势,开发或者引进网络信息实时监测与跟踪报警系统,通过技术手段捕捉、筛选敏感信息,一旦发现不利舆情,应立即采取相应措施,防止舆情扩散。同时,医院宣传部门、纪检监察部门等也应主动投身到医院网络舆情监控引导工作中,变被动为主动,积极应对网络舆情新形势,探索医院网络舆论引导新方法。

(三) 医院危机内部监测指标

1. 战略预警监测指标

(1) 竞争力指标,该指标反映医院战略管理的竞争力效果,主要包括医院盈利率、主要竞争对手盈利率、医院社会影响力等。

(2) 财务指标,该指标从医院的内部变化来反映医院战略管理的效果,主要包括权益报酬率、负债情况及其变动方向和幅度。

(3) 战略管理指标,该指标从战略管理过程来反映战略管理所处的状态,包括战略管理部门人员增减、结构变化以及接受培训状况;战略的改变频率;战略规章、制度的完备程度等。

2. 财务能力预警监测指标

(1) 财务管理能力监测,包括财务决策、财务控制、财务协调和财务创新等能力。

(2) 财务活动能力监测,包括筹集资金的能力和资金运作能力。

（3）财务表现能力监测，包括营运能力、盈利能力、偿债能力、成长能力和社会贡献能力。

3．人力资源预警监测指标

（1）医院人力资源管理制度，包括工作岗位责任管理制度、考核管理制度、员工激励管理制度、员工培训管理制度等。

（2）人力资源组织结构，反映医院核心竞争力，涉及管理人员与普通员工结构比例、技术人员比例、人员在岗配备的合理性以及员工的文化和年龄结构等。

（3）人力资源的效益指标，包括招聘到岗率、岗位空缺率、核心员工离职率、出勤率、工作满意度、考核通过率以及沟通效率等。

（4）成长类指标，包括岗位培训、人事变动、工作压力、团队凝聚力，该指标衡量员工行为协同效应以及为实现医院目标而相互影响的程度，是医院创造和谐氛围的体现。

（四）信息收集

医院应成立顾客服务中心，由专职人员负责接待、处理客户投诉，并定期召开患者座谈会，广泛收集患方意见，由医院纪检监察部门定期召开行风监督员座谈会，收集社会公众代表性意见及建议，反馈给各相关部门。

1．患者满意度的调查

为了架起医患沟通的桥梁，应对在院患者进行满意度调查，对出院患者进行随访，及时了解患者的意见和建议，便于发现潜在危机，以加强医院危机管理的信息监测。

2．定期召开行风监督员座谈会

医院应每年聘请行风监督员不定期开展走访和调查活动，每年定期举办"行风监督员座谈会"，听取意见和建议，以加强医院危机管理的信息监测。

3．召开病员座谈会

医院每年应召开病员座谈会，由医院管理人员、医务人员和住院病员及家属针对医院收费管理、诊疗流程管理及各类医保管理等问题进行面对面的交流和沟通，改善医患管理，以加强医院危机管理的信息监测。

三、医院危机事件的评估定级

危机风险评估是指对各种危机发生的可能性大小和各种危机造成的潜在影响进行衡量,为危机预防提供依据。通过揭示危机发生的可能性大小和危机潜在的影响,全面、准确地预防和管理所面临的危机。对可能出现的危机采取定性评估与定量评估相结合的方法,以使评估结果准确和客观。

1. 危机事件评估

按照危机严重程度确定危机处置的优先级别,对可能造成的结果进行预判。列出一份可能会发生的医院潜在危机事件清单,其中包括突发公共卫生事件、技术事件、人为事件和自然灾害事件等。对不同事件进行评估,评估项目包括:不同事件发生的可能性,不同事件的危害性,对不同事件的应急反应程度。

2. 危机事件等级划分

根据突发危机事件性质、危害程度、涉及范围,将危机事件划分为特别重大(Ⅰ级)、重大(Ⅱ级)、较大(Ⅲ级)和一般(Ⅳ级)四级。

(1)Ⅰ级危机事件:发生特别重大突发危机事件,医院危机管理指挥小组根据省、市卫生管理部门的决策部署和统一指挥,组织协调院内的应急处置工作。

(2)Ⅱ级危机事件:发生重大突发危机事件时,医院危机管理指挥小组应立即组织小组成员和专家进行分析研判,对突发危机事件影响及其发展趋势进行综合评估,由上级部门决定启动相关应急预案,并向院内各有关部门、科室发布启动相关应急程序的命令。按照上级主管部门的统一部署,组织协调本院突发危机事件应急指挥小组及其有关成员全力开展应急处置。

(3)Ⅲ级危机事件:发生较大危机事件时,医院突发危机事件应急指挥小组应立即组织相关部门成员和专家进行分析研判,对事件影响及其发展趋势进行综合评估,由院危机管理指挥小组决定启动应急预案,并向各有关部门、科室发布相关应急程序的命令,指导相应部门的突发危机事件应急指挥小组做好相关应急处置工作。

(4)Ⅳ级危机事件:发生一般危机事件时,相关部门突发危机事件应急指挥小组应立即组织成员和专家进行分析研判,对事件影响及其发展趋势进行综合评估,由分管领导决定是否启动应急预案,指导相关部门做好相关应急处置工作。

第三节　医院危机事件的预警培训和应急演练

建立健全医院危机管理的培训制度及培训体系,开展危机管理教育培训,有计划、有步骤地制定和开展危机意识教育、危机管理实务教育等一系列常规的培训。

一、培训目标

通过分层级培训,提高全员危机应对能力。全院负有危机处置职责的工作人员应掌握各种危机的基本处理方法,全员掌握各种落到实处的可操作的危机管理方案,一旦危机发生,每位员工都应积极参与并迅速解决危机。医院管理层应学会如何处理内部危机。

二、培训内容

(一)医院危机文化

医院应让全体员工都了解危机的特征和危害,提高医务人员整体对危机的把握能力。辨识医院危机是危机处理的第一个环节,医院在危机发生前应尽可能地减少暴露在冲击和压力事件中的概率,或当危机暴露时能够利用医院既往积累的资源,如外部声誉、运营能力、社会资本、制度优势、基础设施、医护资源等化解干扰和危机的不利影响,使医院自身的结构和功能不发生变化。

（二）突发事件模拟演练

根据可能发生的危机,模拟可能出现的情况,进行有针对性的训练。模拟训练可强化全院人员的危机管理意识,加强各种突发事件的演练,提高员工应对危机的能力。

（三）危机管理制度与预案

对全院负有处置突发事件职责的工作人员定期进行危机管理培训。根据专业岗位划分,对全院职工进行相应的危机管理制度及应急预案培训。

（四）医院危机管理的发展趋势

通过对医院管理层的培训,使其掌握危机管理前沿理论,提升其对医院危机事件的研判和处置能力。

三、培训措施

（一）印制并发放危机管理学习资料

将危机管理培训制度印制成册,发给各职能部门及临床科室,方便大家学习了解。

（二）将危机管理纳入医护人员的业务培训

从国内外危机事件案例分析、医患纠纷防控、医疗法规、突发事件处置等方面开展多维度培训,使员工树立危机意识,增强危机识别能力,在工作中防微杜渐,减少危机发生的概率。

（三）定期开展培训

每年定期对全院干部职工进行与危机管理相关的培训,如组织职工学习医院危机管理制度、开展危机案例分析、演练各种应急预案等。

（四）危机模拟演练

　　进行危机模拟训练，根据可能发生的危机，模拟可能出现的情况，并进行有针对性的训练，是实施危机管理必不可少的重要环节。模拟训练可强化全院职工的危机管理意识，提高员工应对危机的能力。训练时，应充分考虑危机产生各方面情况，即从可能出现的最坏、最糟的状况出发，以研究出一整套最佳的解决方案。此外，还应该注意收集国内外医院处理危机成功或失败的案例，吸取他人的经验，检查和发现自身潜在的危机因素。

第三十七章　医院危机管理的处置机制

第一节　组织体系构建

在危机事件处置过程中,指挥和控制起到了至关重要的作用,为此,医院应建立完善的危机管理组织体系,将医院各部门或多地区的各种应对力量和资源纳入统一的组织和指挥系统,为化解危机提供有力的组织保障。医院危机管理组织体系的组成包括以下几个方面:

一、指挥决策系统

医院领导决策指挥机构负责医院危机的统一协调与技术指挥,决定是否启动应急预案,同时也是该预案执行过程中的主要决策者。医院领导加入危机管理团队,有利于在有限的时间内做出判断,协调整合各类人力和物资资源以集中力量应对危机事件,使危机应对计划能够得到有效执行。成立高效的危机管理指挥小组,组长由院长担任,副组长由院领导班子成员担任,小组成员由院办、医务部、护理部、人力资源处、后勤保障中心、安全保卫处、信息中心等相关部门负责人组成。指挥小组是医院处理危机事件全面统筹的核心组织,应急救援行动的指挥和管理机构,应迅速、及时、高效地采取应对措施,协调处理危机引发的各种问题。

二、现场运作系统

成立专家咨询机构,应急救援管理部门负责在现场制定和实施有效的应急预案。医院专家团队应由与危机处理相关的专家组成,包括医疗、护理、医技等相关的专业技术人员,该机构在应急预案启动后启用。危机事件所涉领域的专业人员加入危机管理团队,有助于在短时间内分析和评估危机事件,从而做出正确的应对策略。为确保危机应对的及时、高效,医院应成立应急医疗救治组,由应急专家组、专业救治组、应急救援队、医院感染防控组共同构成,如图 37-1 所示。

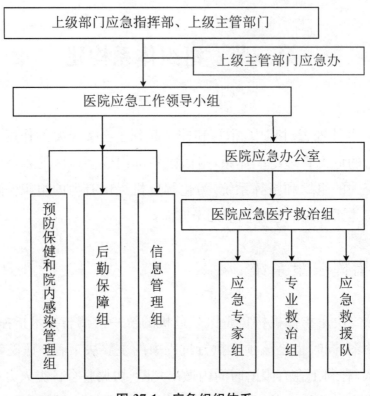

图 37-1　应急组织体系

(一) 应急专家组

应急专家组由分管副院长负责,医务管理部门负责日常管理。成员由急诊专业、危重症专业、感染专业、呼吸专业、心脑血管专业、创伤专业(神经外科、骨科、普外科、胸外科等)、麻醉专业、院内感染、药学专业、放射医学专业、实验室等专家组成。

(二) 专业救治组

专业救治组由应急办根据不同类型的突发事件组建、由相应专业医护人员组成专业救治小组,医务管理部门部长担任组长,急诊部主任及相应专业临床科主任担任副组长,负责具体抢救的组织和落实。

(三)应急救援队

应急救援队由应急办根据院内和院外突发事件组建,分为院内应急医疗救援队和院外应急救援队。院内应急医疗救援队根据突发事件紧急程度,分为科级(第一梯队)和院级(第二梯队)两个梯队。第一梯队主要由临床一线医生和护士组成;第二梯队由人力资源处、医务管理部门、护理部根据事件的具体情况共同整合、调配全院人力资源组成。院外应急救援队根据不同类型突发事件,由相应专业医护骨干组成的两个应急救援小组组成,相应专业科主任担任组长。

(四)医院感染防控组

医院预防控制和院内感染管理组由院内感染管理科、预防保健科和检验科人员组成,分管副院长担任组长,院感、预防保健部门负责人担任副组长。

三、支持保障系统

(一)后勤保障

成立后勤保障组,作为危机事件应急处理的后方力量,以分管副院长为组长,由财务部门、物流中心、医学工程部、药学部、后保保障中心、保卫处等部门负责人组成,负责各种应急物资保障,一般包括用于疏散、抢救、抢险等应急救援的工具、物品、设备、器材、装备等相关物资。

(二)畅通信息沟通

成立信息沟通机构,该机构一般可设在医院的宣传中心,负责相关信息的获取、加工、存储、报道和传递。危机事件发生后,对内应逐级上报,并在医院内部公开相关信息,确保信息真实、透明,以免引起员工不必要的猜疑、谣传;对外新闻发言人应通过媒体将医院积极处理危机事件的过程向社会公布、宣传,以维护医院的形象和声誉。

（三）法律保障系统

在医院常见的危机事件中，有相当一部分涉及法律问题，因此医院可以通过聘任法律顾问的方式，将法律人士纳入危机管理团队，确保团队决策和行为的合法性，也有利于在各方舆论压力中，获得法律支持和话语权。

第二节 医院危机事件上报

医院和各部门科室应当对本区域内可能发生或已经发生的危机事件，按照相关管理规定进行调查、登记、风险评估，定期检查、监控各项危机防范措施的落实情况，采取安全防范措施，及时消除危机隐患。对本部门可能发展为危机的隐患按照规定及时报告。

一、归口明确

根据危机事件类型，明确其归口管理部门，如归口至行政部门管理的危机：网络事件、职工违法违纪、职工责任心低下等；归口至临床医技部门管理的危机：医疗安全、院感、药品失窃等；归口至后勤保卫部门管理的危机：失火、盗窃、各种管路安全问题等。

二、报告内容

（1）事件发生的单位名称、部门、性质等基本情况。

（2）事件发生的时间、地点以及现场情况。

（3）事件的简要经过（包括应急救援情况）。

（4）事件已造成或者可能造成的伤亡人数。

（5）其他需要报告的情况。

三、逐级上报

根据危机事件的级别,向各科室、各部门负责人、分管院领导、院长、上级主管部门负责人逐级上报。对于重大危机事件,医院主要分管领导应当在1 h内电话报告上级卫生主管部门,同时在最短时间内组织、指挥应急工作。例如,医院应急办或总值班接到相关救援信息(上级卫生主管部门应急办或政府突发公共卫生事件应急救援指挥部下达或急诊部报告),在分析、核实情况后,立即向值班院领导汇报,值班院领导根据事件的严重程度、事态发展和控制情况,向医院应急领导小组组长汇报,由领导小组组长或授权相应人员决定是否启动预案和卫生应急响应范围。

四、续报

(1) 对于暂时不清楚具体情况的危机事件,负责事故报告的部门科室可以先报危机事件概况,随后补报事件全面情况。

(2) 危机事件信息报告后出现新情况的,负责事故报告的部门科室应当依照规定及时续报。

(3) 潜在危机事件、常规危机事件、较大危机事件每日至少续报1次;重大危机事件、特别重大危机事件每日至少续报2次。

(4) 危机事件造成的伤亡人数发生变化的,应于当日续报。

第三节　医院危机事件响应

在危机管理指挥小组的统一领导下,根据危机事件的类型及级别,按照危机管理的原则,协调各相关部门,启动相应的应急预案。

一、应急响应

接到上级卫生主管部门应急办或政府突发公共卫生事件应急救援指挥部的指令后,开展卫生应急响应,启动预案。

(1) 院内应急响应范围:全院响应(全院各部门、科室响应)、局部响应(急诊部和相关部门、科室响应)。

(2) 院内应急响应指挥人:全院响应由院长或院长指定的分管副院长指挥,局部响应由分管副院长或应急办负责人指挥。

(3) 根据预案要求开展救治工作,相应负责人可根据情况变化调整响应范围。

(4) 根据危机事件的等级确定应急响应级别。

二、人员调集

(1) 应急领导小组在本院范围内,通过应急办直接指令各级各类人员参与卫生应急救援响应工作。各级各类人员必须服从指令,在指定时间内到指定地点报到。应急领导小组可以一次或多次调集人员,被选调人员在响应终止后回原部门工作。

(2) 根据突发事件的不同类型形成两个卫生应急医疗救援梯队;实行动态管理,根据应急处置情况及时对队员进行调整;每年开展专题应急培训与演练,提高应急队伍实战能力和应急处置水平。

(3) 医院对被调集人员在工作上给予支持,在生活上给予关心;被调集人员必须服从领导和管理;响应终止后,医院对其给予考核、鉴定、奖惩。

三、物资调度

应急物资由医院应急指挥部统一调度、使用。应急物资调用根据"先近后远,满足急需,先主后次"的原则进行。建立与其他地区、其他部门物资调剂供应的渠道,以备物资短缺时,可迅速调入。应急办负责应急物资的仓储、维护、保养工作,定期组织有关部门、专家验收应急物资装备,监督、检查应急队伍的应急物资使用和管理情况。逐步建立应急物资余缺调剂和调用机制，及时向市卫健委应急办报告，建立应急物资信息化管理制度，协调同级单位统筹物资储备和使用，实现应急物资的动态管理和信息共享。

四、内外协调

应急办在应急领导小组领导下负责卫生应急各项工作的内外协调。卫生应急医疗救治组（应急专家组、专业救治组、应急救援队）、医院感染防控组、后勤保障组在医院应急领导小组领导下按照各自的工作职责开展工作，实行组长负责制，相互协调、合作，加强信息沟通与情况交流。此外，应急办负责协调全院各科室、部门的卫生应急工作，加强与政府和上级卫生主管部门的沟通联系，保持与其他医疗机构的沟通联系，相互协调配合，全面完成卫生应急任务。

五、督查指导

应急办在应急领导小组领导下对全院各部门的卫生应急工作进行督查、指导，并落实责任追究。督导过程中如发现存在未按规定及时采取措施处置突发事件或者处置不当、不服从统一领导、指挥调度等行为，对部门和科室主要负责人、负有责任的主管人员和其他责任人员追究相关责任。

第四节　医院危机事件沟通

在危机事件的处理过程中，医院管理层要高度重视医院的沟通工作，做好与各方面的沟通工作是化解危机的重要举措之一。医院危机事件的沟通主要涉及医院内部沟通和医院外部与公众的沟通。其中，医院危机信息发布是沟通中必不可少的关键环节。

一、医院危机信息发布

正确传播信息是信息危机管理的核心,向谁传播、传播什么、怎样传播是危机管理能否成功的关键,做好与公众的沟通至关重要。因此,建立良好的公共关系,为医院营造合适的内外环境,对医院的长远发展越发重要。主要包括对内确保医院内部信息渠道畅通,向员工说明事实真相,取得员工的支持和理解;对外与政府主管部门和权威机构建立良好的互动沟通渠道,在相互信任的基础上,借助权威机构提高所发布信息的认同度。

在进行危机信息发布时一般遵循"3T原则",主要包括以下三个方面:

(一)以我为主提供情况(Tell your own tale)

强调发生危机时应掌握信息发布的主动权,应该贯彻"发言人"制度,以确保信息的真实性。

(二)尽快提供情况(Tell it fast)

强调组织在处理危机时应尽快反应。

(三)提供全部情况(Tell it all)

强调信息发布应全面、真实,必须实言相告。

二、医院内部沟通

医院内部沟通是医院保持运转的方式,可以维持医院的正常运转,增进内部员工的相互了解,提高工作效率,培养整体观念及团队合作精神,主要分为上行沟通、下行沟通和平行沟通三种方式。

(一)上行沟通

根据危机事件的归口,向上级分管领导逐级汇报,可以通过口头、书面形式将需要沟通的内容作详细汇报,以期得到领导的指导意见,便于采取下一步措施。

（二）下行沟通

了解下级部门危机处理过程中需要解决的难题，给出指导意见，布置危机处理的相关任务。

（三）平行沟通

部门与部门之间就危机应急处理相关问题进行沟通交流，保持信息通畅，以便部门之间能够相互支持。

三、医院外部沟通

（一）医患沟通

多数医患危机的发生是由医患双方沟通障碍引起的，如果医务人员沟通的方式方法不当就很容易引起双方沟通不畅，造成医患矛盾。在医患沟通中应做到以下几点：

1. 良好的医患关系

建立良好的医患关系，不但需要精湛的医术、良好的职业道德，也需要有效的沟通。医务人员应掌握一定的沟通技巧，与患者进行真诚的交流，在医疗服务全程中换位思考，充分考虑患者的愿望、实际经济状况。医务人员应注意沟通过程中语言的运用，注意患者的感受，让患者感受到来自医务人员的尊重及关爱。

2. 真诚地沟通

沟通时应尊重患者的知情同意权，认真对待患者及其家属对病情提出的疑问，切实履行告知义务，客观地提供全面的信息，让患者了解医疗风险，做出决定。使患者能够正确对待疾病，增强信心，遵从医嘱，积极配合医生治疗。

3. 避免医患冲突

从医院文化建设方面入手，强化医务人员的服务意识，照顾和关怀患者的心理需求和社会需求，增进医患理解，促进医患关系和谐发展，避免一些不必要的医患冲突。

（二）与媒体沟通

1. 搭建沟通渠道，完善信息披露

在新媒体时代，新兴技术和科学的发展，大大加快了信息的传递速度，而且对医患关系十分关注。当医院面对危机时，如果采取回避媒体、隐瞒事实的做法，只会对医院的信誉造成更大的损害，使医院发展停滞不前，甚至倒退。医院应该采取良好的媒体公关策略，以真诚、友好的态度与媒体进行沟通，公开真实信息，若是医院自身原因绝不能推卸责任，应及时通报事件处理进展，通过媒体取得公众的信任，正确引导舆论方向。

2. 舆情监测与分析

在新媒体环境下，医院应重视舆情应对，加强对舆情信息的监测和分析，做出预判，及时发布官方信息，牢牢把握舆论的引导时机，可以建立信息新闻中心，设立新闻发言人制度，事件缘由及处理方式由新闻发言人进行解释说明，在信息演化的过程中要不断地及时更新信息，把最新信息告诉媒体和公众，使信息透明和公开，畅通信息传播渠道，完善信息交流体系。充分利用微信、微博、论坛等媒体形式建立舆论表达平台，建设新的能适应互联网新媒体环境的风险管理系统。

3. 积累危机公关资源

在医院发展及处理危机事件的过程中，应协调好与公众的关系，其中公众包括政府、社区、卫生、公安、物价、环保、媒体等组织团体。有了良好的公众关系，有些危机事件可以在曝光之前得到相关消息，为医院赢得公关时间，也可以在危机事件被曝光之后，用组织团体的智慧和手段，来帮助医院化"危"为"机"，渡过难关。通过媒体，也可以让社会了解事件的真相和医院的态度，树立医院在危机中的良好形象。

4. 危机事件的新闻发布与舆论引导

新闻发布要坚持正确的舆论导向，坚持新闻真实性原则，遵守新闻宣传纪律和有关保密规定，维护社会稳定，维护医院形象。新闻报道及时有序地进行，举办新闻发布会应严格按照批准的内容进行，所发布的内容要按照确定的口径统一对外发布，如需变动，要重新审批。

5. 新闻媒体记者的接待

新闻媒体记者到事发现场后,接触的人员要第一时间向部门负责人汇报,并将记者引荐给负责人。宣传部门按规定对采访人员进行登记,并要求采访人员出示记者证等有效证件,掌握来访人员的身份和所需采访的内容;及时报告医院领导和上级主管部门宣传处。对于记者提出的采访要求,由宣传办工作人员进行整理后报给舆论危机处置工作领导小组,领导小组根据采访要求确定是否接受采访以及采访的方式方法。舆论危机处置工作人员要全面了解媒体情况,掌握有关信息,与相关媒体沟通交流,对新闻宣传过程实施全面控制,尽量保证事件报道的良性发展趋势。未经领导小组许可,任何人不得在未授权的情况下对外随意发布事件相关信息。

6. 召开新闻发布交流会

对于需要召开新闻发布会的舆情事件,由宣传部门迅速收集突发事件的有关情况,撰写情况说明,形成新闻通稿。新闻通稿撰写完成后,报给舆论危机处置工作领导小组,经领导审阅后对外发布。

第三十八章　医院危机管理的善后机制

"亡羊补牢,为时不晚",在对突发的危机事件做了初步应对后,应该抓紧时间做好善后恢复工作,医院应及时对危机事件的处理进行全面分析,总结经验教训,完善危机管理制度规范系统,开展医院危机管理质量建设,建立危机后学习机制,强化医院品牌意识,从而提高危机管理能力。

第一节　医院危机管理善后的内容

一、危机管理制度体系的完善

现代医院危机管理是在法律法规和规章制度框架下的管理行为,因此,完善的医院危机管理,必须具备完善的法律法规及制度规范系统。在现代社会,应对危机事件需要建立和完善高度协调的复合型危机管理办法。首先,要建立健全相关制度,实现医院危机处理的规范化,还必须完善危机管理的规章制度。对危机种类、医院危机的识别和确认、危机事件处理的具体实施作出规定;其次,应把一些分散的应对医院危机的规章制度集中起来,制定出一套完整的危机管理办法,对医院在危机状态下的权限、应对措施、管理责任以及各部门的权利义务作出详细的规定,以预防危机管理者在危机处理中的行为失当,降低危机回应行为的不确定性;最后,要严格执行处罚措施,加大对医院危机事件发生时制造、散播谣言者的惩处力度。

二、危机的信息公开

在信息传播多元化的现代社会,实行信息封锁已是不可能的。越是在危机状态,公众越是渴望听到来自医院官方或主流媒体的权威消息。如果权威信息渠道缺席,就会导致流言四起,使公众陷入恐慌之中。因此应尽快建立危机信息披露和新闻发言人制度,使信息披露公开化、法制化、规范化,以满足公众的知情权,增强公众对医院的信任感。

与此同时,医院应完善医院信息公开制度。首先,要进一步完善政务公开建设。对于与民众关系重大的事件和情况(如危机)应该坚持公开、公平、公正的原则,实行情况通报制度,把真相及时向民众通报,保障民众的知情权。其次,要完善医院危机管理责任制,医院管理层要树立强烈的责任意识。最后,要充分认识媒体在危机管理中的积极作用。媒体普遍开展的舆论监督,是一种卓有成效的危机防范措施,医院各个部门必须自觉接受舆论监督,杜绝任何对媒体自由的不正当干涉。

三、危机事件的责任追究

医院应完善危机后医院问责制,以求尽快地恢复医院秩序。为避免危机的重复发生和恶性循环,做到对公众负责,医院必须按照有关的法律法规及医院规章制度对危机事件的责任人员进行严肃处理,以维护公共利益和法律的尊严。医院必须按照法治医院、责任医院的理念,完善和规范医院问责制的主体、程序、时效等,塑造出一个"有权必有责,用权受监督,侵权要赔偿"的医院形象,其内容包括:

(一)在医院危机管理过程中营造问责文化

强化问责意识、问责文化是医院问责制的灵魂。大多数医院危机是由某些人为因素引发的,因此在危机管理中必须转变观念,将问责文化纳入其中,把它提高到危机管理的战略地位,融入医院危机管理的各个环节。完善医院危机管理中的问责制的首要条件就是在医院危机管理过程中,建立深厚的问责文化底蕴。在处理危机事件时,以问责理念为先导,突破传统权力本位的观念,从"人本主义"的角度看待医院及行政人员的管理活动,把对社会负责作为医院危机管理工作的出发点和最终归宿。

(二) 健全与医院问责制相关的配套制度

首先,要制定相关的规章制度。医院危机管理中的问责制不光是医院内的工作规章,它必须有相关的法律保障,因此应该依据政府相关的法律法规,加强对相关人员的责任追究。

其次,建立相应的政务公开机制。政务公开机制是行政问责制得以推行的前提条件。

再次,要健全医院赔偿制度。一些非人为因素危机造成的损失是无法弥补的,但如果是医院危机管理不力造成的人为损失,必须予以赔偿。

四、媒体的正面引导

媒体在医院危机管理中具有发现征兆、满足信息需求、引导公众情绪、影响医院决策、塑造医院形象等积极作用。媒体是社会公器,代表公众行使社会守望的职能。媒体是一种公共资源,理应最大限度地为增进公共福利而发挥最大效益,否则就是浪费公共资源,因此,医院要充分发挥媒体的这些积极作用。媒体不仅可以及时监视可能导致医院危机发生的各种潜在因素,而且在医院危机管理过程中,媒介作为医院和公众的代言人,起到沟通信息、疏导情绪的积极作用。公开透明的媒体报道既缓解了民众的紧张情绪,也使谣言在事实面前不攻自破。所以,在医院危机管理过程中医院必须高度重视与媒介的关系。

作为医院,首先要增加其透明度,畅通渠道,充分发挥媒体在医院危机管理中的积极作用;其次,医院要引导媒体提高危机传播的水平。尤其是在危机发生后媒体要在安抚公众的焦躁情绪、消除危机影响等方面做出努力。

五、危机后医院信用的重构

在危机中,医院的信用会受到冲击。因此在处理危机后,医院应该从多个方面来重构和巩固医院的信用。

（一）完善相关规章制度，规范医院行为

医院应规范医院及其部门的日常行为，维护医院信用。确立和巩固信赖保护原则，只要医院实施的行政行为使相对人产生一定的利益，医院就有责任对这一利益予以保护，而不允许随意变更或撤销该行为。即使为了公共利益的需要必须改变原行政行为的，也应对因这一改变而损害的相对人利益予以补偿。而且，这种补偿不应是象征性的，而应是充分的。

（二）改进监测预警机制，引入独立机构

建立完整的监测预警机制，完善控制指标体系，随时监测可能导致危机的变化，及时发布预警公告。在提高医院本身信息公开化程度的同时，发展独立于医院的专业化评估和咨询组织。独立机构既能成为客观、可靠的信息来源，又能为医院提供具有启发性的建议，从而提高医院能力，增加公众的信任感。

第二节　医院危机管理善后方法

一、分析原因，系统地整改

危机事件平息后，首先要分析危机发生的各种因素，重点查找未将危机遏制在萌芽状态的原因，确定可能发生危机的薄弱环节。其次要评价医院危机管理工作，找准危机管理存在的问题，将危机管理中存在的问题综合分类，重点分析危机事件发生后的应急处理环节的不足，对处理危机的决策提出整改措施，并加以完善。

二、主动消除负面影响

积极与媒体、权威部门、执法机构密切合作，搞好正面引导宣传，展开立体公关，创造并及时抓住新的机遇。

三、医院危机文化建设

当前,医疗机构在结合自身特点加速发展,不断提升医疗技术水平和服务质量的同时,越来越重视医院的文化建设,而构建医院核心价值观也成为医院文化建设中的核心。在医院文化和医院理念里,应强化危机管理意识,加强危机文化建设,使这种文化与时俱进,努力降低医院危机发生的概率。在努力推进医院危机文化建设的同时,发挥"患者至尊、诚信为先、技术第一、服务至上、卓越创新"的医院核心价值观的导向作用、凝聚作用、规范作用、动力作用,建设人文医院,锻造优质新品牌。构建以患者为中心、以人文关怀为核心的人本文化理念,铸造人性化服务品牌。增强管理执行力,为发展提供有力保障。

通过医院危机文化建设相关制度的落实,促进核心价值观融入医院的日常管理行为,促使医院各项工作不断完善,全体员工自觉地将工作做得更好,使医院的每一个服务环节的每一位工作人员都能具备较高水准的基础素质,并能依照统一的、严格的、高标准的规范流程提供更好的医疗服务,促进医院的可持续发展。

四、医院危机管理质量建设和制度建设

医疗质量管理是医院管理的核心内容和永恒话题,是医院的生命线,更需要不断完善和持续改进。诊疗行为关系到患者的健康甚至生命,医院必须保障医疗质量,严格执行各项医疗制度,加强风险评估、医疗过程质控管理,确保医疗安全。在日常工作中,医院要注重医德医风建设,提高医务人员的责任心,防止医疗事故的发生,从多方面提升医务人员服务质量和医疗水平。

五、加强医院品牌建设以提升医院核心竞争力

医院的品牌形象和医院的核心竞争力密切相关,为了能够在日益复杂的环境中站稳脚跟,提升医院的竞争力,医院应强化管理以提升医院的服务质量和信誉。医院要在日常医疗服务工作中赢得患者、员工、主管部门、社会公众、新闻媒体以及其他有关方面的尊重、信心和信任,建立医院良好的声誉。医院

一旦拥有良好的声誉将有助于将医院同危机隔离开来，并在危机中迅速控制局势，减少损失。

六、系统提升医院危机管理水平

医院只有充分发挥自身所具有的特点，强化员工的服务意识，不断地进行服务技能的培训、医德医风教育、危机感教育、价值观念教育，在营销战略上打整合牌，在营销模式上打创新牌，在营销战术上打服务牌等，才能体现其差异化的优势，增强医院信誉所带来的感召力，从而将危机事件消灭在萌芽状态。

（一）医院管理者角度

一是要强化医院管理者的危机意识。把医院的危机管理与医院的正常管理有效组合。二是医院管理者应加强对危机管理知识的学习。要对医院管理者的危机管理知识进行培训，并进行必要的考核。三是改变现有的医院管理者选拔方式和医院管理模式，使之适应我国医疗事业飞速发展的需要。四是重视医院人力资源的危机管理。人力资源危机的管理是一项涉及面广的工作，医院对于人力资源危机管理水平的提升也是一个循序渐进的过程。要对医院人力资源的危机进行有效的管理，首先就要运用正确的评价危机管理能力的手段与方法，对当前面临的危机形势有了准确的认识之后，才能制定切实可行的、针对性强的提高人力资源危机管理能力的措施和方案。人力资源作为医院保持核心竞争优势的宝贵资源，医院的发展和生存与人力资源水平密切相关，重视人力资源危机管理，采取积极有效的策略应对人力资源危机，对医院稳定运作和持续发展有着十分重要的意义。

（二）医务工作者角度

一是要加快培养更多的优秀医务工作者，尤其是基层医务工作者，满足广大人民群众不断增长的健康和医疗需求，不断提高医务工作者的生活待遇和社会地位。二是改革我国现行的执业医师法规。对取得执业医师证的医师每年进行相关知识的培训，考试合格者才能继续执业。三是加快推进医疗责任保险制度的改革。根据我国《医疗事故处理条例》第四十九条"不属于医疗事故的，医疗机构不承担赔偿责任"的规定，保险公司将赔偿的范围只确定在医疗事故范畴内。医院投保后,这一部分不能得到保险赔付,使得医院认为买保险是花冤枉钱,不能解决医院的实际困难。改革医疗责任保险制度,简化医疗机构对医患纠纷的自行协调处理程序,使医院从纷繁复杂的医患纠纷中脱离出来,医务人员才敢于在危急重症患者的救治中承担风险,医疗救治技术才会提高。

第三节　医院危机管理的反馈学习

对医院来说,每一次危机都是一次新的体验,医院应该设法化危机为契机,从中发现原有的危机管理体系中存在的种种问题,加以修正和改进。发现、培育进而收获潜在的成功机会,就是危机管理的精髓。因此,对于危机事件,医院应设立第三方性质的独立调查制度,如以项目的形式聘请高校等研究机构的医院管理学者对事件进行调查,公正甄别事件诱因,将危机处理前后制作成易于研读的学习材料,在全院开展危机管理培训活动。鼓励全体医务人员从危机中学习,在危机中成长,最大限度地杜绝和减少新的危机事件的发生,建立医院危机管理的教育和训练机制十分必要。

一、医院危机管理教育的重要性

医院应普及危机管理知识,加强演练,提高全员的危机意识。在危机预防管理中医院必须做到:一要警钟长鸣,经常进行必要的危机理论知识培训及演练,提高员工的危机意识,树立全员危机观念;二要大力普及有关医院危机的知识,让员工掌握正确的应对危机的措施与方法,明确个人在危机中的职责。

加强危机的预防训练,整体提高员工的危机意识和危机应对能力,一旦发生危机,员工能从容应对。加强对员工的危机教育,有利于改善医院的危机管理效果。在和平、稳定的环境下,员工的危机意识往往比较淡薄,所以,医院要通过多种方式使全体员工增强危机意识,增强应对能力,提高危机管理技能。让员工能正视危机,不惧怕危机,努力寻找有效的方法应对危机,团结一致克服困难。公共危机教育具有强大的社会动员作用,为处于突发事件中的人们提供了智力支持和精神动力。

二、医院危机教育的方法与措施

医院危机的教育方法与手段包括以下几个方面：推进危机文化建设，着力提升全体员工的危机意识，提高全员素质，开展危机事件发生后的分析讨论；组织开展演练，提高员工整体对抗危机的能力；教育培训要注意区别层次和对象，根据员工的专业分类和所处层级，有针对性地进行危机管理知识培训。

三、医院危机管理教育内容

提高员工对医院危机管理相关内容的关注，员工对医院危机要有忧患意识、关注意识、重视意识；提升员工危机防范意识、求生意识与技能、求助意识与方法、自救意识与技能、互救意识与技能；提高员工应对危机的道德意识；提高员工应对危机的职业道德和社会公德；提高员工应对危机的心理承受能力；培养员工应对危机的应急能力。

第三十九章 医院危机管理的实践与探索

随着国家医疗体制改革的不断推进,公立医院的生存和发展环境发生了巨大改变,由于受传统观念与管理方式的制约,公立医院仍处于改革与发展关键转型期,医院外部竞争环境、医院管理、医疗服务、医患关系、人力资源管理等方面都面临着多元化的危机。合肥市第一人民集团医院(以下简称"集团医院")从战略的高度,积极识别和应对医院外部的、内部的、即时的或潜在的风险和压力,并将危机管理意识融入到医院文化和医院管理实践中,增强全体员工危机意识,提升危机管控能力,减少了危机事件的发生及其造成的负面影响。

"十一五"初期,医院就建立了医疗护理、行政管理、后勤管理、薄弱环节管理等涵盖医院管理的全方位危机管理系统,独创危机预警系统。本章主要从集团医院危机管理的角度,对医院节假日、休息日、夜间、门诊诊疗高峰等薄弱环节的危机管理体系建设,危机事件的应急处置,医院危机管理保障及医院危机管理的探索与展望四个方面进行阐述。

第一节 薄弱环节危机管理体系

一、医院节假日、休息日及夜间危机管理系统

医院节假日、休息日和夜间是管理相对薄弱的时段,也是各种各类事故易于发生的时间段,为保证医院医疗工作在节假日、休息日和夜间能够正常运行,降低危机事件发生的可能性,院领导实行轮流值班和查岗制度。每周各院区执行院长进行一次行政查房,根据临床科室亟待解决的问题,由相关部门负

责人现场给出处理意见,解决实际问题。节假日、休息日各院区值班院长进行行政查房,保障医院各方面工作有序进行。同时为及时接受上级主管部门应急办的应急工作指示,启动医院各项应急预案,集团医院在医疗护理管理系统、行政管理系统、后勤管理系统、危机预警系统、督查系统五个方面加强危机管理的基础上,重点强化节假日、休息日和夜间管理体系建设。

（一）六大管理系统

1. 医院节假日、休息日和夜间管理系统

医院除常设行政总值班、医疗总值班、护理总值班、后勤总值班、安保总值班、住院管理部总值班 6 个 24 h 值班系统,并与危机预警系统实行实时联动之外,还实行节假日院长行政查房、科主任周末轮班制、护士长助理周末值班制等,在院科两级做到了无缝衔接。

2. 医疗护理管理系统

严格按照三甲医院标准,持续改进;健全医疗护理质量管理体系,推进医疗质量持续提升;推行规范化管理,确保医疗质量和患者安全;倡导人性化服务理念,不断提高服务水平。为加强对门诊薄弱环节管理,医院设立了门诊楼层护理巡视质控岗位,以提高管理水平。

3. 行政管理系统

以目标管理为核心,注重效能建设和提升内部满意度;完善领导层职能,院领导、中层干部找准定位,不缺位,做到分工明确、政令畅通。强化行政管理部门间沟通协调机制,理顺管理流程;改革考核评价制度,行政管理层开展效能建设,把目标管理、制度管理与人性化管理结合起来,激发行政管理人员工作活力。

4. 后勤管理系统

医院剥离原有后勤部门,实现后勤工作的社会化、市场化、企业化、集团化运作,各院区后勤保障均由物业管理公司提供统一规范的服务保障。后勤管理由集团总部后勤保障管理中心按照 ISO 9001 体系进行监管。

5. 危机预警系统

为方便紧急情况下即刻激活预警机制,医院根据报警电话"110""114"

"119""120"设立院内"3110""3114""3119""3120"4 个 24 h 直拨接警电话，涉及医护技药、治安消防、综合治理、水电维修、设备通信等各种突发状况（图 39-1）。院内公布应急报警电话分类表，可根据突发事件的类型，正确及时报告，确保能够尽快处理突发事件，保障患者就诊安全，避免突发事件演变成危机事件（表 39-1）。医院常设行政总值班、医疗总值班、护理总值班，与危机系统实行实时联动。

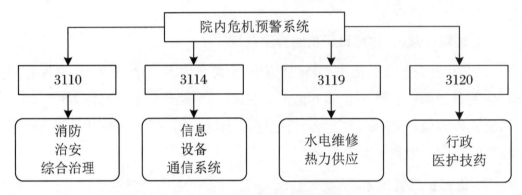

图 39-1　院内危机预警系统

表 39-1　应急报警电话

事件类型	院内报警电话	院外报警电话
医疗纠纷（事故）	医务部：×××× 护理部：×××× 门诊部：××××	报警电话：110 派出所：××××××××
突发公共 卫生事件	医务部：××××	合肥市卫健委应急办：×××××× ××
药品安全 危害事件	医务部：×××× 药学部：××××	合肥市卫健委应急办：×××××× ××
食品安全事件	后保中心：××××	合肥市卫健委应急办：×××××× ××
火灾	安全保卫处：××××△	火警：119
停水	后保中心：××××△	市政服务热线：12345
停电	后保中心：××××△	电力客服电话：95598

事件类型	院内报警电话	院外报警电话
医用气体故障	后保中心：××××△	
电梯意外事件	后保中心：××××△	日立电梯安徽分公司维修电话：××××××××
信息网络故障	信息中心：××××△	
洪水、地震	后保中心：××××	合肥市卫健委应急办：××××××××
突发性核事故与辐射事故	医务部：××××	环保举报热线：12369 合肥市卫健委应急办：××××××××
恐怖袭击	安全保卫处：××××△	报警电话：110 派出所：××××××××
应急指挥小组	小组长：××××××××	

备注：1. 发生上述突发事件，在通知相关部门的同时，应报医院总值班（电话：××××）；

2. 标注"△"的电话为 24 h 值班电话。

6. 督查系统

医院成立综合质量督查委员会，由院内各专兼职支部书记等组成督查队伍，按照医疗、护理、行政、后勤等标准化体系进行督察。定期或不定期对全院的政务、行风、服务、后勤保障、劳动纪律、安全保卫、防火防盗、综合治理、卫生创建、环境卫生等工作任务完成情况实施监督检查。独立行使督查、检查、评审和奖惩权，并将督查结果以简报形式向全院通报。危机预警体系和督查体系的建立和完善，为实现医院安全和院内管理的科学化、制度化、标准化和规范化提供了切实有效的保障，同时也为维护患者切身利益形成了一道安全屏障。

（二）节假日、休息日和夜间应急处置

医院设有节假日、休息日和夜间突发事件应急处置领导小组，由院长担任

组长,值班副院长担任副组长,成员由医疗、护理、行政、后勤、安保、住院管理总值班人员组成。应急处置领导小组下设医院行政总值班,负责处置和协调节假日、休息日和夜间发生的突发事件。同时下设四个协调小组,应急医疗救治组、预防控制和院内感染管理组、后勤保障组、信息管理组。协调小组负责处理医院节假日、休息日和夜间医疗、行政、后勤以及其他临时性事宜,及时传达、处理上级指示和紧急通知,签收处理来文、来电、传真等,办理工作日期间未尽事宜。负责处置和协调医院在节假日、休息日和夜间发生的突发事件,保证医院各种医疗活动正常秩序。

四个协调组的职责分工:

1. 应急医疗救治组

医院节假日、休息日和夜间卫生应急医疗救治组由医院各科室和医技部门二线班人员组成。在应急领导小组领导下,按指令及时集结,实施医疗救治;在救治过程中严格执行救治常规与技术操作规程;救治期间,积极配合流行病学调查和实验室样本采集,开展健康教育并进行必要的救治培训;平时积极参加相应的卫生应急培训与演练,熟练掌握应急救治方案、常规诊疗和操作技能;同时承担节假日、休息日和夜间突发事件应急领导小组交办的其他卫生应急任务。

2. 预防控制和院内感染管理组

医院节假日、休息日和夜间预防控制和院内感染管理组由院内感染管理科、预防保健科和检验科值班人员组成。在应急领导小组的领导下,负责对医院感染及其相关危险因素进行监测、分析、反馈和疫情网络直报;指导医院的清洁、消毒灭菌与隔离、无菌操作、医疗废物管理等工作;对医务人员进行预防和控制医院感染方面的培训;审核消毒药械和一次性使用医疗器械、器具的相关证明;在发生突发公共卫生事件时,负责督促执行消毒隔离制度和消毒技术规范,提供消毒方法、医院消毒卫生标准和个人防护技术方案;落实分级防护原则和职业暴露的处置,监测、控制和督导医院常规防护消毒及医院相关临床科室及部门的感染控制;完成院应急处置领导小组交办的其他工作。

3. 后勤保障组

医院节假日、休息日和夜间后勤保障组由财务、物流、医工、药剂、设备、后保、保卫等部门值班人员组成。在应急处置领导小组的领导下,负责制定卫生应急药品、器械、设备、水电气、车辆、通信和防护物资的需求计划和分配计划；与属地突发事件工作指挥部物资保障组沟通联系，保证医疗应急救援一线工作对物资的需求；掌握本地区相关医疗机构应急处置工作的医疗设备、常用药品、防护物资的基本情况，了解相关的供求状况，多渠道组织货源；对部分采购困难的药品，制定采购预案，疏通供应渠道，确保供应；对紧急需求的物资、药品、设备提出调配的方案，并负责落实；配备必要的急救设备、常规急救药品和急救器材，保障各部门通信畅通；完成院应急处置领导小组交办的其他工作。

4. 信息管理组

医院节假日、休息日和夜间信息管理组由院办、应急办、信息通信等部门值班人员组成。在应急领导小组的领导下，维护公共卫生信息网络平台的正常运转，保障与属地卫生应急指挥中心的通信畅通（信息共享），提高医院医疗救治、科学决策以及应急指挥能力；记录专家组例会关于诊断及救治方案的意见，负责本院应急救治全过程的信息收集和统计汇总工作；负责落实卫生应急相关信息报告管理工作，卫生应急事件月报、日报工作；根据卫生应急预案做好健康教育工作，开展群众性的防治知识宣传和卫生健康知识的科普教育；及时总结阶段性卫生应急工作情况，为院应急领导小组和救治组提供各类文字材料；及时收集、整理、编撰先进典型事迹材料，在院内广泛开展学习宣传活动；完成院应急处置领导小组交办的其他工作。

（三）设备设施物资保障

（1）节假日、夜间总值班配备无线对讲设备，便于出现紧急情况时进行信息沟通，同时便于对医院范围内值班人员进行管理。

（2）医院发展规划符合预防、处置医院危机的需要，统筹安排应对医院危机所必需的设备和基础设施建设，确定应急避难场所。同时做好应急物资管理，具体要求参照本书第三十七章《医院危机管理的处置机制》中的物资调度的内容。

二、门诊部诊疗高峰的危机管理

集团医院根据医院危机识别运转原理，对门诊部发生的医疗投诉进行全面分析，发现问题及时处理，如门诊在接诊高峰时间段因楼层标识不清晰、医患沟通不及时、工作人员解释不到位等因素易造成一些潜在纠纷。

（一）增设门诊楼层护理巡视质控岗位

（1）楼层护理巡视质控岗工作主要由门诊部护理组长承担，在岗人员负责门诊各楼层日常护理巡视质控及现场协调等工作，通过主动巡视、主动沟通，主动关注患者需求，主动为需要的患者提供帮助，对于患者的投诉及相关纠纷第一时间予以干预及处理，妥善处置，减少不良影响。

（2）发现每半天就诊量大于 120 人次的科室，及时上报门诊主任，由其协调增加诊室、增派医生，缓解就诊压力，降低纠纷发生的可能性。同时安抚等候患者的情绪，耐心解答患者询问，及时发现问题，及时协调解决，确保分诊区域秩序井然。

（3）遇危急重患者需紧急处置时，指挥并协调分诊护士施以必要的紧急处置措施，以免造成不必要的纠纷。

（4）督促保洁人员完善门诊环境的保洁工作，保持环境整洁、安静，严格执行新冠疫情相关规定，确保日常消毒隔离措施的落实。

（二）窗口服务弹性排班

为缓解高峰期就诊压力，提供快捷、便利的窗口服务，及时避免因排队等候问题导致潜在危机事件的发生，挂号收费窗口实行弹性排班。

（1）上班时间夏季 7 时，冬季 7 时 15 分；下班时间视情况推迟 15—30 min。

（2）窗口根据实际情况和需要（排队超过 15 人或等候时间超过 10 min），随时调配二线人员增援，加开窗口，同时加强窗口工作人员的业务培训，提升业务技能，熟练掌握挂号收费医保系统的操作，提高工作效率，尽量缩短患者等候时间。

（3）强化窗口工作人员服务意识，耐心解答服务对象的询问，做好解释沟通工作，必要时配合门诊部的志愿服务工作，安排人员在窗口附近做相关解答，避免不必要的投诉、纠纷。

（三）完善门诊标识导向系统

根据门诊环境，规范并统一布置门诊标识标牌。门诊标识是通过文字、图形、色彩等手段,将医疗功能、环境等空间信息传达给患者,帮助患者认知并使用空间。在门诊范围内的标识,按照一定的关系组成一个整体,形成门诊标识导向系统,在为患者提供便利的就诊服务的同时,降低患者因无效流动而引发的投诉纠纷。

(1)引导式标牌实行分层次设计,采用地面标识、墙上标识、悬挂标识等,为患者及家属提供全方位指引功能。

(2)规范自行张贴标识,由门诊部统一设计,征求科室意见后统一制作清晰、准确的标识标牌,创造简洁、方便的就诊环境,减少患者的无效流动。

(3)在传统的标识系统里引进电子显示和多媒体技术,其中比较成熟的有彩色及单色电子显示屏、电子触摸屏及语音信息接收器等。

(四)畅通投诉渠道

医院须进一步畅通投诉渠道,以严谨、规范、高效的投诉管理,为群众安心看病、放心看病提供保障,降低投诉纠纷发展为危机事件的可能性,尽可能将潜在危机消灭在萌芽状态。

1. 无缝对接

在公布原有医疗质量监控办公室固定电话和总值班电话的基础上,新增投诉快速处理专班移动电话,确保医院节假日、休息日和夜间投诉接待不间断,7×24 h 全天候快速受理患者投诉。

2. 关口前移

增加医疗质量监控办公室工作人员力量,办公关口前移,在门诊大厅一站式服务中心新增一名快速受理处理投诉人员,保证接到电话后 5 min 内赶到现场,接待处理现场投诉。

3. 持续改进医疗服务

医院定期召开投诉分析会议,剖析投诉原因,着力解决医疗服务和流程中存在的问题,各部门相互协调配合,实现投诉管理与医疗服务的无缝对接。

第二节 常规危机事件的应急处置

一、医疗纠纷的应急处置

及时、妥善、有效地处置因医疗纠纷引发的危机事件,维护医院稳定,解决实际问题,将负面影响降至最低是我们应努力做到的。

(一) 一般医疗纠纷的处理

发挥科主任、护士长的作用,作为科室负责人,应高度重视,认真分析矛盾的大小,应尽早与患者及家人沟通,在纠纷发生后要起到稳定局面的作用,对患者及其家属适度抚慰,遇到问题及时请示反馈,认真向患者及其家属解释,但要慎下结论,说话留有余地。对于小的医患矛盾尽量在科内解决。未能及时处置而演变成大的医患纠纷,须明确科室需要承担的责任。

(二) 重大医患纠纷的处理

当发生重大医疗纠纷,科室内一时无法解决时,应及时上报分管院领导,并向医疗纠纷投诉办公室汇报。建立医疗纠纷处理团队,从患方投诉开始跟进、协调直至纠纷妥善解决。作为团队成员,要善于掌控双方和解进度,努力纠正患方对处理建议的认识偏差,避免纠纷升级。最重要的是要善于沟通,主动请示汇报。在沟通无果的情况下,主动向上级主管部门和领导汇报,寻求支持;同时关注患者及其家属的反馈与诉求,并注意环节监控(事前控制、事中应对、事后反馈)。医院安全保卫处在第一时间组织安全保卫处人员与保安队员赶到现场果断处理,维护现场正常工作环境和诊疗秩序。平时与公安机关保持良好沟通,确保医院在面对恶性纠纷时可以得到公安部门的强力支持。

(三) 医闹行为的应对

患者在医院医治无效死亡时,对于死者家属因失去亲人头脑不冷静做出打伤医院医护人员、率众人冲击医疗和办公场所、在医院拉横幅、在病室内停放死者尸体等违法行为,医院安全保卫处除在第一时间组织安全保卫处人员赶到现场,维护好现场的工作秩序和诊疗环境外,应及时报警处理。最终由院方代表与死者家人代表共同前往医疗服务质量监控处处理解决。成立医疗纠纷突发事件应急处置领导小组,组长由院长担任,副组长由分管医疗的副院长担任,小组成员为医务部、护理部、投诉办、安全保卫处、后勤保障中心、宣传中心负责人,同时在医疗服务质量监控处设立医疗纠纷突发事件应急处置办公室。根据医疗纠纷引发的突发性事件的范围、性质、危害程度,实行统一领导、统一指挥、分级负责、分级响应。按照相关法律、法规和规章制度,对医疗纠纷引发的突发性事件做到快速反应、及时处理、及时平息。公平、公正地处理医疗纠纷引发的突发性事件,第三方调解机制是一种非诉讼纠纷解决方式,容易被医院和患者接受,因此要充分利用,保护医患双方的合法权益。对患者家属进行疏导和教育,依照法定程序解决纠纷,努力避免矛盾激化,积极引导当事人走依法维权的途径,通过律师评估,找出有利证据,积极与法院、患者家属及律师沟通,保障医院合法权益。个别偏执和无理取闹的患方极易做出伤害医疗人员和医院的事情,面对偏执和无理取闹的患方时,处理须更加谨慎。医院要确保医务人员生命安全,掌握纠纷化解进度和处理分寸,反复评估,尽快处理,必要时可请公安机关介入以帮助处理。

二、医疗技术损害的应急处理

由于医疗技术的复杂性和专业性,临床上的医疗技术损害的发生是不可避免的,医院如何处理医疗技术损害引发的危机是危机管理过程中需要面临的考验。

(一)立即消除致害因素

技术损害一旦发生,发现者首先应当立即设法终止致害因素;当致害因素的识别和判定有困难时,应当立即请示上级医护人员并请其加以指导处理,不可迟疑和拖延。

(二)迅速采取补救措施

密切注意患者生命体征和病情变化,积极采取有效补救措施,降低技术损害后果,保护患者生命健康。

(三)尽快报告

技术损害一旦发生,必须立即如实报告。首先报告上级医师和科主任,情节严重者应当同时报告医务部、分管院长或医院总值班人员,重大技术损害必须同时报告院长,任何人不得瞒报。

(四)组织会诊协同抢救

(1)患者损害较轻、不致造成严重后果时,立即暂停原医疗技术操作,当事科室要酌情组织科内会诊(由科主任或现场最高年资医师主持),根据当时具体情况采取适宜应急补救措施。同时做好患者保护性医疗措施,防止再次或继续发生医疗技术损害。

(2)科室负责人、医务部或医院总值班接到报告后立即组织相关技术专家会诊讨论,研究进一步补救处理对策,决定是否继续进行原医疗技术操作。医院和科室选派技术骨干根据补救对策及时处理患者,操作中应尽量避免或减少其他并发症。操作后,必须密切观察患者病情,防止发生其他意外情况。及时按规定整理材料,报医务部或分管院长。

(3)患者有生命危险时,立即抢救患者生命,同时上报科室负责人、医务管理部门(或医院总值班)及分管院长,有关人员接到报告后,应立即组织相关技术专家抢救患者,必要时由医务部邀请外院专家进行会诊指导。待患者生命危险解除后,再进一步研究补救处理对策。及时按规定整理材料,报医务部及分管院长。

(五)原始证据收集及保管

迅速收集并妥善保管有关原始证据,包括实物、标本、手术切除组织器官、剩余药品、材料、试剂、摄像和录音资料、各种原始记录等。

(六)妥善沟通

妥善沟通,稳定患方情绪,争取患方配合,防止干扰抢救和发生冲突。如患者已经死亡,应在规定时限内向其亲属正式提出并送达书面尸检建议,力争得到患方书面意见。

（七）全面检查、总结教训

全面排查，找出技术损害发生的原因，制定改进措施，修订制度，及时完善相关记录。如存在医疗差错或过错，依照《医疗纠纷（事故）防范、预警与处理规定》等处理。随时做好医疗事故技术鉴定或应诉准备。因技术损害构成医疗事故者，按照《医疗事故处理条例》规定程序进行处理。患方以不正当手段过度维权、聚众滋事、扰乱医疗秩序时，在耐心劝导和向卫生行政部门反映、向公安部门报警的同时，组织力量维护医疗秩序，保护医院设施。当发现技术损害与技术或药品器材本身缺陷有关，或同类损害重复出现或反复出现时，暂停使用该项技术或有关药品器材，并对其进行认真的研讨和重新评估，必要时报告上级卫生行政部门。

三、水、电、汽动力设备突发事件应急处理

由于各项动力设施技术复杂，存在诸多产生突发事件的因素。此类突发事件主要可划分为自然灾害、事故灾害两大类：一是自然灾害，自然灾害有其一定的不可预见性，通常在暴雨、雷电、酷暑、严寒等不可抗拒的条件下发生，如何在出现事故后快速、有效地恢复动力供应，保障全院动力系统的正常运转，是后勤保障中心的首要任务，如何快速反应对后勤保障中心的每一位员工的职业素质提出了更高的要求。二是事故灾害，生产安全事故的应急救援工作应遵循自救为主，统一指挥，分工负责，单位自救和社会救援相结合的原则。任何部门和个人都有义务参加或配合生产安全事故的应急救援工作。

明确应对突发事件的工作要求如下：

（一）组织领导

由后勤保障中心成立"紧急事故应急救援指挥中心"（以下简称"指挥中心"），统一指挥事故应急救援工作。总指挥由分管院长担任，副指挥由后勤保障中心、安全保卫处负责人担任，下设办公室。按照技术类型分为配电抢修组、水暖抢修组、蒸汽抢修组，并指定负责人。维修组成员为工程部全体员工。医院应明确指挥中心的主要职责，统一协调本部门应急救援准备工作；组织实施突发事件的应急救援工作；统一调配救援设备、人员、物资、器材；必要时协

调其他部门参与应急救援工作。

（二）应急准备

（1）后勤保障中心办公室负责制定安全事故应急救援预案，并监督措施的落实，对安全隐患登记造册，定期向上级领导汇报。实行日常监督和动态监督，督促有关部门对隐患进行整改。

（2）日常应急工作由工程部具体负责，定期对全院水、电、汽等其他动力设施进行安全检查，消除隐患，制定安全事故应急预案，并组织实施。

（3）加强对全体员工安全知识教育和特殊岗位操作技能培训，实行职工岗前安全培训制度，建立并完善安全责任制，严格执行国家有关安全生产的法律、法规。

（三）应急救援处理程序

（1）事故发生后，指挥中心应迅速采取措施，组织开展应急救援与处置工作，并立即报告院内领导及保卫、消防等有关上级领导部门。指挥中心值班室设在院办公室，对外公布相关电话号码。

（2）指挥中心接到报告后，主要负责人、分管负责人应立即赶赴现场，同时根据事故特点、性质和严重程度，紧急通知有关人员赶到事故现场，并立即组织人员进行抢修，控制事态发展，最大限度地减少损失。

（3）发生严重灾害及重大安全事故时，根据指挥部的要求，参与应急救援与处理，保证事故抢险和应急救援的各种专用设备安全、可靠运行。

（4）参加现场救援的人员必须严格遵守安全操作规程，按救援方案施救，未经指挥中心负责人批准，不得擅自改变计划。

（四）实施措施

1. 配电设施故障

（1）发生严重停电、短路、断路、线路起火等事故时，一名值班电工（必须保证有 2 名以上电工值班）应立即断开相关电闸，并赶往事故地点抢险，查明原因，采取有效措施制止事态进一步扩大，保证人员、财产安全。另一名值班电工及时向上级领导及消防等有关部门汇报，坚守岗位，做好详细记录。

（2）配电抢修组成员接到事故通知后，必须立即赶到事故现场，根据现场具体情况采取及时、有效的事故处理方案,保证人员、财产安全,及时向上级领导汇报情况。

2. 水暖设施故障

(1) 发生严重的水管爆裂、漏水、下水堵塞、大面积停水等事故时,一名值班水工(必须保证有 2 名以上水工值班)应立即赶往事故地点关闭相关水阀或查明故障原因,采取有效措施制止事态进一步扩大,保证人员、财产安全。另一名值班水工及时向上级领导和消防等有关部门汇报,坚守岗位,做好详细记录。

(2) 水暖抢修组各成员接到事故通知后,必须立即赶到事故现场,根据现场具体情况采取及时有效的事故处理方案,保证人员、财产安全,及时向上级领导汇报情况。

3. 蒸汽设施故障

(1) 发生严重的蒸汽泄漏、爆裂等事故时,值班人员应迅速查明原因,并采取有效措施制止事态进一步扩大,保证人员、财产安全。及时向上级领导和保卫消防等有关部门汇报,坚守岗位,做好详细事故记录。

(2) 蒸汽抢修组各成员接到事故通知后,必须立即赶到事故现场,根据现场具体情况采取及时、有效的事故处理方案,保证人员、财产安全,及时向上级领导汇报情况。

(五)后期处置

1. 突发事件事故调查

发生突发事件事故后,应急指挥中心组成调查组进行调查,客观、公正、准确、及时地查清事故原因、发生过程、恢复情况、事故损失、事故责任等,提出事故整改及责任处理意见。

2. 改进措施

发生事故后,应急指挥中心及时组织研究、分析事故发生的原因和过程,吸取事故教训,制定防范措施,进一步完善事故应急预案,改进事故应急救援、事故抢险与紧急处置体系。

四、非医疗因素引发意外伤害事件的防范与应对

（一）患者有自杀倾向时的防范与应对措施

（1）告知患者家属，要求家属须24 h陪护，家属如需要离开患者时应通知在班的医护人员。

（2）做好必要的防范措施。包括没收锐利的物品，检查病房的窗户，做好防坠落措施，锁好门窗，防止意外发生。

（3）发现患者有自杀念头时，应即刻通知主管医生，同时向上级领导汇报，第一时间联系患者家属。

（4）详细交接班，同时多关心患者，准确掌握患者的心理状态，给予心理疏导。

（二）患者自杀后的应对措施

（1）发现患者自杀，应立即通知医护人员，携带必要的抢救物品及药品奔赴现场，立即开始抢救工作。

（2）抢救无效时，注意保护现场（病房内及病房外现场）。

（3）立即通知家属、医务处及院总值班，服从领导安排处理。

（4）配合相关领导及有关部门的调查工作。

（5）做好各种记录。

（6）保证病室常规工作以及其他患者的治疗工作的进行。

（三）患者坠床/摔倒的防范及应对措施

（1）医院硬件设施配套到位，如地面做防滑处理，铺设无障碍通道，斜坡、电梯、骨科病房沿墙设置扶手，病床添加护栏，拖地时做快干处理，并设置警示牌提示注意地滑。

（2）患者不慎坠床/摔倒，医护人员应立即奔赴现场，病情允许时将患者移至患者床上或抢救室。

（3）进一步检查患者的情况，如测量血压、判断患者意识、查看有无骨折等外伤情况，安排并陪护患者做相应检查及治疗。

（4）认真记录患者坠床/摔倒的经过及抢救过程。

（5）通知患者家属，告知病情，如有骨折等严重情况，应向医务处汇报（夜间通知院总值班）。

（四）患者自行离院的防范及应对措施

（1）患者入院宣教时，告知患者及其家属：患者出院前不得擅自离院并签字。

（2）发现患者擅自外出应立即通知科室主管医生及病房护士长。

（3）通知医务部和护理部，夜间通知院总值班及护理部值班。

（4）查找患者并和患者家属联系，告知患者自行离院情况，嘱其协助查找。

（5）尽一切可能查找患者去向，如通知保卫处在院内协助寻找患者，院内不见患者、家属亦联系不上时拨打110报警寻找。

（6）患者返回后立即通知院总值班，由主管医生及护士长进行处理。

（7）若确属外出不归，须两人共同清理患者用物，贵重物品、钱款应登记，患者家属签收后交其妥善保存。

（8）认真记录患者外出及寻找经过，于病程记录上做自动出院处理。

（五）患者发生精神症状的防范及应对措施

（1）立即通知医生及病房护士长，夜间通知院总值班或护理部值班人员，请相关人员会诊。

（2）采取安全保护措施，如果患者出现过激行为，应撤离同室其他患者，立即通知保卫处或相关部门，协助处理，以免患者自伤或伤及他人。

（3）通知患者家属，医患沟通并签字，告知患者病情，要求家属24 h陪护，密切观察，并按病情考虑对患者是否采取躯体束缚与行动限制，以防发生意外。

（4）专科会诊后如实记录病情，由专科进一步治疗。

（六）失窃的防范及应对措施

（1）发现失窃后，妥善保护现场。

（2）电话通知保卫处来现场处理，夜间通知院总值班。

（3）协助保卫人员开展调查。

（4）维持病室秩序，保证患者医疗护理安全。

（七）遭遇暴徒的防范及应对措施

（1）遇到暴徒时，医护人员应保持头脑冷静，正确分析和处理发生的各种情况，稳住暴徒，防止其做出过激行为。

（2）设法报告保卫处和110，夜间通知院总值班，或寻求在场其他人员的帮助。

（3）安抚患者及家属，减少在场人员的焦虑、恐惧情绪，尽力保证患者及自己的生命安全及医院财产安全。

（4）暴徒逃走后，注意其走向，为保卫人员提供线索。

（5）主动协助保卫人员开展调查。

（6）尽快恢复病室的正常医疗护理工作，保证患者的医疗安全。

第三节　突发公共危机事件的应急处置

一、自然灾害的应急处置

近年来，在全球变暖的背景下，我国平均温度和极端温度都呈显著升高的趋势，如台风、暴雨雷电等恶劣天气给人们的生活和工作带来的影响越来越显著，根据这类外在因素可能带来的危机，医院制定了一系列应急预案，在此，仅以经常遇到的暴雨雷电、防汛减灾、地震为例说明应该如何应对。

（一）遭遇暴雨雷电灾害的应急处置

（1）凡遇重大或特大暴雨雷电灾害时，医院应启动相应的救灾应急预案。发现暴雨将至或已到时，应稳定人心，全力应对。若房屋内漏雨，应当切断电源，有秩序地转移室内人员以及贵重设备，医院应当关闭所有门窗。

（2）发生事故后，院领导及工作人员应在第一时间赶到事故现场，按照既定的应急救援预案，开展自救或者寻求援救。若雷击引起人员伤亡、火灾、爆炸的,及时实施消防救护、医疗救护、人员疏散,努力保证人员安全。

(3) 发生雷电灾害事故时,应保护好现场和保证通信设备完好,确保内外、上下主要信息联络畅通。事故当事人或者发现人应当立即报告主管部门领导、雷电灾害防御工作领导小组办公室;遇紧急情况时要报警,有伤亡、火灾、爆炸等事件时,应当保护现场并迅速组织抢救人员和财产。

(4) 遇较大雷电灾害事故,医院应当在事故发生后 1 h 内将事故的发生时间、地点、起因、造成后果、已采取措施等情况报告主管部门领导。雷电灾害防御工作领导小组接到重、特大雷灾事故报告后,应立即向上级主管部门领导报告,并组织有关人员赶赴现场,成立事故处理现场指挥小组,指挥小组组长由分管领导担任,对抢险救灾事故处理实行统一指挥。

(5) 参加抢险救援工作,在事故应急指挥部的统一指挥下实施救援,不得拖延、推诿,应当采取有效措施,减少事故损失,防止事故蔓延扩大。现场指挥由分管领导负总责,各组员各负其责,协调各部门统一行动。立即组织营救受害人员,组织撤离或者采取其他措施保护危险区域内的其他人员,排除险情。迅速控制危害源,并对危害源造成的危害进行检验、监测,测定事故的危害区域和危害程度。暴雨来临时段,医院值班人员应当频繁地在医院各处巡视,若发现险情,应立即向值班领导报告。

(6) 积水退尽后,医院应当和防疫部门一起做好消毒和清洁工作。

(二) 防汛减灾的应急处置

医院成立防汛减灾工作领导小组,由分管院领导担任组长,后勤保障中心负责人担任副组长,成员为医务部、护理部、保卫处、后勤保障中心负责人及工程部、保洁部、安保部所有员工。

(1) 明确组织领导小组的职责。领导小组负责全院防汛减灾组织协调工作,做好各级政府、卫生行政部门及防汛工作信息的上传下达工作。选派有工作经验、责任心强的医护人员组建防汛抢险医疗队,确保汛期值班电话 24 h 畅通。灾害发生后,迅速组织医疗队开展防病治病工作,预防和控制疫情的发生和流行。负责防汛减灾应急物资储备、调运工作。做好必备的医疗设备及药品、担架等急诊急救物品以及食品、雨衣、雨鞋、帐篷等生活及救灾用品的储备、调运,并定期检查、补充、更新。组织做好防汛抢险后勤保障工作,确保大型医疗设备及重点部门正常运行,确保配电室安全畅通。定期组织开展防汛抢险应急演练,组织防洪相关知识和技能培训,加强院区防汛应急安全检查,对演练及检查结果进行总结和评估,进一步完善防洪应急预案。

(2)汛期准备阶段,各成员部门根据分工,明确任务,落实责任,精心准备,做到汛前有准备、汛时快速启动、汛后及时恢复正常工作。根据"预防为主、安全第一"的方针,科学、适度地做好各项准备工作及宣传工作,稳定工作和生活秩序。根据上级文件要求及医院实际情况,对电力设施、大型医疗设备进行检查,确保供电设施和医疗设备正常运行,达到安全度汛的目的。做好医院各地下室和各建筑屋面的汛期准备工作,做好各种防汛物资储备工作,确保重点部位安全度汛。

(3)汛期警示阶段,各成员部门必须 24 h 值班,确保通信畅通,及时传达上级部门及医院对防汛工作的指示。防汛抢险警报发出后,迅速组织抢险队伍赶赴指定地点开展抗洪抢险工作。做好要害部位的防控工作,防止不稳定事件发生。做好抢险队伍后勤保障工作。

(4)院内突发泛水事件应急处置。因各种原因造成院内管道破裂(包括供水、空调、消防、排水等管道),突发泛水事件时,应采取以下措施:后勤负责人及相关人员应迅速组织抢修,首先查明原因,关闭泛水管道阀门。阻断水源,帮助有关科室部门转运安置患者及家属。抢运各类物资设备,把损失减至最低限度。清理泛水,设置防滑标志,避免造成环境污染。抢修并恢复管道功能,确认无隐患后恢复供水、排水。最后帮助科室恢复正常工作状态和良好工作环境。同时向应急组长和院领导报告,及时传达院领导抢险工作指示。

(5)灾后应急行动。各成员组成部门根据医院防汛减灾工作领导小组安排开展灾后应急工作。在防汛抢险工作基本结束后,尽快配合各部门恢复日常工作,确保职工正常工作、生活。防汛减灾工作领导小组认真总结防汛抢险工作经验教训,按照有关规定对工作不力造成严重损失的部门和个人给予惩处。

(6)灾后建设整改。如根据院区环境对院区内下水管道进行彻底改造,并将院区路面整体垫高 30 cm,彻底解决极端暴雨天气老院区内涝的问题。

(三)遭遇地震的应急处置

为迅速应对突发地震事件,全面做好震前、震后各项抗震救灾及高效、有序地开展应急自救工作,减轻人员伤亡和财产损失,应依据《中华人民共和国突发事件应对法》《中华人民共和国防震减灾法》《国家地震应急预案》等相关法律法规,结合医院实际,制定一系列积极处理措施。

(1) 坚持"以人为本,减少损失"的原则,把保障患者、陪护人员、探视人员和医院员工的生命财产和安全放在地震应急工作首位,最大限度地减少人员伤亡和财产损失。提高全院的防范意识,落实各项预警防范措施,全面做好地震应急的各项准备工作。

(2) 统一领导,分级负责。医院突发事件应急工作领导小组统一领导全院的抗震救灾工作,医院各有关部门和科室按照职责分工,各司其职,各负其责,密切配合,协同应对。临床科室负责做好本科室区域内地震灾害事件的应急处置工作。明确组织机构及职责,设立医院抗震救灾领导小组,负责组织、指挥本院地震应急工作,下设四个抢险小组,分别是紧急疏散组、抢险救灾组、医疗救治专家组、安全通信保障和生活保障组,负责各项地震应急工作的组织和实施。

① 成立抗震救灾领导小组,组长由院长担任,副组长由领导班子成员担任,成员由各职能部门负责人组成。办公室设在医院办公室。工作职责主要是传达上级政府的决定,批示启动本预案,研究布置应急行动方案,指挥各小组开展应急准备工作;对各抗震小组的工作进行分析指导;了解、收集、汇总医院震情、灾情,及时上报医院抗震救灾情况;组织震灾损失调查和快速评估,并做好汇总上报工作。

② 成立紧急疏散组,组长由分管护理的院领导担任,成员为各部门领导、临床和医技科室主任及护士长。办公室设在后勤保障中心。主要职责是紧急组织疏散本部门和科室的患者、陪护人员、探视人员和工作人员。

③ 成立抢险救灾组,组长由分管后勤保障的院领导担任,副组长由后勤保障中心、信息中心和安全保卫处负责人担任,成员为后勤保障中心、信息中心和安全保卫处全体人员。主要职责是负责组织平时的应急演练,随时进行人员调整补缺,做好药品、物资的储备、更换工作。地震发生时负责医院的抗震抢险,组织抢救被压埋人员,并协助有关部门进行工程抢险和对被破坏设施的抢修,协助抢险救灾的物资、物品的准备和发放工作。

④ 成立医疗救治专家组,组长由分管医疗的副院长担任,副组长由医务部、护理部负责人担任,成员为医疗专家组成员,办公室设在医务部。主要职

责是负责全院抗震救灾的医疗救护工作,组织现场抢救,安置伤员;与医药公司及外院进行协调,保障急救药品供应,及时护送伤员;统计伤亡人数;负责院内的疫情监控、生活用水的消毒与监测及食品卫生检查监控;做好尸体及被污染环境的消毒处理;宣传卫生防疫知识。

⑤ 成立安全通信保障和生活保障组,组长由分管院领导担任,副组长由各职能科室负责人担任,成员为医院行政部门全体员工、药学部全体人员。办公室设在院办。主要职责是负责开设避难场所,在 24 h 内安置全院患者、陪护人员、探视人员和医院员工,调配应急、救济物品,保障所有人员的基本生活需要,统计安置人数及安置情况;加强巡逻,做好院内的安全保卫工作;负责对医院的水、电、天然气、易燃易爆物品、化学危险品等物资实施紧急防护措施,对档案室、财务室及重要设备积极采取转移、加固、支撑、密封、防水、防火等应急措施;尽快恢复被破坏的通信设施,保障指挥系统畅通,保障救灾所需车辆;负责救灾物资和食品的发放;做好所有人员思想稳定和抗震救灾宣传报道工作。

(3) 明确责任及奖惩。医院各级各类人员在临震预报发布后,或地震发生后,必须坚守岗位,不得擅离职守,在外人员要终止一切活动,迅速赶回,参加抗震救灾工作。各部门必须做到令行禁止,无条件服从医院抗震救灾领导小组的指挥,对于出色完成应急任务,保护国家、集体和公民财产,抢救人员有功,排险防灾成绩显著的部门和个人,给予奖励。对于违抗指挥、拒不承担地震应急任务、临阵脱逃、玩忽职守和自行其是的部门和个人将严肃处理。同时公布医院抗震救灾联系电话。

地震发生后,医务人员应迅速对摔伤、砸伤、烧伤、踩伤的患者实施救治,并对本病区的患者逐一检查、治疗,病房主任将本病区地震中患者情况向医务科汇报。后勤保障中心组织相关人员对所辖设备进行全面检修,使其恢复正常运转。各要害部位及职能部门负责人,将本部门灾后情况及时上报分管院长。医护人员除对住院患者实施救治外,还要承担社会因地震受伤及常规患者的救治工作。

二、火灾爆炸事故的应急处理

医院属于公共场所,医院的高压配电室、液氧站、煤气管道等部分设施设备一旦发生火灾爆炸,很容易演变为公共危机事件,因此,日常做好设施设备的检查维修,预防爆炸事故的发生是后勤安全保障方面危机管理的重要工作之一。同时为了提高预防爆炸事故的危机应急反应能力,确保员工的人身安全,在紧急情况发生时能够及时处理,做到准备充分、措施齐全,确保在意外情况发生时全体职工能有条不紊地应对,并迅速抢救伤员,最大限度降低伤亡伤害程度。一旦发生重大事故,医院突发事件应急处置领导小组将及时启动预案,做到指挥灵活、分级管理、落实责任,确保联络及时畅通、应急处置高效有力。

(1) 医院设立防火防爆突发事件领导小组,作为医院消防安全应急工作的指挥机构,组长由院长担任,副组长由副院长担任,成员为相关职能部门科室负责人。领导小组下设办公室和通信联络组、灭火行动组、引导疏散组、安全防护和救护组;领导小组办公室设在安全保卫处,具体落实领导小组的命令,负责对突发事件指挥处置,全面协调突发事件的抢险工作,各行动组按分工开展工作。

(2) 发生爆炸及消防紧急状况时,发现事故初期的人(当班人员)要沉着冷静,除立即组织扑救外,还要根据具体情况及时报警(报警电话:119,院内3119);若不是当班人员(特别是夜间无人值守的楼层或单位)发现爆炸或火情要立即报警(报警电话:119,院内3119),消防监控室人员接警后立即启动平时训练的防火防爆处理流程,及时上报安全保卫处负责人,安全保卫处负责人根据爆炸或火势情况及时上报院领导。

(3) 发生消防紧急状况时,确定现场指挥系统,起火楼层(部位)由当班的科室负责人、职能部门负责人或班组长进行现场指挥;安全保卫处工作人员到达后,现场指挥权交给安全保卫处;公安、消防部门工作人员到达后,所有人员均须服从公安、消防部门的指挥。

(4) 明确任务分工,发生爆炸火灾紧急状况时,起火楼层(部位)当班的工作人员迅速组成灭火行动第一梯队进行灭火及疏散人员等处置。志愿消防队及起火楼层(部位)附近楼层工作人员作为灭火行动第二梯队,首先由志愿消防队按照平时训练时明确的分工负责灭火及疏散工作,附近楼层工作人员在疏散本楼层人群后,作为后备力量进行增援。其余楼层(部位)工作人员在疏散本楼层(部位)人群后,会同其他部位工作人员作为灭火行动第三梯队,根据现场情况做好增援准备。无人值守楼层(部位)发生火灾时,第二梯队接警后迅速到达现场组成第一梯队进行扑救及疏散等现场处置。立即按照处理程序执行,同时根据实际情况灵活变通。

第四节　不可预测性危机事件的应急处置

一、重大传染病暴发流行的应急处理

新冠疫情在全球的不断发酵,已经让人类清醒地认识到传染病对人类世界造成的重大影响。如何科学、规范、有效地做好重大传染病预防控制工作,是医疗系统的重要任务之一。根据《中华人民共和国传染病防治法及实施办法》《突发公共卫生事件应急处理条例》《突发公共卫生事件与传染病病疫情监测信息报告管理办法》等法律、法规和各类传染病的诊断标准、处理原则(卫生行业标准)等专业技术规范,结合医院实际情况,制定重大传染病暴发流行应急预案是十分必要的。

(一)明确任务和目标

根据传染病发生的种类和流行程度,开设相应门诊和病房,结合相应的人员、设备,收治患者。向社会群众宣传有关传染病防治知识,开展医务人员传染病基本知识、基本技能的培训,使卫技人员培训率达 100%、合格率达 100%。一旦发生重大传染病疫情,及时诊治患者,提高患者救治率。加强工作人员的个人防护,强化消毒隔离措施,力争医务人员不被感染。做好疫情上报工作,及时报告率应达 100%。建立快速的应急机制,及时有效地处置重大传染病疫情,力争疫情在院内不扩散,不发生二代病例,不造成暴发流行。

(二)建立组织领导

为了做好重大传染病疫情的防治工作,医院成立四个组,即重大传染病应急工作领导小组、专家小组、消毒防护小组和后勤保障小组。从我省出现首例重大传染病患者或接到上级卫生行政部门要求开始,就进入应急状态,在市卫健委宣布防疫工作结束时停止。

（1）重大传染病应急工作领导小组，组长由院长担任，副组长由院领导班子成员担任，小组成员为各相关职能部门科室负责人。领导小组在疫情发生后负责院内救治工作的指挥、组织和协调。

（2）重大传染病应急处理专家小组，组长由业务副院长担任，副组长由医务部负责人担任，小组成员为医疗专家组成员。具体负责重大传染病患者救治过程中的会诊抢救、技术指导和培训工作，并根据传染病的性质不同有所分工。重大传染病救治小组，由该病种科室成员组成，其中救治小组组长由相关科室的专家担任，成员为科室医护人员。

（3）重大传染病应急处理消毒防护小组，组长由分管院感的院领导担任，副组长由院感科负责人担任，小组成员为相关科室负责人及收治科室护士长。小组负责全院的消毒隔离指导工作。

（4）重大传染病应急处理后勤保障小组，组长由分管后勤的院领导担任，副组长由财务处处长或后保中心主任担任，成员为相关职能部门科室负责人。小组负责后勤保障工作。

（三）根据传染病发生的种类和流行程度，制定具体实施要求

（1）开设相应门诊和病房，收治患者。

（2）全员培训。根据卫技人员职能不同，由医院应急办组织，对全院医务人员实行分级培训。

（3）分级诊断。重大传染病的诊断，实行分级诊断，凡属疑似病例由医院医疗专家组确认，临床诊断病例和确诊病例由市级以上医疗专家组会诊确定。重大感染病病例的诊断，必须经市级主管部门组织的医疗专家组进行会诊，由省级主管部门组织的医疗专家组进行复核，最终由省医疗专家组确定。必要时由国家卫健委组织的医疗专家组进行最终确认。

（4）重大传染病上报。工作人员发现重大传染病患者时，须按照《突发公共卫生事件应急条例》《突发公共卫生事件与传染病疫情监测信息报告管理办法》的有关规定进行报告。先电话报告给院防保科，由防保科核实后通过网络上报卫生行政部门。

（5）严格疫情公布纪律。任何人未经授权，不得向媒体发布疫情消息或接受新闻采访；不得随意向周围人群介绍疫情，更不能夸大疫情。

（6）做好健康宣传教育工作。利用板报、橱窗，开展传染病防治知识科普宣传，提高广大市民对传染病的认识水平。医院启动应急预案后，实行 24 h 值班制，向社会公布重大传染病防治咨询电话。

二、防恐怖袭击应急演练

恐怖袭击事件具有不可预测性，为给予及时妥善的处置，应遵循"强化预警，安全第一，快速反应，统一指挥，平息事态，减少损失"的原则，定期开展针对恐怖袭击的应急演练，通过进行应急演练，使医院员工树立居安思危的意识，锻炼应急事件发生时医院员工的自救及互救的处置能力，同时提高个人应急能力，防止在恐怖袭击发生时因内部混乱而导致事态扩大。医院应结合医院实际情况制定应急演练实施方案，保护在院人员的生命财产安全。

（一）应急领导组

（1）成立应急领导组，组长由院长担任，副组长由分管安全保卫的副院长担任，组员为其余院领导班子成员。

（2）应急领导组按照危机事件的上报制度立即向上级主管部门报告，并报警。服从上级主管部门的领导，同时负责院内组织领导、统一指挥协调及部署。应急领导组应全力稳定在院人员情绪，防止出现内部混乱，有组织、有计划、有秩序地进行撤离。

（二）应急警戒组

（1）组长由安全保卫处处长担任，副组长由安全保卫处副处长担任，组员为安全保卫处在岗安保人员。

（2）应急警戒组主要负责医院各类突发情况的应急警戒任务，同时在发现异常情况时，立即报告应急指挥组。应急警戒组担负人员紧急撤离时的护卫工作，配合公安机关阻击、驱赶及歼灭恐怖分子，保证在院人员的生命财产安全。

（三）应急增援组

（1）组长由后勤保障中心主任担任，组员为安全保卫处、后勤保障中心的轮休人员。

（2）应急增援组主要负责医院各类突发情况的应急增援任务，和应急警戒组一起担负人员紧急撤离时的护卫工作，配合公安机关阻击、驱赶及歼灭恐怖分子。

（四）应急救援组

（1）组长由医务部主任担任，副组长由护理部主任担任，各临床科室抽调专家组成应急救援组。

（2）应急救援组对全体在院人员展开紧急医疗救护工作，统计各部门科室需紧急救护的人员。对所有受伤人员进行救治。

（五）演练时间及人数

结合临床实际工作情况，将应急演练时间定于下午，错开临床诊疗高峰时间段。参与人员按照前四组要求组织人员参加。

（六）应急演练人员保障及器材

（1）劫匪若干名、安全保卫人员若干名（分别负责卡口和警戒）、警察4名（2名警察负责演练期间外围警戒，2名警察利用掩体对恐怖分子进行反击）。

（2）增加临时安全点的防御设施，须建安全点"避难所"，并将窗户改成"墙体"，将大门材质改成钢板，增加通风设置，完善报警系统。

（3）警棍、对讲机若干（由安全保卫处提供），担架及急救药箱，撤离车辆等相关保障设备。

（七）情景模拟

某年某月某日某时某分，一伙身份不明的武装人员对我院区大门发起突然袭击，其主要目的是对我院区实施破坏，绑架杀害在院人员，有若干人试图冲击我院区，大门处的警察正对恐怖分子进行阻击，应急领导组相关人员听到警报声时，按既定程序迅速启动应急方案。

（八）应急演练实施

1. 预案启动阶段

报警器发出报警声，安保执勤人员向应急领导组发出报告，此阶段为防恐怖袭击应急预案启动阶段。

（1）应急领导组接到安保执勤人员报告，迅速做出反应及判断，立即发出预警信息，启动"防恐怖袭击应急预案"。预警声音初步设定为紧急哨音（短促连续）。

（2）应急领导组利用对讲机或手机调遣当班执勤安保人员，并向公安机关求援，对恐怖分子进行阻击。

（3）应急警戒组指定2名人员使用应急口哨，分别前往院区及办公区，发出预警信息并组织协助全体在院人员紧急撤退至避难所，同时通知医院应急增援组组长前来增援。

（4）当天值班安保人员应利用有利地形及掩体进行阻击，为全体人员紧急撤离提供充分时间。

2. 紧急撤退阶段

应急领导组发出报警声，全体在院人员撤离院区，不能立即撤离的人员撤至临时避难所，此阶段为紧急撤退阶段。

（1）安全集合点紧急撤离路线。根据院区特点，紧急撤退至设在内外科楼一楼大厅的安全集合点，工作人员听到报警声后组织患者及其家属从医院后门撤离，不能立即撤离的，按照工作人员安排向避难位置撤离。

（2）工作人员应急反应。听到报警声后，全体在岗员工立即进入戒备状态，按照三步走的应急反应方式进行紧急撤退。第一步：听到报警声后，以最快的速度判明情况。第二步：不可紧急撤离时，锁门、卧倒、隐藏，尽可能隐蔽自己。可紧急撤离时，按照设定的路线迅速离开当前位置，到达指定的临时安全集合点。第三步：在临时安全集合点内（避难所）暂时躲避，等待各路增援警察的救援。

3. 临时躲避阶段

从临时避难所安全门关闭开始为临时躲避阶段，应等待增援队伍到达，确定临时安全点周边安全后再打开安全门，人员由临时安全点撤离至安全地带，此时应急车辆应到位。

（1）进入临时安全点（避难所）后，第一个到达安全点的工作人员，负责做好强行关闭安全门的准备（所有人员进入后），此时应急领导组负责再次向公安机关电话请求增援，负责再次通知应急增援组带领院内部分安保人员前来增援。同时最大限度地争取更多的警察前来救援。

（2）应急领导组组长负责向上级主管部门请求全力增援。

（3）应急领导组负责与本院区应急增援组联系沟通，随时了解外界情况。

（4）应急领导组和应急救援组负责安抚在院人员情绪，保持镇定，减少声响。

（5）应急救援组长负责组织应急救援组（医疗专家）以及相关人员对伤员进行紧急救护。

4．安全转移阶段

公安机关救援队伍和我方应急增援组到达后，确定医院周边安全，再启用应急车辆将相关人员转移至安全地带，此为安全转移阶段。

（1）应急增援组到达后，如遇恐怖分子，应急增援组组长带领组员等候其他警察增援或协助增援警察共同反击并保护临时安全点相关人员安全。

（2）应急增援组到达后，如恐怖分子已撤离，在确定安全的情况下，由应急增援组组长主动联系应急警戒组组长和应急救援组组长，报告外界情况，应急警戒组根据电话了解的情况及应急救援组组长报告的情况，进行分析评估做出初步决定，并向应急领导组组长通报分析评估结果及初步的决定，应急领导组组长请示上级主管部门是否将相关人员转移至安全地带。

（3）上级主管部门同意安全转移后，应急领导组组长开始组织应急增援的应急车辆，分批次护送临时安全点的在院人员撤离至安全地点。

（4）在未解除安全预警的情况下，全体人员不得离开临时安全点。

5．预警解除

在应急警戒组及应急增援组的组织下，由应急领导组向全体人员通报预警解除，全体人员在接到预警解除的通知后方可回到院区各部门科室。在未进行预警解除期间，全体人员需遵守领导组指挥。

（九）总结讲评

预警解除后,参加演练人员在院内广场集合,由应急领导组、应急警戒组对本次演练情况进行讲评,总结经验和不足,提出改进建议,为日后应对各类突发事件打好基础。

第五节 医院危机管理保障措施

集团医院不断完善医疗质量管理体系,促进医院整体医疗技术和服务质量的提升,提高医护人员的责任感和业务水平。集团医院推进人才发展,构建人才梯队建设,强化内控机制建设,建立健全廉政风险防控机制,尽可能减少医院内部危机事件发生的可能性。

一、危机管理内部保障

（一）规范医务管理,保证医疗安全

1. 优化人员配置

随着医疗卫生服务体系的日趋完善和医务管理规模的逐渐扩大,人员配置的合理性直接影响着医院医务管理效果,以此为基础,集团医院充分重视医务管理体系的合理性和实际工作中医务人员配置的均衡性,按照不同医疗服务模块,针对医务管理工作的主要需求实现医务管理人员的精细化分配,使其掌握工作重点和工作要点,减轻医疗服务压力。另外,医院在原有医务管理体系的基础上,加强医务人员组织结构建设力度,形成多元化管理模式,有效引进绩效评价体系和综合评价体系,掌握医务人员工作要素,分析医务人员工作能力、工作态度,建立横向管理机制,并以医务管理人员行为手册为基础,对医务管理人员的工作行为进行有效监督。

2. 加强技术培训

通过加强技术培训,提高医院医务管理工作质量,确保医疗安全。医院医务管理部门和其他相关部门结合工作开展阶段工作要点,做好技术培训工作,定期按照医务管理部门的绩效评价结果和综合评定结果,确定技术培训要点,邀请行业内的专家对医院医务管理人员进行技术培训,在培训中加强心理引导,使医院医务管理人员能够建立精细化工作意识和自主学习意识,并不断探索新型医务管理路径,提高个人素质水平,满足医务管理工作开展需要。另外,在培训过程中,培训人员重点对医务管理人员的工作态度进行引导,使其在工作中将服务意识放在首要位置。

3. 促进技术革新

医院相关管理部门有针对性地引进先进技术,促进医务管理效率的提升。例如,引进信息技术构建医务管理数据平台。该平台可包括业务平台、业务数据库和技术平台。其中,业务平台可实现预算管理、人力资源管理、财务管理、绩效管理、科研管理等。业务数据库主要利用数据的一致性,实现业务数据提取、数据清洗、建模分析和数据供给,实现数据的有效集成和数据的灵活存取,以支持医院医务管理人员掌握工作动态,提高反应效率。技术平台是维护医务管理数据平台运行状态的基石,具有统一权限能力、主数据管理能力、平台管理能力、数据流引擎能力和缓存平台能力,在医疗环境中,可对医院医务管理资源进行全面统筹,提高医务管理工作的精细化程度,精准获取医务管理需求,切实提升医务管理效率。在先进信息技术的支持下构建的医务管理数据平台,能够有效地支持医院医疗卫生服务体系的现代化发展,是提升医院医务管理质量的有效路径之一。

(二)强化护理专业建设,培植服务品牌

集团医院以科学护理管理、现代护理管理、文化护理管理为指导,适应医院发展需要,推进护理专业化,完善优质护理服务,改善患者就医体验。

1. 护理人才梯队建设方面

制订人才培养计划,形成现代医院护理人才梯队。在岗位常规管理的基础上,进一步加强对岗位分析、分级培训、岗位层级和绩效考核的探索,形成岗位有层级、职位有不同、培训有差别、考评有差异的有效运行机制。

2. 质量安全建设方面

运用医院大数据平台，建立以信息化为支撑的护理前瞻性质量管理体系，促进护理品质稳步提升。强化质量是生产出来，而不是检查出来的的意识；强化有高素质的护士，才有高品质的护理意识；强化正确地做事、做正确的事，第一次就把事情做好的意识。形成以 PDCA("戴明环")质量管理理论为框架，以 QCC 管理为手段，以智能护理为主导的闭环管理，彻底改变传统经验式的质量管理模式。

(三) 推进精细管理，强化内控机制建设

建立起维护公益性、调动积极性、保障可持续性的运行新机制，建立现代医院管理制度，促进医院持续、健康、科学发展。全面开展绩效考核，按照患者医药负担不增加，医务人员收入不减少的要求，加强医院绩效管理。建立基于质量和工作量的个人考核模块，逐步实现考核对象全面覆盖。依托医院大数据平台建设，积极做好战略性绩效评价管理系统构建。根据各科室和(或)治疗组的劳动强度、工作难度、技术水平和风险程度，对各临床科室和(或)治疗组进行分类管理。

二、健全廉政风险防控机制

集团医院构建和完善医院廉政风险防控工作的长效机制，全面提升反腐倡廉建设科学化水平，降低廉政危机事件发生的可能性。按照"建立健全惩防体系"的要求，以"预警及时、有效防范"为出发点，以制约和监督权力运行为核心，以岗位风险防控为基础，以加强制度建设为重点，构建"权责清晰、流程规范、风险明确、预警及时"的廉政风险防控机制，不断提高预防腐败工作科学化、制度化和规范化水平。

坚持以人为本，注重预防，推进反腐倡廉关口前移，关心和爱护干部员工，最大限度地维护人民群众利益。通过开展廉政风险防控工作，逐步建立起"前期预防、中期监控、后期处置"的廉政风险防控机制：一是增强风险意识。促进医院防范廉政风险的思想认识和工作主动性进一步提高，干部职工防范廉政风险的自觉性进一步增强。二是找准廉政风险。对岗位、职责中的廉政风险点深入排查，突出关键领域，狠抓关键环节，切实做到找准查实查深。三是建

立防范机制。通过全面查找、分析不同权力和权力运行不同环节中所存在的廉政风险点,科学评估、确定风险等级,逐步建立以岗位为点、程序为线、制度为面的廉政风险防控机制。四是完善防控措施。以权力阳光运行为主体,建立健全权责统一的惩防体系。五是实施有效预防。及时运用谈话函询、警示诫勉、责任纠错等制度进行有效的监督和制约,最大限度减少或杜绝腐败现象的发生。

三、履行公立医院的社会责任

公立医院作为政府实现公共服务职能、处置突发公共卫生事件的主力军,应针对应急和突发公共卫生事件,制定处置应急预案,加强针对医护人员日常的应急培训,举行各项演练,确保一旦遇到紧急情况能够迅速反应、高效运转、及时处置。提高医疗水平和医疗质量,提升社会责任践行水平。

第六节　医院危机管理探索与展望

2020 年,突如其来的新冠疫情,进一步凸显了综合医院在应急处理体系中的作用。随着后疫情时代和新媒体时代的到来,全社会对医院危机管理体系建设提出了新的挑战。通过对我国医院危机管理研究发展相关文献的梳理与分析,可以看到近年来国内医疗行业公共危机管理研究取得了长足的发展,但仍存在一些不足之处,经过分析发现危机预警可操作性、互联网技术在医院危机管理中的运用、新媒体时代医院公共危机的应对等方面可以进一步研究。

一、危机预警可操作性的展望

危机预警的可操作性研究仍有较大的拓展空间。医院危机事件预警一直是医院危机管理研究的重要组成部分,目前国内学者在国外研究基础之上,也提出了许多医院危机的预警机制,但多流于理想化,可操作性相对较弱,然而从医院管理的角度来说,对医院危机事件的预警又有很大的需求,因而可能会成为未来医院危机管理研究的重要内容之一。

二、疫情触发"互联网＋医疗"快速发展

"互联网＋医疗"是对医疗资源供给侧的结构重塑,目的是促进以人民为中心的医疗机构高质量发展。其中,远程医疗可以提升基层能力建设,解决基层疑难重症问题,提升医生常规诊疗能力。互联网诊疗实现了信息技术惠民便民,可以提升复诊的便捷性和连续性,增加医患交流互动机会等。在疫情引发的公共危机方面,"互联网＋医疗"发挥了重要作用,相信未来在医院危机管理方面互联网技术的优势会越发显著,例如,医院危机防控体系中的风险识别、预警监测、危机事件的趋势预估等方面都可以通过互联网技术进行分析研判,领导者可以通过对大数据的分析和应用实现对危机事件的及时掌控和管理,减少医院损失,并提高医院应对突发事件的能力。

三、新媒体时代医院公共危机管理的展望

新媒体时代的医疗行业公共危机研究可能会成为未来一段时间医疗行业的重要研究内容。近年来,随着社会化媒体的广泛应用以及中国网民规模的不断扩大,尤其是手机终端与互联网的无缝对接,各种各样的信息在传播过程中呈现出病毒式扩散的状态,这不仅仅给医院舆情监测及应对造成了困扰,同时成为了新媒体时代引发医院公共危机事件的重要因素。

新媒体时代的到来,给整个医疗行业的危机管理提出了重大的挑战,从而也必将引发医院管理层对此问题的强烈关注。然而,对于新媒体环境下的医院公共危机管理,目前研究有限,可以参考的文献相对较少,仅有的一些文献也多从医院管理的角度出发,着眼点大多放在"管控"上,实效性相对不足。目前来看,从新媒体角度尤其是从社会化媒体的视角来探讨医院公共危机管理问题,将成为下一阶段医院危机管理的研究趋势。

随着大数据技术的发展和经济全球化趋势的加深,危机事件的管理将对医院的发展模式产生越来越大的影响,我们期望不断完善的医院危机管理系统能够为医疗行业的发展保驾护航。

第十篇
厚植的医院文化

第四十章 医院文化概述

医院文化凝聚着医院集体的智慧,体现着医院的责任、信念、境界、目标等,它是一种精神、一种信念,是医院制度有效执行的保证,并与医院战略相互适应、相互配合。本章是医院文化的概述部分,主要对医院文化的发展、层次及作用进行全面的阐述,旨在让读者对医院文化有更加清晰的认识。

第一节 医院文化的发展及构成层次

一、医院文化的发展

医院文化是从企业文化衍化而来的,是美国学者约翰科特在 20 世纪 80 年代初提出并迅速传播到世界各地的一种新的管理思想。约翰科特认为,在西方医院,"以患者为中心"的医院文化是一套富有"人情味"的医院文化,这种文化已经形成了一个系统,并融入到员工的每一个工作细节中,它影响着医务人员的言行举止。促使医务人员具有高尚的职业道德,践行"质量就是生命""患者就是上帝"的理念,为患者提供最佳的医疗效果和最人性化的医疗服务。

20 世纪 80 年代末,我国开始研究医院文化,不同的学者对医院文化有着不同的定义。20 世纪 90 年代初,医院文化的第一位探索者印石教授在《中国医院管理杂志》发表了《研究医院文化:时代的呼唤》一文,他认为,医院文化包括医院的发展目标、社会责任感、科学的行为准则、人文关怀、团队意识和医务人员价值观念等内容。1993 年,郑雯等主编的《医院文化》一书中指出,医院作为一个特殊的社会组织,医院文化就是医院在一定民族传统文化中逐步形成的,符合本院特点的价值观念、基本信仰、人文环境、生活方式、规章制度和行为方式的总和。2008 年,刘国荣编著的《医院文化论》一书中,从精神层、物质层、行为层、制度层四个层面对医院文化的构成进行了深入研究,他认为,医院文化是在一定的社会经济条件下,通过社会实践发展起来的意识、价值观念、职业道德、行为规范和准则的综合,是医院在自身发展过程中形成的以价值为核心的独特的文化管理模式。2011 年,曹荣桂等人在《医院管理学——医院文化分册》一书中提出,医院文化是指医院在一定的社会经济背景下,在长期的医疗服务和经营实践中逐渐形成和发展起来的行业价值观和职业精神,并在此基础上形成的行为准则、服务意识、道德规范、理想信念、品牌效应等的综合体现。2015 年,陈安民在《现代医院核心管理》一书中指出,医院文化是医院管理在实践中产生的一种文化管理现象,从以人为本、调动人的潜能和创造性入手,以创新的文化机制为动力,思考和分析医院运营管理的新思路,成为医院发展的巨大推动力。

综合以上观点,当前对医院文化的定义有广义和狭义之分。广义的医院文化包括医院的硬文化和软文化,指医院主客体在医疗服务的长期运营中所创造的特定的物质财富和精神财富,它不仅包括医疗技术水平、医疗设备设施、医院建筑、医院环境等有形的事物,也包括医院发展过程中所形成的思想、观念、规范等无形的东西。狭义的医院文化则专指医院的软文化,是指医院在长期的医疗服务中,逐渐形成的以人为核心的价值观念、职业道德、生活方式和行为准则等。医院文化区别于其他行业文化的特色,主要体现在它的"敬佑生命"的神圣使命性、"救死扶伤"的医疗行业性、"甘于奉献"的公共服务性、"大爱无疆"的社会保障性等方面。

二、医院文化的构成层次

关于医院文化的层次划分,不同的学者对其也有着不一样的界定。大体分为两种,一种是将医院文化分为有形、无形两个层次;另一种是将医院文化分为 3—5 个层次,主要包括精神文化、制度文化、行为文化、物质文化等。总体来说,医院文化包含表层物质文化、浅层行为文化、中层制度文化和深层精神文化四个层面。

（一）物质文化

物质文化是医院各种外部形象的展示和体现，包括医院环境、基础建设、服务设施、标识等。医院的物质文化体现着医院整体的物质生活水平，是医院塑造对外形象的重要组成部分。医院职工和就医患者是构成医院发展的两大群体，物质文化的良性发展为医院职工和就医患者双方提供良好的物质条件，为其各种物质生活活动的开展提供强有力的物质支持，使其在医院工作、就诊和生活时感到方便、舒适和温馨，提高了工作体验和就医体验，这对于医院的纵向发展是极其有利的。物质决定意识，医院的物质文化在某种程度上决定着医院的精神文化，优秀的物质文化有利于增强全体职工对医院的归属感、获得感和幸福感，激发职工对工作的热情，从而为医院创造更大的价值。

（二）行为文化

行为文化是医院职工活动行为的具体体现，包括群体行为、个人行为等。医院的行为文化主要包括服务文化和人际文化：一方面医院职工在为患者提供医疗服务的过程中，医院的医疗服务是否符合行业规范，是否遵循行业准则，是否让患者满意等；另一方面医院职工在工作过程中，同事关系是否和谐，职工之间是否团结一致，工作冲突是否得到充分协调等。医院的行为文化往往是医院精神、价值观的折射，既能够体现一个医院的管理风格和发展目标，预判医院在发展道路上能否走得更远；也能够反映医院职工的文化素质和精神面貌，这些都是影响医院对外形象的重要因素。所以只有铸造优秀的行为文化，严格约束医院全体职工的个人行为和群体行为，确立患者为尊、服务至上、和谐工作的理念，加强对医院职工行为的规范管理，才能保障医院在未来的发展道路上越走越远。

（三）制度文化

制度文化是具有医院特色的各种规章制度、道德规范和行为准则，它包括组织制度、人事制度、管理制度等。医院的制度文化体现了一个医院整体的管理水平，是促使医院高效平稳运行的重要保证。"不以规矩，不能成方圆"，如果没有严密的规章制度约束医院职工的行为，医院的秩序就存在被扰乱的风险，医院的发展就会受到制约，医院的制度文化以其约束性、指导性和鞭策性的特点,成为保障医院长远发展的重要推动力。所以优秀的制度文化不仅是医院文化建设中的一个重要组成部分,更是一个医院发展行稳致远的重要保障。在医改新形势下,公立医院面临越来越多的挑战,要想适应医改政策的不断变化,医院必须完善蕴含丰富文化、独具自身特色的管理制度,优化实施制度的方式方法,切实增强制度的科学性、合理性和实操性,既要确保医院的各项规章制度符合医院的运行管理模式,又要确保每一项规章制度的切实落实。

（四）精神文化

精神文化是医院文化中的核心,决定着医院文化的性质和发展方向,包括价值观念、政治信仰、服务理念、道德风尚等,对表层物质文化、浅层行为文化、中层制度文化起着制约和导向作用,要想深入推进医院文化建设,就必须牢牢抓住精神文化这个根本,创造符合医改新政策、体现时代特征、凸显医院发展方向的医院精神文化。通过建设医院的精神文化,使医院全体职工在统一的思想和价值观下,对医院的发展目标产生认同感和使命感,使职工个人的目标逐渐与医院的目标紧密联系起来,激发出强大的凝聚力和向心力,保持高度的工作积极性、主动性和创造性,为实现医院的目标而共同努力,不懈奋斗。此外,医院优秀的精神文化还有利于塑造职工的团队精神,增强职工的大局意识、协作精神和服务精神,实现个人利益和整体利益的统一,保证群体组织的高效率运转。

第二节　医院文化的作用

文化的本质是观念形态,属于精神领域,但文化的作用并不限于观念形态、精神领域,人们的经济活动、制度设计、行为方式、日常生活都具有特定的文化内涵,体现着文化的作用。医院文化作为一种精神力量,凡是在职工、患者活动的范围内,都能发挥着"教化"的特殊作用和独特功能,从而对医院发展产生深刻的影响。医院文化的凝聚、激励、约束、辐射作用使医院获得竞争的主动权和制衡力,以至于有学者认为"优秀的医院文化是医院生存和发展的战略措施,是提高医院核心竞争力的入场券"。

一、凝聚作用

凝聚作用是文化的主要作用,医院文化的凝聚作用指的是当医院的价值观被全院职工共同认可后,它就会形成一种黏合力,将所有职工团结、聚合起来,产生一种强大的向心力和凝聚力。医院人际关系复杂,医院文化作为具有教育意义的"软实力",能促使全院职工在医院的使命、核心价值观、战略目标、发展规划、运营理念、管理模式、合作沟通等各个方面达成共识,增强医院职工之间人际关系的和谐性和稳定性,增强医院的凝聚力,这是医院文化对于内部职工的凝聚作用。优秀的医院文化,绝不只对内部职工具有强大引力,对于合作伙伴如战略伙伴、医疗机构、相关单位、医疗设备供应商甚至是就医患者和社会大众都具有很大引力,这是医院文化对于外部的凝聚作用。

要想增强凝聚力,首先就要提高文化认同度,可以从以下三个方面进行:第一,确保文化内容的先进性。文化的发展不是"个体发展",而是"共同发展",经济、政治等因素的发展都与其息息相关并对其保持着重要的影响力,他们的关系是紧密相连、互相促进的,只有始终跟上时代发展的步伐、始终代表先进生产力和生活方式的文化,蕴含着科学的、合理的思维方式及有效价值原则的文化才能吸引人,才能获得人们的高度认同。第二,确保文化体系内部的有序性、一致性。文化体系内部的有序性和一致性是确保文化权威的重要手段,为人们提供凝聚的作用,满足人们精神安全和情感归属的需要,如果文化体系中多种文化紊乱,主导文化缺失,各种文化之间又缺乏必然的联系,那么文化的权威性就会减弱,人们对文化的认同度也会随之降低。第三,关注人们对文化的主观选择。文化认同取决于人们的主观意识,主观因素是决定性因素,所以如果想要提高人们对文化的认同度,就要使文化能够符合人们的价值标准,反映人们的利益,迎合人的情感喜好。

人们对文化的认同与文化对人们的熏陶是相辅相成的,强烈的、明确的文化认同会增强人们的主体意识,促使人们自觉奉行文化的价值原则,遵守其道德规范。文化的认同度高,权威性便强,这种权威性会通过社会舆论等形式表现为一种强制力,迫使人们的思想和行为服从本文化体系的规范。

二、激励作用

医院文化的激励作用指的是文化本身所具有的通过各组成要素来激发职工动机与潜在能力的作用,属于精神激励的范畴。医院文化具有使医院职工从内心产生一种高昂情绪和奋发进取精神的效应,使职工在精神层面满足自身需求,丰富精神力量,充分调动职工的工作积极性、主动性和创造性,形成强烈的使命感、持久的驱动力,成为职工自我激励的一把标尺,促使其个人能力全面发展,增强归属感、自尊感和成就感,从而发挥出巨大潜力。医院文化为医院职工提供了行动的准则,明确了努力方向。优秀的医院文化能够为职工展现个人能力提供较好的平台,只要是符合总的价值准则的,个人利益与医院利益相统一的,可以适当扩大自己的职务范围,自主地、创造性地工作。这将有利于开发职工的创造性,培育更多的创新型人才,促进人才的成长,激发整个组织的活力。卓越的医院能够恰当地表达医院的文化,通过一些言词、口号、院歌等形式,极大地激发员工的热情。

医院文化的激励作用可以从个体与整体两个方面来理解。通过外部刺激受到鼓励,促使个体产生一种高昂向上的状态是文化对个体的作用。例如,医院院长以及医术好、医德高的专家是医院内部的典型人物,院长在任期内的行为方式影响医务人员的行为规则,德高望重的专家则长期为医务人员提供行为方式,是医院文化人格化的代表。通过号召和影响使医院整体接受并产生的行为效应是文化对医院整体的作用。例如,医院中不同人群的价值观经过长期的相互影响和竞争,最终形成医院整体的价值观。医院价值观从总体上影响医务人员的态度和行为,同时也决定着医院的发展理念和医院系统的形态、功能和行为。

三、约束作用

医院文化的约束作用指的是文化对职工的思想、心理和行为具有约束和规范作用。医院文化的约束形式不是制度式的硬约束,而是一种软约束,这种约束产生于医院的文化氛围、群体行为准则和道德规范,当文化上升到一定高度的时候这种规范就会产生无形的约束力。群体意识、共同的思维方式和行为准则等精神文化内容,会形成强大的使个体行为从众化的群体心理压力和动力,使医院职工产生心理共鸣,清楚地知道自己行为中哪些不该做、不能做,哪些应该做、必须做,从而跟随群体做出符合集体价值取向的事情,继而达到行为的自我控制,这正是文化所发挥的"软"约束作用的结果。通过文化的"软"约束,职工的自觉性、积极性、主动性和自我约束力都可以得到提高,继而进一步明确工作意义和工作方法,增强自身的责任感和使命感。

医院文化的约束规范作用主要体现在两个方面。一是有效规章制度的约束。制度管理作为强制性管理中的一种,有着强大的约束力,具体表现为医院内部的各项法规具有不可违背和绝对服从的特点,医院的领导者和所有职工必须遵守和执行。从职工的角度来看,是"被"管理,其中隐藏着的"被迫"含义使这种方式难以赢得人心,这与管理的基本精神相违背,而医院文化则是管理制度的升华,它把名目繁多、种类复杂的各项规章制度压缩、凝练成一两条富有哲理性、具有极大感召力的组织最高行为准则,能够充分体现在医院的领导体制、组织架构、管理层次等各个方面,有效指引和提醒职工及时修正自己的言行举止,实现与医院发展目标和价值准则的一致,这对职工来说,是受到医院文化的熏陶和启发后通过自己的思考和意识达到约束自己、管理自己的结果,属于"自主"管理,这种管理方式不仅容易赢得人心,更能实现全院职工管理效果的最大化,与管理的基本精神相符合。二是道德规范的约束。文化包括道德文化,文化的约束作用中自然也包括道德规范的约束。再严密的组织制度也不能包罗万象,总有疏漏,如果没有信念和自我约束,就会出现"你有政策、我有对策"的局面;而道德规范是从伦理关系的角度来约束医院领导者和所有职工的行为,具有社会效应,一旦人们违背了道德规范的要求,就会受到舆论的谴责,心理上会感到愧疚,这是社会效应作用在个体身上的结果,促使个体不断自我反思、自我认识、自我修正,从而达到个体行为符合社会公共道德规范的目的。所以道德规范具有主观约束的重要作用,是比客观约束更高层次的存在,与客观约束共同作用可以有效实现约束管理的理想效果。

四、辐射作用

医院文化的辐射作用指的是医院文化不仅会在医院内部这一固定区域内发挥作用,而且也会通过各种渠道,如新闻媒体宣传、患者之间信息传递、人群之间交流往来等方式对外部社会产生影响,尤其是对大众的认知和选择的影响。例如,医院文化能向社会展示医护人员的精神风貌和良好形象,能把医护人员白衣天使、救死扶伤的形象和精神展示给社会,从而赢得社会对医护人员的尊重、理解和支持,提高医院的声誉和社会满意度。

医院文化的辐射作用主要体现在四个方面:一是管理辐射。管理辐射是一种"软辐射",它能够把医院的精神、价值观念、核心竞争力等向社会扩散,形成社会的广泛认同。二是人员辐射。通过医院职工的思想认识、行为作风、言语风貌、从业素质和专业技能等一系列表现形成社会对医护人员的认可。三是理念辐射。将医院内部形成的发展理念、管理理念、创新理念、工作理念等向社会传播和扩散,通过自身各式理念的创新对医疗卫生行业产生积极影响,进而推动社会的发展和变迁。四是技术辐射。医院向社会展示先进的医疗技术,充分满足患者的各项需求,为患者健康保驾护航,赢得社会声誉。

医院文化通过它所认可的一系列行为模式或交往规则,形成群体"场"的心理感应,不断地引导、规范个体的行为沿着群体认可的方向发展,直至个体成为群体所普遍认同的角色。

第四十一章　医院文化的核心理念

医院文化的核心理念主要包括医院的使命、核心价值观、愿景,它是医院历史和文化的积淀,是医院精神和灵魂的象征,是医院员工共同遵守的行为规范,决定了医院的发展方向,未来要达到什么规模、层次和标准,直接指导着医院的发展战略规划。本章通过阐述医院文化的核心理念,并研究国内公立医院医院文化核心理念的确立过程,旨在让读者进一步明确医院在文化建设与发展过程中核心理念的重大意义。

第一节　医　院　使　命

一、医院使命的定义

使命感一词最初源于宗教,随着时代的发展,使命感的宗教内涵逐渐淡化,成为职业心理学研究的热点问题之一。目前,使命感的定义还没有完全统一,但是通过前人对使命感的研究和探索,结合医院这一行业的特殊性,我们认为可以将医院使命定义为:医院员工对自身所从事的事业有着强烈的热情,正是这种热情,促使他们工作更有效率和乐趣。医院的使命是医院在建立或发展过程中的最基本、最宝贵、最崇高的责任。不同的医院,因成立时间、医院规模、发展背景、经济运营、文化环境等方面的不同,医院的使命也各不相同。医院的使命一般包含两方面内容:一是物质需求所赋予的使命。为了生存和发展,医院必须要以实现一定的经济效益为目标。二是社会责任赋予的使命。公立医院作为公益性事业单位,必须要履行社会责任,提升医院价值。在现阶段,公立医院的使命更加强调社会责任性和公益性。

医院文化内涵建设与医院使命实践是相辅相成的。医院文化内涵建设有助于正确认识医院的使命，有助于医院员工树立正确的群体价值观；同时，医院使命的有效实践也将有利于医院参与市场竞争，有利于保护患者的利益，提高服务质量，树立医院良好形象，塑造医院的文化品牌。

二、医院使命的意义

（一）使命产生精神动力

使命是对理念的一种坚持，正是因为这种坚持而产生精神动力。使命是做事情最深层次的目的，它让医院的每个职工清楚地意识到自身所肩负的责任以及国家和人民的期望，明确工作的目的和意义，时刻准备好为社会、为患者作出贡献。医院确定使命以后，医院的决策、战略和规划等不仅要结合医院的效益、患者的需求等进行分析，更重要的是要围绕着使命展开，与使命紧密结合起来，走内涵式发展道路，弘扬医者仁心、救死扶伤的崇高奉献精神。

（二）使命是医院发展的原动力

使命作为医院存在的根本原因，应该成为医院建设的出发点，使命的确立使医院能够明确自身存在的价值和发展定位，它是领悟医院各项理念的基本出发点，代表了医院发展的根本宗旨、前进方向和主体责任。使命感的建立不仅仅是处于浅层的服务层面的改变，更多的是在医院发展过程中核心战略层面的改变，是医院发展的原动力。

（三）使命能够吸引人才

医务人员的存在既是个体健康的需要，又是一个国家健康人力资本的重要保障，医生的工作成果和工资效益既受到医院的管理制度和医疗卫生行业大环境的影响，又与其存在的使命感息息相关。近年来，医患纠纷乃至医院暴力事件虽然有所缓解，但医务人员这一群体依然经受着外在环境压力和内在精神压力的双重影响。因此，营造良好的组织氛围和工作环境对于缓解医务人员的压力有着极其重要的作用。只有当医院职工特别是医生群体的工作压力和精神压力得到了舒展,才能进一步增强他们的使命感和认同感,从而更好地吸引和留住人才。

三、医院使命的确立

关于医院使命,党和国家的法规文件中没有针对该词做具体的阐述,但党和国家一直致力于对新中国卫生事业(含医院)进行改革,不仅出台了一系列相关的政策、法规和文件,还定期对医疗卫生行业内的不当行为进行检查整改,为卫生事业发展指明了前进的方向。在此基础上,医院的使命也得到了进一步明确,内涵也越加丰富。

毛泽东同志曾在 1939 年 12 月 1 日写下了"救死扶伤、实行革命的人道主义"的题词,这个原本是为悼念白求恩大夫所写的题词,后来成为了解放区全体医务人员崇高的职业使命,也成为解放区医院为人民服务的使命。1982 年 1 月 12 日,由原卫生部颁发的《全国医院工作条例》指出:我国医院的基本性质是治病防病、保障人民健康的社会主义卫生事业单位,必须贯彻党和政府的卫生工作方针政策,遵守政府法令,为社会主义现代化建设服务。1994 年 2 月 26 日,国务院颁发的《医疗机构管理条例》指出:我国医院的基本功能是医疗机构(含医院)以救死扶伤、防病治病、为公民的健康服务为宗旨。1997 年 1 月 15 日,中共中央、国务院颁发的《关于卫生改革与发展的决定》指出:我国卫生事业(含医院)是政府实行一定福利政策的社会公益事业。以上论述确定了我国医院的基本性质和基本功能,基本奠定了我国公立医院的公益性使命。

我国新时期卫生工作的使命在党的十七大报告中得到了初步描绘:"中国到 2020 年卫生发展目标是人人享有基本医疗卫生服务。坚持公共医疗卫生的公益性质、坚持预防为主、以农村为重点、中西医并重原则,建立覆盖城乡居民的基本医疗卫生制度,为群众提供安全、有效、方便、价廉的公共卫生和基本医疗服务。"在中国特色社会主义进入新时代后,此时的医疗卫生事业使命有了更为具体的阐述。2017 年,在党的十九大报告中出现了"大健康观"一词,即"为人民群众提供全方位全周期健康服务",公立医院回归公益性本质,肩负起保障人民群众生命健康的使命,让医务工作者的劳务价值和职业价值得到充分体现,让医生护士心无旁骛、救死扶伤,也让治病救人的价值理念得到真正回归。

医院是我国医疗卫生工作中的重要组成部分之一,医院承担了我国绝大部分的医疗工作,是提供专业医疗服务、满足人民群众医疗需求的主要机构。医院的使命必须遵循我国医疗卫生工作发展的方向、目标、任务和重大政策,与人民群众利益相符合,并始终为卫生工作的使命服务。

第二节　医院核心价值观

一、医院核心价值观的定义

核心价值观简单来说就是某一社会群体判断社会事务时依据的是非标准,遵循的行为准则。医院的核心价值指医院在运营中始终坚持并努力使全体医务人员必须信奉的信条,是一个医院本质的和持久的一整套原则,体现了整个医院的道德观念和价值取向,是医务人员信奉并遵守的共同的理想信念,是医院文化建设的内核。作为医院经营的一套永恒的指导原则,对医院内部的员工具有内在的重要价值。

医院核心价值观包含四个方面的内容,即:判断全体医务人员是非善恶的标准;全体医务人员对医院事业发展和奋斗目标的认同,尤其是认同医院的追求和愿景;全体医务人员在这种认同的基础上形成对目标的追求;全体医务人员形成一种共同的境界。

二、医院核心价值观的意义

医院核心价值观是一个医院的精神内核,发挥着不可替代的主导作用,主要体现在 4 个方面:

(一) 引领作用

医院"治病救人"的初心决定了医院的价值目标和价值取向,它使每位职工明确了在医疗行业工作应该秉持的价值观,以及建立何种行业风气。在当代价值多样化的社会,核心价值观更是充分凸显了其导向功能,尤其是当各行各业呈现出多种多样的价值取向时,对于履行着"医者仁心、救死扶伤"这一神圣使命的医务工作者来说,更加迫切地需要核心价值观来指引方向,从而坚守道德底线、保持高尚品德,进而更好地回馈患者和社会。

（二）凝聚作用

在核心价值观多元化的影响下,医院核心价值观对医院职工进行渗透,形成了一致的认识和共同的追求,产生了巨大的归属感,使其在价值观的选择上不再迷茫,爱岗敬业、团结奋进的工作热情被大大激发,从而有助于凝聚力的提升。

（三）规范作用

医院通过确立核心价值观,创造必要的精神文化条件和道德舆论环境,把医院的价值目标和价值规律纳入到系统化、具体化和常规化的轨道,使医务人员围绕核心价值观达成基本共识和理想追求,实现规范化服务、科学化服务和优质化服务。

（四）动力作用

在医院的发展过程中,虽然医疗技术是决定力量,但不能否认文化对医院发展所起到的重要作用,医院发展过程中的每一次飞跃,都包含了核心价值观提供的精神层面的支持,其发挥了重要的促进作用。

三、医院核心价值观的确立

习近平总书记曾指出:一种价值观要真正发挥作用,必须融入社会生活……在落细、落小、落实上下功夫。同样,我国公立医院核心价值观的形成也不是一蹴而就的,而是在长期的医疗实践中积淀形成的,是在持续的检视整改中逐渐发展壮大的。

在我国公立医院核心价值观确立的过程中,指导和影响医院核心价值观建立的思想价值观主要如下:

（一）中华民族价值观

一是"仁义礼智信",这是中华民族传统核心价值观的精髓;二是"富强、民主、文明、和谐",这是社会主义核心价值体系的现实目标;三是"自由、民主、幸福、仁爱",这是中国特色社会主义核心价值观。

(二)医学生誓言精神

我国原国家教育委员会高等教育委员会在 1991 年发布的第 106 号文件中提出的医学生誓言,深深地影响着医学价值观。

(三)白求恩精神

"毫不利己、专门利人"的无私奉献精神,成为医学精神的伟大旗帜,1939 年 12 月 21 日,毛泽东同志专门题词号召全国学习白求恩同志的伟大精神。

(四)红十字精神

我国的西医文化最早以国际红十字医院为发源地,提倡人道、博爱、奉献的红十字精神,以保护人的生命和健康,促进人类和平进步事业发展为宗旨。

(五)恩格尔医学观

其所倡导的当代"生物-心理-社会医学模式"医学观念变革是医学价值观新的理论基础和思想旗帜。

(六)新医改精神

公立医院的主要任务是最大限度地保持医院的公益性,为人民群众提供价廉、便捷、有效、安全的医疗服务。因此,我国公立医院在价值导向性、价值凝聚性以及价值规范性方面都体现了社会主义核心价值观的思想旗帜与共同目标。我国公立医院核心价值观构建遵循的指导思想、发展目标、人文精神等都与社会主义核心价值观高度统一。

第三节　医　院　愿　景

一、医院愿景的定义

愿景是组织领导者和组织成员形成的一种形象,它能够引导和激励组织成员的未来。它是一种对组织和个人未来发展的设想,可以指导或影响组织及其成员的行动和行为。医院愿景是对医院前景和发展方向的高度概括,是医院管理者用来统一全体医院员工思想和行为的有力武器。它包括医院的核心理念和未来展望两个部分。医院愿景是根据医院现阶段管理和发展的需要,对医院未来发展方向的一种期望、一种预测和一种定位。通过及时、有效地整合医院内外信息和资源渠道,规划和制定医院未来的发展方向、医院的核心价值观、医院的原则、医院的精神等抽象概念,以及医院的使命、经营原则、辐射领域、核心竞争力、行为原则、执行原则等,使医院员工及时有效地了解医院的使命和发展理念,不断提高自身解决问题的能力。

二、医院愿景的意义

医院愿景的作用是激励和鼓励所有部门朝着同一目标努力,也是员工日常工作中的价值判断基准。员工的奉献精神,是任何人类组织所拥护的普遍美德,与组织的共同愿景紧密相连。所以如果没有共同的愿景,不仅给予的行为不会发生,而且也不会有真正的服从行为。同时,愿景是医院在困难或变革时期的方向盘,只有在拥有愿景的医院,员工才能专注于未来,忽略暂时的困难。

三、医院愿景的确立

医院愿景作为医院所希望创造的未来景象,其内容包含着医院的发展方向、建造规模、所要达成的整体层次、技术水准等,是医院与全体职工共同的理想和目标。医院愿景的提出,为医院的管理和发展提供了有章可循的总体思路。

我国公立医院愿景的确立基本遵循 5 个基本步骤:

(一) 激发个体愿景

首先从个体入手,此处个体指的是医院的高层领导个人。高层领导作为群体的"领头羊",具有模范带头效应。如果高层领导没有积极向上的个人愿景,那么就不能成功地描绘出医院愿景,更无法带动医院其他职工一起为医院愿景做出努力。个人愿景是医院愿景的基石,医院高层领导在描绘医院愿景前必须建立鲜明的个人愿景,这样才能为描绘医院愿景提供基础能量。

(二) 形成集体愿景

愿景是得到医院全体职工及利益关联者的广泛认可并愿意为之努力奋斗的目标,它关系医院的前景。愿景不是偶然的、一时的、少数人的想法,而是一贯的、持久的、大多数人乃至全体人员共同的想法。因此,高层领导在描绘医院愿景前要着力培养员工相互信任、相互体谅、分工明确、善于创新、熟练应对各种环境变化、充满想象力、积极进取和共同奋斗的愿景意识,并形成一个团体愿景。一个切实可行并具有一定突破性的集体愿景,能够有效提高职工的工作积极性和团队合作力,是医院良性发展的重要保证。

(三) 深度融合、精准提炼

只有经过个体愿景和集体愿景的深度融合和精准提炼,医院愿景才会更为准确、完整、合理。如果只凝聚其中一种,那么这种愿景必然是残缺的、松散的、局限的。因此,高层领导在总结出自己的个人愿景和集体愿景后,还要将两者充分融合在一起,让个人目标与集体目标相符合,并最终提炼出医院愿景,这样才能使医院愿景的实际价值最大化,提高实现愿景的效率,缩减实现愿景的时间。

(四) 积极沟通与反复修正

愿景作为一群人的奋斗目标,自然需要大量的、多次的沟通。每个人都有自己独特的想法,多数人的想法碰撞在一起,就会出现矛盾和对立。这就需要通过沟通和探讨甚至长期不懈的交流和一定程度的妥协，互相启发、消除分歧、达成共识。初步的愿景草案形成后还要进行多方沟通和反复修正，再通过信息的传递、沟通和反馈，最终聚合成一股紧密的意识流，形成清晰、独特、持久、共同的医院愿景。

（五）有效整合、广泛传播

医院愿景的价值需要通过医院愿景的有效整合和广泛的传播才能真正实现，仅仅只有虚无的愿景描绘和空泛的愿景宣言是毫无意义的，只能起到所谓的表层作用，没有形成健全完善的医院愿景体系，深层作用就无法被激发，在凝聚人心、形成合力的关键环节上就会存在巨大的欠缺。小部分群体聚合的力量难以达成创造性的改变。只有通过不断的传播，持续扩大愿景的影响力，使越来越多的人信任并主动跟随，才能凝聚更多的人力、物力和财力等资源投入到对医院未来的建设中，最终实现愿景。

第四十二章　医院文化体系构建

医院文化建设无论是"起步"或是"深化",都应当有计划、有步骤地进行,所以,文化体系的构建至关重要。构建医院的文化体系需要考虑的因素有很多,同时建立起来的文化体系,一定要下功夫予以巩固,"巩固"就是要对新建立起来的文化体系进行监控和追踪,及时发现旧文化"回潮"的偏向,并给予纠正。本章聚焦医院文化体系建设,对医院文化建设体系的重要性、影响因素、基本原则、关键步骤作了阐释,并系统推进"六大核心模块",确保医院文化建设的全套闭合程序,以确保新文化体系继续发挥作用,并取得预期的效果。

第一节　医院文化体系概述

一、医院文化体系建设的重要性

从管理学角度来说,文化管理是医院管理的最高境界,它是一门管理科学,更是一种以人为本的管理模式。由于医院文化理论是在管理过程中产生、运用和提炼的,所以与社会文化相比,其主要任务是培养医院员工的文化修养和人文关怀意识,凸显于医院内部优秀的精神体系和优质的服务理念体系。医院作为社会组织的重要组成部分,要想在激烈的竞争中立于不败之地,必须要有一套成功的医院文化体系作为支撑。

文化体系建设包括六个子系统,即目标体系、保障体系、识别体系、传播体系、激励体系和评估体系。可以通过实施战略规划启动、基础体系建设、医院文化推进、文化维护促进四个关键步骤,构建一个有机闭环的医院文化建设体系。通过该系统的建设和运行,医院将实现医院文化建设工作的自我完善和有序推进,不断提高医院文化管理水平和医院文化建设能力,充分发挥医院文化在医院发展中的引导、激励、约束和辐射作用,实现医院文化与管理的深度融合,不断提高医院的"软实力"和综合管理水平,不断增强医院的核心竞争力,促进医院的可持续发展。

二、医院文化体系建设的影响因素

(一)党建文化

党建文化与医院文化相互作用、相互影响,目标和手段基本一致。它们都是在思想层面引导员工,增强医院的凝聚力和战斗力,两者的基本目标都是以经济建设、医院发展为核心。这种相互依存的方式和经验是我国医院文化建设过程中形成的独特的"中国纲领"。一方面,党建文化以其独特的使命和组织形式,在医院文化中起着绝对的主导和约束作用,尤其是大多数公立医院,党建文化的形成先于医院文化的形成,医院文化的体系是以党建的文化内涵为基础的,相应的制度设置、发展方向、制度建设和宣传工作都与医院管理相结合。这种深度整合本身就是我国医院管理模式的创新内容之一。另一方面,正是由于两者相互交融、目标一致,医院文化建设过程中先进的工作方法和管理手段,必将推动党建工作体系的完善,促进党建文化的发展,最大限度地发挥思想政治工作对医院发展的保驾护航作用。

(二)医院战略

医院战略不仅包括医院的长远规划,还包括中长期的战略计划,以及一些短期的战略和运作调整。医院战略与医院文化的关系也是相互支持、相互制约的关系,两者都会随着商业环境的变化和医院的发展而动态变化。一方面,医院文化对医院战略具有一定的制约作用。医院文化的核心理念体系往往将明确医院为什么存在、医院如何发展等问题,统一医院和员工的共同价值观。在制定战略和进行战略运作调整时,医院必须考虑它们是否符合自身所追求的愿景和所坚持的共同价值观。另一方面,医院文化影响着医院战略,同时又服从于医院战略。由于医院文化具有强大的引导力、凝聚力、约束力、激励力、协调力和辐射力,有助于促进员工从认知到认同,从而有意识地实施医院战略,保证医院战略的实施,最终目标是实现战略目标。可以看出,如果医院战略与医院文化分离,就难以实现目标。当然,医院文化也会受到时代变迁、经营环境变迁甚至领导人更迭的影响,这些因素可能会间接影响医院的战略。因此,医院战略与医院文化在动态变化中相互依存、相互作用,当医院发展到一定阶段时,两者之间不存在顺序关系,而是相互交融、相互促进。总之,只有医院战略与医院文化的良性互动和完美匹配,才能实现医院的可持续健康发展。

(三)绩效管理

医院绩效管理的基本目标是通过激发员工的工作积极性,提高员工的能力和素质,从而提高医院的产出价值和效益。在医院文化建设过程中,帮助医院全体员工形成统一的认同感,遵守共同的价值观和行为准则,大大提高了医院全体员工的工作效率,凝聚各方力量,形成强大的合力,为医院的发展作出巨大贡献。绩效管理与医院文化建设相辅相成,相互促进。绩效管理可以引导医院员工不断提高自身素质,发挥主观能动性,提高工作绩效,促进医院效益的提高,通过提高绩效管理的效果,也可以促进医院文化建设的进一步发展。文化建设与绩效管理相结合,可以充分发挥两者的优势,有助于建立严格完善的医院管理体系,形成高度实用的绩效管理体系。在统一价值观和规章制度的指导下,医院职工一方面发掘自身潜力,突出个人优势,另一方面推动充分合作,发挥集体力量克服困难,实现个人价值最大化,也提升了集体融合度。

(四)人才团队

医院文化体系为吸引人才创造了环境。随着时代的进步和经济的发展,人才的需求层次也在不断提升。优秀人才在谋求职位时,不再仅仅关注薪资福利,而更加着眼于医院文化与自身的人生追求是否契合。良好的医院形象能够帮助医院取得良好的口碑,进而助力吸引优秀人才。医院文化为留住人才创造了保障。医院将使命和愿景与员工的职业发展紧密联系在一起,实现医院目标的过程也是实现个人目标的有效途径。医院文化体系还为激励人才创造了动力。良好的医院文化会让人才产生使命感、奋进感,培育一种良好的、有激励作用的团队精神,能在本职工作的基础上,充分发挥人才的智慧和潜能,从而创造更大的经济效益。在医院文化促进人才团队建设的同时,人才团队建设也促进了医院文化事业的繁荣发展。

第二节　医院文化体系构建的基本策略

一、战略支撑

医院文化建设必须服从医院战略发展的需要。具体而言,就是提炼出符合发展战略需要的医院文化理念体系,并将其融入日常工作以及经营管理的各个方面,充分发挥医院文化的凝聚力、塑造力、激励力等作用,使医院文化发挥更大的价值。同时,应在医院战略转型或战略业务调整中发挥主导和制约作用,确保战略转型的正确方向和符合医院追求的共同价值观。

二、确保"四化"

医院文化建设要取得成功,必须确保医院文化建设"四化",即系统化、规范化、制度化、科学化。系统化主要是指系统思考和全面考虑,促进医院文化建设的整体性;规范化主要指规范标准和严格执行,保证重要文化要素(如职工行为、医院形象等)的统一性和规范化;制度化主要是指建立制度保障和长效机制以保证医院文化建设的基础,并通过引导、激励、约束和惩罚等措施营造良好的氛围;科学化主要是指遵循规范、规律和进行科学评价。

三、传承创新

医院文化是一个不断继承和创新的过程。很多医院在多年工作实践中形成了深厚的文化。医院可以深入挖掘医院历史,提拔医院成立以来优秀医务人员的代表,弘扬和传承医院历史,从而激发医务人员的使命感和荣誉感。同时,可以通过启动医院院徽等标志设计,强化医院的愿景目标和整体发展方向,扎根医院传统文化基因,不断融合创新文化要素,实现继承与创新的辩证统一，让员工高度认同并积极实践。

四、植根管理

医院文化必须深深植根于医院管理的各个方面，才能彰显其有效价值，进而成为竞争优势，保持强大的生命力。其整合途径主要包括三个方面：一是整合管理体系，主要是指对制度的梳理、完善，即按照科学发展观和医院文化的理念，梳理现有流程和制度，废除、改革和建立制度，将文化理念融入管理体系。二是整合"内部组织"，包括部门（科室）和个人的改进计划、部门（科室）文化建设、重点项目文化建设，使文化渗透到部门、岗位等"细胞"中。三是管理重点的整合，主要通过实施管理重点的子系统文化，创造有特色的子系统文化，并支持重点战略或医院管理的实施。

五、全员参与

医院文化不是高层领导的文化，而是医院全体员工的文化，全员共同参与才有意义和作用。引导和鼓励全体员工共同参与文化体系的构建，同样也是医院文化建设的一个重要环节。医院应树立"大家文化大家建设"意识，各级领导干部带头示范，各部门紧密合作，全体成员广泛参与，自上而下共同努力，为全体成员营造浓厚的医院文化氛围，让全体员工感受到医院文化建设的宗旨和意义，并在此过程中自觉矫正行动方向。

第三节　医院文化体系建设的关键步骤

一、规划启动阶段

该阶段以医院整体发展战略为基础，确定医院文化建设的目标、方向、实施方案和具体步骤，同时开展医院文化保障工作，根据战略目标和规划，为医院文化建设创造一个良好的工作环境和实施条件，确保医院文化建设的扎实推进。根据医院文化建设的需要,医院应建立医院文化体系建设工作委员会,如图 42-1 所示。医院领导班子为最高决策层,负责最终决定文化理念、实施计划等。各分管院长、办公室主任组成医院文化建设领导小组,为中间领导层,负责领导和推进各项文化工作的有效进行。根据预先设想、调研成果及项目建议等信息,通过个人访谈、问卷调查、资料查询等方式,全面了解医院文化现状。然后,按照剔除粗略信息、保留准确信息、剔除虚假信息、保留真实信息的原则,对调查和访谈中收集的所有数据进行统计、总结和评价,最终形成一个完整的、具有可行性的医院文化体系建设方案。这一阶段,主要包括目标体系和保障体系两大体系的构建。

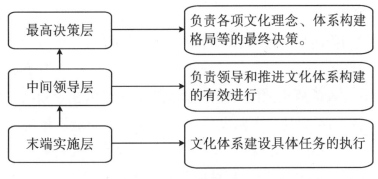

图 42-1　医院文化体系建设组织机构及分工

（一）医院文化目标体系构建

医院文化目标体系的构建可以明确医院文化建设的目标和实现目标的途径和方法,指导和部署医院文化建设工作,确保医院文化建设有计划、有系统地进行。主要包括医院文化战略的制定、医院文化建设的实施纲要、阶段性目标和实施方案等。医院文化目标体系是医院文化建设各项工作的"领导者"。其内容决定了医院文化建设方向的准确性、有效性和可行性。同时,也是支撑医院发展的整体战略的重要组成部分,是医院文化建设全面规划、有序推进的重要保证。构建过程包括三个步骤:第一步是调查和诊断。医院文化建设是医院文化目标体系建设的基础,重点是对医院文化发展战略的诊断和分析,包括未来医院发展的方向和重点。第二步是建立体系。这是核心部分,包括医院文化战略制定、医院文化建设规划制定等。第三步是体系的实施应用。该体系的实施是医院文化目标体系实现的过程,是后续子系统的实施内容。

（二）医院文化保障体系构建

医院文化保障体系构建是指以"系统化、规范化、科学化"为原则,通过不断优化医院内外部环境,创造良好的实施条件,为医院文化建设提供全方位的支撑。医院文化保障体系通过建立"明确责任、完善机制、提供优良物质保障环境、全员参与"的保障平台,能够有效实施医院文化战略,为整个医院文化体系的建设和完善提供全方位的基础支撑,从而保证医院文化建设的科学决策、有力执行、有序有效推进。医院文化保障体系主要体现在组织保障、队伍保障、制度保障、物质保障四个方面。

1. 组织保障

医院文化建设组织的建立和运行应遵循以下原则:

（1）权威性和战略性。主要是指充分发挥医院文化建设委员会的作用,确立医院文化建设的战略地位,充分发挥高层管理者的领导和示范作用。

（2）稳定性与灵活性。医院文化建设需要稳定的组织结构、人员和管理体制和流程,以确保组织结构的运作和有效实施,还需要持续的高层指导、战略调整和外部智库的灵活支持,以适应不断变化的环境。

（3）明确权责,合理分工。主要岗位按照目标分工,责任明确,权利适当,任务分工合理,尽量避免权责不平衡、责任不明确等情况。

（4）着力加强基层部门文化建设。基层部门囊括了医院的所有职能部门和所有团队,可以说是医院的"组织细胞",通过基层医院的文化建设来推动医院文化建设,有利于医院文化植根于每一个岗位、每一个项目、每一个管理环节,这是医院义化有效落地的关键环节。

2. 队伍保障

队伍保障方面要注意以下几点:

（1）注重对通讯员队伍的专业化培养。不仅要培养通讯员的职业能力,还要提升其语言表达能力等,另外还要注重强化其对行业发展形势、行业文化诉求导向、集团或分院战略等知识的学习。

（2）明确通讯员的职责。除了宣讲、培训,他们还应承担研究、评估、考核等医院文化建设管理工作,然而,可能存在通讯员能力不平衡或者时间不够充裕（通讯员通常由其他部门的人员兼任,并非专职）的问题。

（3）充分发挥党工团组织作用。有力推动医院文化和人才团队建设，将其做深做实。积极把握宣传导向，创新形式手段，统筹对内对外宣传，运用好传统媒体和新媒体，充分展示新时代医院良好形象。通过人文关怀活动，让医院职工充分感受到温暖。通过丰富多彩的文化体育活动，营造健康向上的文化氛围。不断拉近与青年人的距离，满足青年人的需求，坚持党建带团建，以全面从严治党推进从严治团，把党的十九大精神和团的十八大精神贯彻到各项工作中，大力弘扬职业精神，引导青年团员与党同心。

3. 制度保障

医院文化相关管理制度保障应注重以下原则：

（1）实用性。应根据医院战略目标、文化建设目标、文化理念要求、性质特点、现状、行业特点、历史特点和员工具体情况制定系统内容。

（2）一致性。系统应与医院的文化理念、医院行为、医院物质高度一致，不能相互矛盾。

（3）刚柔结合。制度的设计与实施一方面要体现制度的权威性和刚性，使制度有一个清晰的轮廓，有明确的奖惩，平等对待，从而促进医院文化理念"固定在制度中"；另一方面从"灵活性"的角度出发，设计适当的正激励机制。

（4）可操作性。评价体系和评价过程应尽可能简单、实用、易于理解，评价指标应量化、落实，方便操作和实施，注重解决实际问题。

（5）创新性。面对不确定的环境和形势，系统应适应形势的变化，不断调整、更新和改进。同时，制度应充分发挥积极的激励作用，营造良好的创新氛围和良好的竞争环境，促进医院的创新与变革。

4. 物质保障

物质保障，一方面要保证资金的正常投入，保证医院文化建设的正常运行，另一方面要注重合理规划，节约成本。因此，应根据医院建设的实际需要，科学、合理地规划软硬件建设。例如，由于医院文化建设阶段的不同，硬件建设的重点应有所不同，不可能一步到位。因此，合理规划建设重点，以满足实际需要是至关重要的。另外，物质保障工作不能仅仅只为了"装饰"，而应该充分体现医院文化的核心价值取向。

二、体系构建阶段

该阶段以战略思维为指导，在全面保障的基础上，进行深入研究和分析，挖掘文化基因，系统整理和完善文化基因，并结合自身实际和未来发展的需要，对符合自身实际、与母体文化相融合的医院文化理念体系进行总结和提炼，构建相应的识别系统。其中，总结和提炼医院文化的理念体系要摆在最重要的位置。该阶段的主要建设内容是识别体系的构建。

医院文化识别体系的构建是一切医院文化行动的基础，一般而言，其构建流程如下：

（一）现状调研

主要运用多种医院文化研究工具，如通过员工访谈、讨论、问卷调查、文献研究、患者满意度反馈调查等方式，综合研究区域和社会传统文化、医院发展情况、高层领导对于医院文化建设的态度、医院内部管理情况、员工精神风貌和工作作风、员工价值观等医院文化影响因素的相关情况。

（二）分析差距

在调查医院文化现状的基础上，结合医院的发展方向，分析医院内外部环境的变化、产业发展趋势、发展战略等因素，找出未来发展所需的文化要素，诊断医院文化现状与期望文化的差距，确定识别体系建设的重点和方向。

（三）构建文化识别体系

主要包括理念识别体系（MIS）、视觉识别体系（VIS）和行为识别体系（BIS）三大部分。文化识别体系是医院文化对外的"窗口"，也是医院文化建设的基础。其中，理念识别体系处于核心地位，是视觉识别体系和行为识别体系建设有效运行的基础。医院文化识别体系建设是一个动态、长期化、系统化的过程，是医院文化对外展示的"窗口"，是院内员工树立与共享正确价值观的重要前提，最终目标是树立医院形象，实现医院战略目标。

（四）体系认同

主要是指通过医院文化培训、传播、激励等，逐步引进、深化和提升医院文化认同体系，有计划地向员工和公众传递医院的精神内涵和各种业务信息，提升其认同感，统一价值观。

三、文化推进阶段

医院文化体系建设的最终目标是使医院职工广泛接受价值观念、行为准则和价值观念所确定的行为方式，要求医院建筑、环境、视觉识别系统等因素和文化观念相协调，整合并统一医院形象，充分展示医院为患者提供优质服务的理念，保证医院文化理念的落地和推广。通过传播和激励，从宣传传播到内化，从岗位实践到外化，从制度建设到巩固，从"要我参与"到"我要参与"，不断增强医院文化的影响力和渗透力，使医院文化深度融入医院管理的每一个环节和医院的每一个岗位，充分发挥文化的引导、激励和凝聚力的作用，改变员工的行为方式，提高组织的执行力，增强医院的凝聚力和整体管理水平，不断提升医院的整体形象，增强医院的核心竞争力。在文化推进阶段，主要包括传播体系、激励体系两大体系的构建。

（一）医院文化传播体系

医院文化传播体系构建是指通过传播工作组织化、传播主体专业化、传播载体多样化、传播内容可视化等，构建起医院对内外部宣传、推广、渗透医院文化的立体式传播体系，旨在通过各种传播途径将医院的价值观、理念、精神、品牌等信息传达给员工、供应商、客户和社会公众，不断增强文化影响力和渗透力，推动内部员工和外部利益相关者认知、认同医院文化，并树立良好的品牌形象。医院文化传播体系包括对内传播、对外传播两种方式。

1. 对内传播方式

（1）媒体传播。主要是指利用医院期刊、网站、微博、微信等媒体平台，阐述医院文化的核心理念和医院文化建设的要求，展示医院文化建设的动态信息，宣传典型人物和事迹，促进员工对医院文化的认知，营造良好的文化氛围。

（2）培训传播。主要是指由医院领导、外聘医院文化专家通过各种形式的培训,向员工传播有关医院文化建设的理论知识、医院的文化理念、医院文化建设方案和思路、实施途径和方法等。

(3) 会议传播。主要是指利用医院内部各种定期和不定期的会议,传播医院文化理念和相关工作要求,如党委会议、早班会、科室工作定期会议、安全质量专题会议、研讨会、大型讲座、年会、表彰会等。

(4) 标杆传播。主要是指以医院员工周围的故事或事件为载体,更清晰地揭示医院文化的内涵,明确价值导向,为员工树立学习榜样,从而引导员工更好地理解医院文化的概念,鼓励员工以"榜样的力量"积极参与医院文化建设。标杆传播要求每个标杆案例故事都准确地反映出相应的概念,具有典型性,涵盖所有部门、所有类型的岗位、所有级别的员工。

2. 对外传播方式

(1) 公共媒体。主要是指为了满足传播医院文化的需要,适当利用电视、报纸、杂志、互联网(包括社交媒体)、户外广告牌等媒体,向公众传达医院文化理念、案例故事和品牌信息,赢得患者、供应商和公众的认可,扩大品牌影响力。

(2) 自有媒体。主要指建立网站、医院报刊(杂志、报纸、电子期刊)、微博平台、微信平台,对外传播医院文化。

(3) 图书传播。主要是出版图书和公开发行,内容可以涵盖医院的历史、管理经验总结、优秀实践案例等。一方面可以深入广泛地传播医院文化和品牌形象,另一方面也可以在行业中树立自己的地位。

(4) 社会活动。积极组织和参与各类社会责任活动,充分展示医院承担社会责任的勇气,传达医院的核心价值观。例如组织参加社会公益活动、扶贫、捐赠、救灾等活动。

(二) 医院文化激励体系

医院文化的激励机制是通过引导、约束、奖惩等手段来实现的。适当的激励机制可以激发员工的内在动力,充分发挥员工的主观能动性,提高医院文化建设的效率。

医院文化激励体系是从员工全面发展和考核激励的角度,探讨医院文化建设与人力资源管理相适应的途径和方法,将实践医院文化的员工行为与个人发展和薪酬绩效相结合,引导和激励员工积极参与医院文化建设。医院文化激励体系主要包括医院文化建设激励机制和医院文化导向下的人力资源激励机制两个方面。其中,医院文化建设激励机制是关键,包括医院文化建设的评价与考核激励、环境激励等。人力资源激励机制主要指员工的成长与发展激励,即通过关注员工的薪酬、学习与成长、职业发展和参与管理等,为员工的生活、学习与成长提供良好的环境和制度保障,提高员工的工作积极性和参与医院文化建设的积极性。

四、文化维护阶段

医院文化体系建立后,仍需建立一个文化维护体系,即对不符合医院文化行为的监督处理体系。通过该体系的建立,可以使医院文化在实践中不断改进和升华。此阶段的主要内容是评估体系的构建。

医院文化评估体系构建主要从医院文化建设工作评估和结果评估两个层面进行,对医院文化评估的基本原则、建设步骤、评估对象、理论模型、评估形式、评估内容、实施方案、改进方案等内容进行设计和规范,把医院文化评估贯穿医院文化管理的全流程,客观、真实地了解医院文化建设进展情况,并及时进行改进。医院文化评估体系构建是建立医院文化建设的闭环系统、实现自我完善和提升的关键步骤。

医院文化建设是一个不断积累、沉淀、创新与提升的过程。通过开展医院文化评估,客观检验医院文化建设的工作和成效,一方面是为了总结成功经验,提炼研究与实践成果;另一方面是为了及时发现医院文化建设中存在的关键问题和不足,并及时予以改进,保证医院文化建设的科学性与有效性,不断提高医院文化建设能力与综合管理水平,为实现医院战略目标提供强大的文化支撑。

第四十三章　医院文化建设的实践与探索

　　当前,面对日益激烈的市场竞争,医院要站稳脚跟,赢得市场,立于不败之地,就应该不断地改革创新,塑造自身形象,立足于实践,建立起富有特色的医院文化,以便优质高效地服务于患者。所以,如何在实践中,调动一切可以调动的因素,创设具有特色的医院文化是值得思考的重要命题。本章讲述合肥市第一人民集团医院(以下简称"集团医院")文化理念的确立、特色,进而确定医院文化建设的方向,不仅适用于本集团医院的文化建设,对其他医院文化建设也具有一定的借鉴意义。

第一节　医院文化理念的确立

一、文化理念的内容

　　集团医院在发展过程中对医院管理理论创新和发展,形成了"发展理念""管埋理念""精神理念""转型理念"四个方面的理论体系,对医院战略管理起着重要的指导作用。

(一)发展理念

1. 发展总方针

以党建引领为统率,以政策政纪为指导,以法律法规为准则,以市场规律为导向,实现医院快速、高效、健康、有序、跨越式发展。

2. 发展总主题

一个目标、两支队伍、三大建设、四大方针、五大要素。实现一个目标:安徽省区域医疗中心;锻造两支队伍:学科带头人队伍和高效管理队伍;开展三大建设:医疗体建设、规模化建设、信息化建设;坚持四大方针:向科学化要先进技术,向现代化要精细管理,向人文化要博大内涵,向标准化要规范服务;厚植五大要素:以精准引导医疗、以精益引导护理、以精细引导管理、以精密引导建设、以精诚引导文化。

3. 发展总思路

集团化发展、集约化管理、集束化执行、集成化整合。

4. 发展总模式

"一体两翼":以集团医院为主体,以医疗技术和综合保障为两翼。

5. 医院愿景

构建安徽省区域医疗中心。

6. 发展建设方向

敞开的院区、开放的院区、宾馆式的医院、花园式的医院。

7. 发展总策略

以专业技术为支点,以经济规律为杠杆,以改革创新为动力,以市场需求为导向,以经营管理为加速器,实现医院发展的与时俱进。

8. 发展战略

品牌战略、平台战略、人才战略、高科技战略、市场战略和集团战略。

9. 发展目标

以构建和谐医院为目标,努力将医院做大、做强、做优、做实、做精、做细、做亮。

(二)管理理念

1. 管理宗旨

以制度化、法律化、标准化、规范化、科学化、人性化为管理原则,以层面内板块式管理为模式,进一步强化和优化医院内部管理。

2. 经营宗旨

立足发展、着眼未来,以创新性、竞争性、科学性、前瞻性的战略眼光谋划发展。

3. 经营理念

文化是帅院之魂、人才是立院之本、科技是兴院之策、质量是建院之道、法规是镇院之宝、形象是盛院之术、创新是强院之源。

4. 机构改革原则

扩大临床、发展医技、萎缩后勤、浓缩行政。

5. 体制改革原则

盘活存量、引进增量、扩大贮量、增加体量。

6. 经营机制改革总原则

通过对资金、资本、市场、政策的运作,实现降低成本、节约消耗、减少投入、杜绝浪费的经营目标。

7. 人事制度改革总原则

人员能进能出、职务能高能低、待遇能多能少、岗位能上能下,变单位人为社会人,变档案人为"经济人",变职务人为岗位人。

8. 分配制度改革总原则

建立既有激励机制又有约束机制,既有活力又有制约,既有动力又有控制的分配体系。按劳分配、注重绩效、兼顾公平。

9. 医疗管理方针

质量强院,技术兴院,科教盛院,人才鼎院。

10. 医疗管理四化理念

发扬钉子精神,打好阵地战,守住"起跑线";发扬工匠精神,打好攻坚战,守住"水平线";发扬科学精神,打好持久战,守住"生命线";发扬创新精神,打好冲刺站,守住"第一线"。

11. 护理管理方针

专科专护要有高度,普科普护要有温度,创新创业要有角度,优质优护要有广度,论文论著要有深度,成果成效要有力度。

12. 现代护理管理理念

科学管理、现代护理、人文护理。

（三）精神理念

1．总体指导思想

以人民的健康事业为根本，以科学的发展观为指导，发展，发展，再发展。在发展中求得稳定，在稳定中谋求发展。

2．"一院人"精神

博爱、精深、团结、奋进。

3．一院院训

严谨、求实、卓越、创新。

4．一院情怀

做一院人，走一院路，兴一院风，创一院业。

5．医院使命

敬佑生命，救死扶伤。

6．核心价值观

患者至尊、诚信为先、技术第一、服务至上。

（四）转型理念

1．医疗发展的"三个转型"

围绕医院中心任务，推动医院从临床型向教学型、从医疗型向研究型、从基础型医疗单位向尖端型医疗单位转型。

2．医院管理的"三个转型"

充分将科学发展观应用于管理实践，强化细节管理、目标管理和绩效管理理念，推动医院管理发展由经验型管理向科学化管理、扁平型管理向集约化管理、垂直型管理向短线化管理的方向转型。

3．医院规模的"三个转型"

完善医院集团管理模式，推进医院规模发展由单体型向多体化、由单纯型向多能化、由单元型向多元化转型。

二、文化理念在医院高质量发展中的作用

医院文化理念在医院高质量发展中发挥了重要导向作用,有效增强了集团医院凝聚力,规范了员工行为,提高了服务质量,提升了医疗水平,有力推动了医院发展实现高质量、高效率、高水准。同时,随着医院业务的不断发展、服务范围的不断拓展、管理方式的不断创新,推动了医院文化理念在匹配医院快速发展步伐的进程中进一步向特色化、品牌化、优质化迈进。下面以集团医院为例,阐述医院文化理念在推动医院高质量发展中发挥的重大作用。

(一) 以发展为根本,医院整体规模日新月异

1. 速度与质量协调发展

60 余年光阴,集团医院在发展总主题、总思路等的指引下,从一座普通苏式三层小楼的单门独院走向环城滨湖,从孤帆只影变为联合舰队,从势单力弱发展成为集团航母。"十五"以来,医院在规模发展上下了"先手棋",集团医院现拥有两个三级甲等医院,一个三级甲等医院延伸院区,三个专科分院。医疗用地从 32 亩增至 360 余亩,建筑面积从 2.4 万 m² 增至 35 万 m²,床位数从460 张增至 5000 张,资产从 1.7 亿元增至 27.17 亿元。在发展理念的指引下,医院在保持高速建设的同时,更抢抓机遇,妥善处理好速度与质量之间的关系。医院建立多学科联合诊疗模式,有效打破了学科壁垒,加强学科之间的交叉渗透,同时提升了医疗效率,使医疗资源得到最大化利用。学科从仅有的 6个学科发展到 45 个临床学科、100 个病区、18 个医技学科,其中 26 个学科被评为国家、省、市级重点学科,获批全国住院医师规范化培训基地等 5 个国家级教学基地。医院还建立了符合医学发展趋势和当前医疗卫生体制改革的诊疗模式和流程,着力实现优化流程、提升效率、减轻患者负担等目标。

2. 外延与内涵协调发展

"十三五"期间,《合肥市城市总体规划(2011—2020 年)》获得国务院正式批复,合肥将打造成区域性特大城市、长三角世界级城市群副中心城市、全国性创新中心。为适应新常态,集团医院提出要转变简单的规模扩张模式为注重从体系优化和结构调整中提高服务水平和效率的发展模式。在此背景下,

集团医院重新确定了愿景、战略等，也正是在这些发展理念的指引下，集团医院用创新的思维和方法去谋划未来发展，例如，加大科技投入、加快技术引进。医院人才队伍形成梯队，成为安徽省地市级医院中的"人才大院"，获批安徽省医疗系统唯一一个院士工作站；积极引入"互联网＋"概念，建成全国首家市级智慧医院，并初步形成了智慧医院建设标准化架构，致力于打造示范型、规范化智慧医院。此外，集团医院遵循"开放的院区、封闭的病区"理念，重新设置院内格局，一条环院大道、两座大门、三个广场、四块网络、五处花园、六幢大楼相互连接，成为省城人民心中的"公园式的医院、宾馆式的医院、温馨化的医院、诚信化的医院"，而这些外延都是践行发展建设方向、发展目标的必然结果。

3. 医教研全面协调发展

医院自建院以来，始终坚持"技术强院、科教盛院"的办院方针，将医疗、教学、科研作为医院的三大核心工作，并融入品牌战略、平台战略、人才战略、高科技战略、市场战略和集团战略等发展战略中，成为医院可持续发展的重要推动力。医疗、教学、科研三者在医院的发展进程中形成了互相促进、相辅相成的连带效应。在此种连带效应作用下，集团医院一方面以医疗技术的不断提高来带动教学和科研水平的整体提升，另一方面以临床医疗中出现的问题为导向，来指导教学、科研的研究和发展方向，并把教学和科研的优秀成果应用到实际临床医疗当中，从而实现医教研三大建设模块齐头并进、协调发展、共创佳绩的目标。

（二）以管理为保障，医院软硬实力双管齐下

1. 从"硬约束"向"软约束"转变

为使医院和员工的各种行为、活动有法可依、有章可循，集团医院始终把制度文化建设作为管理全院职工的最重要手段，已经形成一套行之有效并极具医院特色的制度管理体系，以完善规章制度、创新管理模式为抓手，实施有效的激励机制、科学的管理机制、有序的竞争机制，强化医务工作者的思想素质、职业道德、创新精神，形成既充满活力又严谨规范的工作氛围。蕴含着医院文化内涵的院规、院风、院纪以及伦理关系准则，已经内化为员工的日常行为，使其在言行上自觉地规范和约束自己。集团医院的管理理念对内部员工

产生了巨大的激励作用,这是在共同价值观和追求的引导下产生的。医院将各种规章制度、道德规范、行为准则与人相结合,并积极构建有效运行的氛围,它体现在医院的日常管理、内部人际关系、自身行为规则之中,就像各种生理反馈系统一样调节着医院的行为和功能,同时构造出相应的响应机制,只要外部诱导信号发生,即可得到积极响应,并迅速转化为预期的行为,这就形成了有效的"软约束",使员工在思想、情感、行为上达到高度统一。

2. 从"人本管理"向"能本管理"升华

"人本管理"顾名思义是以"人"为核心,以满足个人需求、谋求个人发展为出发点,以充分发挥人的主观能动性和工作积极性为抓手,最终目标是实现人的全面发展以及医院和社会的共同进步,这是以人为主导的管理模式。而能本管理是以"人的能力"这个客观条件作为管理的对象和管理的核心,倡导"能力本位"思想,建立起以"能力和实力"为核心的价值观念,强调人的知识、智力、技能、才干、实践创新水平等综合素质,以人的工作能力、综合实力、智力水平为管理重点来实现人和组织的双向发展,这种管理模式以个人能力为核心,遵循"能者居之"的用人理念,符合科学、合理、实用的要求。

在管理宗旨、经营宗旨等管理理念的指引下,集团医院通过"能本管理"的创新模式推进医院管理改革不断深化。

(1)制定了相应的绩效考核体系。把"能力"作为考核的第一要义,根据岗位制定绩效考核目标,根据目标制定绩效考核标准,将绩效考核结果与个人发展相关联,比如职位的升降、岗位的变动等。

(2)完善了"以能为先"的激励机制,对充分发挥个人能力为医院作出贡献的职工在工资的基础上增加年终奖励,担任各科室、各部门的领导职务者有不同等级的职务津贴,奖励院内优秀业务骨干出国进修等。

(3)建立更具竞争力的引才机制。为进一步提升医院医疗卫生水平,为引进人才制定个性化的发展平台和发展路径,并对他们开展科研和教学提供人、财、物等支持保障。建立分类分层管理制度,形成"能者上、平者让、庸者下"的选人用人机制。在专业技术人才聘用上,积极探索打破人才发展的"天花板",对有贡献的专业技术人员实施激励政策等。

3. 从"粗放型管理"向"集约型管理"转化

近年来,集团医院遵从经营机制改革总原则等管理理念的指导,实现了从

"粗放型管理"向"集约型管理"的转化。

（1）实现了集约型空间。通过科学、合理的规划，协调医院各功能区划分与诊疗流程、服务流程、保障流程之间的关系，充分考虑各部位的构成、面积和各建筑物等多种要素，缓解布局与需求之间的矛盾，确保新的空间在投入使用后顺畅、高效运行；在空间设计上，充分体现了人本理念，以患者为中心，在为患者提供方便、高效、快捷的诊疗服务流程的基础上合理设计各个功能分区；在建筑的使用寿命内，充分利用各类节能环保的新型材料，力求达到节能减材、物尽其用的目的，最大限度地减少污染、杜绝浪费、保护环境，向患者提供干净、舒适、健康、高效的诊疗绿色空间。

（2）实现了集约型诊疗。不断提高医务人员的医疗技术水平，增强医务人员为患者服务的责任感和使命感，肃清医务人员之间的不良风气，保持风清、气正、廉洁的医疗作风，确保每个医务人员都严格遵守医疗规范并时刻秉持"救死扶伤、医者仁心"的初心，为患者提供安全、可靠的医疗器材和各项保障，提高患者满意度。

（3）实现了集约型管理。坚持开源节流、降本增效，积极探索医院各院区、各系统、各部门的成本核算体系，节约人力资源、物力资源和财力资源；同时优化资源配置，合理控制人力、财力、物力等资源使用，将其向重点临床科室、优势学科以及前景好、发展形势好、回报可观的专业倾斜，最大限度地发挥资源效益；同时加强对医院床位和设备等必需物资的管理，不断提高床位周转率和设备使用率，提高医院的投入和产出比。

（三）以精神为依托，医院人才队伍德才兼备

1. 引领医务人员德才兼备

精神理念的确立绝非一朝一夕之事，而是一项非常复杂的系统工程，集团医院从传统人文精神入手，建立符合社会主义核心价值体系、具有本院文化特征的医院价值观和由这一价值观生发出来的精神理念，通过典型示范、群体激励，以及打造"名院""名科""名医"等举措，塑造文化品牌并使之成为医院的行为风格和文明标识。通过教育引导、文化的传承和创新，坚持发挥公立医院的公益性和惠民性，凝练形成了核心价值观、院训、使命等精神理念。通过开展主题党日活动、建立学习型组织、开展义诊等方式持续开展精神理念宣教，将其内化为每一位医务工作者的行动准则。要求在各项活动建设过程中将精神

理念作为重要内容，深刻理解其内涵，从而自觉地提升医德修养。

2. 建立健全医德医风管理制度支撑体系

按照"以人民的健康事业为根本，以科学的发展观为指导，发展，发展，再发展。在发展中求得稳定，在稳定中谋求发展"的总体指导思想，进一步完善了医德医风考核评价体系，建立医务人员医德医风档案，每年定期对重点科室的医务人员以及新提拔干部进行医德医风教育考试，考试成绩归入个人档案内作为年底考核以及提拔晋升的重要参考，提高医务人员的自身医德修养。其次实行目标管理责任制，医院纪委与各科室负责人以及各党总支、党支部书记签订"医德医风建设目标责任书"，要求明确职责、细化分工、责任到人，形成"一把手"负总责、横向到边、纵向到底、一级抓一级、层层抓落实的工作格局。严格医务人员的行为规范，把服务态度、医德规范等作为科室综合目标管理考核的重要内容，从根本上强化对医务人员医德医风的管理和约束，坚决纠正不按照规定办事、违反规定依然不改正等不良行为。再次，医院建立监督约束制度，设立举报电话、举报信箱，畅通患者投诉渠道，24 h 内受理患者的投诉和举报，充分发挥医院综合督查员的作用，每周对患者反映的问题进行督查，并开展专项整治行动，及时发现问题、及时解决问题，加强监察和指导。完善问题整改机制，针对存在的问题制定相应的措施，确保在限定时间内责任到人、具体到事、落实到位。此外，医院还建立自查自纠制度，做到值班人员查、院领导查、科主任和护士长查、医务人员互查，重点围绕服务态度、医疗质量、医患关系、收费标准、投诉信件、患者满意度等，通过不断地自查，及时发现医德医风方面存在的缺口，改正不当行为、肃清不正之风。

（四）以转型为驱动，医院学科发展提质增效

1. 深耕尖端技术，鼎力提升专业水平

在医疗发展的"三个转型"理念的指引下，集团医院以精准医疗引领技术发展，内科外科化、外科微创化、医疗精准化。在继续支持和发展现有优势学科技术项目的基础上，鼓励和大力支持临床新技术、新项目的开展，并制定政策，加大扶持力度，对优先发展的科室在经费和设备上予以倾斜，努力打造区域范围内的特色技术项目。除此之外，吸取和引进国内外新技术新项目。有重点、有计划地加强与国内外医疗机构的交流合作，通过"请进来、走出去"，缩

短新技术开发周期,加速提升技术创新能力。进一步加强与上海、北京、广州等地各大医院优势学科合作,打造特色"周末医疗"。同时贯彻"不求所有、但求所用"的引才引智工作新思路,利用医师多点执业新政策,吸引知名专家定期来院工作。并补充完善医疗四级人才库:一是依托院士工作站,大力引进高层次人才,不断提高医学博士、硕士在专业人才中的比重。二是通过签约首席专家的形式,实现与国内知名专家的紧密联系,指导集团医院相关工作,创建专科品牌,提高科室的知名度。三是加强与省级医院的学术交流,加快人才的引进和培养。四是着重选拔培养临床学科带头人和科室业务骨干,造就一批拥有高素质的学科业务骨干,形成不同层次的高素质的学科人才队伍。

2. 深推精细管理,努力优化科学流程

在医院管理的"三个转型"理念的指引下,集团医院以经营为主线,以信息化为抓手,以标准化管理为方法,以目标为任务,以 OES 软件为工具,强化对人、财、物的管理和控制,强化相关职能部门之间的协作,推动医院开展经营管理,提升医院经营效率,实现精细化管理。通过 OES 软件的实施与应用,使财务、物流、经营、医保等院内管理实现高度融合,各职能部门间无障碍沟通。

集团医院以信息化建设为切入点,在全省率先建成一体化信息集成平台,打通了各系统之间的孤岛,连接了系统间的信息,融合了系统间的数据,使得各类数据集中整合,得到高效使用。使医疗护理更加精准化,经济运营更加精细化,行政办公更加精确化,后勤管理更加精密化,服务流程更加精心化。

明确医院经济管理的目标任务,按照规范管理要求,全面加强预算管理、收支管理、成本核算与控制、采购与合同管理、绩效管理以及内控机制建设,着力提升医院管理水平和发展能力。

3. 深化体制改革,奋力推进集团发展

在医院规模的"三个转型"理念的指引下,集团医院在原有集团医院发展模式下,通过当地政府支持,有效地促进了集团医院转型升级,使集团医院成为正式的组织机构,具备法人资质,拥有事业编制和行政级别,统一管理各分支机构,形成集团总部对各分支机构实行集约化统一管理、各院区集束化执行总部决策、集团医院各类信息资源集成化运营的独具特色的新型集团管理模式。在集团医院一体化管理架构内,促进区域卫生资源的合理流动,整合和高效利用各项医疗资源,寻求规模和质量的全面、协调发展。进一步推动三个专

科分院特色化建设。强化了集团品牌意识,集中优势资源,实施强优联合,促进集团医院的健康、快速、可持续发展。同时,以集团医院总部为"龙头",实行政事分开、管办分开。通过集团医院总部对三大院区和各分支机构医疗资源、人事编制、运营管理实行集中统一管理,实现医疗人才优势互补、行政后勤人员精简,医疗设备和流动资金统一调度,人、财、物均得以最大化地发挥规模效应和品牌效应,使集团医院发展内涵得到提升和升华,努力打造医改成功范本。

第二节　全方位医院文化体系构建

一、目标体系构建

(一)建立文化战略目标

实现一个目标、锻造两支队伍、开展三大建设、坚持四大方针、厚植五大要素。

1. 实现一个目标

以现有国家级重点学科为龙头,建设若干个国家和省级重点学科,保持现有省扶持、培育专科和市重点学科,使医院成为安徽省区域性医疗中心,实现集团医院的转型升级。

2. 锻造两支队伍

学科带头人队伍和高效管理队伍,通过定向引进,涅槃式锻造,使部分学科带头人成为省内领军人物,使管理团队成为业界翘楚。

3. 开展三大建设

全面推进医疗体建设、规模化建设、信息化建设,并以此三大建设带动集团医院的全面发展。

4. 坚持四大方针

向科学化要先进技术,向现代化要精细管理,向人文化要博大内涵,向标准化要规范服务。

5. 厚植五大要素

以精准引导医疗，以精益引导护理，以精细引导管理，以精密引导建设，以精诚引导文化。

（二）明确文化建设重点

（1）构建以患者为中心、以人文关怀为核心的人本文化理念，铸造人性化服务品牌。增强管理执行力，为医院发展提供有力保障。

（2）加强品牌塑造和形象宣传。完善和改进形象策划、标识系统及新媒体展示，完善和建立内外网站。通过对医院品牌的打造和宣教，全力提高社会对医院的认同度。打造专业新闻宣传队伍，进一步加强对名医、名科的形象宣传，大力宣传医务人员典型事迹，树立人文关怀的行业良好形象，提升医院的行业地位和影响力。

（3）梳理和凝练医院文化。制定医院文化建设规划，全力推进医院文化建设。注重以新的实践发展医院文化，并让理念落地，真正成为员工思想和行为的导向。

（4）倡导"以患者为中心，以职工为根本"的人文化管理。加强医务人员人文素质教育和培训，提高医务人员待遇，营造舒适的工作生活环境，提高职工的幸福指数。

（三）形成文化建设规划

医院文化建设是理性和感性的结合，其本质是价值观的革命，其核心是价值观的进一步统一。根据医院的实际情况，集团医院结合医院文化建设的子计划，定期编制医院文化建设规划方案，充分发挥医院文化在提高医院管理水平、增强核心竞争力、促进医院发展等方面的积极作用。

通过集团医院文化目标体系的构建，我们得出结论：医院文化之所以保持活力，关键在于和医院发展战略保持一致。所以，文化目标体系的构成，首先应该做到与医院战略目标相统一。其次，要求对战略目标进行科学、合理的分解，这就需要确立详细的医院文化发展规划，做到具体工作任务和实施活动与目标保持高度一致。最后，就是做到目标的"明确性、可衡量性、可实现性"的统一，从而确保医院文化建设工作有序推进和高效实施，最终达到医院文化战略目标的顺利实现。

二、保障体系构建

(一)组织保障

为了更有效地促进医院文化体系建设工作扎实开展,根据医院文化建设的需要,集团医院成立了医院文化体系建设工作委员会。院领导班子为最高决策层,负责文化理念、实施计划等的最终决策。各分院分管院长、办公室主任组成医院文化建设的领导小组,为中间领导层,负责领导和推进各项文化工作的有效进行。委员会下设办公室,由党办、人事处、医务部、护理部、监察室、工会、新闻办等相关部门成员共同负责文化体系建设具体计划的执行,并向委员会汇报。

(二)队伍保障

宣传部门、通讯员队伍积极把握宣传导向,创新形式手段,通过满意度测评、文明创建、"合肥好人"申报、在集团医院网站开设"共筑同心圆,红心永向党"专栏、组织开展纪念九一八国耻日活动和中秋敬老等活动,统筹对内对外宣传,用好传统媒体和新媒体,充分展示新时代"文明一院"良好形象。工会通过节假日慰问、夏送清凉、困难职工帮扶、工会职工公交补助、全国劳模专项补助、职工体检、关注心理健康之"心灵之约"等人文关怀活动,让医院职工充分感受到"职工之家"的温暖。通过举办职工趣味游艺、元宵节迎元宵猜灯谜、篮球赛等丰富多彩的文化体育活动,营造健康向上的文化氛围。集团医院团委通过举办青年团员交流座谈会,倾听青年人的声音,拉近与青年人的距离,满足青年人的需求,坚持党建带团建,以全面从严治党推进从严治团,把党的十九大精神和团的十八大精神贯彻到各项工作中,大力弘扬"敬佑生命、救死扶伤、甘于奉献、大爱无疆"的职业精神,引导青年团员与党同心。

(三)制度保障

集团医院根据医院的战略目标、医院文化建设目标、医院文化理念等要求,制定了一系列制度。例如,为贯彻落实《关于建立现代医院管理制度省级试点医院实施方案》中健全绩效考核制度等的具体要求,先后制定了《绩效奖管理制度》《绩效奖分配管理制度》《绩效考核管理制度》等，重新修订了《质量管理中心工作制度》《内部收入分配持续改进制度》以及各级人员岗位职责等，进一步提升了绩效管理效果，完善了科室绩效分配管理制度体系建设。

创新人才管理机制，通过建立人才编制"周转池"，实现空编资源动态整合、统筹管理和有序使用，有效破解人才队伍的编制瓶颈问题。按照现代医院管理制度规范班子与干部队伍建设，制定《合肥市第一人民集团医院后备干部管理办法》，铸造一支结构合理、素质优良的后备干部队伍。成立了安徽省医疗机构首个"博士联盟"；每年遴选院内学科带头人和优秀青年后备人才出国学习、进修；加强人才引进和人才培养，建立人才库；举行科主任管理队伍培训，开展科主任目标管理考核；实施党员人才培养计划等。

（四）物质保障

资金使用方面，集团医院法人对医院的会计工作和会计资料的真实性、完整性负责，实行总会计师负责制。总会计师负责编制和执行预算、财务收支计划、信贷计划，拟定资金筹措和使用方案，有效地使用资金。医院下设计划财务处，根据《会计法》《政府会计制度》《医院财务制度》的规定每月按时将财务状况和业务开展成果汇总出具财务报告。财务报告按月向主管部门——合肥市卫健委和合肥市财政局等部门报送。医院审计中心负责财务报告的内部审计，合肥市审计局负责财务报告的外部审计，行使内外监督职能。员工薪酬方面，根据员工表现，定期对员工职级、薪酬进行调整，根据经营结果，定期发放绩效奖金，建立完善的福利保障体系，每两年组织一次员工体检，为员工办理各项保险等。

集团医院在医院文化保障体系构建中，抓住了四大关键要素：一是领导的示范引领，建立领导机构，形成层层推进的工作网络，确保高效执行力。二是重视宣贯的力量，加强通讯员队伍的建设，确保医院文化从医院中来，到医院中去。三是抓住制度保障的关键点，即融入绩效考核、人才培养等工作中，在硬约束的同时还注重软约束的力量。四是注重物质支撑。保证资金正常投入的同时注重合理规划、节约成本，为医院文化建设提供最优的物质支撑。

三、识别体系构建

集团医院文化识别体系主要包括理念识别体系、行为识别体系、视觉识别三个层次。

（一）理念识别体系（MIS）

在深入调查的基础上，总结出医院发展过程中积累的优秀文化要素，结合产业文化、医院现实和未来发展需要，在反复讨论和征集员工意见的基础上，提炼出医院文化的核心理念和具体的价值理念。集团医院理念识别体系由医院具体的30项文化理念和其他有关管理理念组成。

（二）行为识别体系（BIS）

医院行为识别系统往往要求全体员工在医院运作活动中以统一、规范的语言和行为向公众展示医院的形象。集团医院的行为识别系统分为内部和外部两部分，内部包括员工行为规范的制定、教育培训、生产管理活动、规章制度、医院内部环境等，外部包括市场调查、广告宣传、公共关系、公益活动、对外沟通等。

（三）视觉识别体系（VIS）

通过视觉识别设计、载体构建、环境建设（主要是指医院外观形象的塑造）等，建立和完善自上而下、由内而外的视觉识别系统，将医院文化的核心概念、行为准则、统一的形象和风格等文化内涵广泛、有效地传达给医院员工和公众，从而树立医院良好的社会形象。视觉识别系统的建设涉及品牌标志、医院文化手册、医院标语、OA内网、宣传展板、电子大屏、文化墙、办公环境、办公设施、办公用品、各种标识管理、员工服装、相关宣传材料等。

1996年，集团医院创立形象识别系统（CIS），首次设计了院徽，如图43-1所示。

院徽为一个椭圆形，圆圈内设计了一个汉字"人"的变形，体现了集团医院作为公立医院的行

图43-1　院徽

业特征,变形"人"字似一个人伸出了手,寓意白衣天使对人民的赐福与奉献。医院图标也为"人"的变形,同时是英文字母"L"的变形,代表"LOVE""LIFE""LONGLIFE"三个字的字首,包含了热爱生命、拯救生命之意。图标采用的橘红色,与红十字的红色相近,体现了集团医院救死扶伤的人道主义精神。

2004年,集团医院成立全省首家国有医疗集团。院徽由原有的椭圆形升级为五星托起的一体两翼状(图43-2),一体代表集团医院,两翼及环绕其下的五星代表集团医院各院区。通过"一体两翼"的集团发展思维,医院进入快速发展期。

2009年,南区滨湖医院开诊,通过整合优质资源,医院正式转型为一体化管理的集团医院。2014年,在建院60周年之际,集团医院对医院文化的重要载体——院徽再次进行了升级(图43-3)。将院徽升级为盾牌形状,象征守卫生命、守护健康;加入了富有生命力的麦穗元素。在颜色区分上,临床医护人员采用明亮黄色作为院徽主色调,象征希望和活力;行政管理人员则采用庄严银色作为院徽主色调,象征高效的执行力。

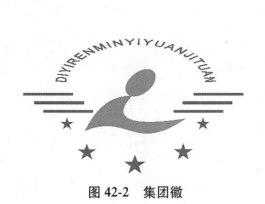

图42-2　集团徽

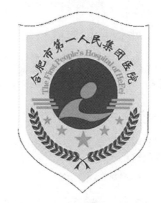

图43-3　升级后的院徽

综上所述,品牌形象设计与管理作为医院视觉识别系统建设的主要工作内容之一,对于医院文化和形象的传播具有重要意义。集团医院品牌形象的内涵及其应用提供了可借鉴的经验。一方面,将内容与形式完美地结合起来,凸显了医院的核心价值追求,即通过精心的形式设计,充分诠释医院文化核心理念中的重要元素;另一方面,对标识图片内容的清晰度、比例、面积、规格和大小不断进行升级,确保形象和风格的统一,并应用于服装形象等方面,这正是视觉识别系统标准化的基本要求。

四、传播体系构建

近年来，集团医院不断提升医院文化管理水平，构建对内、对外辐射网络，根据关注人群和自身定位的不同，聚焦方针政策、医院资讯、名医名科、健康科普等内容，为广大职工和社会公众呈现医院的文明风貌、特色技术、发展现状等，实现医院与患者的有效互动沟通，扩大医院文化的社会认同感和影响力。

（一）内部传播

1. 院报

1996 年 1 月，经合肥市委宣传部批准，集团医院创办了全市卫生系统首家院报《庐阳医报》，其创办标志着医院文化建设的进一步发展，提升了一院人的精神境界。《庐阳医报》成为医院文化的重要阵地。初创办时，医报为四版、四开，每月一期，每期发行 3000 份。1999 年，《庐阳医报》更名为《庐阳医界》，2001 年被全国医院报协会评为"全国优秀院报"，名列全国第十六名。2003 年更名为《庐阳医界》，2010 年至今相继更名为《合肥一院集团》《合肥一院》。历经 20 多年传承发展，现在的《合肥一院》拓展到重点新闻、综合要闻、名医名科、科教与集团、护理动态、青年与生活、副刊八个版面，每期发行 5000 份，在2016 年被评为"第八届全国优秀医院报刊"。

2. 微电影

集团医院于 2017 年 4 月起探索拍摄医院题材微电影，以记录身边医务工作者的故事，展示医护人员的风采。第一部微电影《青春的名义》拍摄于中国共产主义青年团成立 95 周年之际，通过这部微电影，致敬每一位辛勤工作的白衣天使，也为纪念五四运动 98 周年献礼。微电影展现了一线年轻医护工作人员最真实的工作场景。从集团医院本部到南区滨湖医院，再到西区蜀山分院、老年护理院，拍摄场景遍布整个集团医院。从急诊室惊心动魄的抢救场景，到手术室专注认真的手术画面，到老年科敬老爱老的精心医养，再到产科孜孜不倦的育婴宣教，处处显现了年轻人的朝气活力和爱岗敬业的精神风貌。通过这种方式，展现出年轻医护人员的"正能量"和整个医护行业里年轻人的风貌，让老百姓了解医护人员的工作，进而增强对医护人员的认同和信任。这部属于年轻医务工作人员的微电影不仅提升了年轻医护人员的从业自豪感，对医院的热爱与归属感，还成为凝心聚力的有力抓手。

3. 微信公众号

2015 年 8 月，"合肥市第一人民集团医院"微信公众号正式上线，主要用于发布诊疗信息、工作信息，方便医患沟通，提供导诊挂号、在线问诊、便民服务、公益服务、缴费清单及检查/检验报告查询等服务。

4. "微"党课

为解决医院职工工学矛盾突出、活动场所有限、党课形式单一等问题，集团医院党委创新讲党课的内容与形式，在每周一早交班会议上开展"微"党课，由院长讲课，交流文化精神、身边案例等，力争教育效果入脑入心、外化于行。"微"党课是在实践中根据医疗卫生行业特点，自主摸索的一种教育管理、文化理论学习新模式，将传统的 1—2 h 党课控制在 10 min 左右。时间短，内容集中，不仅宣讲者易于准备，听众也易于接受。"微"党课根据不同时期党内学习教育主题，围绕理论解读、时事评论、感人事迹等内容，从一个切入点、一个角度、一件事例入手，力求短小精悍，以小见大，入情入理。

（二）外部传播

1. 打造一流服务品牌

以"一流服务"打造行业标杆，开展门急诊专项治理行动，严格规范医务人员诊疗行为，改善医务人员服务态度，强化医务人员医德医风教育，进一步加强医务人员综合素质培训，提高医务人员整体服务水平和服务质量，改善患者就医体验，提升患者满意度。开展高年资护士下沉，根据调研结果与社区需求，有着丰富的护理管理经验及临床实操能力的资深护士长下沉社区，发挥联结管理、技术指导、开展特定的治疗护理服务等功能，为城市社区居民提供安全、有效、方便、价廉、连续、优质的医疗护理服务。开展病房环境改造工作，通过优化病房环境设施，营造更加温馨、和谐的就医环境，为患者提供舒适、满意的诊疗环境。设立急诊绿色通道和减免医疗费用，通过多学科协作的"胸痛中心"优化诊疗流程，实现院前急救和院内绿色通道的整合，方便患者就医。

2. 塑造医务人员良好形象

通过积极开展医疗援助工作,发扬"医者仁心"的时代精神,塑造集团医院医生对外的优秀形象。集团医院多次选派院内专家和高素质医生人才参加援外、援藏、援疆工作。派出 5 名队员参加安徽省第五批援南苏丹医疗队,开展为期一年的援外工作。选派骨科专家作为第五批援藏医疗队员对口支援山南医院;心内科专家参与对口支援并担任安徽省援疆皮山医疗队队长。扎实开展对口支援,集团医院分批安排责任心强、业务水平较高的医务人员进驻省内基层医院开展对口支援帮扶工作,涵盖普外、骨科、肾内科、神经内科、内分泌等多个科室,对基层医院提高整体服务能力和医疗水平发挥了积极作用。

3. 积极开展公益慈善工作

集团医院非常重视公益慈善工作,积极参与其中。医院每年都会不定期组织领导和员工参与慈善捐款、爱心献血等活动。作为公立三甲医院,作为中华慈善事业中的一分子,集团医院将继续努力开拓、科学发展,不断践行敬佑生命、救死扶伤使命。多形式开展志愿服务,如院内志愿者服务、"四进"志愿医疗服务、主题性活动志愿者服务、组织医护人员和志愿者利用主题性纪念日在医院内外开展大型义诊活动等。

4. 多举措扩大社会影响力

积极承担政府指令的医疗保障任务,积极参与大型赛事、会议等政府指令的各项医疗保障工作。集团医院与跨行政隶属关系、跨资源所属关系的 4 个行政区域 36 所基层卫生院、社区中心及康复养老机构建立医疗联合体,实现医联体内同级医疗机构检查检验结果互认,建立心电、影像、专科、随访、监测等远程医疗系统,使双向转诊通道更加畅通,为社区居民提供了便捷、安全、快速的就医途径,充分发挥了区域医疗联合体的作用。率先开创"医养结合"新模式,在全省首先推出集医疗、护理、康复、保健、健康教育、养老六位一体的长期照护病房,探索"医养结合"的新模式,并于 2010 年 3 月开诊安徽首个院中老年科。建立将"住院医疗"与"养老托护"相结合的老年护理院或老年科病区,以满足患病老人疾病救治及养老托护需求,发挥公立医院的综合社会服务功能及公益性,其影响辐射省内外。2019 年年末,在新冠疫情背景下,集团医院医护人员分批支援武汉,院党委召集各党支部为支援抗击新冠疫情捐款 10 余万元。

5. 开展结对共建活动

在医改纵深推进的关键时期,集团医院同志积极响应医改政策要求,与基层支部结对帮扶,并与基层社区结对共建以推进基层组织的标准化建设和医联体工作,推动了基层社区诊疗水平的提升。医疗联合体内的市级医院与基层社区党支部开展结对共建,促进了基层党支部的党建工作发展,实现了市级医院文化与基层社区基本医疗、公卫服务、家庭医生签约等工作的深度融合,通过结对共建支部使资源下沉共享,满足了社区居民的医疗卫生服务需求。2017 年,在庐阳区杏林卫生服务中心会议室举行了集团医院内科、门(急)诊党支部与杏林服务中心党支部结对共建同创签约仪式,此项医疗联合体内的支部结对共建工作,开合肥市先河,为探索医联体的党建工作做出了表率作用。为确保共建工作发挥实效及常态化推进,杏林社区服务中心与一院内科、门(急)诊支部制定了共建同创实施方案及共建制度,明确了双方党支部的主要职责、共建目标、主要任务及完成时限等,三位党支部书记共同签订"结对共建"协议,形成了文化资源在社区共享的良好局面。

6. 应对突发公共卫生事件

近年来,医院从容应对各类突发事件,如,我们众志成城圆满完成了针对历史罕见的雨雪冰冻的防灾任务;我们沉着应对及时完成突如其来的手足口疫情的防控部署工作;我们上下一心全力以赴积极救治四川震区重伤病员;我们精心组织认真开展三聚氰胺婴幼儿奶粉事件的筛查工作,等等。特别是 2019 年年末,新冠疫情来袭,集团医院医护人员分批赴武汉支援,医院南区作为定点救治医院,严格落实联防联控举措,严密筑牢疫情防控各道防线。医务部、护理部、感染管理科、采购中心、后保中心等多部门联合作战,形成横向到边、纵向到底的疫情防控网络。患者治愈率达 100%,成为合肥市首个清零的定点救治医院。彰显了集团医院勇于担当作为、无畏艰难险阻的崇高形象。

集团医院通过内外部沟通,全面宣传推广医院文化,成功地将文化渗透到员工的思想和行动中,其成功的关键在于载体运用过程,实现了"多、新、活"。"多"是指使用各种媒体,包括自媒体、召开会议、开展培训、通信交流、公布信箱以及志愿者服务、义诊、扶贫等各种活动。"新"是指勇于创新文化传播载体的形式。在充分利用一些传统的传播载体的同时,积极推出一些创新的传播载体,使传播过程更加有趣、互动、有效,如"微"党课等。"活"是指在传播载体的应用过程中,高度重视双向传播之间的互动,极大地提高了传播信息的对称性、全体职工的参与性和传播的有效性。

五、激励体系构建

激励机制要以人为本,人的需要是多层次的,既有诸如工资、奖励、社会保障等物质方面的,也有诸如安全、尊重、友善、个性发展、才能展示等精神方面的。集团医院激励机制包含的内容丰富,如以巩固各临床、医技科室工作业绩为核心,以绩效量、工作强度为基础的奖金核算方式,将实际占床日数、入院人数、出院人数、门诊人次、手术台次、透析台次、曝光次数等与工作量密切相关数据纳入科室绩效分配中。提升门诊专家和普通绩效量激励水平,按照省卫健委推出的 66 条"改善医疗服务基本要求",进一步提高专家、普通门诊工作绩效激励标准,同时,为更好发挥市级及以上知名专家作用,体现专家专业技术劳务价值,增设并落实市级及以上知名专家门诊工作量绩效奖,通过绩效手段鼓励医生多看病、看好病,有效改善和满足患者就医需求。在兼顾公平的基础上;进一步完善落实向新技术、专业人才、高风险岗位倾斜的奖金核算方式,落实对进修人员的激励政策,提高各级人员外出进修学习的积极性,持续推进医院人才队伍建设。将科室风险与绩效奖金挂钩,分别对急诊科、ICU、儿科等高风险科室予以一定的岗位补贴,以充分调动风险科室人员的工作积极性。同时,以赫茨伯格的双因素理论作为绩效管理的理论基础,注重观察医院职工对工作的积极感情、工作氛围和环境等因素,在保证职工保持工作热情的基础上,全力平衡医院各部门之间的工作关系,评选标兵人物、开展竞赛、为职工进行职业生涯规划等,努力在医院内部为职工营造和谐、融洽、积极向上的工作氛围,使得医院职工能将全部精力放在工作上,将个人价值与医院的集体价值紧密相连,让绩效管理的每个部分都能有效实行,实现个人价值与医院效益的最大化。激励机制的具体内容如表 43-1 所示。

集团医院通过确定考核目标、设定考核重点、设计考核指标、整合绩效管理等方法,实现了绩效管理一体化,有效地解决了医院文化考核中盲目考核、难以量化、孤立于绩效管理的问题,充分发挥了医院文化考核的激励作用,既促进了医院文化战略的实施,同时又丰富了激励类型,形成五大激励类别,鼓励全体员工参与医院文化建设,营造良好的医院文化建设氛围。

表 43-1 集团医院激励机制内容

激励类别	形式及主要内容
文化建设评价与考核激励	先进组织、先进个人等;绩效考核;优秀通讯员等
榜样激励	标兵人物、集体等
竞赛活动	技能比赛、演讲比赛等
思想教育	专家培训、社会公益活动等
学习成长及职业发展规划	薪酬待遇、博士联盟、职业生涯规划、员工满意度改善等

六、评估体系构建

集团医院基于医院文化建设"六大子体系"的医院文化工作评估方案,通过评估、监督、考核、总结与改进,形成了较成熟的、能够循环改进的医院文化建设体系,有效促进了医院文化落地,推动医院实现战略目标。

其具体构建过程如下:

(一)成立医院文化评估小组

为了确保医院文化评估工作有人抓、有人管,集团医院特别成立了由医院领导、医院文化专业人士、医院文化宣贯员、党政部门负责人、核心业务部门负责人等组成的医院文化建设评价考核小组,并明确了各成员的职责以及具体分工。与此同时,集团医院还拟定了医院文化建设工作评估与考核管理办法。

(二)明确评估目标、对象及内容范围

集团医院依据医院文化建设"六大子体系"构建总体规划、阶段目标与任务,针对各部门、各班组提出明确的评估目标、工作计划、评估重点以及具体的内容和范围。例如,在医院文化建设体系构建工作初期阶段,其评估指标的设计主要包括文化宣贯、文化制度化、保障措施等。

(三)细化评估考核指标

在明确评估重点及内容和范围的基础上,集团医院依据"简单合适、便于

操作"的原则进一步对考核指标进行了细化。例如,在传播体系构建方面,要求各部门就传播载体或者传播媒体的数量与质量明确化,对所开展的各类活动的类型、数量及频率进行具体量化。

(四)确定评估方式

基于医院文化建设"六大子体系"的文化评估工作,其评估内容以具体的医院文化建设日常工作为主。集团医院确定了以自我评估为主、必要时邀请外部专家指导的方式来实施医院文化评估。同时,又根据医院的战略部署、医院文化建设总体规划以及日常管理工作量情况,以季度、年度定期评估为主,以不定期抽查评估为辅。

(五)医院文化评估实施与评估结果应用

在组织引领、职责分明、目标与重点明确、指标细化、方法科学的前提下,医院文化评估的实施工作也就更易落实。集团医院按照各阶段的工作进度安排、人员分工安排如期实施,在高效完成评估实施工作的同时获得了科学的评估结果。

如何有效应用这些科学的评估结果,是医院文化评估最终要解决的问题,也是医院文化评估工作价值的集中体现。集团医院一方面根据评估结果,就"六大子体系"的构建工作进行经验总结、问题改进,并与各部门及个人的工作改进计划协同实施,以不断完善医院文化建设体系;另一方面将评估结果与部门及个人的绩效考核、先进组织及个人评选、员工晋升、薪酬福利等紧密挂钩,从而达到激励员工、促进员工进一步认同医院文化的目的。

从集团医院基于"六大子体系"的医院文化工作评估这一案例来看,其工作的重点在于:一是抓住核心,确保"六大子系统"的持续优化和高效运行,围绕"六大子系统"设置规划目标和评价指标。二是抓住关键环节,即有效利用医院文化评价成果,完善"六个子系统",激励员工,充分发挥医院文化评价的价值。三是实现系统化、规范化,即组织、制度、目标、重点、依据(评价指标)和方法(评价方法)的全面实施,以保证医院文化评估工作的科学性和有效性。

第三节　医院文化特色

一、医院党建文化

集团医院党建文化在实践过程中,有着完善的组织机构、强大的组织队伍、严格的组织纪律、系统的宣贯举措。

(一)组织机构方面

党对医院的领导是一项重要的政治原则。只有加强党委对文化建设的领导,明确文化建设的主体责任,才能统一党委对文化建设的领导和执行力。医院文化建设本身的主体是党建部门及其领导干部、党员等。许多医院的党宣部门和医院文化建设部门是"一队两品牌"。集团医院按照党委领导下的院长负责制要求,切实执行"党委主要负责人、行政主要负责人、纪委主要责任人"的党委三人领导组责任,形成决策权、执行权、监督权运行机制,切实厘清责任边界,明确党委、管理层在文化建设中的职责。

(二)组织队伍方面

组织团队的力量不仅体现在细胞型基层组织的建设上,也体现在成熟的团队建设机制上,这为医院文化向基层组织的渗透,以及文化宣队伍的培养和建设奠定了坚实的基础。宣传工作的成功开展需要完善自身的内部机制,其中最重要的是建立一支高素质的通讯员队伍。集团医院从 2009 年开始陆续从各科室、职能部门选拔了一批优秀的通讯员,组建了合肥一院集团通讯员队伍,承担全院的新闻报道任务。集团医院新闻办每年召开一次通讯员大会,定期组织通讯员学习、交流,并利用一切外出学习交流的机会加强对外的交流联系。在新医改背景下,在实际宣传工作中,文化宣传队伍紧紧围绕改革方向,谋划了切实有效的工作策略,并将理论结合实际。其中,"回归公益性"和"坚持以患者为中心,优化服务流程"的宣传以及如何改变"市场竞争环境下的粗放式内部管理"的政策解析成为集团医院宣传工作中突出的亮点。

（三）组织纪律方面

严格的纪律始于严格的规章制度。党章在制度层面上是党建文化的最高准则者。除了党章外，党中央逐步建立了包含组织制度、领导制度、党内生活制度、党内监督制度等一系列科学的制度体系。特别是党的十八大以来，党中央进一步加强制度治党，先后出台中央八项规定，修订《中国共产党巡视工作条例》《中国共产党廉洁自律准则》《中国共产党纪律处分条例》《关于新形势下党内政治生活的若干准则》，制定《中国共产党问责条例》《中国共产党党内监督条例》等。完善的党建制度体系与医院文化建设中的医院管理制度是相辅相成、融为一体的，如绩效考核制度、廉洁制度等，而且党建制度要求更高，在医院中也显得更为重要。集团医院自1954年成立以来，制定了一整套内部管理制度，并在实践中修订完善，基本实现了内部管理制度建设较为完备、自律管理能力大大增强、医疗服务质量不断提高、医疗卫生队伍素质稳步提升的目标。一是让制度立起来。将医院文化理念嵌入医院治理、会议管理、风险防控、医德医风等制度规范中，全面消除医院监管规则和制度空白，站在整个医院发展的角度，将文化内涵融入制度中，保障各项工作科学合理且可执行、可落地。二是让制度执行实起来。有了制度要见诸行动，要以"钉钉子"的精神把制度安排一项一项落到实处。一方面通过构建全覆盖的制度执行监督机制，用监督督促执行，用监督检查执行效果，强化制度执行力，保障医院治理各项决策部署、政策措施贯彻落实，把制度优势更好地转化为医院治理效能。另一方面加强文化感知，让广大员工做到自觉遵守和维护。三是让问责严起来。对于一些工作推进不力、进度慢、到时间节点没有完成任务的；相互推诿扯皮、不担当不作为、乱作为的；工作质量不高、效果差，达不到标准的，要严肃追究责任，以严明的纪律保障医院各项工作顺利开展。

（四）宣贯举措方面

培训、会议、党建活动、文化墙、党建杂志、自媒体等多平台、多形式的传播，不仅使党建文化传播系统发挥了作用，而且为医院文化建设服务。集团医院党委十分重视党建文化的教育和引导，利用行政查房等工作机会与职工进行交流，创新各种讲座的内容和形式等，使医院价值观成为职工的行为准则。

二、医院服务文化

（一）医疗服务文化

1. 医疗服务物态文化

医疗服务物态文化涉及医院内、外环境，医疗技术，医疗设备等医院从事医疗活动的物质条件，体现了人类与疾病作斗争的能力。

集团医院技术力量雄厚，在脏器移植、断指再植、关节置换、腔镜手术等方面具有鲜明特色与显著优势，技术水平处于国内领先地位，已开展的心肺联合移植、体外循环心内直视手术、心脏介入搭桥术、同种异体肝移植术、同种异体肾移植术、双髋关节及双膝关节置换术等达到了省内领先水平。医院医疗设备先进，拥有直线加速器（含配套大孔径 CT）、3.0T 磁共振、后 64 排 CT、数字化平板血管造影系统（DSA）杂交手术室设备、全自动化学发光自身免疫分析仪、腔内心电图定位机、电生理三维导航系统、全自动生化流水线、颈/腰椎手术系统后路内窥镜、ERCP 移动式 C 行臂 X 射线系统、微剂量多功能乳腺摄影系统、动态大平板多功能数字 X 射线诊断设备、飞秒激光仪（全秒）、腔镜一体化工作站等大型医疗设备。

集团医院坚持夯实医疗质量，加强医疗安全管理，提升医疗尖端技术水平，开展"十大医学抢救中心"和"十大科研基地"建设。近年来，集团医院紧紧扭住医疗质量、技术水平、科研能力、学科建设这"四大抓手"，发扬"四种精神"，坚决打好医疗"四大攻坚战"，即：发扬工匠精神，打好"质量保卫战"；发扬钉子精神，打好"技术冲刺战"；发扬创新精神，打好"科研持久战"；发扬科学精神，打好"学科攻坚战"。

医院建设方面，"五大建设"全力推进。一是建成院本部新综合体大楼。二是西区老年保健院项目完成新方案论证及院内平面设计。三是空港医院设计方案初步完成；四是北院区老年保健院项目完成合作协议拟定。五是完成医院本部门诊部和病房环境优化工程。医院环境方面，具体做到"四抓"：一抓院容整洁，达到"门前三包"有力、车辆停放有序、线路布设整齐、卫生责任明确、绿化亮化完好、院容院貌整洁；二抓科室规范，做到科室标识显著，门窗室内清洁，物品排列有序；三抓病房卫生，做到通风采光良好，病床规格统一,床单及时换洗,地面及时保洁,环境温馨安静,达到规范化病房标准;四抓流程畅通。流程更加优化,环节更加简化,布局更加合理,方便群众就医。

2. 医疗服务行为文化

医务部组织制定了医疗人员行为规范制度,并不定期进行常态化督导检查。加大了对质量管理中各环节的动态检查和评估,对新入院患者和新手术病例,突出检查首次病程记录、入院记录、手术记录完成的及时性和规范性;对归档病例突出检查死亡病例和危重病例的死亡讨论记录和抢救记录的规范性;对门诊工作侧重检查门诊病历书写情况和处方的规范性;对医技科室侧重检查报告的规范性和质控情况以及大型仪器检查的阳性率等,上述督查情况以及劳动纪律、医患纠纷等情况均在全院周会上进行通报,并以《医务工作简报》的形式下发,将发现的问题及时反馈给相关科室,限期整改和复查。

3. 医疗服务制度文化

医疗服务制度文化主要涉及医疗诊治制度、医疗服务制度、领导管理制度等,是塑造医院其他文化的机制和载体。

(1) 医疗诊治制度方面,诊断治疗工作是整个医院质量工作的基础,其中门诊、急诊、病房和手术等各部门都必须严格落实核心医疗制度,着力提升医疗质量。在此基础上,集团医院积极探索"医疗 + 科研"的协作机制,通过牢牢抓住与各大医学院校合作契机,依托高校的科研和人才优势,全面提升集团医院医疗卫生人才的科研能力和教学水平。

(2) 医疗服务制度方面,建立和完善医患沟通制度、投诉处理制度等,定期收集患者和社会公众对医院的意见,及时处理患者投诉,为医院发展营造良好的社会环境。对患者从入院到出院的整个医疗过程,实行不间断的质量控制,对这一过程中的各部门、各环节及全过程中的各项治疗、护理、技术操作和其他医疗生活服务工作都进行连续的全面质量控制,实行标准化、程序化、规范化、制度化管理。

(3) 领导管理制度方面,坚持管行业必管行风,完善医德医风社会评价和同行评价标准,出台医德医风评价结果应用的配套政策,修订行业"九不准"规定,出台卫生健康行业人员对外交往行为规范,完善医疗机构岗位职责与权力运行管理制度。同时不断优化输血管理、医疗质量、病历质量管理等,不断提升质量管理效能,推动临床水平持续提高。

4. 医疗服务精神文化

医疗服务精神文化是在医院的医疗服务和实践活动中创造出来的一系列价值观念、服务理念等的总和。

(1) 着力培育医疗服务文化意识,使医疗人员清楚地认识到,患者就是顾客,顾客就是上帝,我们的服务好坏不仅关系到他人的利益,还直接影响到自身的生存,进而在医疗服务工作中形成从"要我服务"向"我要服务"转变的良好氛围,为患者提供快捷、便利的服务。

(2) 打好医疗服务"三大攻坚战",转变医疗服务心态。近年来,集团医院针对就诊人数多、患者密集,易引起投诉和不满的门急诊、住院部和窗口服务单位,打响集团医院医疗服务"三大攻坚战",转变医疗服务心态,改善群众就医体验,近年全院患者满意度均在98%以上:① 开展门急诊专项治理。通过优化流程、修订制度、增加绩效奖励、设立巡回组长、实施急诊预检分诊制度、畅通绿色通道等方式提升门急诊服务能力,提高门急诊患者满意度。② 开展住院部专项治理。开展涵盖尊重患者、关心患者、爱护患者的以改善患者就医感受、构建和谐医患关系、履行职责、奉献爱心为主题的"十个一"行动。实施病区规范化建设与管理,对临床病区环境进行专项提升,改善住院条件。③ 开展非临床一线及窗口综合治理。开展"改善门诊患者就医体验专项活动""提高非临床一线科室服务态度专项活动""行政人员门诊志愿者"等系列活动。通过优化流程、修订制度、建立奖惩机制,对行政职能部门、服务窗口和医技工作人员进行专项培训和教育,优化服务态度,提高服务质量。

5. 现代医疗队伍建设

(1) 多渠道引进人才。在高层次人才引进工作中,集团医院坚持"柔性人才引进"方式,引进高学历、高职称的专业技术人才,以提升医疗技术水平及服务能力。通过技术培训、带教、坐诊、学术交流、人才培养平台的搭建,形成了医院创新人才与技术资源丰富的良好局面,促进了医院重点学科的发展和提档升级。不断拓展年轻医生的视野,丰富其临床经验,为其提供学习平台,助力培养复合型医学人才,为他们提供赴国内、外相关单位学习、观摩的机会,促进其不断学习新知识、新技能。

(2) 增强情感激励。针对高学历、高智商的医务人员,集团医院组织其定期开展独立研究,定期举办科主任座谈会、医务人员集体交流研讨会,开展双向互动,为其提供更多语言交流和心灵交流的机会,了解他们在工作和生活中遇到的困难,主动协调解决。在相互沟通的基础上达成共识,在相互信任的基础上达成承诺,在自主的基础上实现有效管理。

(二)护理服务文化

1. 护理服务物态文化

近年来,集团医院基于互联网医院,完善门诊、急诊、院外护理服务模式,依托紧密型医联体开展高年资护士专科门诊,发挥集团医院优质护理资源在院外的辐射作用。同时以国家重点学科和合肥市重点学科、特色专科建设任务为指引,做好专科建设。启动院内重点专科和特色护理专科评比工作,促进专科发展。完善"十大省级培训基地"建设,加强教学评估。加入一带一路、长三角护理发展合作项目,选送专科骨干出国培训,带回新理念、新技术、新方法,带动学科发展。大力发展老年护理、伤口造口护理优势专科,进一步发展儿科护理、产科护理,做大、做强、做优儿科护理和产科护理。依托医疗"十大抢救中心"及各专科重症学科建设,充分发挥医护融合的作用并发展急危重症护理。继续做好"十大护理中心"建设,提升护理技术,加深护理深度。

2. 护理服务行为文化

护理部组织制定并印发护理人员文明用语、服务行为等规范性手册,对护士着装、职业形象、相关礼仪等进行要求。不定期进行护士礼仪培训,将单一的、课堂式的集中训练转化为床边的、情景式的现场培训,使护士能应对各种实际情景,熟练各种应急操作流程,注重细节,能做到主动、有效地为患者解决各种困难。同时护理管理人员贴近临床,加强病区巡视,现场解决问题,督促延续护理服务的开展,提高患者对医院的满意度。

3. 护理服务制度文化

近年来,集团医院护理服务制度管理可以总结为"三个转化",即管理方法上转化、管理方式上转化、管理方向上转化。

(1)管理方法上转化。表现为从"刚性"管理转化到弹性管理。刚性管理关注于组织权威,强调制度约束、纪律监督、奖惩规则等手段,有一定必要性。但是在医院的快速发展过程中,在护理队伍年轻化趋势下,"不确定、不稳定因素"是难以避免的。所以在特定背景下,绝对的刚性管理会造成了更大的不稳定。因此要实现从刚性化向弹性化的转变,要以较强的包容性动态地、弹性地开展管理,实现相对稳定。应以人为本,肯定重于否定,激励重于控制,身教重于言教;要激发护士内在潜力,使她们能真正做到心情舒畅、积极主动和自我约束。

(2) 管理方式上转化。表现为从"考试型"转化到考核型。在对护士的业务考评中,从过去单一的理论和操作考试转化到结合护士个体的专业岗位、从业时间、年龄大小、身体状况等,可以选择多种形式考核结果替代考试成绩。在对护士的教育上,要分析原因、注重身教、持续关注,在思想意识、工作行为上细心引导,避免单一"说教",提升教育效果。

(3) 管理方向上转化。表现为从"经验型"管理转化到科学型管理。制定各类管理制度、工作流程、考核标准以及激励措施等要以科学为依据;摒弃经验型管理,与时俱进,在遵循护理原则及发展规律的基础上,不断探索新方法、新路子。各项护理管理制度结合临床实际制定,制定之前要进行临床评估,制度实施中要监管临床执行力。

4. 护理服务精神文化

(1) 关注护理人员身心健康。经常性地开展以"爱岗、敬业、奉献、传承"为主题的护理座谈会,邀请资深护士现身说法,为年轻护士讲述护理职业追求,职业价值,无私奉献的精神、爱岗敬业的工作态度,增强护士职业荣誉感和价值感。开展以"如何带领好护理团队"为主题的护士长管理座谈会,邀请护士长助理以上人员讲述护理队伍建设中人文关怀、团队凝聚力、无私奉献精神等形成的经验。利用中医护理门诊和心理护理门诊为护士开展各种身心体验活动和心理拓展户外活动,帮助护士减轻压力,放松身心。关注护士的职业安全防护,全面落实职业防护和职业暴露防治措施,加强对护士的健康状况的关注,重视护士心理健康的维护。

(2) 激发护理人员岗位成就感。开展"加减乘除法"关爱护士活动:"加"即为护士加油,按照护士个人职业规划增加外出学习的机会、转人事代理、进入人才编制"周转池"、晋升职称、提拔升迁等方式,提升护士幸福感;"减"即为护士减压、减负,让护士有自己的生活空间;"乘"即"可乘之机",为护士搭建充分施展才能的平台,如组织各种活动,参与各种比赛,让护士有成就感、价值感;"除"即消除顾虑、解除烦恼,支持护士工作,鼓励护士创新,关注护士身心健康,鼓励护士带薪休假,为护士排忧解难,让护士全身心投入到工作中,无后顾之忧。提高护士经济福利待遇、组织待遇等各项待遇，在增加临床护士夜班费的同时，绩效奖给予一定幅度的增幅。不断提升护理团队的稳定性和幸福感。开展护士礼仪培训，定期或不定期邀请礼仪培训讲师进行培训授课，帮助全院护理人员塑造良好职业形象，提升护士自信心。召开全院护理人员大会，对全院护理人员进行评先评优，提升护理人员的自豪感和荣誉感。同时关注男护群体的成长和发展，定期开展活动，稳定男护队伍，为男护发展提供更多平台和机会。

三、医院廉洁文化

廉洁文化既是一个理论问题，又是一个实践问题。廉洁文化建设以廉洁思想为核心，体现了人类政治道德的内在要求和文明进步的价值内涵，并通过教育、宣传等手段表现出来，使廉洁文化深入到医院医务人员的心灵深处，进行心灵修养，提高医务人员的素质。集团医院的廉洁文化建设做到与医德医风建设、廉洁风险防范以及平安医院建设相结合。

1. 与医德医风建设相结合

集团医院从多个层面切入，开展以社会主义核心价值体系为主要内容的医德医风教育。

（1）加强医德教育。通过开展道德讲座、解读法规制度等方式，帮助医疗人员树立正确的医学道德观。尤其是党员干部在当前时期，更要带头树立良好的医德医风，牢固树立全心全意为患者服务的思想。

（2）提升人文素养。医生除了关心患者、钻研医术外，还必须给予患者更多的人文关怀，承担起更多的社会责任。医院将以人为本、患者利益放在首位的理念贯穿于医务人员职业道德教育之中，开展"弘扬真善美"等主题活动，强化他们和患者及其家属真诚沟通的技巧和意识，承担起健康促进的职责。

（3）提高服务意识。随着市场经济改革与医疗体制的不断深化，患者对医疗服务质量的要求越来越高，在医疗过程中，如果医务人员没有把为患者服务的宗旨落到实处，服务意识差，态度生硬，服务不到位，这自然引起患者对医务人员的不满。为此，医院将临床实践落实为真正意义上的尊重患者、理解患者、关心患者、帮助患者，取得患者的信任，建立和谐的医患关系。

（4）严格遵守各项规章制度和技术操作规程。医疗卫生工作本身就是一项高技术、高风险的工作。医务人员是一个责任重、工作压力大的职业群体，通过制度硬约束，让他们自觉遵守各项规章制度和技术操作规程，这是对医务人员自身的有效保护，也是有效防止医疗纠纷发生的重要举措。

（5）加强监控和处理。医院高层领导加强对所有职工医德医风行为的监控与处理。在门诊大厅和住院部设立投诉信箱，并公布举报电话；积极参加行风评议活动，接听行风热线电话，并针对存在的问题进行积极整改和处理。医院制定了职工行为规范，并以各级管理者以及关联交易和与相关者交易或往来人员为重点，建立廉洁监督机制，定期进行检查和评估。同时结合医院具体情况，从十个方面对全院职工进行医德医风考评，确定"优秀、良好、一般、差"四个等次。

2. 与廉洁风险防控管理相结合

廉洁风险防控管理是针对医疗机构管理中易发生腐败的重点岗位和社会高度关注、易损害群众利益的医疗服务重点环节，将现代管理科学中的风险理论和质量管理方法应用于医疗卫生领域，依托制度建设和现代信息技术的支持，对医院运营中的重大决策、基本建设（修缮）、物资器材采购、人事财务管理、医疗服务、医疗质量等专业权力运行及内部管理中的"薄弱环节"、容易出现问题的"风险点"，建立权责明确的医疗机构廉洁风险防控机制，其特点是规范程序、明确风险、有效遏制、及时预警，确保公权力规范行使和高效运行，有效遏制接受"红包"、回扣，过度检查和治疗，乱收费等损害群众利益的行为，提高医疗机构的信誉和公信力。

为进一步加强惩防体系建设，不断提高防范廉洁风险的能力，集团医院成立廉洁风险防控工作领导小组，开展"治贿"专项工作、建立长效机制，印发《合肥市第一人民集团医院在购销活动中进行商业贿赂不良记录档案查询的规定》等相关制度，行风监督员定期或不定期对整治重点进行逐项排查清理；对医院管理、医疗服务、基建维修及药品、设备、医用物资采购等重点权力和关键岗位形成有效监管。同时院领导班子成员充分发挥表率作用，带头查找岗位风险点，并结合分管处室抓好廉洁风险防控工作。

（1）推行廉洁风险防控机制。利用典型案件教育职工，做到拒腐防腐，弘扬正气，廉洁自律；加强预防监管，有效防范风险。如加强招投标监督管理，对招标中心所开展的招标会进行现场监督，加强对招聘、晋升和考试的监督，加强对财务规范的监督管理等；加强督查检查，突出专项整治。如加强对三公经费、招标流程、办公用房等方面的监督；加强监控测评，及时遏制风险。利用廉洁风险防控信息平台、防统方软件等开展动态监控。

（2）建立了完善的风险控制制度，有效应对医院运营中的各种风险，保障医院健康运行。如对医院安全实行院长负责制、按照规定配备必要的安全保卫力量、将医院视频监控系统、紧急报警装置接入监控平台、建立安全事故处置预案等；重视医疗安全和医疗质量工作，如鼓励科室上报不良事件、每月召开医务例会等；建立医院质量和安全管理的专门机构——医院质量与安全管理委员会，负责全院质量和安全管理工作的指导、检查、协调，主任由院长担任，日常工作由医院质量控制中心负责；以"大数据"内部审计新模式，提高审计工作效率与质量等。

（3）积极推进廉洁文化宣贯。在全院范围开展廉洁文化主题活动，如组织医院职工观看廉洁文化宣传电影《黑金危机》等；对新提拔及岗位调整干部进行党风廉洁知识测试，夯实党规党纪知识基础；医院行政大楼建设廉洁文化走廊，廊内挂有"九不准""六严禁"等各种廉洁文化宣传标语和廉洁漫画，形成廉洁文化氛围。

3. 与平安医院建设相结合

近年来，我国医患暴力冲突频发，医患纠纷成为一个亟待解决的社会现实问题。对于患者而言，创建"平安医院"是在诊疗过程中提供优质、高效、满意服务的有力保证，也是患者与医务人员之间合理、有效地沟通，从而达到保障医患双方合法权益的重要目的。对于医院而言，创建"平安医院"是创造一个良好的且安全稳定的环境，也是确保高水平诊疗工作的有效开展以及医院可持续发展的关键环节。对于社会而言，创建"平安医院"是构建和谐医患关系的一大重要举措，对于减少导致医患关系紧张的不和谐因素，促进医疗卫生服务行业形成安全稳定的环境，保障医疗卫生事业健康发展和社会稳定和谐具有重要意义。

2006年以来，集团医院通过对"平安医院"创建工作的不断探索与完善，在医疗质量、医疗安全、医患关系等方面取得良好成效，同时医院将开展平安医院创建活动作为一项子系统纳入医院文化建设当中，使安全意识成为一种文化内涵。颇具特色的是医院创建的三级预警机制（图43-4），努力使患者在就诊过程中感到满意，减少医疗纠纷和医疗投诉的发生概率。此外，近年来，根据党中央的部署，全国各地相继开展了以民生工程建设为核心的扫黑除恶专项斗争,集团医院也不例外。医院积极与辖区派出所合作联系,及时向公安机关报告危及医疗机构、医务人员人身财产安全的纠纷苗头,提供扰乱正常诊疗秩序的案件线索和职业医闹信息,配合公安机关做好涉医违法犯罪活动的惩处工作。在广泛开展医警合作的同时,医院也建立健全了治安保卫机构,配备专职保卫人员和保安队伍及必要的保安装备,购置各种应急装备、新式制服和办公用品,建立完善的内部治安保卫保障机制和工作机制。保卫队全天候在医院内巡逻监管,一旦出现医疗纠纷,保卫队队员第一时间赶到现场,防止"伤医""杀医"等恶劣暴力事件的发生。进一步完善信息化监控系统,设立监控中心,由具有专业技能的保安人员 24 h 值班,并配备必要的通信设施。目前,集团医院共设有监控头 2 000 多个,并建立医警快速对接机制,有效打击医闹、医托、黑救护车等非法犯罪行为。

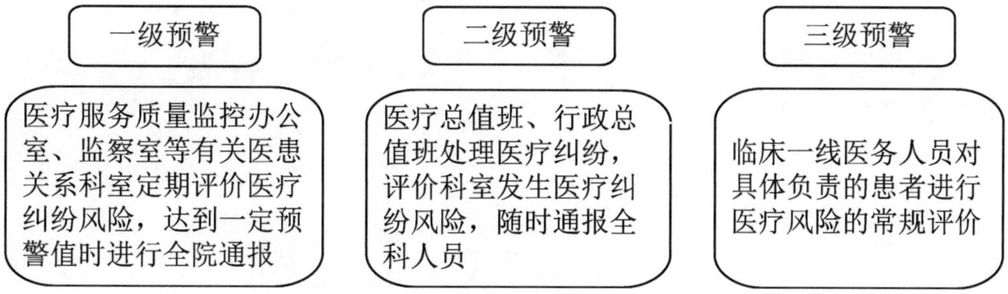

一级预警	二级预警	三级预警
医疗服务质量监控办公室、监察室等有关医患关系科室定期评价医疗纠纷风险,达到一定预警值时进行全院通报	医疗总值班、行政总值班处理医疗纠纷,评价科室发生医疗纠纷风险,随时通报全科人员	临床一线医务人员对具体负责的患者进行医疗风险的常规评价

图 43-4　三级医疗纠纷预警机制

第四十四章　医院文化建设展望

医院文化不是一成不变的,随着医院经营环境、发展战略和医院制度的变迁,构建在其基础上的医院文化同样需要变革,要与时俱进、不断创新、丰富和发展。医院文化的变革意味着当前医院文化给医院生存和发展带来了阻力,必须对医院文化进行重塑和改革,这是医院文化层次和内容的全方位、深层次、根本性的变革,是对医院全体员工认同的价值观、行为规范、理想信念和职业精神的重塑,将通过实施有效的改革方案和具体措施,全面提升医院管理效果和品牌形象。

一、从优化着力,变革贯透力

(一)调整组织结构和管理模式,为变革提供坚强组织保障

一个较为合理、完善的组织机构可以帮助医院适应所处的环境变化,实现战略目标,增加对外竞争力,有助于医院成员素质的提升和经营效率和效益的提高。医院要建立简单化、简约化的扁平化组织结构,在组织层级中尽量不超过四级。领导班子都要以身作则、率先垂范,指引医院文化变革的方向,同时要积极调整组织结构,明确管理层次和职责,实行科主任目标责任制,明确各部门及岗位的工作职责,将各项职责落实到岗位,责任到人。遇到重大任务,采取团队工作方式,多部门协作完成。

(二)明确医院发展战略,为变革指明前进方向

为适应不同的发展阶段,医院也要不断调整医院发展战略。发展初期,医院应采用开发战略,全力推进人事和分配制度改革,调动全院职工的积极性和创造性,激发职工荣誉感和责任感,真正解决职工在改革发展中存在的思想观

念陈旧的突出矛盾和问题。发展中期,医院应采用差异化战略,全面引入具有导向性、前瞻性的现代化医院管理理念和服务理念,实行医院品牌推广,提升医院核心竞争力。进入发展稳定期,应采用创新战略,推进技术、服务创新,通过持续改进和创新,促进医院综合管理能力、医疗质量和患者满意度的提升,使医院从优秀走向卓越。

（三）推行人事和分配制度改革,为变革解除观念障碍

变革的最大阻力来源于职工思想观念的落后,医院要通过实施人事和分配制度改革,促进全体职工思维模式的转变,实行以双向选择、竞聘上岗为原则的聘用制。建立人才编制"周转池",实现空编资源动态整合、统筹管理和有序使用,有效破解人才队伍的编制瓶颈问题。加大医院承担重大科研项目的统筹力度并完善评价体系,加大奖励力度,增强员工对文化变革的承受能力。

二、从固化成型,变革形象力

（一）导入形象识别系统,凝练医院精神,树立医院新形象

医院要邀请专业设计公司设计医院视觉识别系统,经过长期的推广应用,形成稳定的视觉识别感应。而后,通过深入挖掘医院文化内涵,提炼出医院的核心文化理念和医院精神,并持续地开展系列推广活动,如管理论坛、专题比赛和演讲等。通过制定《医院章程》,进一步明确医院的办院宗旨、办院方针和近期奋斗目标。通过全院职工的广泛而持久的深入参与,理念识别、视觉识别、员工行为有机统一,形成崭新的医院形象识别,形成一种颇为强大的向心力,为医院文化健康发展奠定坚强的思想基础。

（二）综合运用信息与活动载体,推广医院新形象

医院应每年围绕医院中心工作设置宣传主题,以报刊、网络、电视、广播等现代媒体和各类活动为载体建立整体宣传体系。常年利用各类外部公共媒体向公众展示医院的厚重历史和崭新风貌。聘请专业公司打造医院特色网站,通过开通医院论坛、院长信箱、专家在线等形式建立医患、员工与领导之间的沟通渠道,医院院报、医院宣传片和医院简讯等内部报刊将成为医院的文化名

片。媒体通过对医院整体形象,包括对软、硬件设备,医院管理,交通环境,医术医德,人文关爱等诸多方面的宣传,突出医院的专家性、权威性和先进性。

三、从转化见效,变革执行力

(一)提升中层团队执行力,形成贯彻执行的新局面

建立一个有高度自觉、高度责任心的中层干部团队是医院贯彻执行医院文化变革的基本任务。工作思路清晰、工作流程严谨,是组织的执行力得以不断提升的必要条件。大局意识、协作精神和服务精神,则是建立一个具有向心力、凝聚力的高效协同合作团队必备的条件。

(二)培育人文环境,变革文化的凝聚力

医院应倡导发挥医院文化的生命力、创造力、凝聚力和影响力,要不拘一格用才、育才、留才,打造人才成长环境;进一步推进编制、职称等优势资源向优秀人才倾斜,打造人才高地;大胆创新引进人才,建立人才成长机制,通过岗位竞聘建立灵活的用人机制,营造尊重知识、尊重人才的浓厚社会氛围;制定科研项目启动基金制度,加大医院承担重大科研项目的统筹力度并完善评价体系,整合资源,结合人才的专长打造提升自我成长的专业平台。同时,把工会真正建成"职工之家",通过深入持续开展各项文体活动和竞赛、关注青年职工的成长、关心职工的实际困难、维护职工的合法权益等,在全院营造"有爱"的和谐环境,激发职工的爱院爱岗情怀。

参 考 文 献

［1］ 王琦,袁训书.论现代化医院的概念与内涵[J].中国医院,2014,18(7):17-19.

［2］ 叶炯贤,廖素华,袁训书.医院筹建务实[M].北京:人民卫生出版社,2012.

［3］ 张维斌.重庆公立医院改革研究[M].重庆:西南师范大学出版社,2017.

［4］ 赵云,高育红,刘朗.全成本精细化管理在医院经济管理中的运用探讨[J].中国医院管理,2016,36(11):84-85.

［5］ 王辰.推动现代医院管理体系建设[J].中国医院院长,2015(21):138-139.

［6］ 聂素滨,张卫东,杨捷,等.医院管理学[M].修订版.长春:吉林人民出版社,2008.

［7］ 薛迪.医院管理理论与方法[M].上海:复旦大学出版社,2010.

［8］ 万爱华,刘继红,周云,等. 武汉某医院一院多区一体化管理模式探讨[J].中国医院,2017,21(1):64-66.

［9］ 蔡江南.我国公立医院治理结构改革的基本理论[J].中国卫生政策研究,2011,4(10):26-32.

［10］ 严妮,沈晓.公立医院公益性反思与政府责任分析[J].中国医院管理,2015,35(1):1-3.

［11］ 孙蕊,解丽莉,刘志友.现代医院管理学[M].武汉:湖北科学技术出版社,2018.

［12］ 邹晶.基于供应链的公立医院物资精细化管理研究:以 TA 市中心医院为例[D].济南:山东财经大学,2018.

［13］ 覃泽荡.信息化背景下的公立医院管理人才培养模式研究[D].南宁:广西民族大学,2011.

［14］ 刘同柱.医用耗材 SPD 管理模式研究[M].合肥:中国科学技术大学出版社,2020.

［15］ 杨柴.医用耗材物流精益化管理在 AH 医院的应用研究[D].昆明:云南师范大学,2016.

［16］ 李维安,李勇建,石丹.供应链治理理论研究:概念、内涵与规范性分析框架[J].南开管理评论,2016,19(1):4-15.

［17］ 李克卫.供应链管理对提升企业核心竞争力的研究分析[J].现代商业,2016(8):134-135.

［18］ 陈永平.供应链信息资源优化及其价值创造能力提升:以农产品物流业为例［J］.
商业经济与管理,2014(10):5-14.

［19］ 姜超峰.供应链金融服务创新［J］.中国流通经济,2015(1):64-67.

［20］ 余燕.试析供应链理论在医院物资管理中的运用［J］.时代金融,2014(15):215.

［21］ 李维嘉,张雷,钱建国,等.浅谈现代医院物资供应链中二级库管理［J］.中国医疗
设备,2016,31(11):140-142.

［22］ 耿颖.基于质量控制的医院物资供应链管理系统［J］.智慧健康,2016,2(11):
38-41.

［23］ 韩全意,谭卉研,王孝勇.新时代医院医保从业人员修养［M］.汕头:汕头大学出版
社,2018.

［24］ 易利华.最火的 RBRVS 究竟是什么?［EB/OL］.(2017-11-7).http://www.cn-
healthcare.com/articlewm/20171107/wap-content-1018522.html.

［25］ 汤晓.公立医院绩效管理研究［J］.中国集体经济,2019(5):66-67.

［26］ 赵彦昌.我国公立医院绩效考核体系的研究［J］.财经界,2020(29):255-256.

［27］ 刘秀华.医院绩效考核向全面绩效管理转变分析［J］.金融经济,2018(24):
219-220.

［28］ 曹琦,沈慧,王虎峰.国内外医院绩效评价及评价体系述评［J］.中华医院管理杂
志,2015(7):482-486.

［29］ 赵要军,王仲阳,李建军,等.国外公立医院绩效评价对我国的启示［J］.中国卫生
经济,2012(2):93-96.

［30］ 杨玉丽,魏海英,王涛,等.日本医疗机构评审概述及启示［J］.中国卫生质量管理,
2018(5):131-133.

［31］ 傅鸿鹏.澳大利亚卫生系统绩效评价指标体系的特色及应用［J］.卫生经济研究,
2009(6):33-36.

［32］ 孙玉栋,张城彬,王丹.借鉴国际经验探索我国公立医院绩效评价体系构建［J］.中
华医院管理杂志,2018(5):371-376.

［33］ 秦永方.现代医院精细化运营绩效管理实务［M］.北京:中国经济出版社,2014.

［34］ 卜胜娟,熊季霞,武宜珉.发达国家公立医院的绩效评价体系对我国的启示［J］.南
京中医药大学学报(社会科学版),2015,16(4):255-261.

［35］ 徐小平,柯冬阁,蔡晓,等.香港与台湾地区医疗机构绩效管理现状研究［J］.中国
医院,2015,19(10):17-18.

［36］ 国务院办公厅.关于加强三级公立医院绩效考核工作的意见［Z］.2019.

［37］ 刘静,曾渝,毛宗福,等.三明市公立医院"三医联动"综合改革模式再探讨［J］.中

国医院管理,2017,37(2):9-11.

[38] 张彦生,王虎峰.基于分级诊疗的公立医院功能定位探究[J].中国卫生经济, 2017,36(9):15.

[39] 吴家锋,黄爱萍.公立医院绩效管理支撑体系初探[J].医院院长论坛,2012,1(1): 48-50.

[40] 王海燕,姚小远.绩效管理[M].北京:清华大学出版社,2012.

[41] 罗乐宣,严吉祥,方海清,等.深圳市公立医院医疗质量与绩效评价的实践与思考 [J].中国医院管理,2019,39(11):23-25.

[42] 王洁.公立医院组织文化对综合绩效的影响研究[D].南京:南京中医药大学, 2017:16-19.

[43] 王向东.医院持续发展[M].上海:上海科学技术出版社,2007.

[44] 夏葳,李文进,田毓华,等.新形势下大型公立医院绩效管理实践和优化[J].中国 医院管理,2020,40(7):80.

[45] 宫明利,王添天,董均杰.马斯洛理论及其军队医务人员激励[J].中国经贸导刊, 2014(6):55.

[46] 余仲华.绩效评估结果应用的新取向[J].中国卫生人才,2015(2):30.

[47] 彼得·德鲁克.管理的实践[M].北京:机械工业出版社,2009.

[48] 余泽忠.绩效考核与薪酬管理[M].武汉:武汉大学出版社,2006.

[49] 周典,张新书,都鹏飞,等.综合性医院实施目标管理的理论与实践探索[J].中国 医院管理,2017,34(3):18-20

[50] 李德勤.基于平衡计分卡的公立医院绩效管理体系研究[J].会计之友,2012 (1):77.

[51] 杰弗里·梅洛.战略人力资源管理[M].吴雯芳,译.北京:中国财政经济出版 社,2004.

[52] 李玉萍,许伟波,彭于彪.绩效剑[M].北京:清华大学出版社,2008.

[53] 吴剑,叶金松,高峰,等.RBRVS评估系统在医师绩效管理中的实践和体会[J].中 国医院,2013,(17):49-51.

[54] 陶文娟,石应康,程永衷,等.以资源为基础的相对价值比率的研究进展[J].华西 医学.2016,31(12):2084-2085.

[55] 刘利,武爱文,王楠,等.基于RBRVS和KPI的医院科室绩效管理实践与思考 [J].中国医院管理.2018,38(5):72-73.

[56] LAUGESEN M J. The resource-based relative value scale and physician reimbursement policy[J].Chest,2014,146(5):1413-1419.

[57] 郝冬梅.基于 RBRVS 的公立医院绩效评价体系的实践和探索[J].会计师.2020 (7):76.

[58] FETTER,FREEMAN J,AVERILL A,et al. Case mix definition by diagnosis related groups[J]. Medical Care,1980,18(2):1-53.

[59] KATTCY E. Two decades of casemix-Department of Health and Ageing[EB/OL]. (2011-09-14). http://www. health. gov. au/internet/publishing. nsf/Content/···/Kalth%20Eagar. pps.

[60] 邓小虹.北京 DRGs 系统的研究与应用[M].北京:北京大学医学出版社,2017.

[61] International Quality Indicator Project. Acute care indicators[EB/OL]. (2011-9-15). http://www. Internationalqip. com/indicators. aspx.

[62] Agency for Health care Research and Quality (AHRQ). AHRQ quality indicators software[EB/OL]. (2011-9-15). http://www. qualityindicators. ahrq. gov/software/default. aspx.

[63] 邓小虹.北京 DRGs 系统的研究与应用[M].北京:北京大学医学出版社,2017.

[64] JIAN W Y,CHAN K Y,TANG S N,et al. A case study of the counterpart technical support policy to improve rural health services in Beijing[EB/OL]. http://www. biomedcentral. com/content/pdf/1472-6963-12-482. pdf.

[65] 曹岩,李明哲,刘伟,等.QC 七大工具在食品危害分析与关键控制点体系害虫控制中的应用[J].安徽农业科学,2012,40(27):13611-13612.

[66] 郭艳梅.质量管理工具在危重患者基础护理质控中的应用[J].中国医学创新,2014,11(5):91-93.

[67] 周承翠.全面质量管理方法在教学管理中的具体运用[J].山东教育学院学报,2011,(2):19-21.

[68] 黄燕,刘罡,陈帆.运用质量管理工具分析护理不良事件降低护士用药错误发生率[J].护理研究,2014,28(11):3918-3920.

[69] 陈云,范艳存.新医改以来公立医院绩效考核政策述评[J].中国卫生经济.2018,37(7):67-69

[70] 张凯.公立医院内部绩效考核与 SMART 原则[J].中国医药科学.2018,8(14):254-257.

[71] 中华人民共和国国家卫生健康委员会.医疗技术临床应用管理办法[Z].2018.

[72] 中华人民共和国国家卫生健康委员会.《医疗技术临床应用管理办法》解读[Z].2018.

[73] 国务院办公厅关于推进分级诊疗制度建设的指导意见(国办发〔2015〕70 号)

　　　　［Z］．2015．

［74］　秦永芳．2020 年医改展望："十大变革"加速［EB/OL］．（2019-12-23）．http：//med．
　　　　china．com．cn/content/pid/154588/tid/1026．

［75］　国家卫健委．2018 年中国医疗质量和技术能力发展报告概述［Z］．2018．

［76］　秦银河．研究型医院管理学［M］．北京：人民军医出版社，2014．

［77］　陈志华．医疗安全核心制度及案例精析［M］．北京：人民卫生出版社，2016．

［78］　刘庭芳．中国医院评审评价追踪方法操作手册［M］．北京：人民卫生出版社，2013．

［79］　郭喜存．公立医院改革背景下 Z 医院发展战略研究［D］．延安：延安大学，2020．

［80］　孙梦，宁艳阳，郭晓薇．医疗技术发展进入"3.0 时代"［J］．中国卫生，2018（9）：
　　　　36-38．

［81］　吴洪涛．我国医疗技术管理现状及卫生政策反思［J］．医学与哲学（A），2016，37
　　　　（6）：16-20，36．

［82］　谭铁牛．人工智能的历史、现状和未来［EB/OL］．（2019-02-16）．http：//www．
　　　　qstheory．cn/dukan/qs/2019-02/16/c_1124114625．htm．

［83］　王广宇．2049：智能崛起：新一代信息技术产业中长期发展战略［M］．北京：中信出
　　　　版社，2016．

［84］　梅宏．建设数字中国：把握信息化发展新阶段的机遇［EB/OL］．（2018-08-19）．
　　　　http：//www．xinhuanet．com/politics/2018-08/19/c_1123292838．htm．

［85］　Madsen L B．Data-Driven Healthcare：how analytics and BI are transforming
　　　　the industry［M］．Hoboken：Wiley，2014．

［86］　付登坡，等．数据中台：让数据用起来［M］．北京：机械工业出版社，2020：45-46．

［87］　张润彤，朱晓敏．服务科学概论［M］．北京：电子工业出版社，2014．

［88］　王魁．医院概论［M］．合肥：中国科学技术大学出版社，2020．

［89］　郑祖群，李潇琳，何楠，等．"4S"特色护理服务品牌的创建与实施效果［J］．当代护
　　　　士（中旬刊），2016（3）：156-159．

［90］　潘亚莲．"互联网＋"医院服务质量对患者就诊意愿影响的实证研究［D］．广州：广
　　　　州中医药大学，2018．

［91］　朱杰，吴亚，顾嘉奇，等．"家庭圈"模型在医疗健康领域的应用与探索［J］．中国卫
　　　　生信息管理杂志，2019，16（6）：755-758．

［92］　李楠．A 医院服务体系建设研究［D］．青岛：青岛大学，2018．

［93］　张海梅，庄旭华，逯艳丽．创新护理管理模式，打造护理服务品牌［J］．护理实践与
　　　　研究，2016，13（9）：93-96．

［94］　尹建红，刘鸣，孙莉，等．多学科协作模式在非内分泌科 2 型糖尿病病人围术期血

糖管理中的应用观察[J].护理研究,2019,33(24):4308-4311.

[95]　黄耀东,高波,伍玉伟.高校图书馆空间服务现状与分析:以广州大学城高校图书馆为例[J].图书情报工作,2018,62(21):24-33.

[96]　费秦茹.合肥市公立医院推进医养结合的问题和对策研究[D].合肥:安徽大学,2015.

[97]　张丽珍,蔡德芳,李长琼.护患比监测指标在人力资源调配中的使用效果[J].管理观察,2018(35):173-175.

[98]　胡林婕,张勤,李晓彤,等.护理 MDT 联合一键式启动急救护理路径在 STEMI 患者 PCI 中的应用[J].齐鲁护理杂志,2020,26(5):51-54.

[99]　范素桢,王婷婷.护理标识管理在神经外科重症监护室中的应用[J].中医药管理杂志,2019,27(1):74-75.

[100]　李冰.护理人力资源储备与动态调配管理的思考[J].护理实践与研究,2016,13(23):17-19.

[101]　陈飞.基于"一站式"住院自助服务平台的住院流程再造[J].中国医学装备,2016,13(11):103-106.

[102]　盛浏丽,金陶,吴梦婕.基于 4R 危机管理与 MDT 理论的护理管理模式对预防 CT 增强扫描造影剂外渗的影响[J].中国肿瘤外科杂志,2019,11(6):485-489.

[103]　陈丽,郭三兰,张庆玲.门诊患者对医院标识的认可度与需求状况调查[J].护理学杂志,2016,31(6):66-67.

[104]　章美华,谢小红.全方位护理管理对控制血液病区医院感染的效果及护理质量的影响研究[J].实用临床医药杂志,2017,21(12):157-159.

[105]　张玲霞,何镇德.全方位护理管理在呼吸内科护理中的实施效果[J].实用临床护理学杂志,2019,4(3):183-186.

[106]　戴夫.试论现代医院发展中护理管理的新视角[J].中国医院管理,2015,35(5):63-64.

[107]　唐先辉.图书馆空间服务研究综述[J].图书馆学刊,2019,41(2):133-136.

[108]　罗军飞,廖小利,汪迪.我国现代护理学的理论基础与发展趋势研究[J].解放军护理杂志,2015,32(21):51-53.

[109]　陈季萍.一站式服务模式在住院准备中心的实践与探讨[J].医院管理论坛,2019,36(11):30-32.

[110]　王荣.医患双方视角下上海社区医院服务质量研究[D].上海:上海工程技术大学,2016.

[111]　陈玉平.医患友好度促进服务流程重塑改造初探[J].中国农村卫生事业管理,

2016,36(10):1275-1276.

[112] 王浩.医养结合养老模式的产业化发展研究[D].南京:南京大学,2017.

[113] 王颖,曾铁英.中国现代护理沿革对人力资源发展的启示[J].护理研究,2017,31(10):1156-1159.

[114] 卜德清,梁鑫.社区养老服务驿站功能空间配置研究[J].华中建筑,2020,38(6):57-62.

[115] 张雪蕾,吴卓茜,李佳,等.高校图书馆新空间服务模式的创新实践研究[J].图书馆建设,2017(4):62-68.

[116] 邵国琼,高娟.强化质量管理,提升服务内涵,加速人才培养,着力打造中医特色护理服务品牌:记湖南中医药大学第二附属医院护理团队[J].当代护士(上旬刊),2015(6):2.

[117] 储爱琴.智慧医院门急诊管理实务[M].合肥:合肥工业大学出版社,2018.

[118] 肖辉,李汉民.全面优化就诊流程,持续改善医院服务[J].中国数字医院,2017,12(7):108-112.

[119] 龙燕,刘朝辉、魏泉玥,等.改进门诊管理应对空间局限的方法及效果分析[J].当代护士,2017(10):182-184.

[120] 陈健芬,吴平雅.优质护理服务理念在门诊护理工作中的探索与实践[J].实用中西医结合临床,2015,15(2):85-87.

[121] 严娟,杨冬叶,刘梅秀,等.无缝隙延续护理服务模式在口腔门诊的构建与实践[J].当代护士,2017(10):70-72.

[122] 韩全意,谭卉妍,王孝勇.新时达医院医保从业人员修养[M].汕头:汕头大学出版社,2018.5.

[123] 金鑫.关于超声影像科门诊患者的心理特点研究[J].临床医药文献电子杂志,2015,2(19):3911-3912.

[124] 李仲飞.做好病理科管理工作,减少医疗纠纷的发生[J].中医药管理杂志,2016,24(5):37-38.

[125] 刘晓颖,高健,史冬雷.急危重症患者标准化院内分级转运体系的实施与效果[J].中国护理管理,2019,19(3):394-400.

[126] 骆金铠.护理不良事件上报信息的闭环管理[J].中国护理管理,2016,16(8):1029-1032.

[127] 寿宇雁,项娴静,沈丽萍,等.急诊护士人文关怀能力现状及其影响因素分析[J].中华现代护理杂志,2018,24(14):1724-1726.

[128] 张立新,任伟,王晶晶,等.急诊留观室患者护理行为期待的质性研究[J].中华现

代护理杂志,2018,24(13):1554-1558.

[129] 束嘉俊,王金琪,段霞,等.危重症患者病情动态评分信息化系统的构建与应用[J].中华现代护理杂志,2018,24(35):4305-4308.

[130] 徐奕旻,吴瑛,张艳,等.全国医院护士人力资源现状的调查[J].中华护理杂志,2016,51(7):819-822.

[131] 吴家锋,韩媛媛,路璐,等.全面优化门诊管理,持续改善医院服务[J].中国医院,2016,20(4):6-8.

[132] 林丰,刘杨基,朱兰才.网络技术下院前急救与院内急救医疗紧密衔接的临床研究[J].心电图杂志(电子版),2020,9(3):68-69.

[133] 陈杰,魏强,殷伟东,等.区域院前院内急救信息一体化共享平台的建设与应用[J].医疗卫生装备,2020,41(7):26-29.

[134] 吴健,戴佳文,顾彬,等.基于时间节点胸痛、卒中、创伤手术患者管理策略[J].中华急诊医学杂志,2020,29(6):855-858.

[135] 严新萍,陈美兰,张艳.改进护理后勤服务流程,提高服务质量[J].中国医药指南.2016(22)261-262.

[136] 昌伟强,改进护理后勤服务流程,提升护理服务质量[J].人人健康.2019(20):166.

[137] 孟群.医疗健康+互联网助力全方位全周期保障人民健康[J].中国卫生信息管理杂志,2016,23(5):857-858.

[138] 陈香玉,陈璐.居家护理服务理论与实务应用[M].南京:东南大学出版社,2016.

[139] 朱以敏,于卫华,罗在琼,等.高年资护士介入的六元联动城市医联体工作模式实践研究[J].安徽卫生职业技术学院学报,2018,17(6):3-4.

[140] 彭申梅,伍宇华,李静.延续性护理对慢性阻塞性肺疾病患者康复及生活质量的影响[J].国际护理学杂志,2018(1)13-18.

[141] 唐志红,于卫华,饶晓岚,等.医养结合-四元联动整合照护模型的实践[J].中华护理杂志,2017,52(1):42.

[142] 高寅巳,于卫华,罗在琼,等.互联网+四元联动延续护理整合照护模型的实践探索[J].护理实践与研究,2016,13(23):146.

[143] 国务院办公厅.关于推进医疗联合体建设和发展的指导意见(国办发〔2017〕32号)[R].2017.

[144] 医疗联合体综合绩效考核工作方案(试行)(国卫医发〔2018〕26号)[R].2018.

[145] 关于进一步做好分级诊疗制度建设有关重点工作的通知(国卫医发〔2018〕28号)[R].2018.

[146] 赵丽娟.关于医院规范化管理的几点思考[J].当代医学,2017,23(3):22-23.

[147] 孔令磷,赵梦遐,鲍翠玉,等.社区老年人居家护理服务需求及影响因素分析[J].护理学杂志,2016,31(7):15-17.

[148] 汲南,辛向阳.医院服务中患者对医疗信息的需求层次及特征[J].医学与哲学(B),2016,37(2):91-93.

[149] 黄香娟,文圳.体检人群健康教育需求状况分析[J].中国卫生产业,2016,13(13):70-72.

[150] 赵旻,王亚楠,姜亚芳.医养结合背景下社区老年人居家护理服务需求现状调查研究[J].护理管理杂志,2020,20(8):540-543,549.

[151] 刘静波.PDCA循环管理法在医院感染管理中的价值分析[J].中国卫生产业,2019,16(33):67-68,71.

[152] 袁艳,陈洪波,杨华,等.医养结合背景下居家养老护理服务需求调查[J].上海护理,2020,20(1):23-26.

[153] 周洁.基于PDCA循环的医院质量管理模式研究与应用[D].太原:山西医科大学,2017.

[154] JOHN J. BURNETT. A strategic approach to crisis[J]. Public Relations Review, 1998,24(4):457-488.

[155] FRANCIS J. MARRA. Crisis communication plan:poor predictors of excellent crisis public relations[J]. Public Relations Review,1998,24(4):461-474.

[156] HEATH R. Dealing with the complete crisis:the crisis management shell structure[J]. Safety Science,1998,(30):139-150.

[157] 薛锦霞.现代企业危机管理及其应用[J].商业研究,2002(4):7-8.

[158] 杨华,颜廷杰.现代医院危机管理[J].中华医院管理杂志,2003,4(19):200-202.

[159] SMITH H. Business process management-the third wave:business process modelling language and its pi-calculus foundations[J]. Information and Software Technology,2003(45):1065-1069.

[160] 王俊华.以社会责任为目标引领我国医疗服务机构改革[J].中国卫生事业管理,2005,21(4):196-198.

[161] 陈晓宁.企业建立危机管理机制应注意的问题[J].大众商务,2007(17):48-49.

[162] 韩敏.医患冲突与医院危机预警[J].中国医药导报,2008,5(32):77-80.

[163] 谭燕.政府危机善后处理在危机管理中的效能[J].法制与社会,2008(22):248-249.

[164] 赵斌,姚俊.基于社会责任的公立医院可持续发展研究[J].中国卫生经济,2009,

28(4):62-64.

[165] COOLAHAN J E，MORSE K L，KAISAR E I. Modeling the relationships between hospital surge capacity and dynamic traffic conditions[Z]. SISO European Simulation Interoperability Workshop,2009:175-183.

[166] 陈君,任毅.对医院危机管理模式相关问题的探讨[J].实用医学杂志,2009,25(19):3346-3348.

[167] 张一芳,芦培培.企业危机管理研究[J].科技向导,2010(35):89.

[168] 李惠军.国内外医院危机管理比较[J].医学信息,2011(5):2190.

[169] 王斌全,余艳萍.医院危机预防管理的策略[J].解放军医院管理杂志,2011,18(3):217-218.

[170] 任辉,陈玉广,韩志英.公安现役院校突发公共卫生事件危机管理 SWOT 分析[J].中国人民公安大学学报,2013,19(2):61-64.

[171] 谷满意.试论医院危机管理识别系统[J].江西教育学院学报,2013,34(4):20-22.

[172] 孙静.新世纪以来我国公共危机管理研究综述[J].宜春学院学报,2014(5):28-31.

[173] 林秋云.浅谈医院危机产生的原因及预防策略[J].健康之路,2016,10(15):268.

[174] 谢剑锋,韦铁民.医院危机管理探讨[J].卫生经济研究,2016(1):48-50.

[175] 关铮,佘廉,魏凌.危机领导力研究综述:借鉴与展望[J].中国延安干部学院学报,2016(6):103-112.

[176] 洪孔荣.公立医院成本控制中全面预算管理的实施研究[J].中国卫生标准管理,2016(21):8-9.

[177] 梁传敏.危机管理模式在突发公共卫生事件中的构建及应用[J].医院管理,2018(2):149.

[178] 景庆虹,李茜诺.医患关系危机公关刍议[J].医学与哲学,2018,39(7A):64-67.

[179] 杨宏欣.探讨新医改背景下公立医院社会责任文化构建分析[J].航空航天医学杂志,2018(5):608-609.

[180] 郝雅立,温志强.社会转型期的危机管理:风险制造与规避[J].领导科学,2019,12(24):4-7.

[181] 赵明玲.新时期医院财务内控面临的问题及对策研究[J].财会研究,2020(30).

[182] 张娆,陈映.浅谈医院危机管理策略[J].基层医学论坛,2020,24(10):1452-1453.

[183] 于斐.做好医院危机管理的 9 大技巧[J].医师在线,2020,10(13):8-10.

[184] 王荣业.医院人力资源危机管理策略探索[J].中国卫生标准管理,2020(11):30-32.

[185] 张晓丽.危机管理中领导者风险应对能力的体现[J].公关世界,2020(16):38-39.

[186] 郭晓薇.医院应急管理:如何化危机为新机[J].中国卫生,2020(10):75-76.

[187] 郑雯.医院文化[M].济南:山东人民出版社,1993.

[188] 印石.谈谈卫生文化[J].卫生经济研究,1995(9).

[189] 刘国荣.医院文化论[M].北京:知识产权出版社,2008.

[190] 谢孝志.公立医院的使命及其文化内涵[J].中国医院管理,2008,28(2):63-64.

[191] 曹荣桂,周凤鸣,等.医院管理学:医院文化分册[M].北京:人民卫生出版社,2011.

[192] 陈起坤,王玲,赖伟忠,等.新形势下医院党的建设与文化建设的关系研究综述[J].医学与社会,2014(11):63-65.

[193] 范春梅.孔凡红,医院廉洁文化:内涵、功能与实施路径[J].医院管理论坛,2014(3):17-19.

[194] 陈安民.现代医院核心管理[M].北京:人民卫生出版社,2015.

[195] 赵黎明.当代国有医院文化建设研究[D].长春:吉林大学,2015.

[196] 汪宏才.对医院核心价值体系构建的思考[J].中国医院,2016(8):49-50.

[197] 印素萍,任素丽.医院核心价值观的构建与思考[J].中国医院管理,2016(12):86-87.

[198] 甘玉麟,王莹,等.中山市创建"平安医院"的探索与创新:以中山市某医院为例[J].现代医院,2017(8):1093-1097.

[199] 何建湘.医院文化建设实务[M].北京:中国人民大学出版社,2019.

[200] 游戏露.医院集团文化整合研究:以汕大附一院医院集团为例[D].广州:南方医科大学,2019.

[201] 傅冠峰.医院文化变革的策略与实施路径[Z].中国医院协会企业医院分会2014年年会专刊,2014:74-77.

[202] 施琳玲,郁金娟.全媒体环境下的健康文化传播:以南通大学附属医院的探索之路为例[J].中国医学伦理,2020(1):118-121.